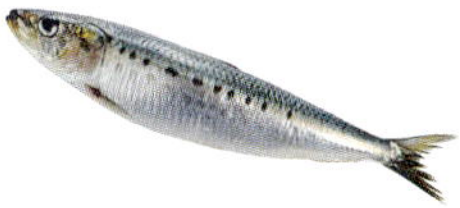

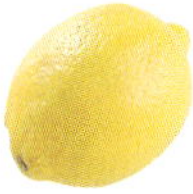

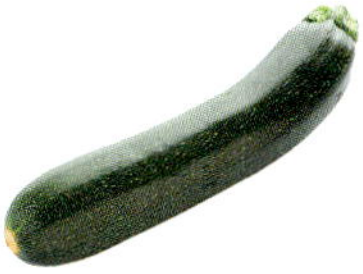

よくわかる

糖尿病の人のための おいしい食事

血糖値を
下げる
322
レシピ

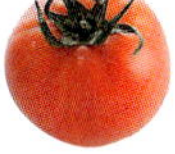

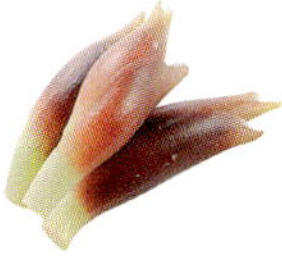

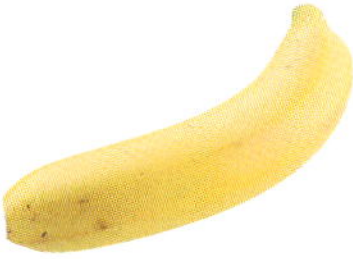

はじめに

本書は、糖尿病の人のための献立づくりにおすすめしたい、さまざまな料理を集めたレシピ集です。

糖尿病の人のための食事といっても、なにか特別な治療食を口にするわけではありません。ごく普通の人が、普通に食べる一般的な食事と同じです。

ただし、血糖値を効果的に下げるうえで、栄養バランスがよく、一人一人に合った適正なエネルギー量の食事をとる必要があります。このため、本来であれば食材選びに配慮しながら、エネルギー量をこまかく計算して、1日3食の献立をたてる必要があります。

しかし本書では、そういった栄養計算がいっさい不要です。エネルギー量の調整やバランスよい栄養素の配分については、すでに適切に設計してあるので、あなたが自分でエネルギー計算をしたり、材料の分量を調節したりする必要はありません。

決められた仕組みに従って**食べたいおかずを自由に組み合わせ、自分に合った量の主食を添えるだけで**、適正なエネルギー量のバランス献立が完成します。

また、食事療法は長続きしなければ意味はありません。そこで本書では、**おいしくて手軽に作れる料理を数多く紹介し**ました。

どの料理も、エネルギーを抑えて薄味にしてあるだけで特殊なものではありません。健康なご家族の方にも、病気予防のために実行していただきたい「理想食」です。彩り豊かで、飽きがこないメニューに、きっと満足していただけるでしょう。

さらにもうひとつ、本書のレシピページには大きな特徴があります。**料理によって、いくつかのバリエーションやアレンジ、応用のレシピを紹介**してあるのです。そうしたレシピには、「主菜」では同じ料理名に①、②、…と番号を振り、「副菜」や「もう一品」では料理名の下に薄く三角形の印（　）をつけました。

たとえば「調理法はそのままに材料をかえる」、あるいは「材料はそのままに調理法を変える」、味つけを変える」などといったように、変化をつけることで異なった味わいを楽しめ、料理のレパートリーが広がります。それだけでなく、食材の使いまわし、使いきりにも役立ちます。巻末の材料別料理索引をあわせて利用すれば、このメリットをいっそう生かせるでしょう。

本書のこれらの特徴を存分に活用して、ムダなく無理なく豊かな食生活を送っていただくと同時に、血糖値の安定に大いに役立てていただくことを、心から願っています。

主婦の友社

よくわかる 糖尿病の人のための おいしい食事——目次

糖尿病治療の基本は毎日の食事から……8

■糖尿病とは、こんな病気です……8
■糖尿病の恐ろしさは合併症を起こすこと……10
■糖尿病には2つのタイプがあります……12
■糖尿病の治療や予防でたいせつなのは食事と運動……13
■糖尿病の食事は、家族みんなで楽しめる"健康食"……15
■糖尿病の食事で基本となる4つのポイント……16
■自分に合った「1日に必要なエネルギー量」を知りましょう……17
■肥満度を常に意識しましょう……19
■栄養バランスのよい食事をとりましょう……20
■1日3食、規則正しく食べましょう……24

食後高血糖の改善も、食事の見直しがポイントです……25

■正常な人と糖尿病の人では血糖値の変動に違いがあります……25
■食後高血糖があると動脈硬化が進みやすくなります……26
■食後高血糖を改善するための食事のコツ……27

《本書の仕組みと使い方》……28

■主食＋二菜（主菜＋副菜）を、好みで選んでいきます……28
■食事量の調整は主食と主菜とで行います……29
■いもなどを使った糖質の多い副菜をとるときはこうします……31
主食を減らして食べる料理
ポテトサラダ／里いもの煮ころがし
さつまいものレモン煮／かぼちゃの含め煮
かぼちゃのヨーグルトサラダ／とろろ汁
■牛乳・乳製品＆果物をとるときは……33
■汁物は1日1杯までにしましょう……34

主菜

肉や魚介、卵、大豆製品などを使った献立の要となるおかず……35

肉料理

【牛肉】
牛肉のオイスターソース炒め①
チンゲン菜、赤ピーマンを使って……36
牛肉のオイスターソース炒め②
にんじん、玉ねぎ、レタスを使って……37
牛肉のオイスターソース炒め③
レタスだけを合わせて……37
牛肉とピーマンの細切り炒め……38
牛肉のマリネ焼き……39
牛肉の野菜巻き①
にんじん、しいたけ、万能ねぎを巻いて……40
牛肉の野菜巻き②
にんじん、さやいんげんを巻いて……41
牛肉の野菜巻き③
ごぼう、にんじん、さやいんげんを巻いて……41
牛肉とごぼうのいり煮……42
牛肉の柳川風……43
すき焼き風煮物……44
肉じゃが……45
牛肉ときのこのトマト煮……46
牛肉と大根の韓国風煮込み……47

【豚肉】
肉野菜炒め①
もやし、にら、キャベツ、にんじんなどを使って……48
肉野菜炒め②
にらだけを合わせて……49
肉野菜炒め③
にんにくの芽、しめじを使ってピリ辛味に……49
豚肉とキャベツのみそ炒め①
にんじん、長ねぎを使って中華調味料で……50
豚肉とキャベツのみそ炒め②
ピーマン、長ねぎを使って辛口みそで……51
豚肉とキャベツのみそ炒め③
はるさめ、にんじん、しめじを使って甘口みそで……51
豚肉のキムチ炒め……52
豚肉のしょうが焼き……53
豚肉のメキシカン風……54
豚肉の南部蒸し……55
豚肉の冷しゃぶサラダ①
キャベツ、きゅうり、にんじんを使ってごまマヨネーズで……56
豚肉の冷しゃぶサラダ②
もやし、きゅうり、ラディッシュを使って中華ドレッシングで……57
豚肉の冷しゃぶサラダ③
大根、きゅうり、にんじんを使って梅ドレッシングで……57
ゆで豚①
大根、きゅうりを添え、ごまだれで……58

ゆで豚② もやし、にんじん、さやいんげんを添え、中華風だれで……59
ゆで豚③ ブロッコリーだけを添え、さんしょう黒酢だれで……59
豚肉と根菜の煮物……60
常夜鍋……61

【鶏 肉】

鶏肉の照り焼き① ほうれんそうとしめじをつけ合わせ、甘辛だれで……62
鶏肉の照り焼き② 万能ねぎ、サニーレタス、にんにくを使って韓国風に……63
ささ身の梅しそ巻き……64
鶏肉の五目みそ炒め……65
和風ハンバーグ① 鶏ひき肉、木綿豆腐、万能ねぎ、青じそをまぜて……66
和風ハンバーグ② 鶏ひき肉、木綿豆腐、玉ねぎをまぜ、甘辛だれで……67
和風ハンバーグ③ 鶏ひき肉、木綿豆腐、万能ねぎ、青じそをまぜ、あんかけに……67
簡単タンドリーチキン……68
鶏肉のから揚げ……69
親子煮……70
いり鶏……71
鶏肉の治部煮……72
鶏肉のトマト煮……73
蒸し鶏① ごまだれをかけた棒棒鶏……74
蒸し鶏② トマト、さやいんげんを使ってごまドレッシングで……75
蒸し鶏③ 香味野菜入りのピリ辛ソースで……75
蒸し鶏のマリネ① 鶏もも肉、玉ねぎ、にんじんを使って……76
蒸し鶏のマリネ② 鶏ささ身、小玉ねぎ、カリフラワー、マッシュルームなどを使って……77

魚料理

魚のたたき① あじ たたきの定番……78
魚のたたき② あじ 塩昆布を使ったバリエーション……79
魚のたたき③ かつお……79
刺し身① 盛り合わせ……80
刺し身② まぐろ「づけ」……81
刺し身③ たい「サラダ」仕立て……81
魚の塩焼き……82
魚のハーブ焼き① すずき タイム、ローズマリー、にんにくを使って……84
魚のハーブ焼き② ぶり ハーブを使ってバルサミコ酢で……85
魚のハーブ焼き③ めかじき 3種類のハーブを使って……85
魚のホイル焼き① 鮭 玉ねぎ、にんじん、きのこを使ったあっさり味……86
魚のホイル焼き② たら 玉ねぎ、にんじん、さやいんげんを使ったバター風味……87
魚のホイル焼き③ 鮭 玉ねぎ、トマト、ズッキーニを使ったイタリア風……87
魚の照り焼き① ぶり……88
魚の照り焼き② めかじき……89
魚の照り焼き③ さわら……89
魚の野菜あんかけ① めかじき ソテーして……90
魚の野菜あんかけ② かれい 油で揚げて……91
魚の野菜あんかけ③ きんめだい 蒸して……91
魚の煮つけ① かれい……92
魚の煮つけ② きんめだい……93
魚の煮つけ③ 銀だら……93
さばのみそ煮……94
ぶり大根……95
魚のかす煮① 鮭……96
魚のかす煮② ぶり……97
魚の南蛮漬け① 鮭 ピリ辛の南蛮だれに漬けて……98
魚の南蛮漬け② 鮭 油で揚げずに焼く調理法で……99
魚の南蛮漬け③ わかさぎ 油でカラリと揚げて……99
魚の蒸し物① さんま 中華風香味蒸し……100
魚の蒸し物② あじ 酢じょうゆ蒸し……101
魚の蒸し物③ 銀だら 洋風野菜蒸し……101
たらちり鍋……102
いわしのつみれ鍋……103

いか・たこ・えび・貝料理

いかとしめじのカレーマリネ……104
いかと野菜の煮物……105
えびのチリソース炒め……106
海鮮炒め……107
たこのやわらか煮……108
たこのスペイン風煮物……109
ほたて貝柱とチンゲン菜のクリーム煮……110
ほたて貝柱とブロッコリーの炒め物……111
カキの中華炒め……112
かに玉……113

卵料理

スクランブルエッグ① プレーンタイプ……114
スクランブルエッグ② ツナとトマトをプラス……114
スクランブルエッグ③ 絹さやを組み合わせて……115
スクランブルエッグ④ 具だくさんにして……115
オムレツ① トマトをまぜて焼き上げる……116
オムレツ② じゃがいもを加えたスペイン風……117

オムレツ❸ にらと合わせた和洋兼用おかず……117
卵とじ❶ ちくわ、三つ葉、しめじを使って……118
卵とじ❷ にら、ちりめんじゃこを使って……119
卵とじ❸ きのこを使って洋風卵とじに……119
落とし卵❶ 野菜あんをかけて……120
落とし卵❷ サラダ仕立てに……121

豆腐料理

いり豆腐❶ 鶏ひき肉、キャベツ、にんじんを使って……122
いり豆腐❷ 仕上げにとき卵を加えて……123
いり豆腐❸ とりどりの具を彩りよく合わせて……123
チャンプルー❶ 豚肉、にがうり、もやしを使って……124
チャンプルー❷ 野菜だけを使って、ごま油で風味づけ……125
チャンプルー❸ もやしとにらを使ってシンプルに……125
豆腐とトマトの炒め物❶ カレー粉の風味で薄味に……126
豆腐とトマトの炒め物❷ 豆板醤を加えた中華味……127
豆腐と肉の炒め物❶ 「麻婆豆腐」……128
豆腐と肉の炒め物❷ 牛ひき肉とレタスで変化をつけた「麻婆豆腐」……129
豆腐と肉の炒め物❸ コチュジャンを使った韓国風の辛み炒め……129
豆腐ステーキ❶ きのこを加えたみぞれソースで……130
豆腐ステーキ❷ にんにくの香りを移した油でこんがり焼く……131
豆腐のあんかけ料理❶ えびとグリンピースが彩りのうま煮……132
豆腐のあんかけ料理❷ えびのうまみを十分に生かして……133
豆腐のあんかけ料理❸ かに、ねぎ、枝豆のあんで……133
豆腐の野菜あんかけ❶ 野菜にひき肉を加えたあんで……134
豆腐の野菜あんかけ❷ せん切り野菜たっぷりのあんで……135
豆腐の野菜あんかけ❸ 4種類のきのこを使ったあんで……135
中華風冷ややっこ……136
豆腐サラダ……137
湯豆腐❶ 春菊、長ねぎ、しいたけを合わせて……138
湯豆腐❷ たらを加えて……139

豆腐以外の大豆製品料理

厚揚げの炒め物❶ 白菜、ピーマンを使ってオイスターソースで味つけ……140
厚揚げの炒め物❷ キャベツ、ピーマンを使ってホイコーロー風に……141
厚揚げの炒め物❸ 干ししいたけ、キャベツ、にらなどを使ってみそ味に……141
がんもどき・厚揚げの煮物❶ がんもどきと青菜の煮物……142
がんもどき・厚揚げの煮物❷ がんもどきとかぶの煮物……143
がんもどき・厚揚げの煮物❸ 厚揚げとかぶの含め煮……143
高野豆腐の煮物❶ 野菜との炊き合わせ……144
高野豆腐の煮物❷ 鶏肉も加えて……145
高野豆腐・油揚げの卵とじ❶ 高野豆腐と玉ねぎを使って……146
高野豆腐・油揚げの卵とじ❷ 高野豆腐、鶏ひき肉、きくらげを使って……147
高野豆腐・油揚げの卵とじ❸ 油揚げと三つ葉のシンプルな卵とじ……147
油揚げとキャベツのしょうが炒め……148

副菜

ビタミンや食物繊維たっぷりの野菜中心のおかず……149

煮物

五目おから……150
おからのいり煮……150
キャベツと油揚げのいり煮……151
ぜんまいと油揚げの炒め煮……151
大根とあさりの煮物……152
大根とほたて貝柱の煮物……152
大根といかの煮物……153
ふきとあさりの煮物……153
白菜とカキの煮物……153
白菜とベーコンのスープ煮……154
野菜とベーコンのスープ煮……154
ひじきの煮物……155
ひじきと大豆の煮物……155
ほうれんそうと鮭缶の煮びたし……156
白菜と鮭缶の煮びたし……156
ほうれんそうとツナの煮びたし……156
切り干し大根と油揚げの煮物……157
ラタトゥイユ……157
かぶと厚揚げの煮びたし……158
かぶと油揚げの煮物……158
小松菜と厚揚げの煮物……159
水菜と油揚げの煮びたし……159

炒め物

アスパラのガーリックソテー……160
アスパラとしめじのにんにく炒め……160
アスパラとウインナのバター炒め……161
アスパラと鶏肉のにんにく風味炒め……161
キャベツのアンチョビーソテー……162
モロヘイヤとアンチョビーの塩炒め……162
キャベツとコンビーフのソテー……162
きんぴらごぼう……163
炒めなます……163
小松菜と桜えびの炒め物……164
小松菜としらすの炒め物……164
ししとうとじゃこの炒め物……165
ピーマンとじゃこの炒め物……165
絹さやとしめじのソテー……166
セロリとハムのソテー……166
さやいんげんとツナのソテー……166
チンゲン菜のオイスターソース炒め……167
チンゲン菜とまいたけのソテー……167

なすとピーマンのみそ炒め……168
なすとピーマンのみそ炒め風……168
なすとこんにゃくのみそ炒め……168
なすの香味炒め……169
なすの炒め煮……169
ほうれんそうのソテー……170
ほうれんそうのガーリックソテー……170
ほうれんそうとコーンのソテー……171
ほうれんそうとベーコンのソテー……171

サラダ

ごぼうサラダ……172
ごぼうのごまマヨサラダ……172
ごぼうとささ身のサラダ……172
コールスローサラダ……173
にんじんサラダ……173
大根と貝柱のサラダ……174
大根とハムのサラダ……174
大根とトマトのサラダ……175
大根とハムの梅サラダ……175
かぶの三色サラダ……175
ツナサラダ……176
ツナとレタスのサラダ……176
トマトと青じそのサラダ……177
トマトと青じその和風サラダ……177
トマトサラダ……177
ブロッコリーサラダ……178
ブロッコリーのごまネーズ……178
ブロッコリーとカリフラワーの温サラダ……178
グリーンサラダ……179
レタスとのりのサラダ……179

あえ物

さやいんげんのピーナッツバターあえ……180
小松菜のピーナッツバターあえ……180
三色ナムル……181
春菊と豆もやしのナムル……181
春菊のごまあえ……182
ほうれんそうのごまあえ……182
さやいんげんのごまあえ……183
クレソンのごまあえ……183
チンゲン菜と鶏肉のごまあえ……183
もやしとちくわのごま酢あえ……184
きゅうりと鶏肉のごま酢あえ……184
白菜とわかめのごま酢あえ……184
野菜の甘酢あえ……185
白菜の中華風甘酢あえ……185

酢の物

きゅうりとたこの酢の物……186
きゅうりとかにの酢の物……186
きゅうりとたこの中華風酢の物……187
きゅうりとくらげの酢の物……187

マリネ

カリフラワーのマリネ……188
ピーマンと赤ピーマンのマリネ……188
焼きアスパラの和風マリネ……188

副菜として扱う汁物

けんちん汁……189
のっぺい汁……189
とん汁……190
具だくさんのみそ汁風……190

もう一品 野菜類の量が足りないときに追加する小さなおかず……191

おひたし

ほうれんそうのおひたし……192
ほうれんそうとまいたけのおひたし……192
さやいんげんのおひたし……192
にらともやしのおひたし……193
小松菜としめじのおひたし……193
根三つ葉としめじのおひたし……193

あえ物

ほうれんそうののりあえ……194
三つ葉としめじの磯あえ……194
オクラのもみのりあえ……194
にんじんのごまあえ……195
タアサイのごままぶし……195
アスパラのごまみそあえ……195
なすとみょうがのおかかあえ……196
オクラのおかかあえ……196
なすのおかかあえ……196
菜の花のからしじょうゆあえ……197
キャベツと桜えびのからしじょうゆあえ……197
昆布とせん切り野菜のからしじょうゆあえ……197
大根の梅あえ……198
にがうりの梅あえ……198
もやしと三つ葉の梅あえ……198

ピーマンの酢みそあえ……199
うどのからし酢みそあえ……199
かぶの酢みそがけ……199
オクラの長いもあえ……200
オクラとモロヘイヤのあえ物……200
オクラと長ねぎのポン酢かけ……200
もやしのカレー風味……201
もやしと青じそのおかかじょうゆ……201
もやしのナムル……201
ブロッコリーの酢じょうゆあえ……202
クレソンのレモンじょうゆあえ……202
焼きしいたけと三つ葉の酢じょうゆ……202

酢の物
きゅうりとわかめの酢の物……203
わかめとじゃこの酢の物……203
三色酢の物……203
切り干し大根の三杯酢……204
かぶと昆布の三杯酢……204
えのきときくらげの三杯酢……204

漬け物
カリフラワーとにんじんのピクルス……205
カリフラワーのカレーピクルス……205
カリフラワーのピクルス……205
キャベツの甘酢漬け……206
きゅうりの甘酢漬け……206
セロリの甘酢漬け……206
たたききゅうりの中華風……207
たたききゅうり……207
きゅうりのもみ漬け……207
キャベツときゅうりの即席漬け……208
キャベツのゆず香漬け……208
キャベツときゅうりのあっさり漬け……208
白菜の即席漬け……209
大根のもみ漬け……209
大根のレモン漬け……209

煮　物
たけのこのおかか煮……210
こんにゃくのおかか煮……210
えのきとこんにゃくのおかか煮……210
にんじんのピリ煮……211
しらたきのピリ煮……211
きのこのさんしょう煮……211
キャベツのスープ煮……212
ねぎのスープ煮……212
ブロッコリーのスープ煮……212
とうがんとかに缶のスープ煮……213
セロリのスープ煮……213
わかめのスープ煮……213
春菊ときのこの煮びたし……214
わかめとじゃこの煮びたし……214
絹さやの煮びたし……214

サラダ
トマトのアンチョビーサラダ……215
トマトサラダ……215
ミニトマトの二色サラダ……215

蒸し物
きのこの酒蒸し……216
しめじのゆず蒸し……216
きのこのゆず蒸し……216

その他
しらすおろし……217
なめこのおろしあえ……217
しめじのおろしあえ……217
材料別料理索引……223

《この本のレシピの約束ごと》

■材料の計量には、一般的な計量スプーンや計量カップを使っています。すりきりで小さじ1＝5㎖、大さじ1＝15㎖、1カップ＝200㎖です。

■小さじ$\frac{1}{6}$未満の分量と、目分量で少量のものは「少々」で表示してあります。

■材料表にある「だし汁」とは、昆布と削りがつおでとった和風だしです。市販のだしの素でも代用できます。その際は、パッケージに記された割合を目安に水でといて使ってください。なお、だしの素そのものに塩分が含まれていることが多いので、料理の塩分量が多少ふえます。

■エネルギー量を抑えるために油の使用量を控えてあります。フライパンは、少ない油でも焦げつきにくいフッ素樹脂加工やセラミック加工のものを利用することをおすすめします。

■電子レンジの加熱時間は、500Wの場合の目安です。400Wなら時間を1.2倍、600Wなら時間を0.8倍にしてください。メーカーや機種によって多少異なることがあるので、参考値としてとらえ、実際に加熱してみて様子を見ながら加減することをおすすめします。

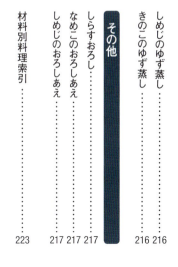

糖尿病治療の基本は毎日の食事から

糖尿病とは、こんな病気です

私たちが食事をすると、体内では食べ物の栄養素を分解して、活動するためのエネルギーをつくり出したり、体の細胞をつくる材料を合成したりしています。こうした体の働きを**代謝**といいます。

食べ物にはさまざまな栄養素が含まれていますが、活動するためのエネルギー源となる栄養素は、主に炭水化物や脂肪です。なかでも、主たるエネルギー源としては、実は**炭水化物**に依存しています。

そして、炭水化物の中で実際にエネルギー源の中心になるのが、**ブドウ糖**です。ブドウ糖は、主食として食べたご飯やパン、めん類などが胃や腸で消化、分解されてでき、血液に吸収され

◆炭水化物は体内でこのように代謝されています

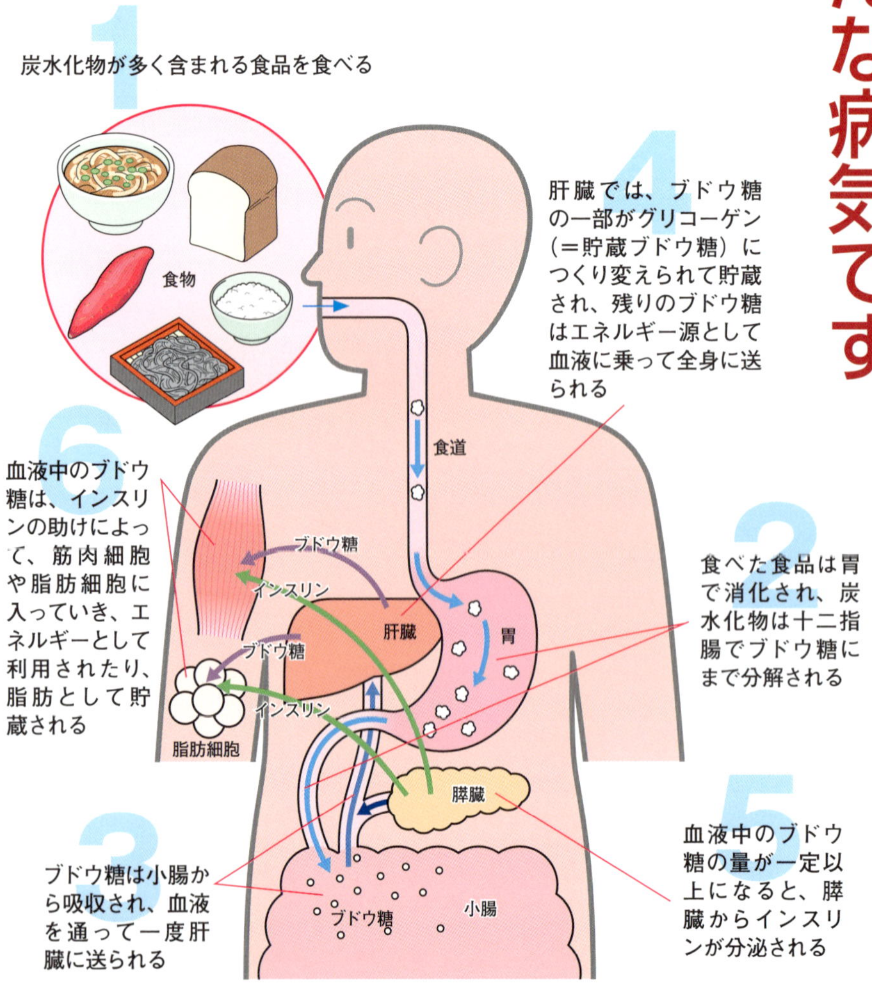

1
炭水化物が多く含まれる食品を食べる
食物
2
食べた食品は胃で消化され、炭水化物は十二指腸でブドウ糖にまで分解される
3
ブドウ糖は小腸から吸収され、血液を通って一度肝臓に送られる
4
肝臓では、ブドウ糖の一部がグリコーゲン（＝貯蔵ブドウ糖）につくり変えられて貯蔵され、残りのブドウ糖はエネルギー源として血液に乗って全身に送られる
5
血液中のブドウ糖の量が一定以上になると、膵臓からインスリンが分泌される
6
血液中のブドウ糖は、インスリンの助けによって、筋肉細胞や脂肪細胞に入っていき、エネルギーとして利用されたり、脂肪として貯蔵される
食道
ブドウ糖
インスリン
肝臓
胃
ブドウ糖
インスリン
脂肪細胞
膵臓
ブドウ糖
小腸

て全身に運ばれます。

この血液中のブドウ糖（**血糖**といいます）の量、つまり**血糖値**が一定以上になると、膵臓《すいぞう》から**インスリン**というホルモンが分泌されます。インスリンは、体の各組織が血糖をエネルギー源として利用するのを助ける働きをします。体が血糖を利用するのにインスリンの働きは欠かせないのです。

ところが、このインスリンの分泌が悪くなって不足したり、働きが低下したりすると、エネルギー源となるはずのブドウ糖は血液中にだぶつき、血糖値は異常に高くなります（これを高血糖といいます）。この**高血糖**が続く状態が**糖尿病**です。

血液中のブドウ糖は利用されないわけですから、やがて尿にまじって出ていきます。

糖尿病の初期症状はこのように尿にブドウ糖が出るだけで、痛みなどの自覚症状はありません。このため、気づかないままほうっておくと血糖値がさらに上昇し、のどが渇いてよく水分をとる、尿の量や回数がふえるなどの症状があらわれてきます。

◆比較的早期にあらわれる糖尿病本来の典型的な自覚症状の一例

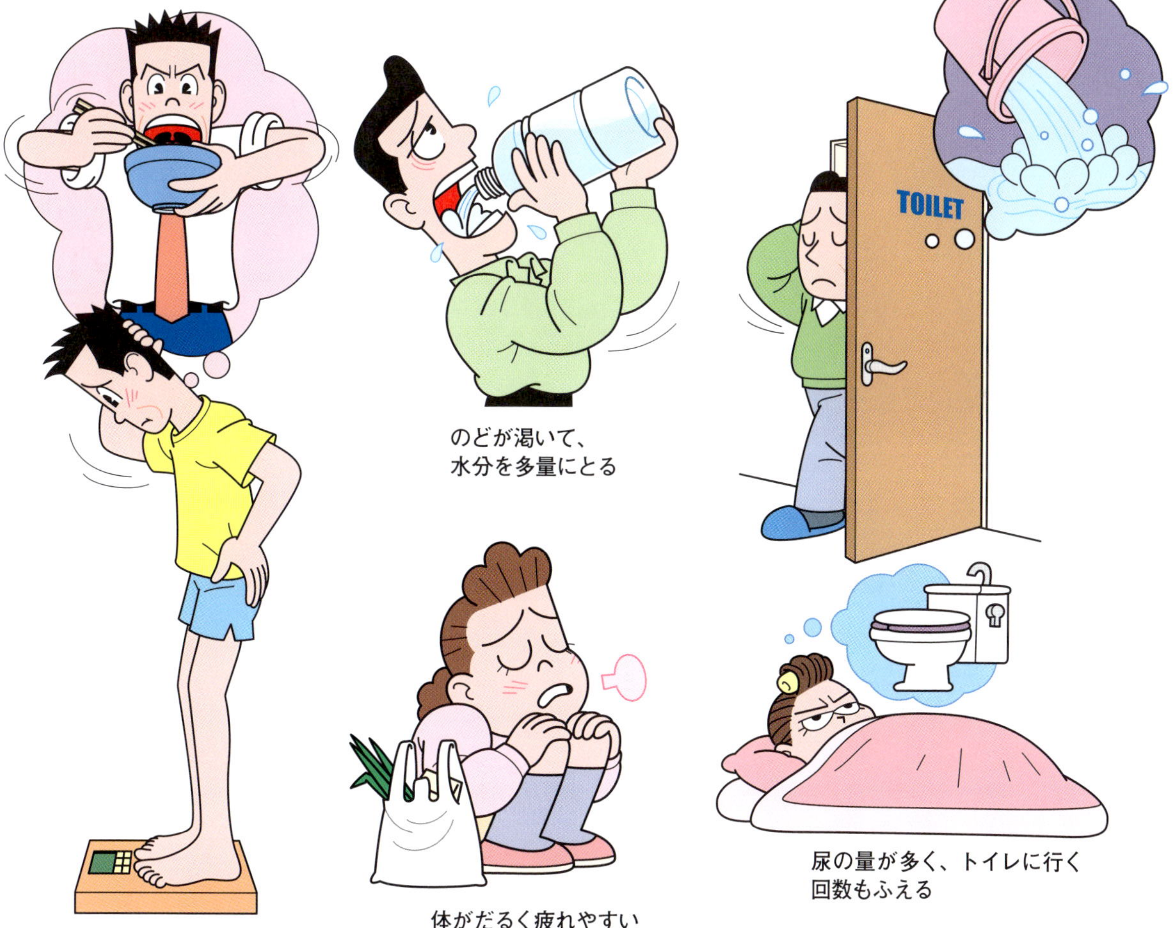

のどが渇いて、
水分を多量にとる

尿の量が多く、トイレに行く
回数もふえる

体がだるく疲れやすい

しっかりと食べている
のに体重が減る

糖尿病の恐ろしさは合併症を起こすこと

　糖尿病が恐ろしいのは、病状が進行すると、さまざまな**合併症**を起こすという点です。
　治療が遅れたり高血糖をほうっておいたりすると、まず、血液中にあふれたブドウ糖が体中の細胞のタンパク質にくっついたり、ブドウ糖そのものが変性したりしていきます。また、脂肪やタンパク質の代謝にも悪影響を及ぼします。
　やがて、これらのことが原因となって全身の内臓や組織の働きが妨げられたり、血管や神経を傷めて障害が起きたりします。**網膜**

◆糖尿病に特に起こりやすい合併症は、次の３つです

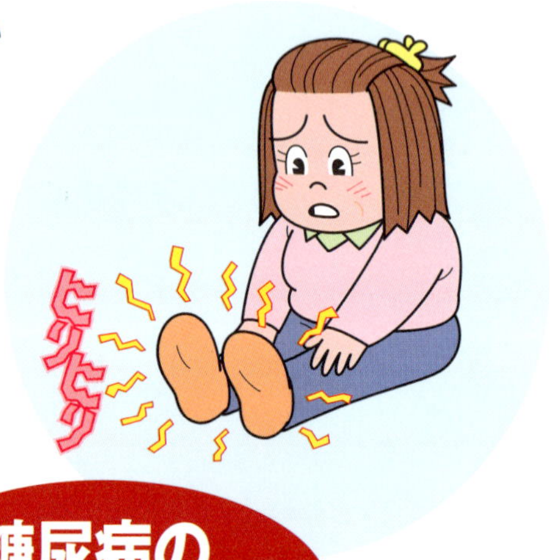

糖尿病神経障害

　合併症の中で最も早くあらわれ、発症する人も多い。手足のしびれや痛み、無感覚（けがややけどの痛みに気づかない）、立ちくらみ、ふらつき、めまい、異常発汗、胃腸の不調などを起こします。

糖尿病の３大合併症

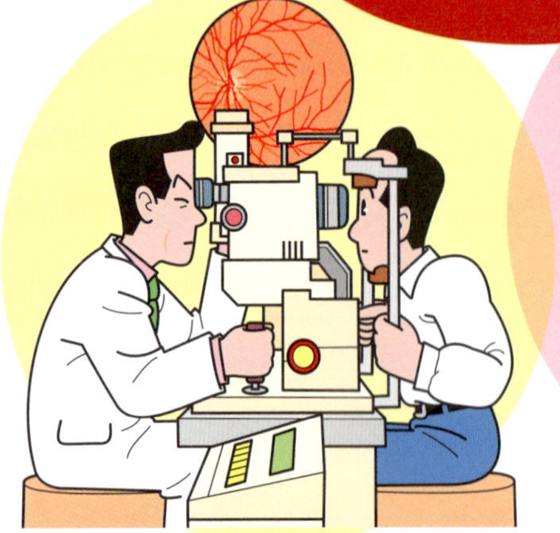

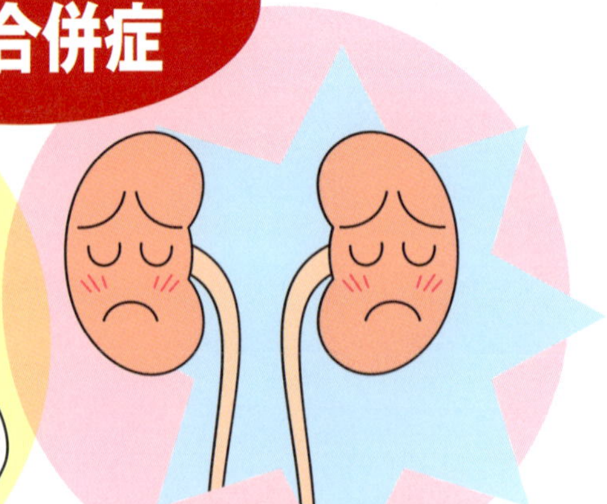

糖尿病網膜症

　目の底にある網膜という部分の血管がおかされて、もろくなる病気です。視力が弱まります。進行すると、なかには失明する場合もあります。

糖尿病腎症

　腎不全（腎臓の機能が低下して正常に働かない状態）にまで至ると、おしっこがつくれなくなり、体内に水分や老廃物がたまってしまいます。すると、腎臓の働きを機械がかわって行う人工透析を受けなくてはならなくなります。

症（目の障害）、**腎症**（腎臓の障害）、**神経障害**など、生活の質を著しく低下させるさまざまな合併症が複合的に引き起こされるようになるのです。また、命にかかわる心筋梗塞などの心血管疾患や脳梗塞の発症を引き起こす**動脈硬化**の進行を促進します。最近では高血糖の人は認知症になりやすいこともわかってきました。

合併症は、糖尿病と診断された時点から注意しなければならないうえに、治療をしっかり続けて適正な血糖値にコントロールしないと発症率も高くなります。

◆動脈硬化が進み、命にかかわる病気を招きます

糖尿病の合併症には、３大合併症以外に重要なものがあります。それは、動脈硬化です。動脈硬化とは、動脈の内側がさまざまな要因で傷つき、その傷にコレステロールがしみ込みたまって血管の壁が厚くなり、弾力性が失われ、血管の内側が盛り上がって血流が悪くなる状態です。最終的には血管が詰まって動脈硬化性疾患を引き起こします。動脈硬化性疾患とは、脳梗塞、心筋梗塞、狭心症、下肢の閉塞性動脈硬化症などをさします。動脈硬化は糖尿病でなくても起こりますが、糖尿病の人は、そうでない人にくらべて２～４倍動脈硬化を起こしやすいといわれています。

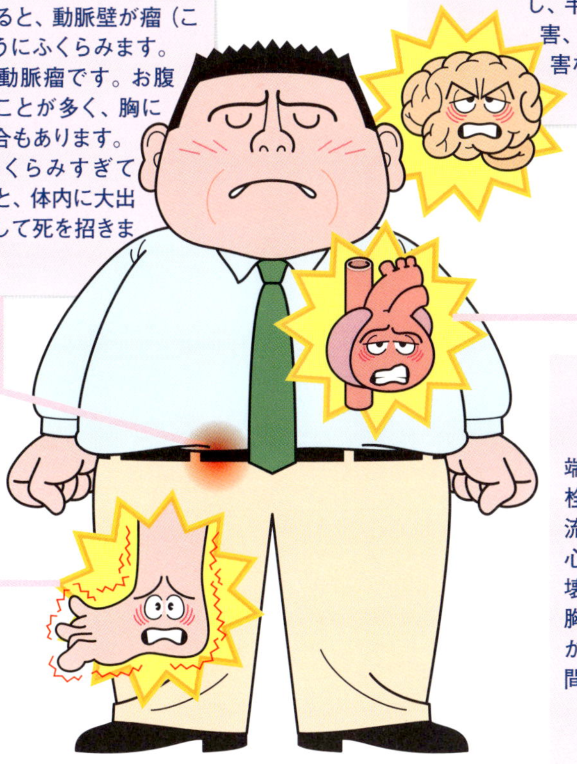

大動脈瘤

大動脈とは、心臓から送り出された血液を全身へ送る太い血管のことです。ここに動脈硬化が起こると、動脈壁が瘤（こぶ）のようにふくらみます。これが大動脈瘤です。お腹にできることが多く、胸にできる場合もあります。

瘤がふくらみすぎて破裂すると、体内に大出血を起こして死を招きます。

脳梗塞

脳の動脈に血栓（血のかたまり）が詰まって血流が止まる病気です。脳細胞が酸素不足に陥って壊《え》死《し》し、半身のマヒや感覚障害、言語障害、視野障害などが生じます。

心筋梗塞

心臓への血流が極端に減少したり、血栓が詰まることで血流が完全に途絶え、心臓の筋肉の一部が壊死する病気です。胸全体に激しい痛みが突然起こり、長時間続きます。

狭心症

心臓への血流が一時的に滞り、心臓の筋肉が酸素不足に陥って起こる病気です。急に胸に締めつけられるような痛みが出ます。

閉塞性動脈硬化症

太ももの動脈、あるいは太ももへつながる下腹部の動脈に血栓が詰まって起こる病気です。初期症状として、足に冷えやしびれを感じ、やがて筋肉が痛むようになり、休み休みでないと歩けなくなります。ほうっておくと壊《え》疽《そ》を起こし、足を切断せざるをえなくなることもあります。

糖尿病には2つのタイプがあります

インスリンの分泌や働きの異常で起こる糖尿病は、大別して1型と2型の2種類があります。

【1型糖尿病】

ウイルスによる感染症や自己免疫の病気などが原因で、膵臓のインスリン分泌機能がほとんど失われて起こる糖尿病です。15才くらいまでの若い人に発症することが多く、糖尿病の患者さんの5％前後を占めます。

【2型糖尿病】

糖尿病の素因（糖尿病になりやすい体質）を持っている人に、**加齢**、**食べすぎ**、**飲みすぎ**、**運動不足**、**肥満**、**ストレス過剰**、**過労**などが加わることで素因が表に出てきて、インスリンの分泌不足や働きの低下を起こし発症する糖尿病です。いわば**生活習慣病**で、中高年に多く、糖尿病の患者さんのほとんど（95％）を占めます。近年著しくふえています。

糖尿病の素因とは、一般に、なにかのきっかけでインスリンの分泌が抑えられたり、インスリンの作用を妨げる働きをする物質を生じやすいといった、活力ある青年期には表に出てこない潜在的な性質です。実は、こうした素因を持っている人はけっして少なくありません。

◆２型糖尿病の発症の仕組み

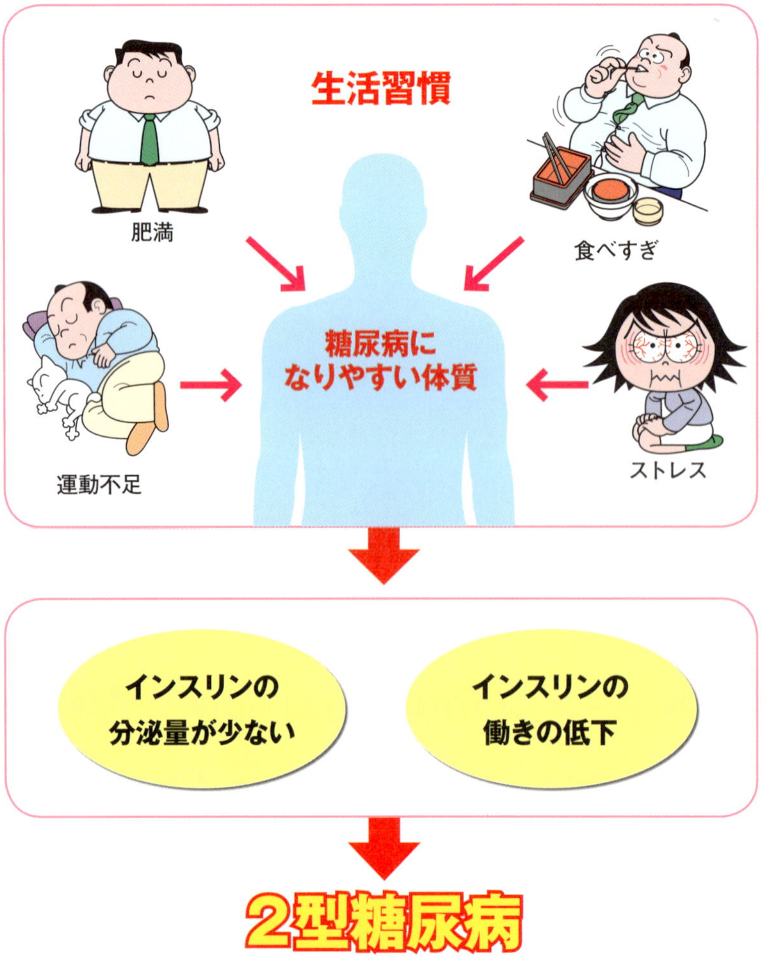

糖尿病の治療や予防でたいせつなのは食事と運動

糖尿病の治療とは、高血糖を改善し、血糖値をできるだけ正常な値に近づけることを指します。これを**血糖コントロール**といいます。そして、その目的はさまざまな合併症の発症を防ぐことにあります。

血糖コントロールには、薬を飲む治療（**薬物療法**）を始める前に、まず**食事療法**と**運動療法**を行うことが効果的で最も重要です。すでに薬を服用している人も、適切な食事と運動を続けながら、血糖値をコントロールすることが欠かせません。

糖尿病の予防にも、日常生活の見直しがポイントになります。糖尿病になりやすい体質は変えることはできなくても、生活を変えることはできます。血糖値が高めで糖尿病の心配があるのなら、これまでの自分の生活を振り返り、なによりもまず

◆糖尿病の治療とは血糖コントロールをすることです

血糖コントロール

食事療法　運動療法　薬物療法

↓

インスリンの作用不足（働きの低下）の解消と代謝異常の改善

↓

合併症の予防

↓

健康な人と変わらない日常生活の質を保つ

◆血糖コントロールの目標値

目標	血糖正常化を目指す際の目標値	合併症予防のための目標値	治療強化が困難な際の目標値
HbA１c（NGSP値＝国際標準値）いずれも成人に対しての目標値。妊娠例は除く。	6.0％未満 適切な食事療法や運動療法だけで達成可能な場合、または薬物療法中でも低血糖などの副作用なく達成可能な場合の目標とする。	7.0％未満 合併症予防の観点からHbA１cの目標値を７％未満とする。対応する血糖値の目安は、空腹時血糖値130mg/dℓ未満、食後２時間血糖値180mg/dℓ未満	8.0％未満 低血糖などの副作用、その他の理由で治療の強化が難しい場合の目標とする。

「糖尿病治療ガイド 2014−2015」より引用

※HbA1c（ヘモグロビン A1c）
血液の赤血球に含まれ、全身に酸素を送り届ける働きをするヘモグロビンは、血液中の濃度の高いブドウ糖にさらされると、ブドウ糖と結合します。その結合した物質の一部が HbA1c です。検査は、正常なヘモグロビンに対する HbA1c の割合（%）を測定します。HbA1c は、過去１〜２カ月の血糖の状態を反映し、その間のおおよその血糖値の平均をあらわすものとされます。このため、血糖コントロールがよいか悪いかの判定に使われます。

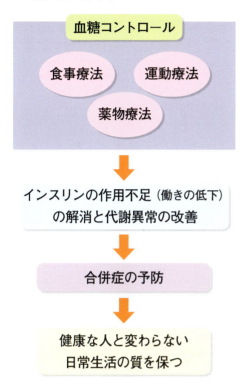

食べすぎや肥満にならないように心がけましょう。食事の内容と量に気をつけ、適度な運動を行って肥満しないようにすれば、予防することができます。

　すでに肥満していても、糖尿病の食事療法を根気よく続ければ十分改善できます。

　自分に合った食事療法を実行し血糖値をコントロールすることが、糖尿病とその合併症の予防対策になるのです。

◆糖尿病を予防するための、ほんのちょっとの対処法

1 適正な体重を維持する

肥満は糖尿病になるリスクを高めます。若いころにくらべてとても太っている、昨シーズンの服がきつい、近ごろ体重がふえたなどの自覚症状があったら、いますぐ適正な体重（＝標準体重→17ページ参照）に戻るように努めましょう。

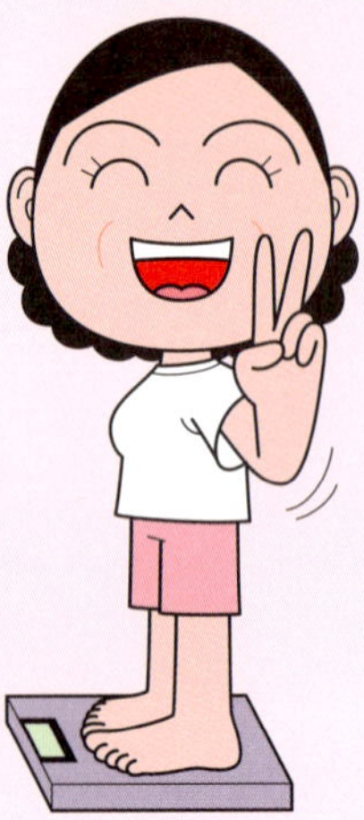

2 腹八分目を守る

食べすぎは肥満を招くだけでなく、代謝機能に負担をかけます。満腹になるまで食べたり、いちどきにたくさん食べたりしないようにします。目安は「もう少し食べたい」と思うぐらいでやめること。また、食事量が夕食に偏ることは避けましょう。

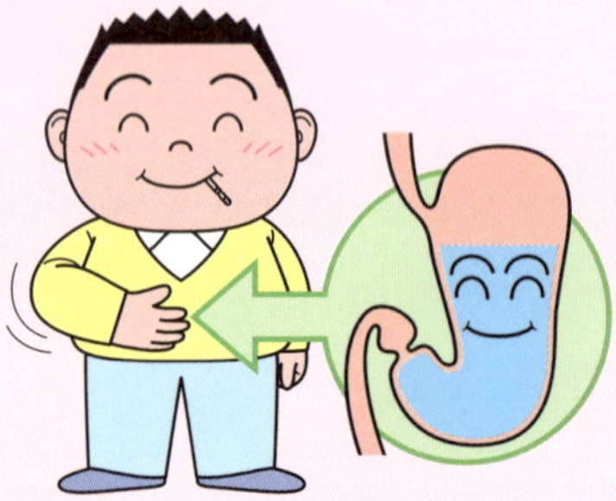

3 適度な運動を毎日少しずつ行う

運動は体脂肪を消費しやすくして肥満の解消に役立つだけでなく、適度な運動をすること自体、血糖値を下げる効果があります。まずは、“歩くこと”から始めましょう。

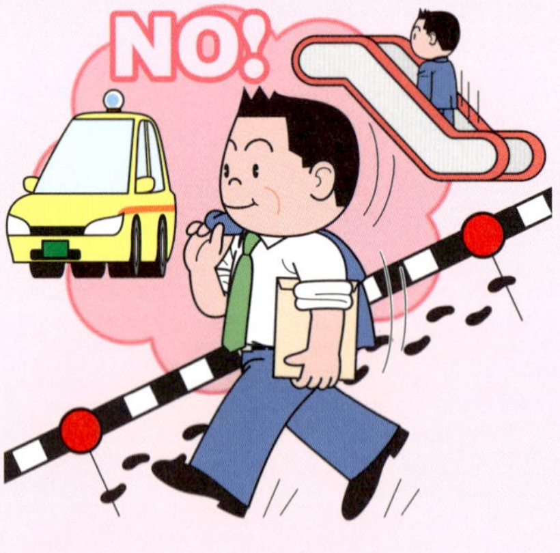

4 ストレスはじょうずにコントロールする

精神的、肉体的過労やストレスは血糖値を上昇させます。いやなことや不愉快なことをいつまでも気に病まないで、パッと気分転換をはかるようにしましょう。

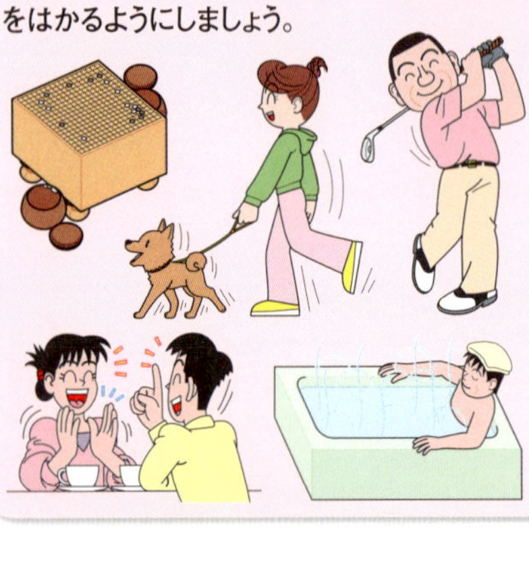

5 定期的な健診で健康状態をチェックする

40才を過ぎたら、年に一度は健診を受けましょう。特に肥満のある人、血縁者に糖尿病のある人は必ず健診を受けて、健康状態をチェックすることがたいせつです。

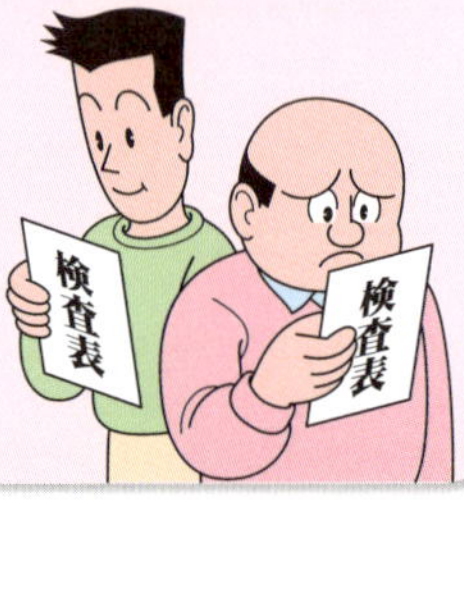

糖尿病の食事は、家族みんなで楽しめる〝健康食〟

糖尿病の治療の中で、最も基本となるのが食事療法です。膵臓から分泌されるインスリンの量や働きに見合った量の食事をしていれば、血液中のブドウ糖は十分に利用され、高血糖を防ぐことができます。

◆食事療法は糖尿病治療の推進力です

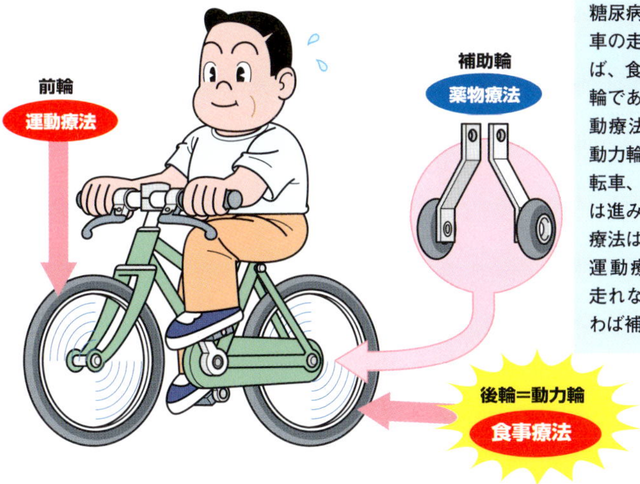

糖尿病の治療を自転車の走行にたとえれば、食事療法は動力輪である後輪で、運動療法は前輪です。動力輪がなければ自転車、すなわち治療は進みません。薬物療法は、食事療法と運動療法の二輪で走れないときの、いわば補助輪です。

食事療法は、合併症の予防にも最も効果的な治療法です。しっかり食事療法を行えば、薬物療法や運動療法の効果も向上します。また、2型糖尿病では多くの患者さんが食事療法だけでも病状の改善が得られる場合があります。

◆食事療法とは無理な食事制限ではありません

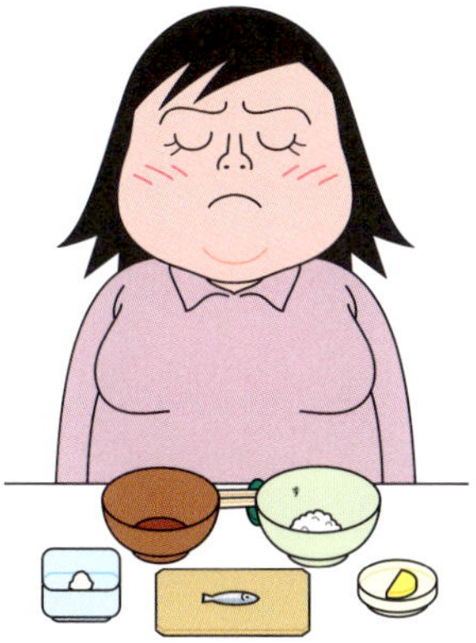

食事療法というと「節食」や「我慢」といったイメージがあるかもしれませんが、そうした無理な食事制限では長続きしません。

そもそも糖尿病の人のための食事は、健康な生活を送るためのバランスのとれた理想的な食事のことで、特別な食事でも、単に量が少ない食事でもありません。一人だけ献立を変えるのではなく、家族と同じ食事を、食べ方と量に注意しながら毎日とっていけばよいのです。糖尿病の食事は、いわば家族みんなでとり入れたい健康食なのです。マイペースで始め、無理なく続けましょう。

◆糖尿病の食事は家族みんなでとり入れたい健康食

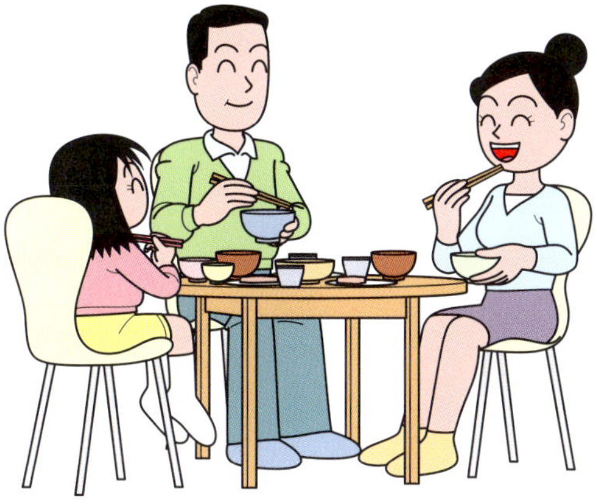

糖尿病の食事で基本となる4つのポイント

糖尿病の食事療法には、4つの基本ポイントがあります。食べすぎない、偏食しない、野菜から、規則正しく、と覚えておきましょう。

Point 1 食事量を適切にする

食べすぎは、ブドウ糖の代謝を悪化させ、糖尿病を進行させます。膵臓に負担をかけずにインスリンの必要量を減らすためにも、必要以上に食べないことが重要です。

不足しているインスリンの働きに見合った食事量にすると、膵臓は十分な力を発揮できます

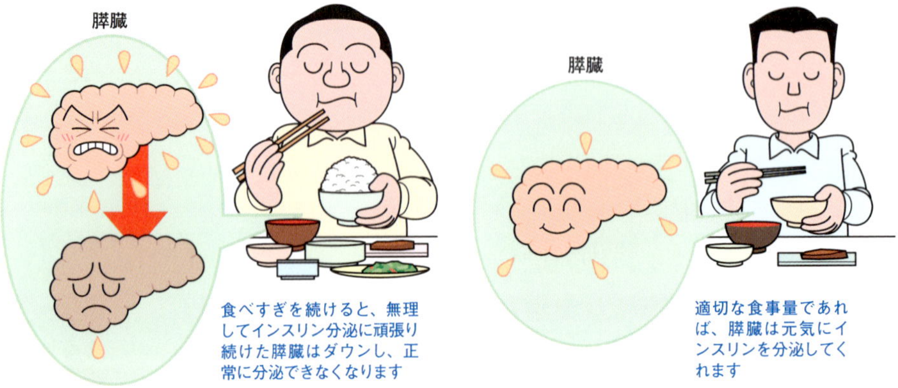

食べすぎを続けると、無理してインスリン分泌に頑張り続けた膵臓はダウンし、正常に分泌できなくなります

適切な食事量であれば、膵臓は元気にインスリンを分泌してくれます

Point 2 栄養バランスのよい食事をとる

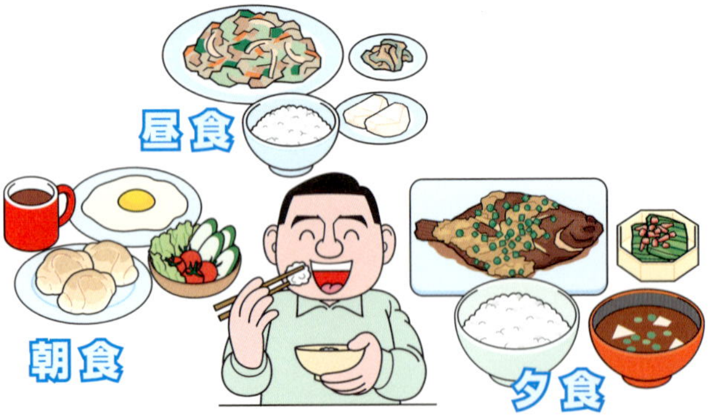

要は偏食をしないことです。一定の食事量（エネルギー量）で必要な栄養素の量を満たすために、栄養配分を考えて食事をとるようにしましょう。

Point 3 食べる順番を意識する

食後の血糖値の上昇を抑えるために、野菜料理や肉・魚などのおかずを先に食べてから、炭水化物の多い主食を食べるようにしましょう。野菜を食べ始めてから主食を食べるまでに 10 分間くらいあると効果的です。

Point 4 決まった時間に規則正しく食べる

適切な食事量を1日3食に同じくらいの分量に分けて、規則正しく食べることがたいせつです。食事と食事の間隔を十分にとりましょう（5～6時間）。

自分に合った「1日に必要なエネルギー量」を知りましょう

食事療法の基本ポイントのひとつが、一人一人に合った**適切な食事量**をとることです。適切な食事量とは、生活するために最低限必要な1日の摂取エネルギー量のことで、「**1日に必要なエネルギー量**」といいます。目安としてなら、個々人の標準体重に、やはり個人ごとの活動強度別に必要なエネルギー量をかければ算出できます。出てきた数値を四捨五入して利用します。

　標準体重は、自分の身長（単位はm）の2乗に、22をかけると得られます。

　この「22」とは、肥満を判定する国際的なものさしであるBMI（体格指数）の標準値で、統計的にこの数値のときに肥満にかかわる病気に最もかかりにくく、平均余命が最も長いのです。つまり、標準体重とは〝健康体重〟といえます。

　食べる総量を、自分に合った「1日に必要なエネルギー量」にしましょう。

◆1日に必要なエネルギー量を計算してみましょう

1日に必要なエネルギー量 ＝ 標準体重 × 生活活動強度別必要エネルギー量

Step 1 まずあなたの標準体重は？

身長（m）× 身長（m）× 22 ＝ 標準体重（kg）

〈計算例〉身長 165cm (1.65m) の人は、1.65 × 1.65 × 22 ＝約 60kg

Step 2 生活活動強度別必要エネルギー量（標準体重1kgあたり）は？

デスクワークの多い事務員、技術者、管理職などの場合	25～30 kcal
外回りが多い営業マン、店員（販売業）、工員などの場合	30～35 kcal
農業・漁業従事者、建設作業員などの場合	35 kcal～

※数字に幅がありますが、やせタイプの人や若い人は高いほうの数字を使います。逆に、肥満タイプや高齢者は低いほうを使います。

Step 3 あなたの1日に必要なエネルギー量は？

[標準体重]kg × [生活活動強度別必要エネルギー量]kcal ＝ [1日に必要なエネルギー量]kcal

〈計算例〉標準体重 60kgで販売業の人は、60 × 30 ＝ 1800kcal
したがって、約 1800kcal が 1日に必要なエネルギー量となります。

注）医師から指示エネルギー量が処方された場合
　糖尿病と診断されると、通常、医師から「指示エネルギー量」が処方されます。これは、1日に必要なエネルギー量と同じです。医師は、患者さんの年齢・性別、身長、体重、日常の活動強度をもとに、肥満度、病状の程度（血糖値、合併症の有無）などを考慮して調整を行い、総合的に指示エネルギー量を決定します。すでに指示エネルギー量が処方されている人は、それに従いましょう。
　自分で算出した1日に必要なエネルギー量を使って食事療法を行うときは、医師か管理栄養士に相談し、指示を仰いでください。

適切な食事量にするコツ

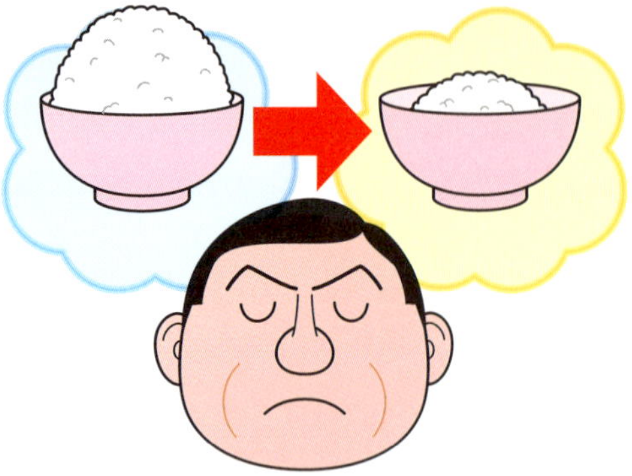

1. 主食を控えめにする

主食をまったく食べないというのは問題ですが、ご飯、パン、めん類などの主食を食べすぎないようにします。

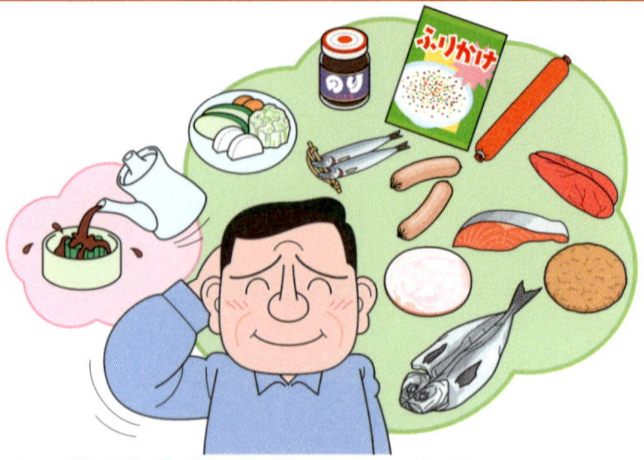

2. 塩けを抑え薄味にする

おかずの材料が塩けのある食品だったり、味つけが濃かったりすると、ついご飯がすすみます。食べすぎにならないように、食塩の摂取量を減らしましょう。高血圧や糖尿病腎症の予防にもなります。

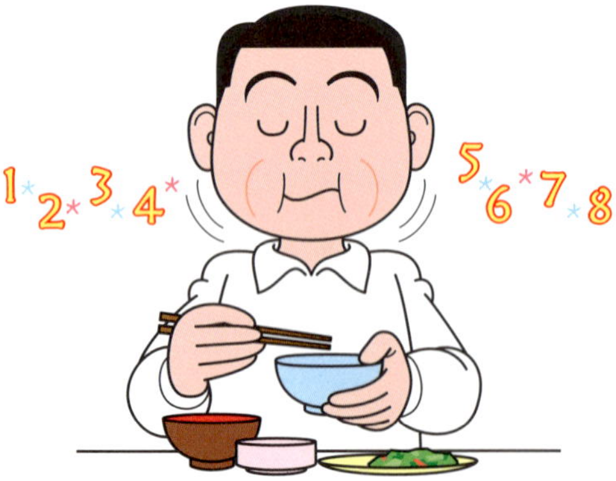

3. ゆっくりよくかんで味わう

しっかりかむと満腹中枢が刺激されます。少量の食事でも満腹感が得られ、食べすぎを防いでくれます。

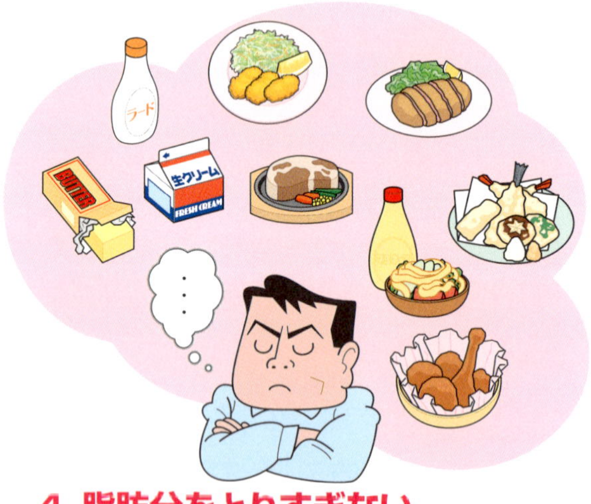

4. 脂肪分をとりすぎない

食用油脂や食品に含まれる脂肪分はエネルギー量が多いため、とりすぎに注意が必要です。

5. 野菜類をしっかり食べる

食物繊維が多く、低カロリーの野菜類（野菜・きのこ・海藻・こんにゃく）がしっかり入っているメニューはボリューム感があり、満足度も高くなります。毎食、野菜類を食べるようにしましょう。

6. アルコールを控える

アルコールは1gで7kcalと高エネルギーであるとともに、食欲を増進させるため、食べすぎにつながりがちです。糖尿病の患者さんでは、主治医や担当医の判断で禁酒や節酒を指導されることもあります。そうした指導に従うようにしましょう。

肥満度を常に意識しましょう

肥満のある人は、正常な体重の人にくらべ糖尿病にかかるリスクが数倍に高まるといわれます。肥満の度合い（＝肥満度）を判定するうえで参考になるのが、すでに紹介したＢＭＩです。ＢＭＩを下げること、つまり体重を落とすことは、インスリンの働きを高め、血糖値を下げるのにも効果的です。

なお、左表のように、年齢別の目標とするＢＭＩの範囲も出されています。

BMIで肥満度をチェック！

BMI ＝ 体重(kg) ÷ 身長(m) ÷ 身長(m)

<BMI値による肥満の判定基準>

BMI	判定
18.5未満	低体重(やせ)
18.5以上25未満	普通体重(標準)
25以上30未満	肥満(1度)
30以上35未満	肥満(2度)
35以上40未満	肥満(3度)
40以上	肥満(4度)

[資料] 日本肥満学会「肥満症の診断基準」2011年

※判定の結果、25以上であれば医学的に“肥満”とされ、肥満度は1〜4度と4段階に分かれます。

※BMI値22が最も病気にかかりにくいとされており、この値が標準体重の算出に使われます(17ページ参照)。

※BMIを下げるうえでも、食事に気をつけることがたいせつです。

[計算・判定例]

身長165cm、体重が73kgの場合

BMI値

73 ÷ 1.65 ÷ 1.65 ≒ 27

BMI27は、判定基準の表を見ると25以上30未満なので、肥満(1度)と判定できます

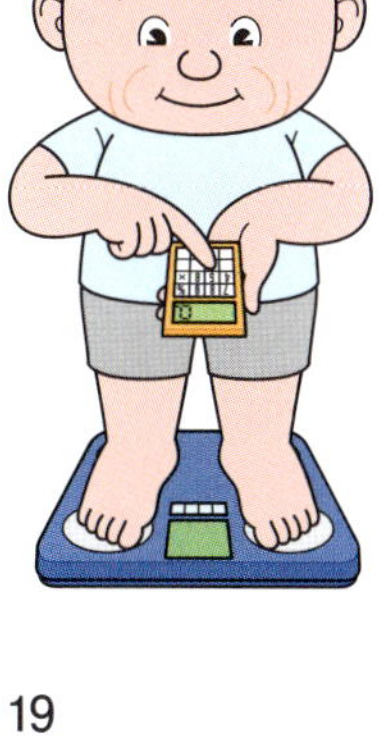

目標とするBMIの範囲（18歳以上）

年齢（歳）	目標とするBMI
18〜49	18.5〜24.9
50〜69	20.0〜24.9
70以上	21.5〜24.9

厚生労働省「日本人の食事摂取規準（2015年版）」より

栄養バランスのよい食事をとりましょう

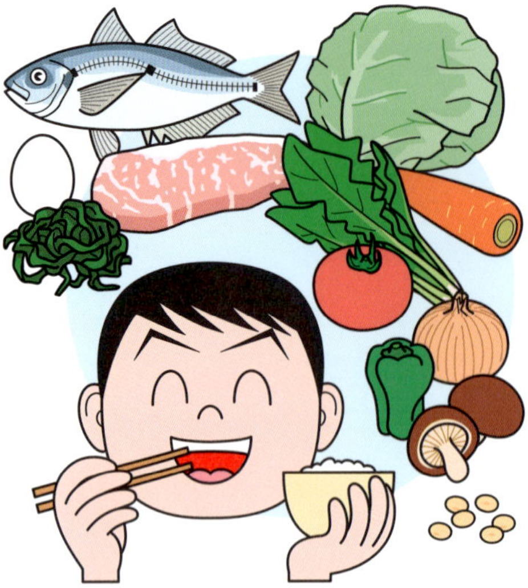

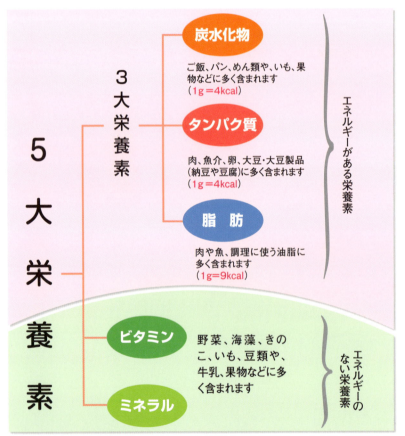

食べ物にはさまざまな栄養素が含まれています。そうした栄養素それぞれの働きが体に複雑にかかわることで、私たちの健康を支えています。栄養が偏ると、せっかく摂取したさまざまな栄養素が十分に働くことができません。

1日に必要なエネルギー量の中で、炭水化物、タンパク質、脂肪をバランスよくとり、適量のビタミン、ミネラルも摂取するようにしましょう。

◆エネルギー量だけでなく各栄養素のバランスもたいせつです

5大栄養素

- **3大栄養素**（エネルギーがある栄養素）
  - **炭水化物**：ご飯、パン、めん類や、いも、果物などに多く含まれます（1g＝4kcal）
  - **タンパク質**：肉、魚介、卵、大豆・大豆製品（納豆や豆腐）に多く含まれます（1g＝4kcal）
  - **脂　肪**：肉や魚、調理に使う油脂に多く含まれます（1g=9kcal）
- エネルギーのない栄養素
  - **ビタミン**
  - **ミネラル**

  野菜、海藻、きのこ、いも、豆類や、牛乳、果物などに多く含まれます

エネルギー量ばかりに気をとられていると、その合計量は調節できても、エネルギー源が炭水化物だけに偏ったり、ビタミンやミネラルの不足を招いたりといったように、栄養のバランスがとのわなくなりがち。糖尿病の食事では、エネルギー量だけでなく各栄養素のバランスもたいせつです。

◆どの栄養素が欠けても栄養の歯車はうまく回りません

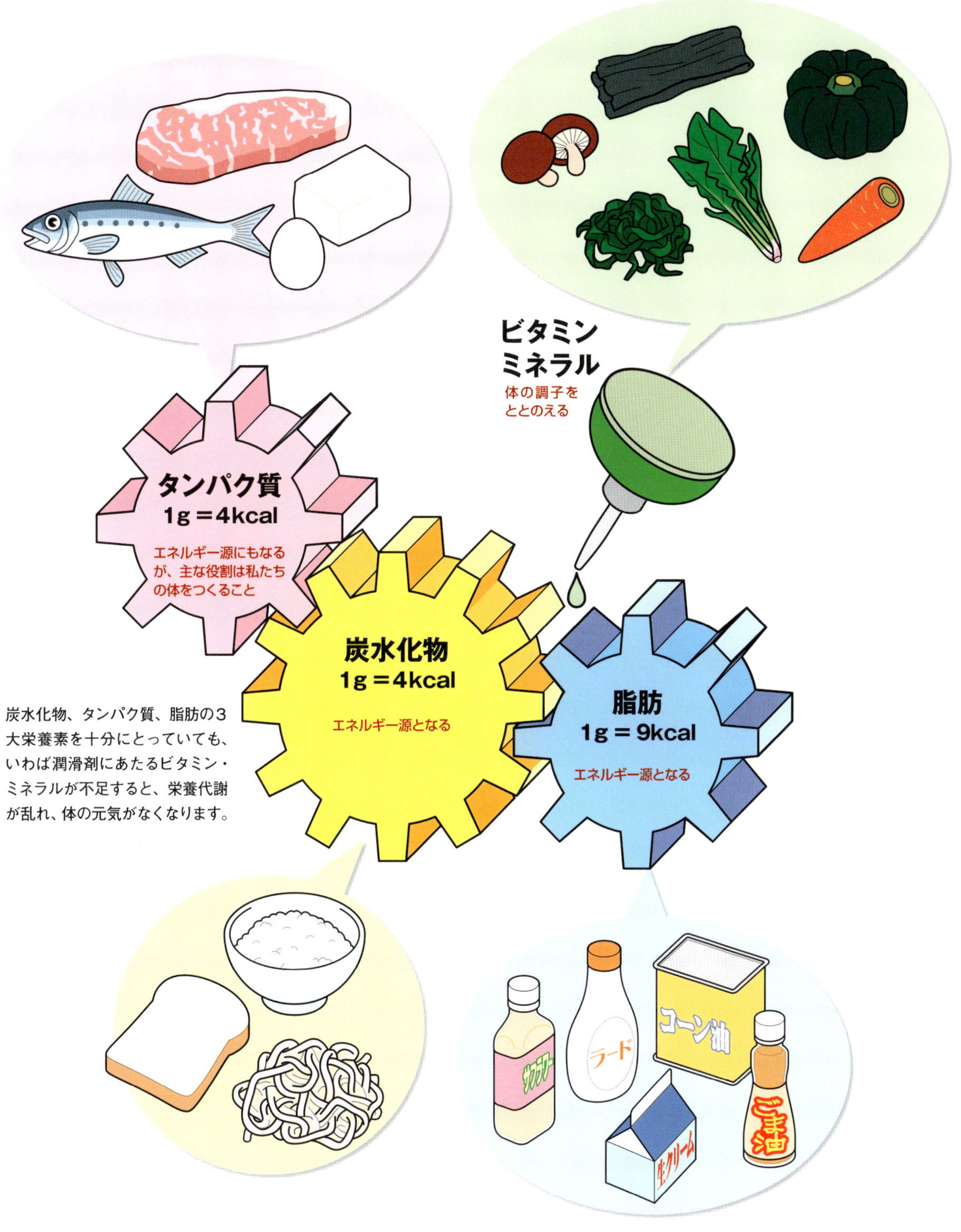
タンパク質
1g＝4kcal
エネルギー源にもなるが、主な役割は私たちの体をつくること
ビタミン
ミネラル
体の調子をととのえる
炭水化物
1g＝4kcal
エネルギー源となる
脂肪
1g＝9kcal
エネルギー源となる
サフラワー
ラード
コーン油
生クリーム
ごま油

炭水化物、タンパク質、脂肪の3大栄養素を十分にとっていても、いわば潤滑剤にあたるビタミン・ミネラルが不足すると、栄養代謝が乱れ、体の元気がなくなります。

バランスのよい食事は、❶主食（エネルギーになるもの）、❷主菜（体をつくるもの）、❸副菜（体の調子をととのえるもの）の組み合わせが基本です。

おすすめなのが、脂肪分の少ない、ご飯を主食とした日本型の食事です。

ご飯は糖尿病の予防や食事療法には理想的な主食といえます。低脂肪で塩分も含まず、野菜や海藻などともよく合い、脂肪を控えたおかずも作りやすい点で、栄養バランスのとれた献立を構成するのに適しているのです。腹もちがよいことから、間食を控えやすいのも見落とせない特徴です。

もう一品

●献立全体で野菜類の量が不足したときにつけ加えたい小鉢的なおかず（副々菜）。主菜や副菜に利用できなかった野菜、きのこ、海藻などが主材料

主菜料理に野菜をたくさん使ったり、つけ合わせに添えたりすれば、特につけなくてもかまいません。あえ物や酢の物、浅漬けなど、献立のアクセントになる箸休め的なものが適しています。

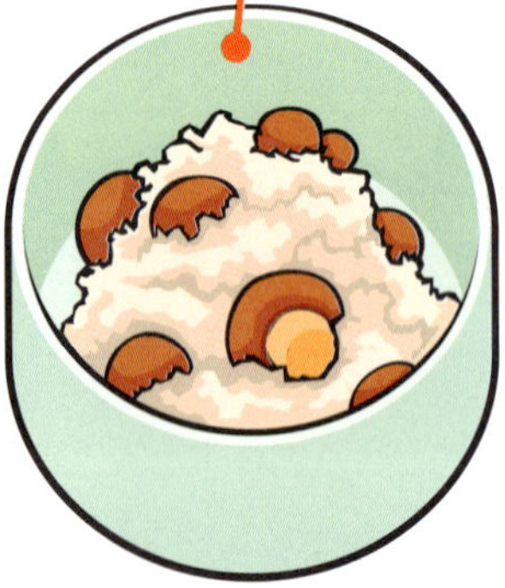

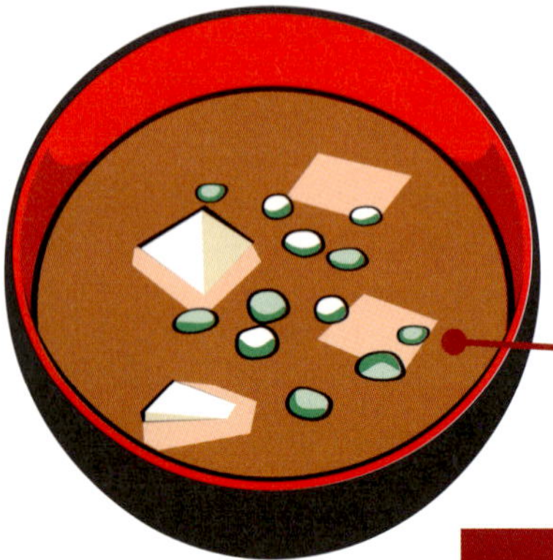

汁　物

●みそ汁やすまし汁、スープ類

調理法によっては塩分のとりすぎにつながりやすいため、1日に1杯程度にしましょう。野菜類を使った具だくさんの汁物は、副菜として扱えます。

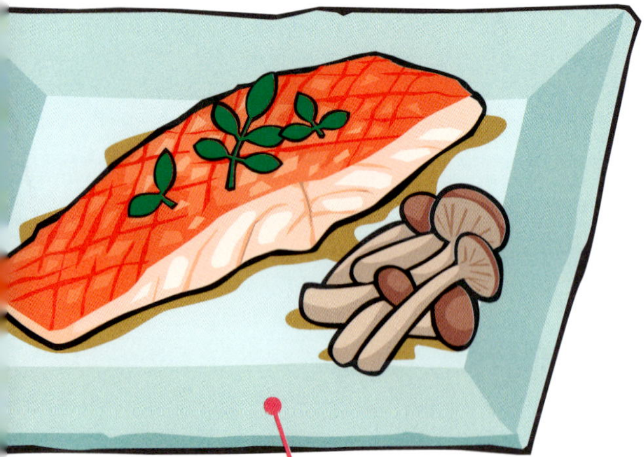

主　菜

●肉や魚介類、卵、大豆・大豆製品を主材料に使った、献立の主役になるおかず。主にタンパク質の供給源。大豆・大豆製品（豆腐、厚揚げなど）はタンパク質が多いので、主菜の材料として考える

1食につき主材料を1種類だけ使った料理を1品だけにして、毎食、主材料の種類をかえましょう。野菜類をしっかりとるために、野菜類をいっしょに煮る、焼く、炒めるといった料理や、野菜類のつけ合わせをたくさん添えることがおすすめ。

その他

●牛乳・乳製品や果物など、主にビタミンや、カルシウム、カリウムなどのミネラル、食物繊維の供給源になるもの

牛乳・乳製品は決められた量をとるようにしましょう（33ページ参照）。果物はビタミンが豊富なヘルシー食品と考えられていますが、近ごろでは品種改良が進んでかなり糖分が高く、高エネルギー食品です。本書では、果物をとるときは主食を減らすようにします（33ページ参照）。

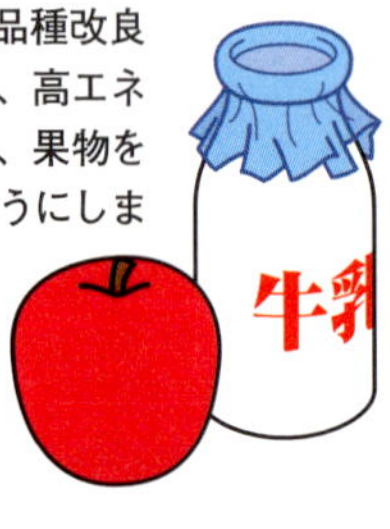

1食分の献立の基本パターン

毎食を、このパターンでとるようにすると、自然に栄養のバランスがととのいやすくなります。本書も、この基本パターンに即して献立を構成する仕組みになっており、28 ～ 34 ページの利用法に従って主食とおかずなどを選んでいけば、自動的に栄養バランスのよい食事が実行できます。

副　菜

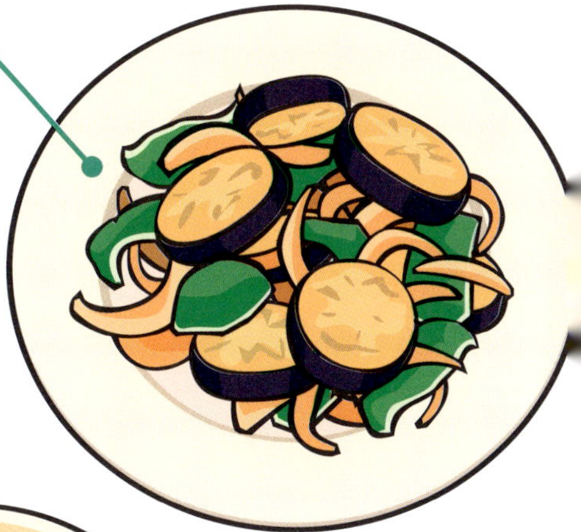

●煮物やサラダなど、野菜を主材料に、タンパク質の多い食材を加えて作ることも多い脇役のおかず。豆やいも、きのこ、海藻などが主材料になることもある。主にビタミンやミネラル、食物繊維の供給源

野菜類を使った副菜料理は、毎食必ず添えるようにします。とりたい分量の目安は、野菜については生の重量で 120 g 前後 (1日3食の合計で 350 g以上)、きのこや海藻、こんにゃくは、多くの種類を組み合わせて 100 g程度です。

主　食

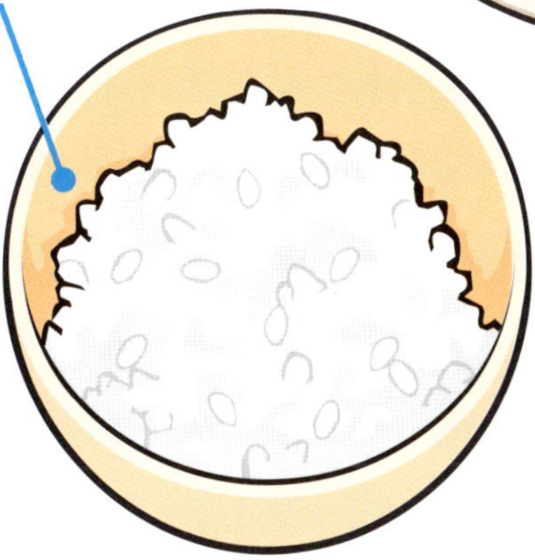

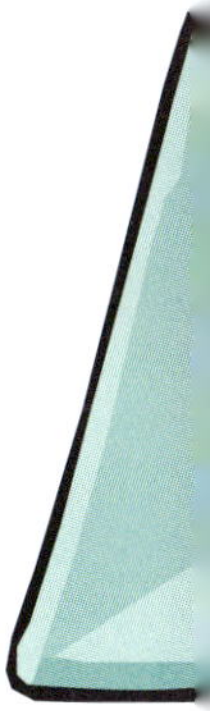

●ご飯、パン、めんなど。主に炭水化物（でんぷん）の供給源

主食を減らしすぎると、おかずを食べすぎたり、間食がふえたりしがち。毎食､自分の食事量に見合った適量をとるようにします (30 ページ参照)。

食物繊維を多く含む食品をとるようにしましょう

食物繊維は、消化酵素では消化されない食物成分です。

ブドウ糖の吸収をゆっくりにして、食後に血糖値が急激に上がるのを抑えてくれます。また、コレステロールなどの脂質の吸収を抑えて体の外に排出し、動脈硬化の予防にも効果的です。

食物繊維は、1日に 25 g前後をとるようにしましょう。

食物繊維を多く含む食品には、野菜、海藻、きのこ、豆、いも、精製度の低い穀類（胚芽米、玄米、麦)、果物などがあります。

野菜は、生で食べるより、火を通したほうがたくさん食べられます。サラダだけでなく、野菜スープや根菜の煮物などを献立に加えると､食物繊維をたくさんとれます。

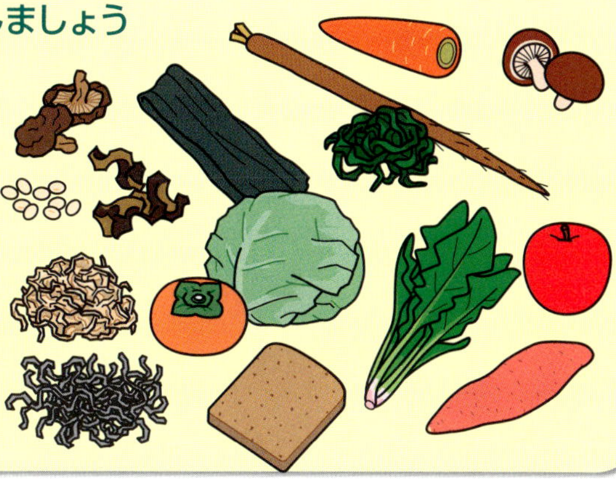

1日3食、規則正しく食べましょう

食事療法の3つの基本ポイントのうち実行しやすいのが、**決まった時間に規則正しく食べる**ことです。朝食を抜いたり、長時間空腹でいたり、食事の時間がバラバラだったりすると、食べすぎの原因になります。血糖値を安定させるために、また、インスリンがスムーズに働くために、朝昼夜、決まった時間に食事をとるように心がけましょう。

間食はできるだけ控えます。間食をとると、血糖値が高い状態が続くことになりがちです。特にお菓子や果物には要注意。甘い菓子にはショ糖(砂糖)が多く含まれますし、果物の甘みはブドウ糖や果糖、ショ糖によるもの。いずれの**糖質**(炭水化物のうち食物繊維を除いた栄養素)も吸収が速く、食べすぎると食後またたく間に血糖値を上げて膵臓に負担をかけます。

こうした甘い食品を食べたいときは、食事のときに控えめの量を食べるようにして、血糖値が下がる時間をもうけましょう。

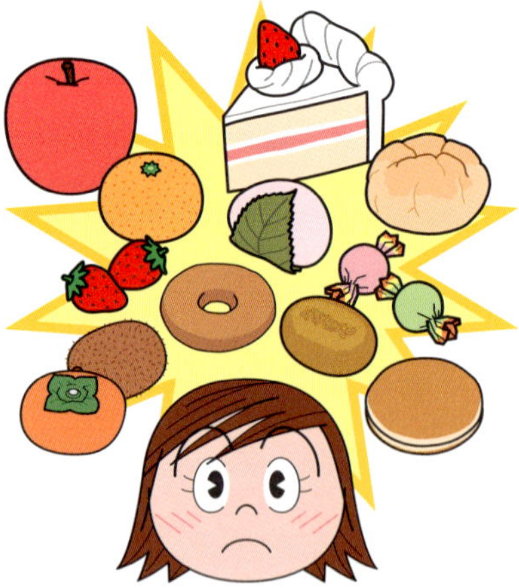

◆こんな食べ方に要注意

早食い

満腹感を感じにくく、食べすぎの原因になります

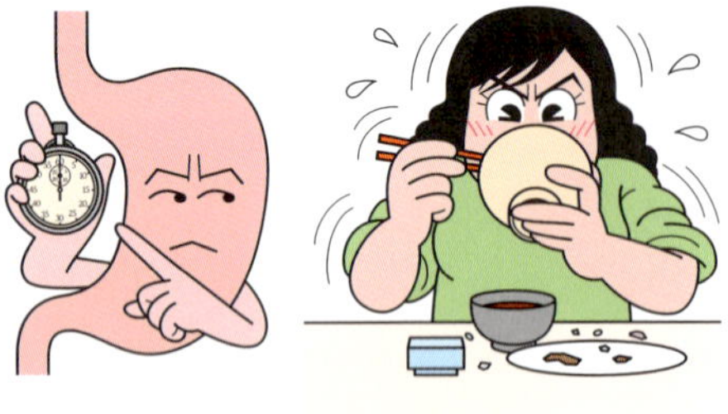

食事の回数が少なくまとめ食い

まとめ食いは、一度にたくさんのインスリンが必要になり、膵臓に負担をかけ、糖尿病の悪化につながります

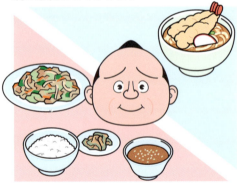

寝る直前に食べる

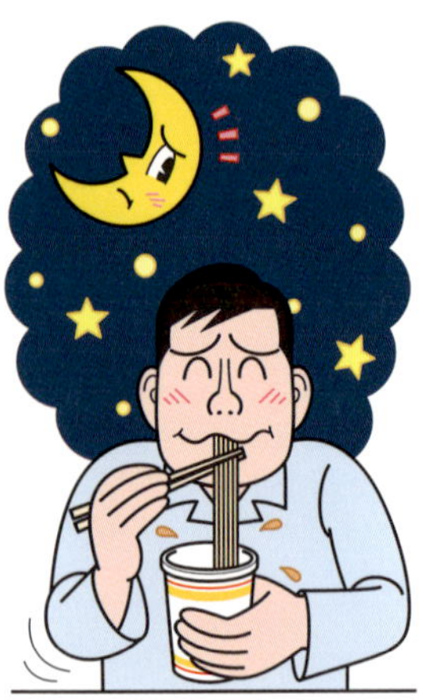

夜寝る直前に食事をすると脂肪が合成されやすく、その脂肪が体にため込まれやすくなって肥満を招きます。睡眠の2～3時間前の食事は避けましょう。

食後高血糖の改善も、食事の見直しがポイントです

正常な人と糖尿病の人では血糖値の変動に違いがあります

血糖値は、食後に上がり、食事の前など空腹時に下がりやすくなります。健康な人では、食事をして1時間たつまでに血糖値は最も高くなり、2～3時間以内には食前の値に戻ります。

一方、糖尿病の人では、一般に空腹時にすでに高かった血糖値が、食事をすることでさらに上昇し、1時間たっても上がり続け、2時間ほどで最も高くなる傾向があります。さらにその後の下がり方が鈍く、なかなか元に戻らず高血糖状態が長く続きます。

糖尿病かどうかを診断するための血糖検査も、こうした血糖値の変動を勘案して行われます。つまり、空腹時血糖値、ブドウ糖負荷試験2時間値、随時血糖値を調べるのです。

空腹時血糖値とは、10時間以上絶食し、空腹の状態で採血して調べた血糖値のことです。

ブドウ糖負荷試験とは、一般に、10時間以上絶食した空腹の状態で75gのブドウ糖をとかした液体を飲み、30分後、1時間後、2時間後に採血して血糖値を調べる検査です。食後の血糖値の変動をみるもので、2時間後の血糖値を基準に使います。

随時血糖値とは、食事をした時間に関係なく採血して測定した血糖値です。

ちなみに、日本糖尿病学会の診断基準では、❶～❹のいずれかが確認された場合は、「**糖尿病型**」と診断されます。糖尿病型とは、「糖尿病である」という診断ではなく、糖尿病が非常に強く疑われる状態のこと。別の日にあらためて再検査を受けなければなりません。

❶空腹時血糖値が126㎎／dℓ以上の場合
❷ブドウ糖負荷試験2時間値が200㎎／dℓ以上の場合
❸随時血糖値が200㎎／dℓ以上の場合
❹HbA1cが6・5％以上の場合

ところで、日本糖尿病学会の基準では、次の2つの血糖値のいずれも満たす場合を「**正常型**」といい、血糖値に特に問題がないと判定します。

❺早朝空腹時血糖値が110㎎／dℓ未満
❻ブドウ糖負荷試験2時間値が140㎎／dℓ未満

下の図は、糖尿病型と正常型の診断基準をあらわしたものです。これら2つの中間に「**境界型**」というのがあります。これが、いわゆる〝**糖尿病予備群**〟にあたるもので、まだ糖尿病型とはいえないもの、正常型の人とくらべると将来、糖尿病に進む可能性が高い状態です。

◆糖尿病の判定基準では「正常型」「境界型」「糖尿病型」の３タイプに分けられます

判定区分	空腹時血糖値		ブドウ糖負荷試験２時間値
糖尿病型	126mg ／dℓ以上	または	200mg ／dℓ以上
境界型	糖尿病型にも正常型にも属さないもの		
正常型	110mg ／dℓ未満	および	140mg ／dℓ未満

日本糖尿病学会：科学的根拠に基づく糖尿病診療ガイドライン 2013（引用改変）

食後高血糖があると動脈硬化が進みやすくなります

健康診断などの血糖検査では、多くの場合、空腹時血糖値のみを調べます。ところが、糖尿病予備群の人では、空腹時には血糖値が正常域に戻っていることが多いのが特徴です。また、糖尿病の早期の段階の人の中には、食後に血糖値が急激に上昇するものの、空腹時には正常域まで下がっているケースがかなりあります。つまり、空腹時血糖値の検査だけでは、糖尿病予備群の人や、ときには糖尿病の人が見のがされる危険性があるのです。

食後に血糖値が大幅に上昇することを「**食後高血糖**」といいます。国際糖尿病連合（ＩＤＦ）による定義では、食後2時間の血糖値が140㎎／dℓを上回る場合です。

近年、この食後高血糖タイプの糖尿病の人は、合併症としての血管障害を起こしやすいことがわかってきました。慢性的な高血糖に加えて、食後血糖値の急上昇による血糖値の大きな変動差が**動脈硬化**を促進し、脳梗塞や心筋梗塞といった重大な病気の発症率を高めることが明らかになっているのです。

こうしたことから、最近では空腹時血糖値だけではなく、食後の血糖値（ブドウ糖負荷試験2時間値）を調べることも重視されています。糖尿病の治療についても、空腹時血糖値とともに、食後血糖値をコントロールすることも重要になってきています。

食後高血糖を改善するための食事のコツ

食後高血糖の治療は、一般的な糖尿病の場合と変わりません。食生活の改善に、適度な運動の習慣を加えることが基本です。食事による大幅な血糖値の上昇を抑えようとするわけですから、当然食事の見直しが第一になります。

食後の血糖値上昇の約90％は食事で

表①◆指示エネルギー量の 50 ～ 60%に相当する糖質量

糖質の割合		糖質量 50%	～	60%
指示エネルギー量	1800 kcal	225 g	～	270 g
	1600 kcal	200 g	～	240 g
	1400 kcal	175 g	～	210 g
	1200 kcal	150 g	～	180 g

表②◆主食に含まれる糖質量

ご飯

ご飯の量	糖質量	エネルギー量
10 g	4 g	20 kcal
20 g	7 g	30 kcal
30 g	11 g	50 kcal
40 g	15 g	70 kcal
50 g	18 g	80 kcal
60 g	22 g	100 kcal
70 g	26 g	120 kcal
80 g	30 g	130 kcal
90 g	33 g	150 kcal
100 g	37 g	170 kcal
110 g	41 g	190 kcal
120 g	44 g	200 kcal
130 g	48 g	220 kcal
140 g	52 g	240 kcal
150 g	55 g	250 kcal
160 g	59 g	270 kcal
170 g	63 g	290 kcal
180 g	66 g	300 kcal
190 g	70 g	320 kcal
200 g	74 g	340 kcal

食パン

食パンの量	目安量	糖質量	エネルギー量
10 g		5 g	30 kcal
20 g		9 g	50 kcal
23 g	8枚切り$\frac{1}{2}$枚	10 g	60 kcal
30 g	6枚切り$\frac{1}{2}$枚	13 g	80 kcal
40 g		18 g	110 kcal
45 g	8枚切り1枚	20 g	120 kcal
50 g		22 g	130 kcal
60 g	6枚切り1枚	27 g	160 kcal
70 g		31 g	190 kcal
80 g		36 g	210 kcal
90 g	8枚切り2枚	40 g	240 kcal
100 g		44 g	260 kcal
110 g		49 g	290 kcal
120 g	6枚切り2枚	53 g	320 kcal

バターロール

バターロールの量	目安量	糖質量	エネルギー量
10 g		5 g	30 kcal
20 g		9 g	60 kcal
30 g	1個	14 g	100 kcal
40 g		19 g	130 kcal
45 g	1個半	21 g	140 kcal
50 g		23 g	160 kcal
60 g	2個	28 g	190 kcal
70 g		33 g	220 kcal
75 g	2個半	35 g	240 kcal
80 g		37 g	250 kcal
90 g	3個	42 g	280 kcal
100 g		47 g	320 kcal
105 g	3個半	49 g	330 kcal
110 g		51 g	350 kcal
120 g	4個	56 g	380 kcal

とった糖質（食物繊維を除いた炭水化物）によるものであるため、食事では特に糖質のとり方がポイント。**糖質の摂取量を指示エネルギー量**（17ページ参照）**の50～60％にします**（26ページ表①参照）。食後高血糖の人は、食事ごとに献立に含まれる糖質の量をグラム単位で把握して、摂取量を調節するようにします。その際、本書の各レシピに表示されている糖質量と表②（26ページ）を参考にしてください。

血糖値の上昇をゆるやかにする食物繊維を十分にとることもたいせつです。

食事を食べる順番で、食後の血糖値の急上昇が抑えられることもわかってきました。

食事の初めに野菜料理をたっぷりとります。生でも加熱したものでもかまいません。食物繊維が豊富な海藻、きのこ類などもよいでしょう。ゆっくり、よく噛んで食べます。ただし、じゃがいもやかぼちゃなど炭水化物の割合が多い野菜は、食べる順番は最後です。

野菜料理を先に食べたら、次にタンパク質の多い主菜を食べます。食事を始めて10分くらいたってから、ごはんやパンなどの主食を食べるようにするとよいようです。

食べる順番に気をつければよいという、実行しやすい方法です。覚えておいてください。

食べる順番に気をつける

1.野菜や海藻、きのこ類

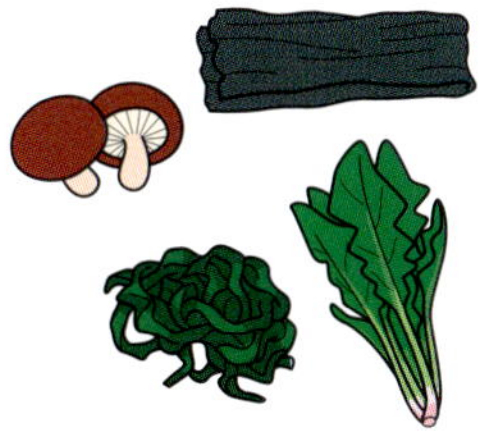

2.タンパク質の多い主菜

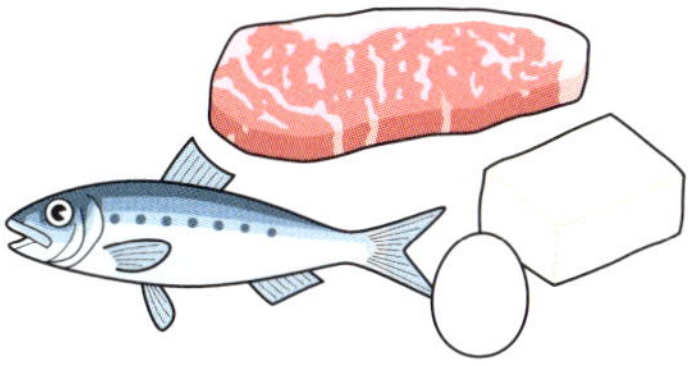

3.ごはんやパンなどの主食

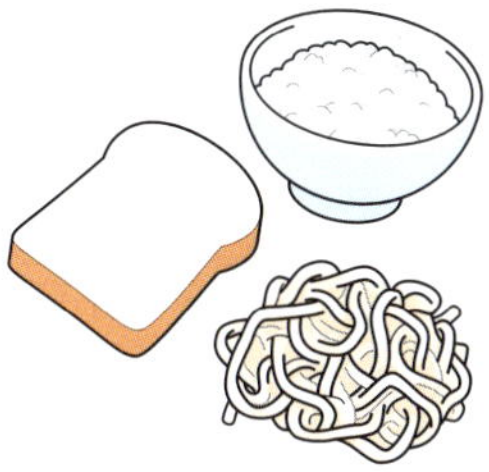

指示エネルギー量別「1日の糖質量」「1食の糖質量（配分例）」

1800kcal

1日の糖質量　225～270 g	
主食（ごはん180 g × 3）	おかず＋乳製品
約200 g	30～75 g

1食の糖質量（配分例）	
主食（ごはん180 g）	おかず
66 g	10～25 g（注：1日に1回は乳製品を含む）

1600kcal

1日の糖質量　200 ～ 240 g	
主食（ごはん150 g × 3）	おかず＋乳製品
165 g	35～85 g

1食の糖質量（配分例）	
主食（ごはん150 g）	おかず
55 g	10～25 g（注：1日に1回は乳製品を含む）

1400kcal

1日の糖質量　175 ～ 210 g	
主食（ごはん130 g × 3）	おかず＋乳製品
約145 g	30～65 g

1食の糖質量（配分例）	
主食（ごはん130 g）	おかず
48 g	10～20 g（注：1日に1回は乳製品を含む）

1200kcal

1日の糖質量　150 ～ 180 g	
主食（ごはん100 g × 3）	おかず＋乳製品
約110 g	40～70 g

1食の糖質量（配分例）	
主食（ごはん100 g）	おかず
37 g	10～20 g（注：1日に1回は乳製品を含む）

本書の仕組みと使い方

主食＋二菜(主菜＋副菜)を、好みで選んでいきます

本書の献立づくりの仕組みは、22～23ページで紹介した〝献立の基本パターン〟に即しています。つまり、1食分の献立は、好みの「主食」に、おかずとして「主菜」と「副菜」を選んで添えるだけ。必要に応じて「もう一品」を追加します。

このあとの手順に従って料理を選び、表示された材料の重量を守って料理を作る、たったそれだけで、糖尿病の人のための理想的な献立をつくることができます。

❶まず「主食」を選びます

主食は、あなたの指示エネルギー量に応じて分量が決められています。くわしくは30ページをご覧ください。

❷次に「主菜」を選びます

1食につき、36～148ページに紹介してある料理の中から、好みのものを1品選びます。

本書では、できるだけ野菜類をいっしょに煮る、焼く、炒めるといった料理や、野菜類のつけ合わせをたくさん添えた料理を紹介してあります。

野菜類の使用量が少ない料理には、「野菜追加マーク」がついています（後述）。その場合は、192～217ページに紹介してある「もう一品」の料理の中から、好みの1品を追加しましょう。

料理によっては「主食減量マーク」がついている場合があります。くわしくは29ページをご覧ください。

❸その次は「副菜」です

150～190ページに紹介してある料理の中から、❷で選んだ主菜によく合う好みの1品を選びます。

❹野菜が足りないときは「もう一品」を追加

選んだ主菜料理に「野菜追加マーク」がついているときや、主菜料理のつけ合わせを省くとき、あるいは主菜と副菜だけではもの足りないときは、192～217ページに紹介してある料理の中から、好

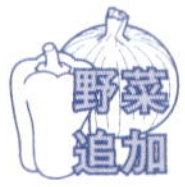

これが野菜追加マークです

1食分はこのように選びます

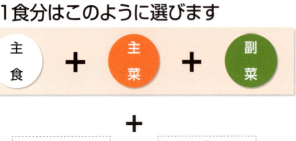

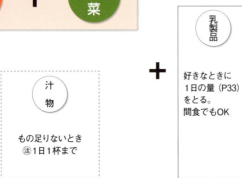

主食 ＋ 主菜 ＋ 副菜

＋

もう一品

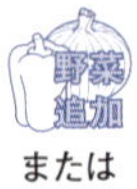

または
もの足りないとき

汁物

もの足りないとき
㊟1日1杯まで

＋

乳製品

好きなときに
1日の量（P33）
をとる。
間食でもOK

きなものを1品追加してください。

❺汁物は1日1杯までに

汁物は、34ページに紹介した程度のエネルギー量のものであれば、1日1杯までならとってもかまいません（とらなくてもかまいません）。

❻牛乳・乳製品

栄養のバランスをとるために、決められた量の牛乳・乳製品を毎日とるようにします（33ページ参照）。果物をとるときは主食の量を減らします（33ページ参照）。

食事量の調整は主食と主菜とで行います

本書は、4つの指示エネルギー量に対応できるように考えられています。1日あたり1200kcal、1400kcal、1600kcal、1800kcalがその4つです。

主食と牛乳・乳製品のエネルギー量は、これら指示エネルギー量に算入して設計されています。

食事量は、それぞれの指示エネルギー量ごとに調整しなければなりませんが、本書では、主食と主菜とで行います。やり方は簡単で、以下のとおり。

主菜は材料の分量で調整します

主菜は、指示エネルギー量が「1600kcal・1800kcal」の場合と、「1200kcal・1400kcal」の場合とで、使用する材料の分量が変わります。あなたの指示エネルギー量が1600〜1800kcalであれば、料理の材料欄に記載されているとおりの分量で料理を作ってください。

材料欄の下には、指示エネルギー量が「1200kcal・1400kcal」の場合の分量の指示が記されています。あなたの指示エネルギー量が1200〜1400kcalのときは、この指示に従ってください。

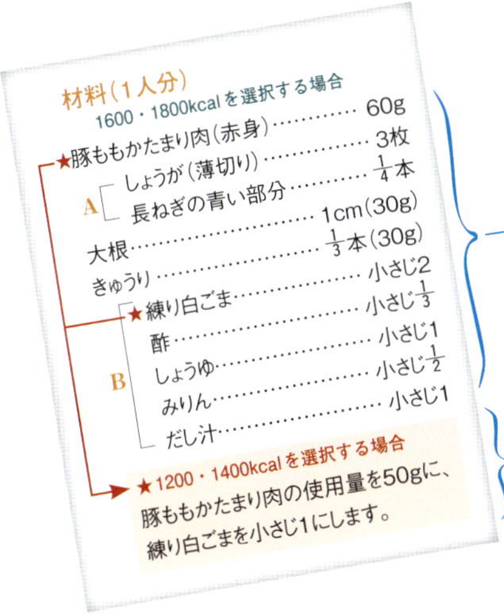

●記載の材料は1人分で、1600kcalか1800kcalを選択する場合の分量になっています。正確を期するため、目安量がわかりにくいものはグラム(重量)表示にしてあります。

●1200kcalか1400kcalを選択する場合は、★印のついている材料について、材料欄の下に表示してある指示に従って使う分量を減らしてください。

主食は決められた分量をとります

主食は、4つの指示エネルギー量ごとに1食でとる分量をあらかじめ決めてあります。30ページの表で、あなた自身の指示エネルギー量に応じた分量を確認し、毎食その量をとるようにしましょう。1食ごとに主食をかえてもかまいません。

なお、主食の量を一定量減らさなければならない場合があります。「主菜」に、いもなど糖質の多い材料が使われている料理を選んだ場合です。そうしたレシピには、**「主食減量マーク」**がついています。減らし方は30ページの表のとおりです。

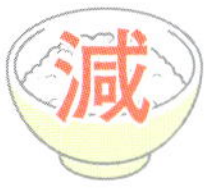

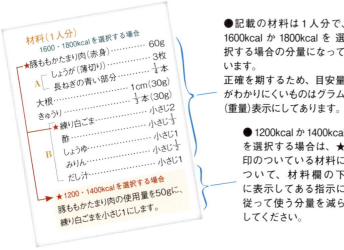

これが主食減量マークです

◆指示エネルギー量別1食あたりの主食量

主食は、玄米ご飯や胚芽米、麦ご飯、ライ麦パンや胚芽パンがおすすめです。血糖値を下げるのに有効なビタミン・ミネラルや食物繊維が豊富に含まれているからです。また、同じエネルギー量でも、白米のご飯や普通のパンにくらべて消化・吸収がゆっくりで、食後の血糖値を上げにくい特徴があります。

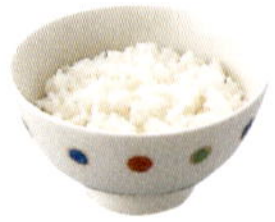
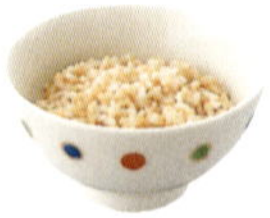
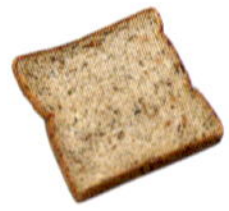
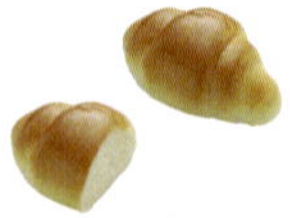
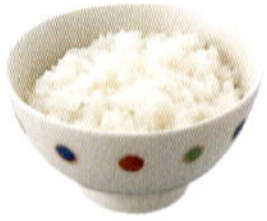
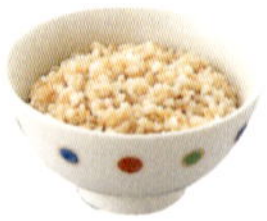
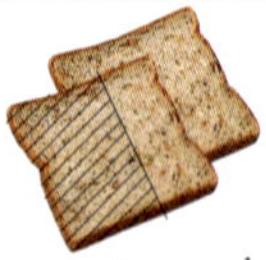
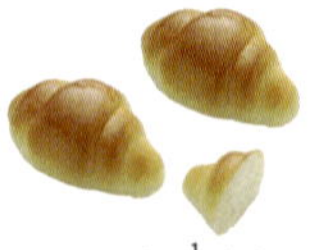
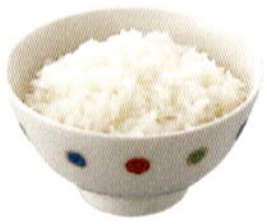
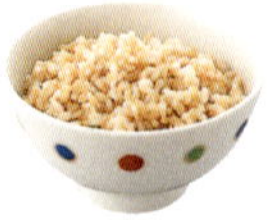
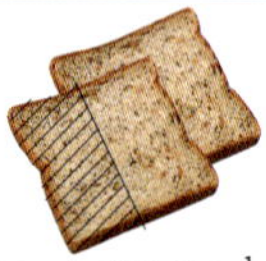
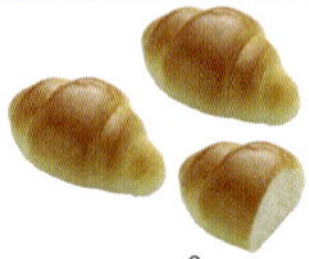
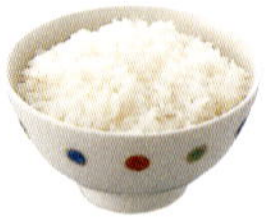
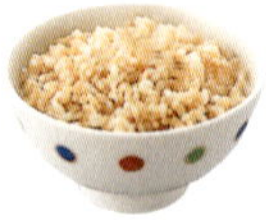
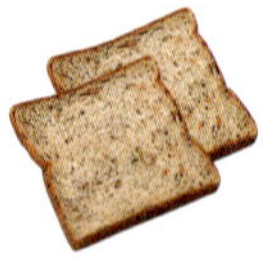
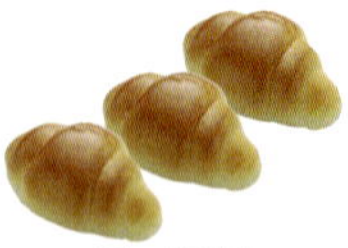

指示エネルギー量	ご飯	玄米ご飯	ライ麦パン（普通の食パンも同様）	バターロール
1200kcal	100g	100g	60 g（6枚切り1枚）	50 g（1$\frac{2}{3}$個）
1400kcal	130g	130g	80 g（6枚切り1$\frac{1}{3}$枚）	70 g（2$\frac{1}{3}$個）
1600kcal	150g	150g	90 g（6枚切り1$\frac{1}{2}$枚）	80 g（2$\frac{2}{3}$個）
1800kcal	180g	180g	120 g（6枚切り2枚）	90 g（3個）

◆主菜レシピに 減 （主食減量マーク）がついている場合

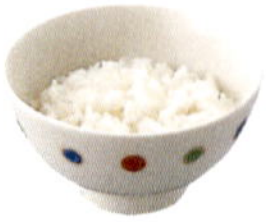
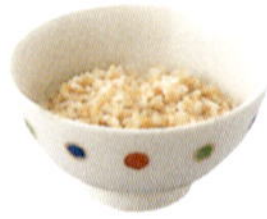
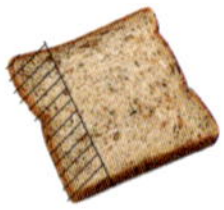
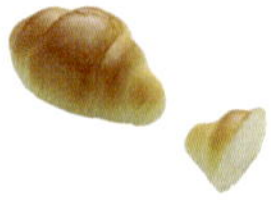
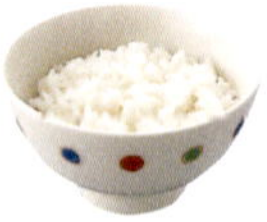
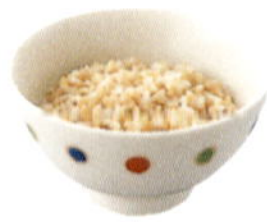
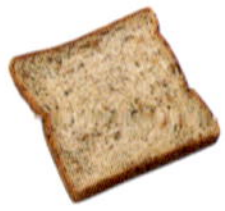
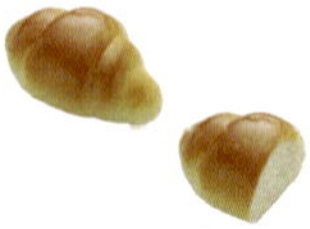
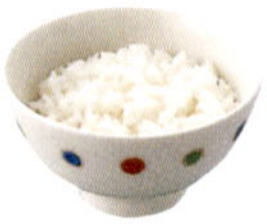
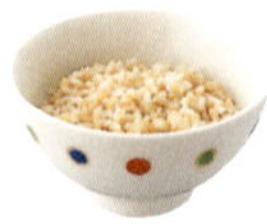
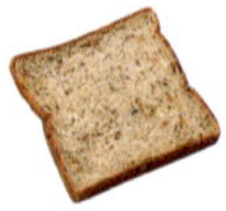
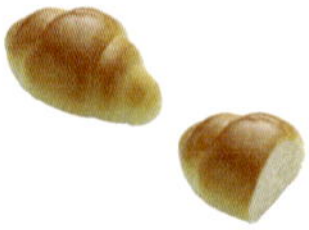
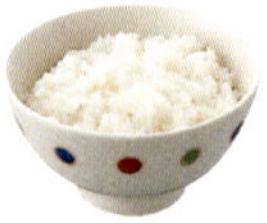
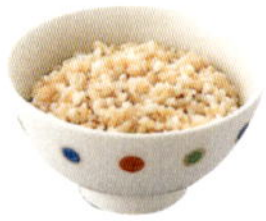
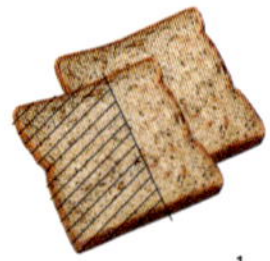
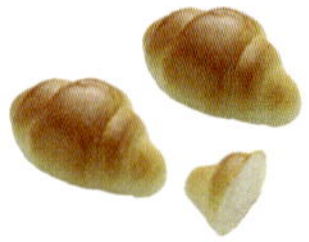

指示エネルギー量	ご飯	玄米ご飯	ライ麦パン（普通の食パンも同様）	バターロール
1200kcal	70g	70g	45 g（6枚切り$\frac{3}{4}$枚）	40 g（1$\frac{1}{3}$個）
1400kcal	100g	100g	60 g（6枚切り1枚）	50 g（1$\frac{2}{3}$個）
1600kcal	100g	100g	60 g（6枚切り1枚）	50 g（1$\frac{2}{3}$個）
1800kcal	130g	130g	80 g（6枚切り1$\frac{1}{3}$枚）	70 g（2$\frac{1}{3}$個）

いもなどを使った糖質の多い副菜をとるときはこうします

いもやかぼちゃ、れんこん、大豆以外の豆類などは、栄養成分的には主食と同様に糖質の多い食品です。

ここにあげるような、そうした材料を一定量使ったおかず、つまり表示分の材料を使うと80～100kcalになる糖質の多い副菜をとるときは、栄養のバランスを考慮して、主食の量を減らすと同時に、献立の構成を変えなければなりません。

主食の減量については、ご飯なら50g分、食パンは30g分（6枚切り1$\frac{1}{2}$枚）、バターロールは30g分（1個）を減らしてください。献立の構成は下の図のようにします。

端的にいえば、糖質の多い副菜の分だけ主食の分量を減らす献立ということです。

主食（減量）＋主菜＋副菜＋糖質の多い副菜

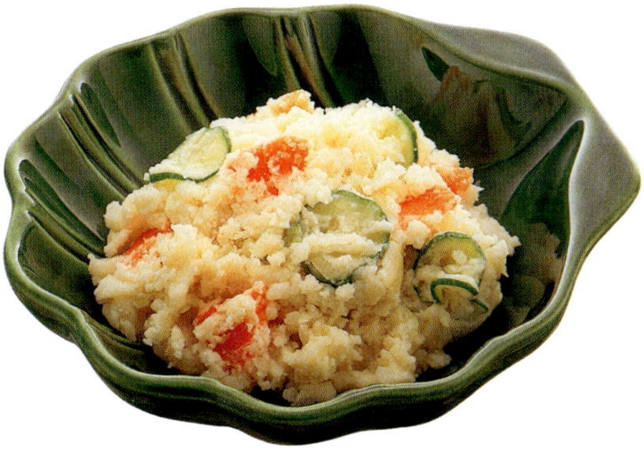

里いもの煮ころがし

90kcal　塩分1.4g　糖質17.9g

材料（1人分）

里いも……………2個（120g）

A
- だし汁……………$\frac{1}{2}$カップ
- しょうゆ………小さじ1$\frac{1}{2}$
- 砂糖……………小さじ1
- みりん……………小さじ1

ゆずの皮……………少々

作り方

1 里いもは皮をむいて一口大の乱切りにする。鍋にたっぷりの水とともに入れて強火にかけ、ぶくぶくとぬめりの泡が立つまでゆで、水にとって洗う。

2 鍋にAを入れて煮立て、1を入れて落としぶたをし、弱火でコトコト煮る。煮汁が少なくなったら火を強め、鍋を動かしていもをころがし、照りよく煮上げる。

3 器に盛り、せん切りにしたゆずの皮をあしらう。

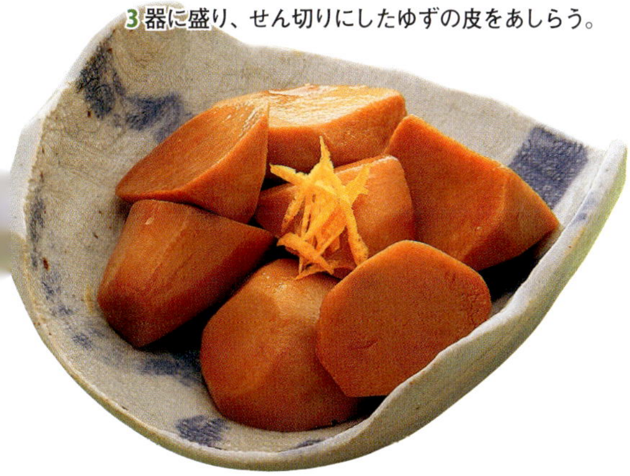

ポテトサラダ

100kcal　塩分0.6g　糖質10.4g

材料（1人分）

じゃがいも………$\frac{1}{2}$個(50g)

にんじん……………1cm(10g)

きゅうり……………10g

玉ねぎ……………10g

A
- マヨネーズ………大さじ$\frac{1}{2}$
- 牛乳……………大さじ$\frac{1}{2}$
- 酢……………小さじ$\frac{1}{2}$
- 塩、こしょう………各少々

作り方

1 にんじんは薄いいちょう切りにして鍋に沸かした熱湯で強火でゆで、ややしんなりしたらざるに上げて水けをきる。きゅうりは薄い輪切りに、玉ねぎはみじん切りにして5分ほど水につけ、キッチンペーパーで水けをしぼる。

2 じゃがいもは皮をむいて2つに切り、鍋に沸かした熱湯でやわらかくなるまで中火でゆでる。

3 2をボウルに入れ、熱いうちに木べらでつぶす。

4 3に1を加えてまぜ、Aであえる。

かぼちゃのヨーグルトサラダ

90kcal
塩分0.5g
糖質17.4g

材料（1人分）

かぼちゃ…… 4cm角2切れ（60g）
レーズン………… 大さじ$\frac{1}{2}$(6g)
A ヨーグルト………… 大さじ1
A 砂糖………………小さじ$\frac{1}{2}$
A 塩、こしょう…………各少々
リーフレタス……………… $\frac{1}{3}$枚

作り方

1 かぼちゃはラップに包んで電子レンジで3～4分加熱してやわらかくする。とり出して皮をむきとり、熱いうちにスプーンなどでつぶす。
2 レーズンはぬるま湯に10分ほどつけてやわらかくし、キッチンペーパーで水けをふきとる。
3 ボウルに1と2を入れ、Aを加えてよくまぜ合わせる。
4 器に適当な大きさにちぎったリーフレタスを敷き、3を盛る。

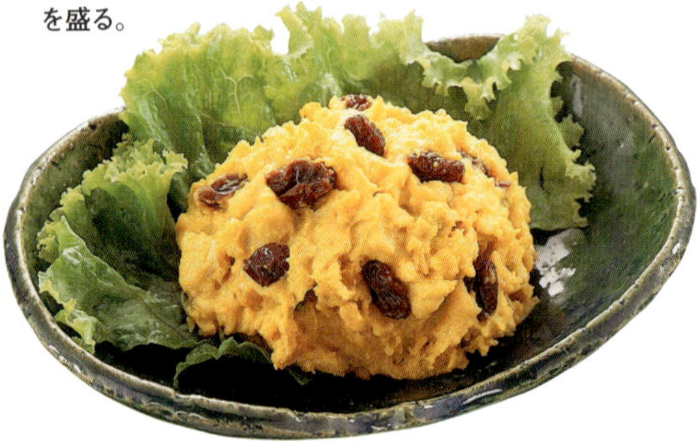

とろろ汁

100kcal
塩分1.5g
糖質18.6g

材料（1人分）

やまといも…………………… 70g
A だし汁…………… $\frac{2}{3}$カップ
A 薄口しょうゆ…… 小さじ$1\frac{1}{2}$
A 日本酒…………… 小さじ1
青のり……………………… 少々

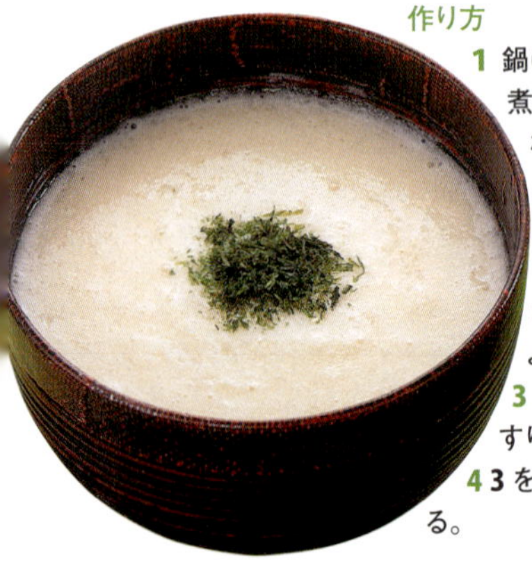

作り方

1 鍋にAを入れて強火で一煮立ちさせ、人肌程度になるまでそのまま冷ましておく。
2 やまといもはおろし金ですりおろし、すり鉢に入れてすりこ木でよくする。
3 2に1を少しずつ加え、すりながらのばしていく。
4 3を器に移し、青のりを振る。

さつまいものレモン煮

90kcal
塩分0g
糖質20.9g

材料（1人分）

さつまいも…………60g
レモン（輪切り）…… 1枚
砂糖…………… 小さじ1

作り方

1 さつまいもは皮つきのまま1cm厚さの輪切りにし、水に10分ほどつける。
2 レモンはいちょう切りにする。
3 鍋に1を重ならないように並べ入れ、水1カップを加えて強火にかけ、煮立ったら中火にして3～4分ゆでる。
4 3の湯の半量を捨て、さつまいもの上に2をのせ、砂糖も加える。コトコトと煮立つ程度の火かげんにし、さつまいもがやわらかくなるまで煮る。

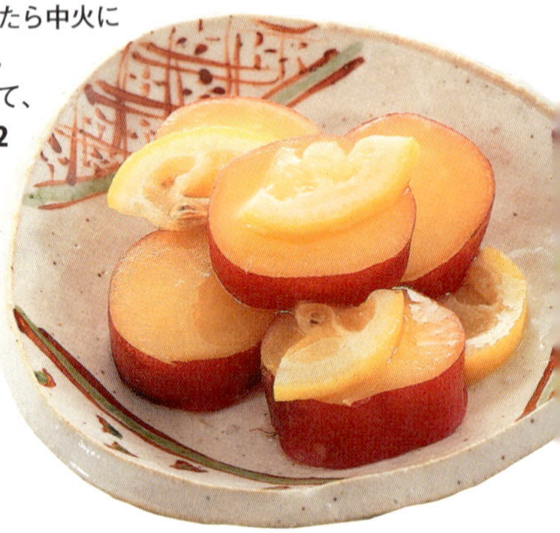

かぼちゃの含め煮

90kcal
塩分0.7g
糖質17.7g

材料（1人分）

かぼちゃ………………………… 80g
A だし汁……………… $\frac{1}{2}$カップ
A しょうゆ、砂糖…… 各小さじ$\frac{2}{3}$
A みりん……………… 小さじ$\frac{1}{2}$

作り方

1 かぼちゃは種とわたを除いて一口大に切り、面取り（切り口の角を細くむきとる）をする。
2 鍋にAを入れて煮立て、1を皮を下にして重ならないように並べ入れる。落としぶたをし、かぼちゃが踊らない程度の火かげんにして、竹串がすっと通るようになるまで煮る。

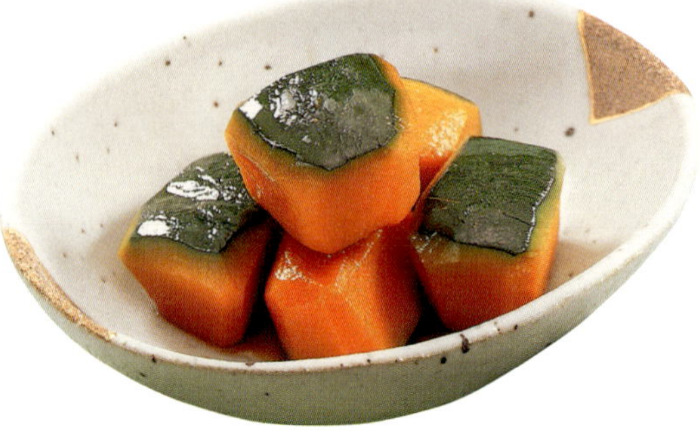

牛乳・乳製品&果物をとるときは

牛乳・乳製品は決められた量を毎日とりましょう

「牛乳・乳製品」は不足しがちなカルシウムや良質なタンパク質を豊富に含む栄養価の高い食品です。栄養のバランスをとるうえで、三度の食事とは別に、毎日必ずとってほしいものです。食事に添えたり、間食としてとるなど、好みのスタイルでどうぞ。

牛乳が苦手な人は、かわりにプレーンヨーグルトでもかまいません。ただし、砂糖を入れないで食べましょう。

果物を食べる場合は、主食を減らします

果物にはビタミン、ミネラル、食物繊維などが含まれ、特にビタミンCの重要な供給源です。しかし、それと同時に、分解吸収の速い糖質成分（ブドウ糖とショ糖）も多く含まれているため、食べた直後に血糖値を上げやすいという特徴があります。エネルギーのとりすぎにもつながるので、果物をとるときは、主食の量を減らしてエネルギー調節を行いましょう。

左の表に示した果物の分量で約80kcal、糖質量は20g程度です。**この分量を食べる場合は、ご飯なら50g分、食パンは30g分（6枚切り1/2枚）、バターロールは30g分（1個）を減らします。**

◆1日にとりたい牛乳・乳製品の量

1日に以下のいずれか1品をとりましょう。半量ずつをとってもかまいません。

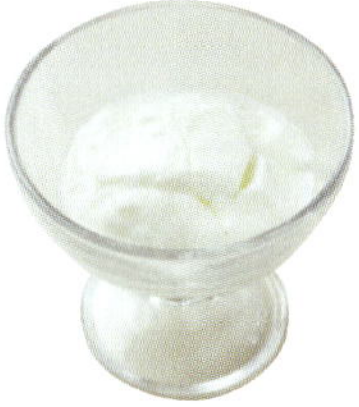

プレーンヨーグルト（無糖）
130g（約1/4パック）
約80kcal　糖質量は約6g

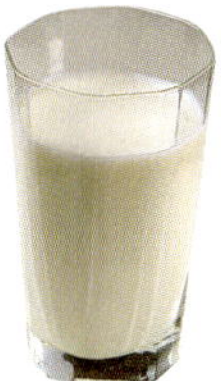

牛乳
100ml（コップ1/2杯）
約70kcal　糖質量は約5g
低脂肪乳
180ml（コップ約1杯）
約80kcal　糖質量は約10g

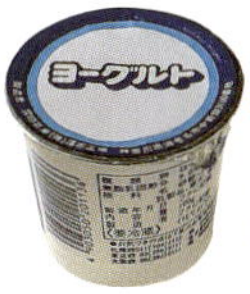

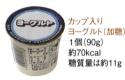

カップ入りヨーグルト（加糖）
1個（90g）
約70kcal
糖質量は約11g

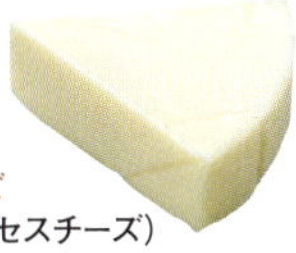

チーズ
（プロセスチーズ）
6Pタイプ1個（20g）
約70kcal　糖質量は約0g

果物	総重量	正味量	目安量
いちご 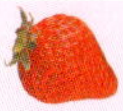	240 g	235 g	中15粒
りんご 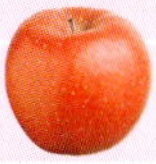	175 g	150 g	大1/2個
みかん 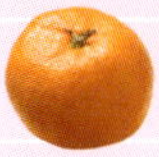	220 g	175 g	中2個
グレープフルーツ 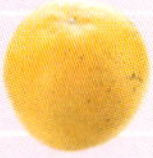	300 g	210 g	中3/4個
バナナ 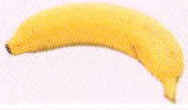	155 g	90 g	中1本
なし 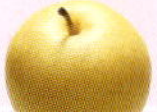	220 g	185 g	大1/2個
桃 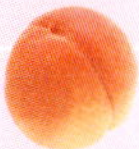	235 g	200 g	大1個
すいか 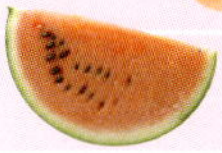	360 g	215 g	中1/8切れ
ぶどう（巨峰） 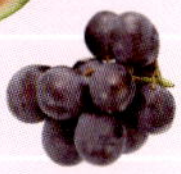	170 g	135 g	12粒
ぶどう（デラウェア） 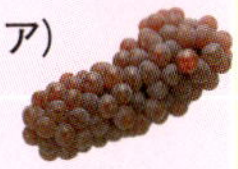	160 g	135 g	大1房
柿 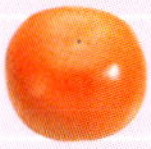	145 g	130 g	中1個
キウイフルーツ 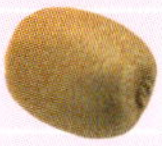	180 g	150 g	小2個
メロン 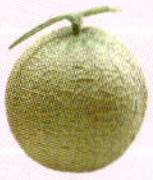	380 g	190 g	中1/3個
アメリカンチェリー 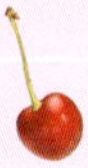	130 g	120 g	10粒

※正味量とは、皮や種を除いた純粋に食べられる量のことです。
「五訂日本食品標準成分表」のデータから概算

汁物は1日1杯までにしましょう

汁物のエネルギー量は、具を入れない状態では、みそ汁1杯は約25㎉、吸い物やコンソメスープはそれよりやや少なめです。いずれも、このページに例示した程度の具や野菜、きのこ、海藻を具にした汁物なら、1日1杯であればエネルギー量を気にせずにとってかまいません。

ただし、豚汁やけんちん汁などのように具だくさんなうえ、材料を油で炒めてあったり、ポタージュ類のようにバターや牛乳などが使ってある場合は例外です。エネルギー量が多く、脂質量も多いからで、そうした汁物については「副菜」として扱います。どのような汁物が「副菜」扱いになるかは、栄養士さんに相談してみてください。

ご飯食の場合、そのつど汁物をつけたくなりがちですが、塩分の面からもやはり1日1杯までにとどめるのが賢明です。

みそ汁

いずれも1杯の量は150mℓ、みその使用量は12 gまで

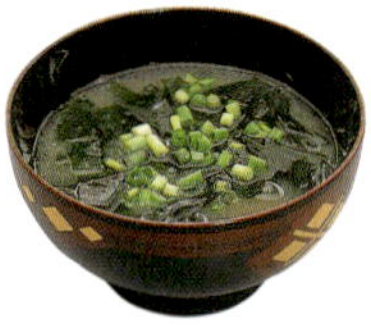

わかめのみそ汁
(わかめ20 g／万能ねぎ$\frac{1}{2}$本)
約30kcal　塩分1.8 g

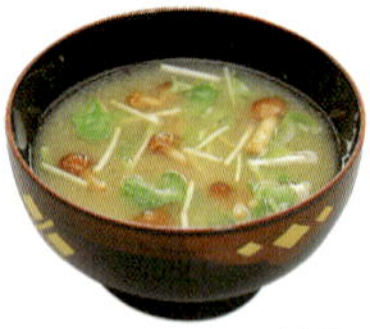

なめこのみそ汁
(なめこ20 g／三つ葉5 g)
約30kcal　塩分1.7 g

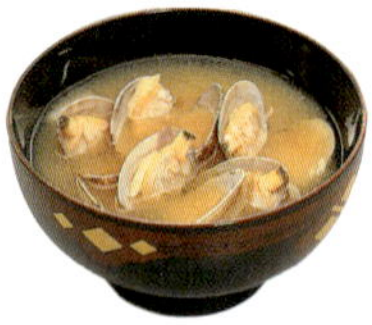

あさりのみそ汁
(殻つきあさり80 g)
約40kcal　塩分1.7 g

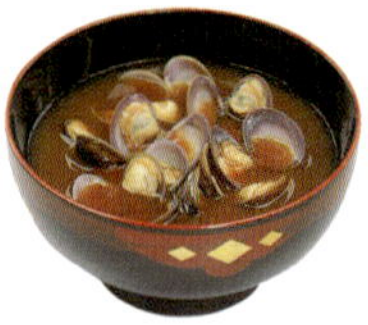

しじみのみそ汁
(殻つきしじみ50 g)
約40kcal　塩分1.5 g

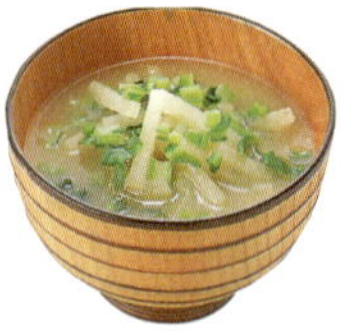

大根のみそ汁
(大根30 g／大根の葉20 g)
約40kcal　塩分1.7 g

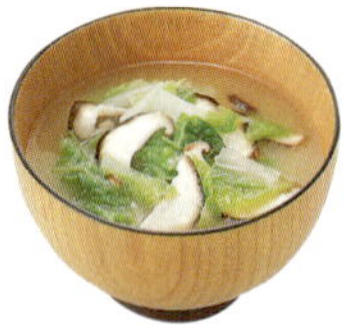

白菜と生しいたけのみそ汁
(白菜30 g／生しいたけ$\frac{1}{2}$個)
約30kcal　塩分1.7 g

吸い物

いずれも1杯の量は150mℓ、しょうゆの使用量は小さじ$\frac{1}{2}$、塩少々

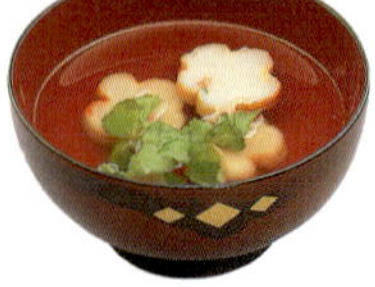

麩の吸い物
(花麩3個／三つ葉1本)
約10kcal　塩分1.2 g

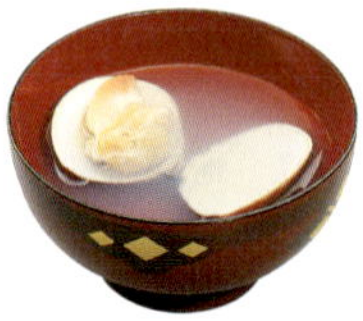

はまぐりの吸い物
(殻つきはまぐり大1個)
約20kcal　塩分1.3 g

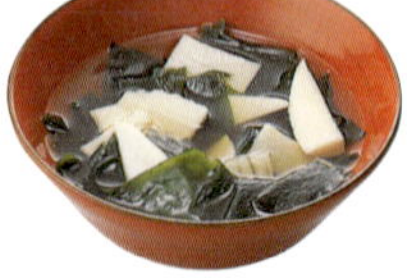

たけのこの吸い物
(ゆでたけのこ30 g／わかめ10 g)
約20kcal　塩分1.3 g

スープ

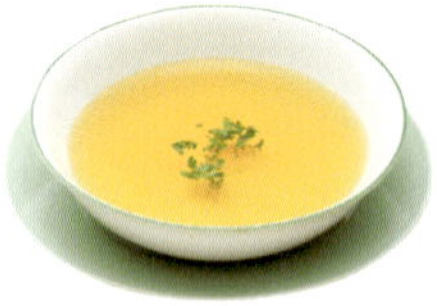

コンソメスープ
200mℓ
(コンソメスープの素（顆粒）小さじ1杯／塩少々／パセリのみじん切り少々)
約10kcal　塩分1.4 g

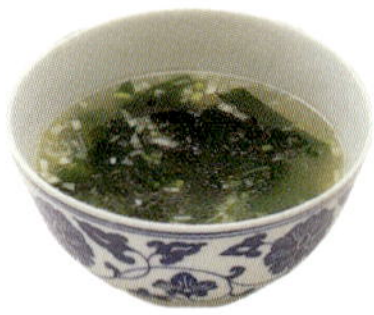

わかめの中華スープ
150mℓ
(わかめ20 g／長ねぎ・ごま油・塩各少々／鶏がらスープの素小さじ$\frac{2}{3}$)
約20kcal　塩分1.3 g

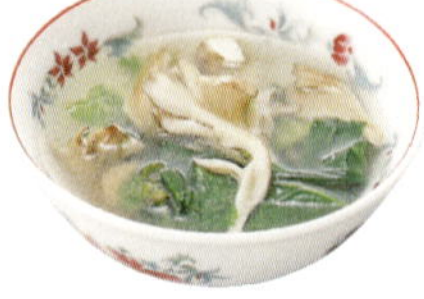

チンゲン菜の中華スープ
150mℓ
(チンゲン菜20 g／まいたけ20 g／ごま油・塩各少々／鶏がらスープの素小さじ$\frac{2}{3}$)
約20kcal　塩分1.2 g

肉や魚介、卵、大豆製品などを使った
献立の要となるおかず

主 菜

この「主菜」(36～148 ページ)の中から1品選びます。

本書では、主食＋二菜（主菜＋副菜）を１食分の献立の基本にしています。この仕組みに従って好みの料理を選び、組み合わせていきます。まず主菜の中から好みのものを1品選びましょう。

1食分はこのように選びます

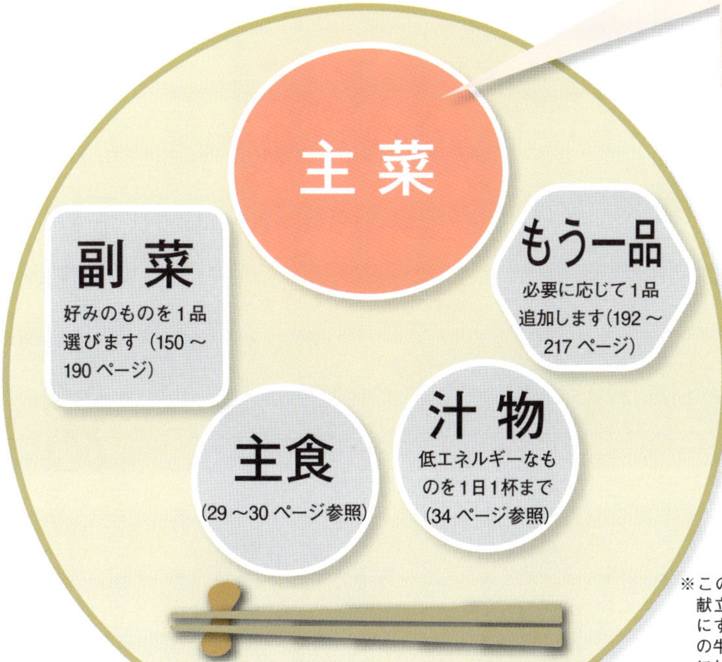
主 菜
副 菜
好みのものを1品選びます（150～190 ページ）
もう一品
必要に応じて1品追加します(192～217 ページ)
主食
(29～30 ページ参照)
汁 物
低エネルギーなものを1日1杯まで(34 ページ参照)

※このように組み合わせた献立を１日３食とるようにするほか、決められた量の牛乳・乳製品をとるようにします(33 ページ参照)。

■材料の分量は、計算上、またひとり暮らしの方でも作りやすいように1人分で表示してあります。

■材料欄は、指示エネルギー量が「1600kcal・1800kcal」の人の使用量です。「1200・1400kcal」の人は、材料欄の下にある指示に従ってください。

■記載のエネルギー量、塩分量、糖質量は、いずれも1人分あたりの目安で、「1600kcal・1800kcal」、「1200・1400kcal」のそれぞれの分量で計算してあります。塩分量は、材料に含まれる食塩量（食塩相当量）のことです。エネルギー量は、一の位を四捨五入して10kcal 刻みで示してあります。

●材料の分量は、特に指定がない限り、原則として正味量（野菜ならヘタや皮などを除いた、純粋に食べられる量）で表示してあります。

●材料は、特に指定がない限り、原則として水洗いをすませ、野菜などは皮をむくなどの下ごしらえをしたものを使います。

●家族の分もまとめて作る場合は、材料の分量を人数分だけ掛け算してふやしてください。ただ、そうすると味が濃くなりがちなので、調味料は少なめにすることをおすすめします。

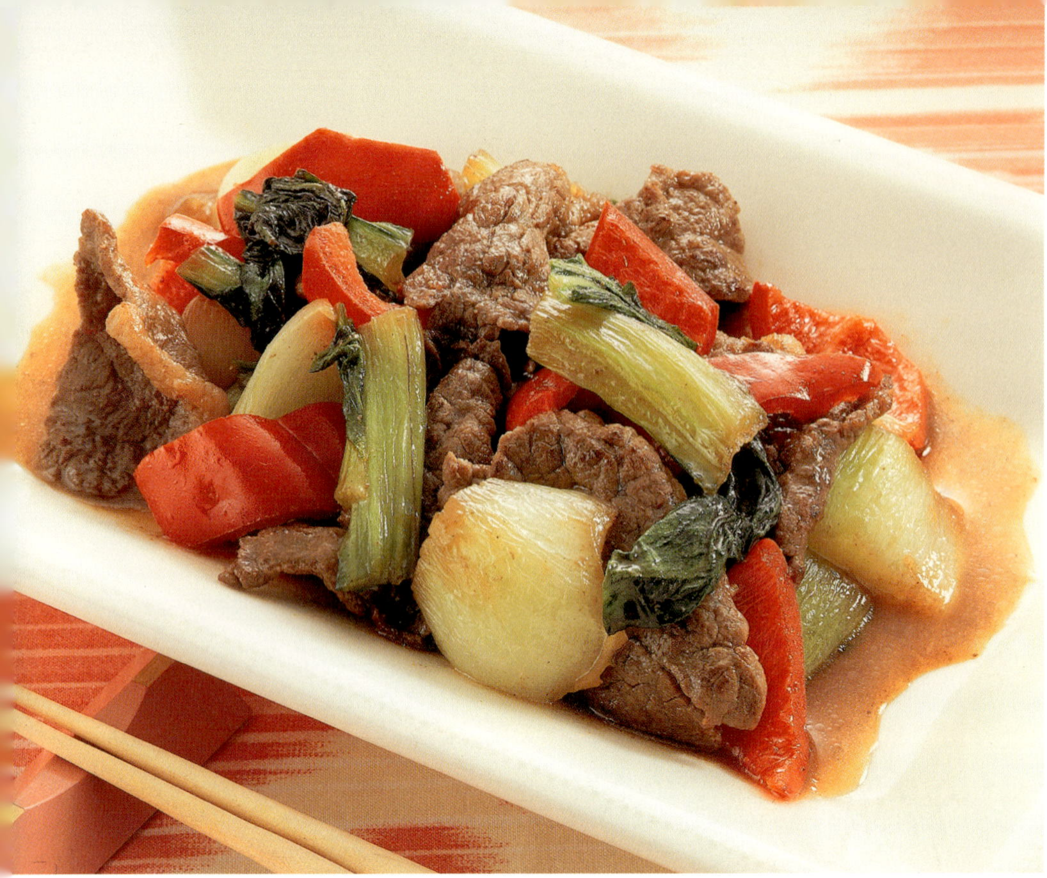

牛肉のオイスターソース炒め

1

チンゲン菜と赤ピーマンを組み合わせて

1600・1800kcalを選択する場合	1200・1400kcalを選択する場合
170kcal　塩分1.6g　糖質3.7g	130kcal　塩分1.5g　糖質3.7g

材料（1人分）

1600・1800kcalを選択する場合

- ★牛もも薄切り肉（赤身）…………60g
- チンゲン菜……………1株（100g）
- 赤ピーマン……………………20g
- オイスターソース…………大さじ$\frac{1}{2}$
- 塩、こしょう…………………各少々
- 植物油……………………小さじ1

★1200・1400kcalを選択する場合
牛もも薄切り肉（赤身）の使用量を40gにします。

作り方

1. チンゲン菜は根元を切り落として1枚ずつはがし、鍋に沸かした熱湯に根元のほうから入れて強火でさっとゆで、ざるに上げて、食べやすい長さのざく切りにする。
2. 赤ピーマンはヘタと種を除いて一口大の乱切りにする。
3. 牛肉は一口大に切る。
4. フライパンに植物油を入れて強火で熱し、**3**を菜箸でほぐしながら炒める。
5. **4**の肉の色が変わったら、**2**、**1**の順に加えて野菜がしんなりするまで強火のまま炒め合わせ、オイスターソースと塩、こしょうを加えて味つけし、さっとまぜて火を止める。

参考メモ 味つけに使うオイスターソースはカキ油ともいい、生ガキから抽出したエキスで作った、コクのある中国特有の調味料です。カキ油とはいうものの、脂肪分はほとんど含みません。

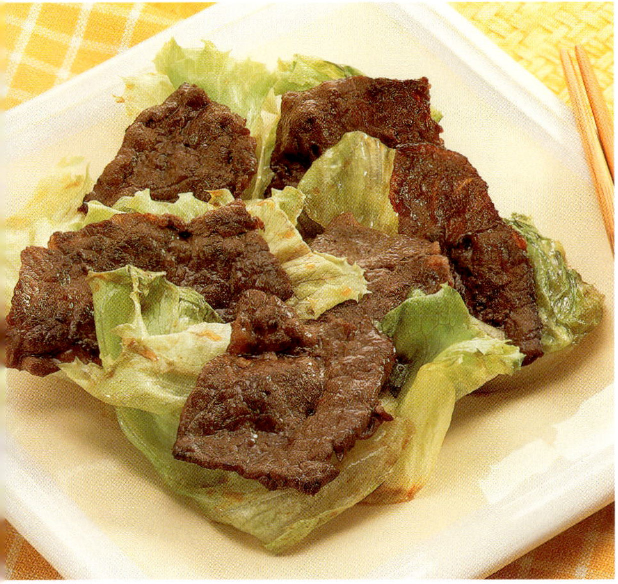

牛肉のオイスターソース炒め 3

レタスだけを組み合わせて

材料（1人分）

1600・1800kcalを選択する場合

- ★牛もも薄切り肉（赤身）………… 60g
- レタス…………………… 2枚（60g）
- A
  - だし汁……………… 小さじ$\frac{1}{3}$
  - しょうゆ…………… 小さじ$\frac{1}{3}$
  - 日本酒……………… 小さじ1
  - こしょう………………… 少々
  - オイスターソース…… 小さじ1
- 植物油…………………… 小さじ1

★1200・1400kcalを選択する場合
牛もも薄切り肉（赤身）の使用量を40gにします。

1600・1800kcalを選択する場合	1200・1400kcalを選択する場合
170kcal	130kcal
塩分1.1g	塩分1.0g
糖質2.7g	糖質2.7g

作り方

牛肉は　一口大に切る。

レタスは　食べやすい大きさに手でちぎる。

炒める　フライパンに植物油を入れて強火で熱し、牛肉を炒める。肉の色が変わったらレタスを加えて手早く炒め合わせる。

味つけする　よくまぜ合わせておいたAを加えて全体にからめ、火を止める。

牛肉のオイスターソース炒め 2

にんじんと玉ねぎ、レタスを組み合わせて

材料（1人分）

1600・1800kcalを選択する場合

- ★牛もも薄切り肉（赤身）………… 60g
- にんじん…………………… 2㎝（20g）
- 玉ねぎ……………………… $\frac{1}{6}$個（30g）
- レタス……………………… 2枚（60g）
- A
  - しょうゆ……………… 小さじ$\frac{1}{2}$
  - みりん………………… 小さじ$\frac{1}{2}$
  - かたくり粉…………… 小さじ$\frac{1}{2}$
- B
  - オイスターソース…… 小さじ$\frac{1}{2}$
  - しょうゆ……………… 小さじ$\frac{2}{3}$
  - 日本酒………………… 小さじ$\frac{1}{2}$
- ★植物油…………………… 小さじ1

★1200・1400kcalを選択する場合
牛もも薄切り肉（赤身）の使用量を40gに、植物油を小さじ$\frac{1}{2}$にします。

1600・1800kcalを選択する場合	1200・1400kcalを選択する場合
190kcal	140kcal
塩分1.4g	塩分1.3g
糖質8.4g	糖質8.4g

作り方

牛肉は　一口大に切ってボウルに入れ、Aを加えてまぜ、10分ほどおく。

野菜は　にんじんと玉ねぎは食べやすい大きさに切り、レタスは手で一口大にちぎる。

炒める　フライパンに植物油を入れて強火で熱し、牛肉を炒める。肉の色が変わったら、野菜を加えて手早く炒め合わせる。

味つけする　野菜がしんなりしたら、よくまぜ合わせておいたBで味つけし、火を止める。

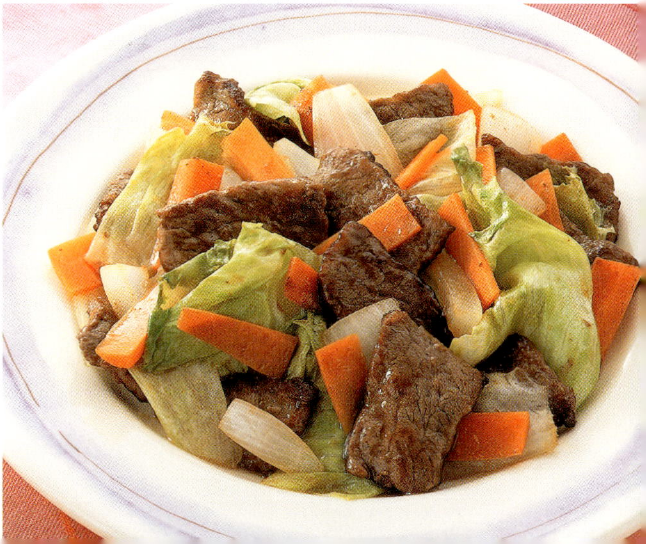

覚えておきたい
中華そうざいのひとつ

牛肉とピーマンの細切り炒め

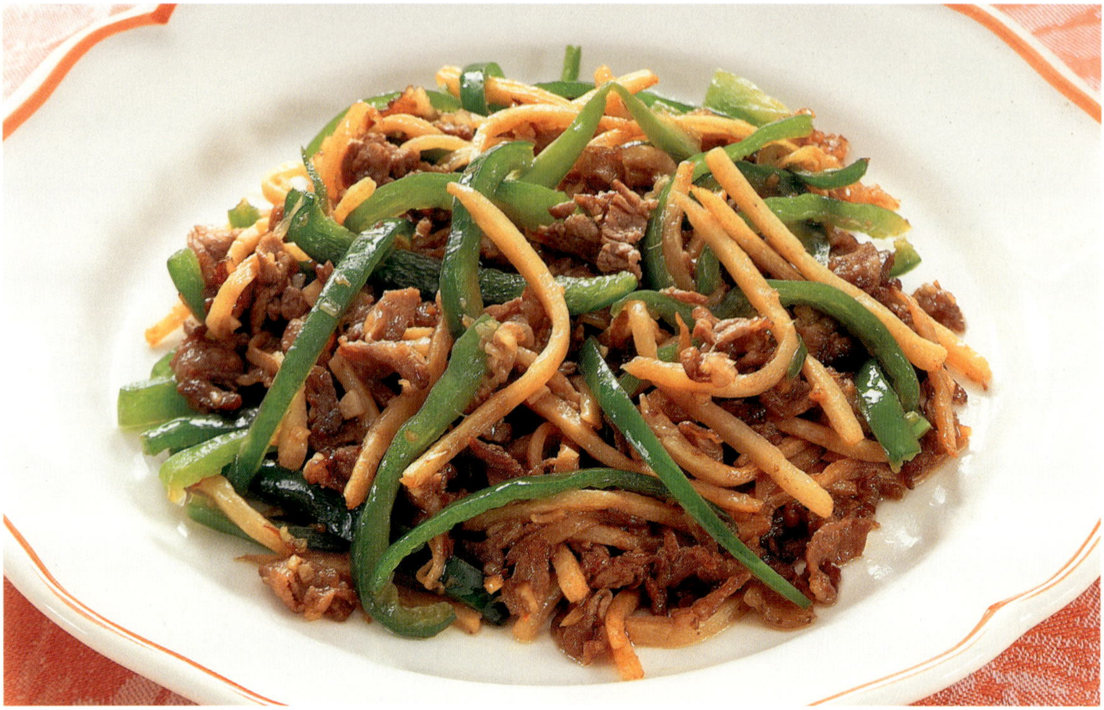

1600・1800kcalを選択する場合	1200・1400kcalを選択する場合
180kcal 塩分1.5g 糖質6.5g	140kcal 塩分1.1g 糖質5.9g

作り方

1 ピーマンは縦半分に切ってヘタと種をとり除き、端から縦に、太さをそろえて細く切る。

2 たけのこも、ピーマンと長さ、太さをそろえて、せん切りにする。

3 牛肉は端から5～6㎜幅の細切りにする。

4 フライパンに植物油とAを入れ、弱火で炒める。香りが出てきたら**1**～**3**を加えて強火で炒め合わせ、野菜がややしんなりしたら火を弱めてオイスターソースとしょうゆで味つけする。最後にまぜ合わせたBを回し入れてとろみをつけ、火を止める。

材料（1人分）

1600・1800kcalを選択する場合

★牛もも薄切り肉(赤身)…………… 50g
ピーマン…………………… 1$\frac{1}{2}$個(60g)
ゆでたけのこ……………………… 40g
A 長ねぎ(みじん切り)………… 少々
A しょうが(みじん切り)……… 少々
A にんにく(みじん切り)……… 少々
★オイスターソース………… 大さじ$\frac{1}{2}$
しょうゆ……………………… 小さじ$\frac{1}{2}$
植物油………………………… 小さじ1
B かたくり粉………… 小さじ$\frac{1}{2}$
B 水……………………… 大さじ1

★1200・1400kcalを選択する場合
牛もも薄切り肉(赤身)の使用量を35gに、オイスターソースを小さじ1にします。

漬け汁の油を利用してフライパンで焼く

牛肉のマリネ焼き

作り方

1. ピーマン類と玉ねぎは縦3等分に切る。にんにくは薄切りにする。
2. 牛肉は一口大に切る。
3. バットに**1**と**2**を入れ、よくまぜ合わせた**A**をからめて1時間ほど漬けておく。
4. フライパンを強火で熱して**3**の牛肉と野菜類を漬け汁ごと（1人分だと、牛肉と野菜類にしみ込んでしまうことが多い）入れ、強火で焼く。牛肉は色が変わったら器にとり、野菜はさらにややしんなりするまで焼く。
5. 牛肉を盛った皿に、野菜を彩りよく盛り合わせる。

材料（1人分）

1600・1800kcalを選択する場合

	★牛もも薄切り肉（赤身）	50g
	ピーマン	$\frac{1}{4}$個（10g）
	赤ピーマン	10g
	黄ピーマン	10g
	玉ねぎ	$\frac{1}{4}$個（45g）
	にんにく	$\frac{1}{2}$片
A	酢	大さじ1
A	塩	小さじ$\frac{1}{6}$
A	こしょう	少々
A	★粒マスタード	大さじ$\frac{1}{2}$
A	★オリーブ油	小さじ$1\frac{1}{2}$

★1200・1400kcalを選択する場合
牛もも薄切り肉（赤身）の使用量を35gに、粒マスタードとオリーブ油を各小さじ1にします。

ここに注目　野菜もたっぷり使ったおすすめメニューです。

1600・1800kcalを選択する場合
200kcal　塩分1.5g　糖質7.2g

1200・1400kcalを選択する場合
150kcal　塩分1.2g　糖質6.8g

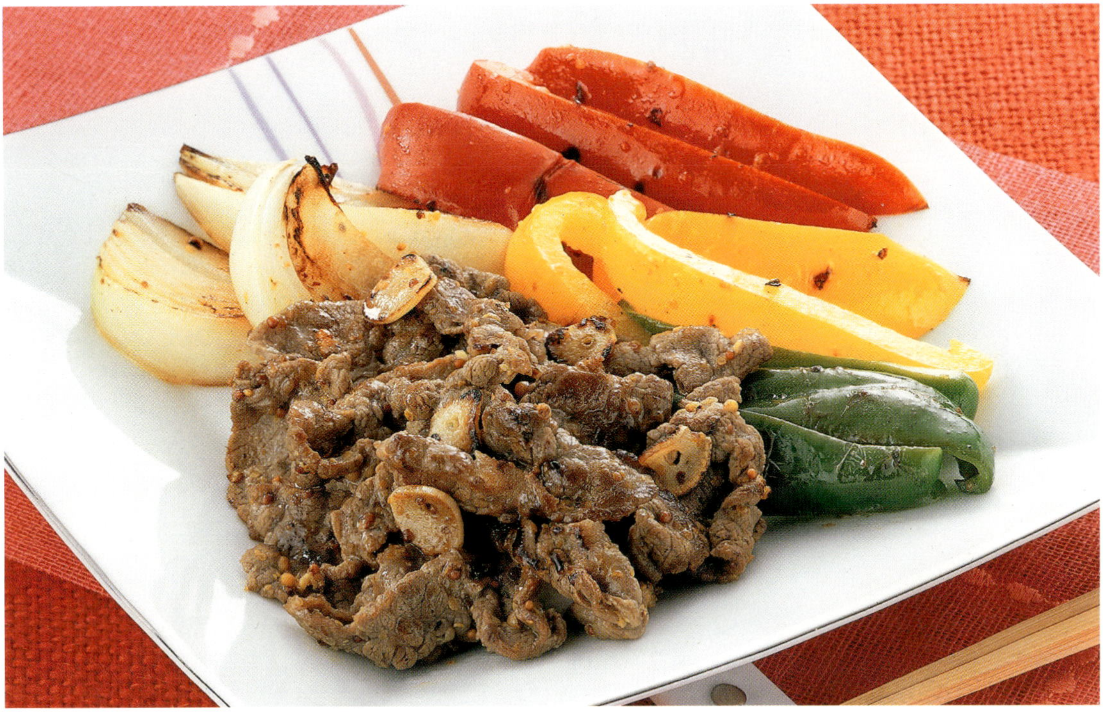

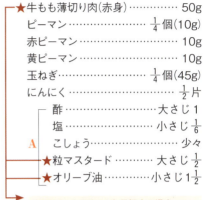

牛肉の野菜巻き 1

にんじんとしいたけ、万能ねぎを組み合わせて焼く

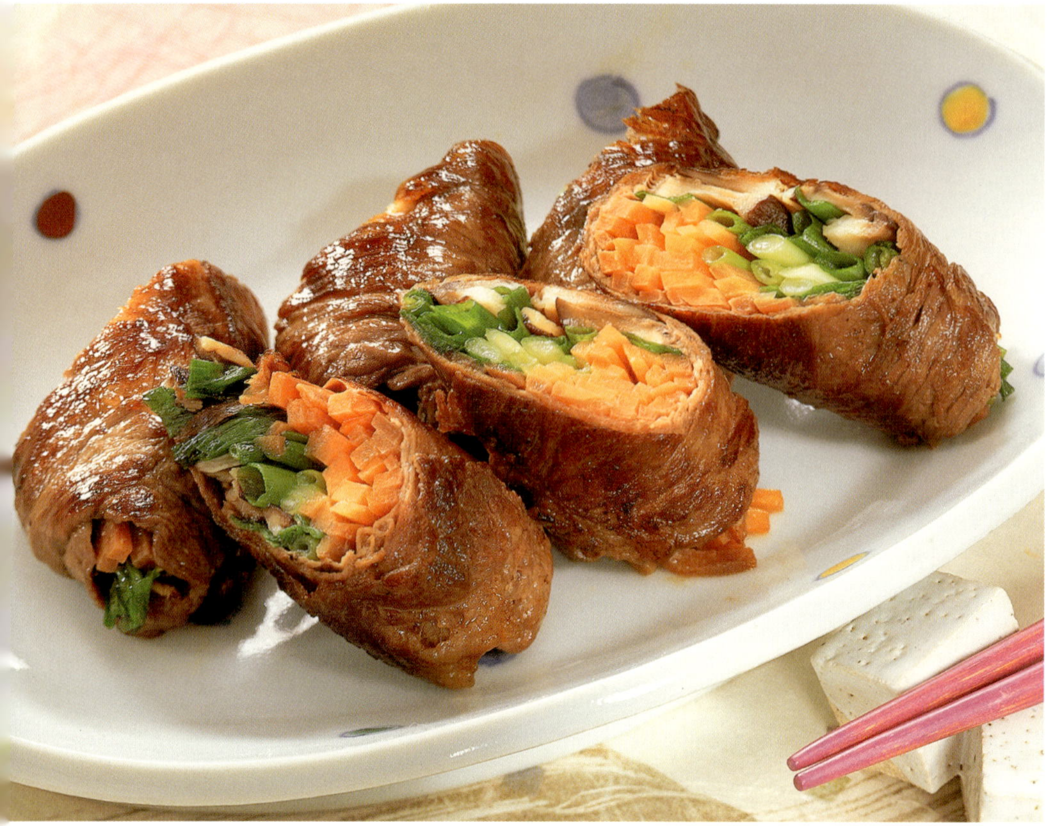

1600・1800kcalを選択する場合	1200・1400kcalを選択する場合
190kcal 塩分1.4g 糖質8.0g	140kcal 塩分1.3g 糖質8.0g

材料（1人分）

1600・1800kcalを選択する場合

★牛もも薄切り肉（赤身）……60g
にんじん……2㎝（20g）
万能ねぎ……4本
生しいたけ……2個
A［しょうゆ……大さじ$\frac{1}{2}$
　 みりん……小さじ1
小麦粉……少々
★植物油……小さじ1

★1200・1400kcalを選択する場合
牛もも薄切り肉（赤身）の使用量を40gに、植物油を小さじ$\frac{1}{2}$にします。

作り方

1 にんじんは長さを牛肉の幅に合わせて切り、細切りにする。これを鍋に沸かした熱湯でさっと強火でゆで、水けをきっておく。

2 万能ねぎは長さを牛肉の幅に合わせて切り、生しいたけは軸を切り落として薄切りにする。

3 まな板の上に牛肉を1枚ずつ広げてのせ、小麦粉を薄く振って、余分な粉は手ではたき落とす。この上に**1**と**2**をのせてクルクルと巻く。

4 フライパンに植物油を入れて熱し、**3**を巻き終わりを下にして入れて中火で焼く。箸で転がしながら全体に焼き色をつけ、Aを加えてからめ、火を止める。

5 **4**を斜め半分に切って器に盛る。

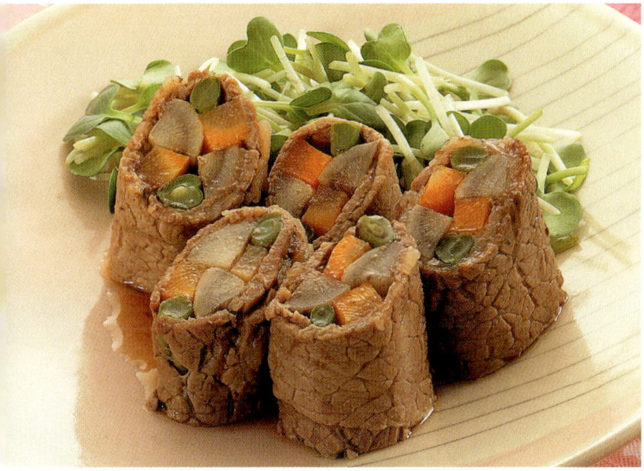

牛肉の野菜巻き３

ごぼうとにんじん、さやいんげんを組み合わせて煮る

材料（1人分）

1600・1800kcalを選択する場合

- ★牛もも薄切り肉（赤身）…………… 60g
- ごぼう…………………… $\frac{1}{4}$本（40g）
- にんじん………………… 2㎝（20g）
- さやいんげん………………………… 3本
- 貝割れ菜……………… $\frac{1}{8}$パック（10g）
- A
  - だし汁………………… $\frac{1}{4}$カップ
  - しょうゆ……………… 小さじ1
  - みりん………………… 小さじ$\frac{1}{2}$
  - おろしにんにく……… 小さじ$\frac{1}{4}$

1600・1800kcalを選択する場合
160kcal
塩分1.1g
糖質8.6g

1200・1400kcalを選択する場合
130kcal
塩分1.0g
糖質8.6g

★1200・1400kcalを選択する場合
牛もも薄切り肉（赤身）の使用量を40gにします。

作り方

野菜は　ごぼうは皮をこそげ、長さを牛肉の幅に合わせて切り、四つ割りにする。水につけてアクを抜き、水けをふく。にんじんも長さを牛肉に合わせて切り、5㎜角の拍子木切りにする。さやいんげんは筋をとる。

巻く　まな板の上に牛肉を1枚ずつ広げ、この上に野菜をのせて巻く。

煮る　鍋にAを入れて煮立て、野菜を巻いた牛肉を巻き終わりを下にして並べ入れて弱めの中火で15～20分煮、火を止める。

盛りつける　煮た野菜巻き牛肉を食べやすい大きさに切って器に盛り、長さを3等分に切った貝割れ菜を添える。

牛肉の野菜巻き２

にんじんとさやいんげんを組み合わせて焼く

材料（1人分）

1600・1800kcalを選択する場合

- ★牛もも薄切り肉（赤身）…………… 60g
- にんじん…………………… 3㎝（30g）
- さやいんげん………………………… 3本
- サニーレタス……………… $\frac{1}{2}$枚（10g）
- こしょう……………………………… 少々
- A
  - ウスターソース……… 小さじ$\frac{2}{3}$
  - トマトケチャップ…… 小さじ$\frac{2}{3}$
  - 粒マスタード………… 小さじ$\frac{2}{3}$
- ★植物油………………………… 小さじ1

1600・1800kcalを選択する場合
180kcal
塩分0.7g
糖質5.4g

1200・1400kcalを選択する場合
130kcal
塩分0.6g
糖質5.4g

★1200・1400kcalを選択する場合
牛もも薄切り肉（赤身）の使用量を40gに、植物油を小さじ$\frac{1}{2}$にします。

作り方

野菜は　にんじんは長さを牛肉の幅に合わせて切り、細切りにする。さやいんげんは筋をとる。それぞれ鍋に沸かした熱湯でさっと強火でゆで、水けをきっておく。

巻く　まな板の上に牛肉を1枚ずつ広げ、軽くこしょうを振って、この上に野菜をのせて巻く。

焼く　フライパンに植物油を入れて熱し、野菜を巻いた牛肉を巻き終わりを下にして入れて中火で焼く。箸で転がしながら全体に焼き色をつけ、火を止める。

盛りつける　焼き上がった野菜巻き牛肉を斜め半分に切り、食べやすい大きさにちぎったサニーレタスとともに器に盛って、よくまぜ合わせたAを添える。

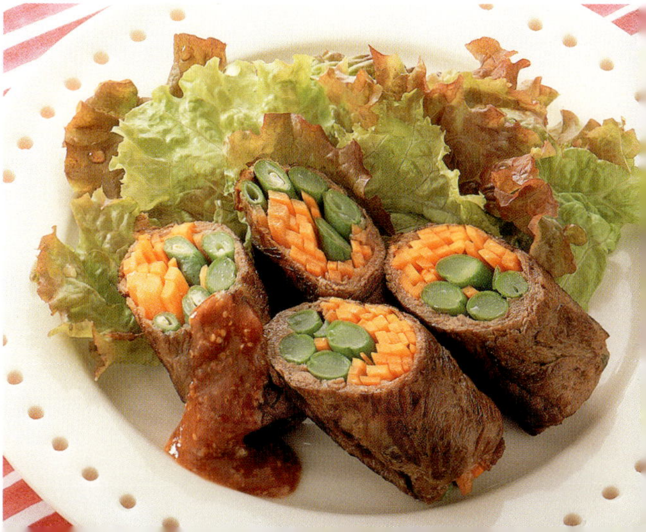

味の相性のよい組み合わせ

牛肉とごぼうのいり煮

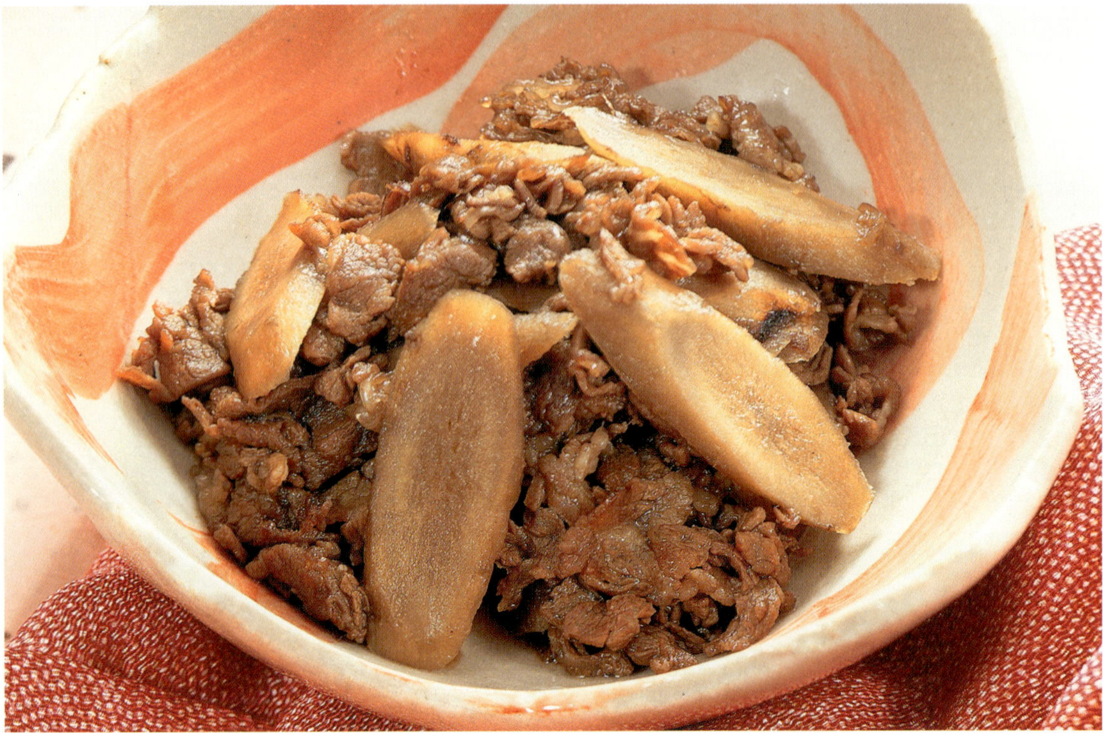

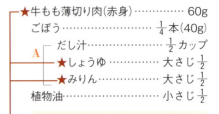

1600・1800kcalを選択する場合	1200・1400kcalを選択する場合
180kcal　塩分1.5g　糖質9.2g	140kcal　塩分1.0g　糖質7.6g

作り方

1　ごぼうは包丁の背で皮をこそげて流水で洗い流し、5～6㎜厚さの斜め切りにし、水に5分間つけてアクを抜き、ざるに上げて水けをきる。

2　牛肉は食べやすい大きさに切り、1枚ずつばらす。

3　鍋に植物油を入れて強火で熱し、**1**と**2**をさっと炒め合わせる。肉の色が変わったら**A**を加え、煮立ってきたら表面のアクをすくいとる。火かげんを弱火にし、ごぼうがやわらかくなって汁けがほぼなくなるまで煮る。

材料（1人分）

1600・1800kcalを選択する場合

★牛もも薄切り肉(赤身)…………… 60g

ごぼう…………………… $\frac{1}{4}$本(40g)

A
- だし汁………………… $\frac{1}{2}$カップ
- ★しょうゆ ………… 大さじ$\frac{1}{2}$
- ★みりん……………… 大さじ$\frac{1}{2}$

植物油…………………… 小さじ$\frac{1}{2}$

★1200・1400kcalを選択する場合

牛もも薄切り肉(赤身)の使用量を40gに、しょうゆとみりんを各小さじ1にします。

アドバイス ごぼうを同量のれんこんにかえて作ってもおいしくできます。なお、好みで、器に盛ってから七味とうがらし少々を振りかけてもよいでしょう。

とき卵でふんわりととじた　牛肉の柳川風

作り方

1 ごぼうは包丁の背で皮をこそげて流水で洗い流し、ささがきにして、切ったはしから水に５分間つけてアクを抜き、ざるに上げて水けをきる。

2 三つ葉は３～４㎝長さに切る。

3 牛肉は一口大に切る。卵はときほぐしておく。

4 平鍋に**A**を入れて煮立て、**1**を入れて中火で２～３分煮る。ここに**3**の牛肉を加え、菜箸でまぜながら肉の色が変わるまで火を通す。

5 **4**にとき卵を回し入れて強火で一煮したら火を止めてふたをし、そのまま１～２分蒸らしてから、煮汁ごと器に盛って、**2**を散らす。

材料（１人分）

1600・1800kcalを選択する場合

★牛もも薄切り肉（赤身）…………… 40g
ごぼう……………………… $\frac{1}{8}$本（20g）
三つ葉…………………………… ２本
卵（Mサイズ）………………… １個（50g）
A
- だし汁………………… $\frac{1}{3}$カップ
- 砂糖………………………小さじ１
- 日本酒……………………小さじ１
- ★しょうゆ…………… 大さじ$\frac{1}{2}$

★1200・1400kcalを選択する場合
牛もも薄切り肉（赤身）の使用量を15gに、しょうゆを小さじ1にします。

1600・1800kcalを選択する場合
190kcal　塩分1.6g　糖質6.7g

1200・1400kcalを選択する場合
140kcal　塩分1.2g　糖質6.3g

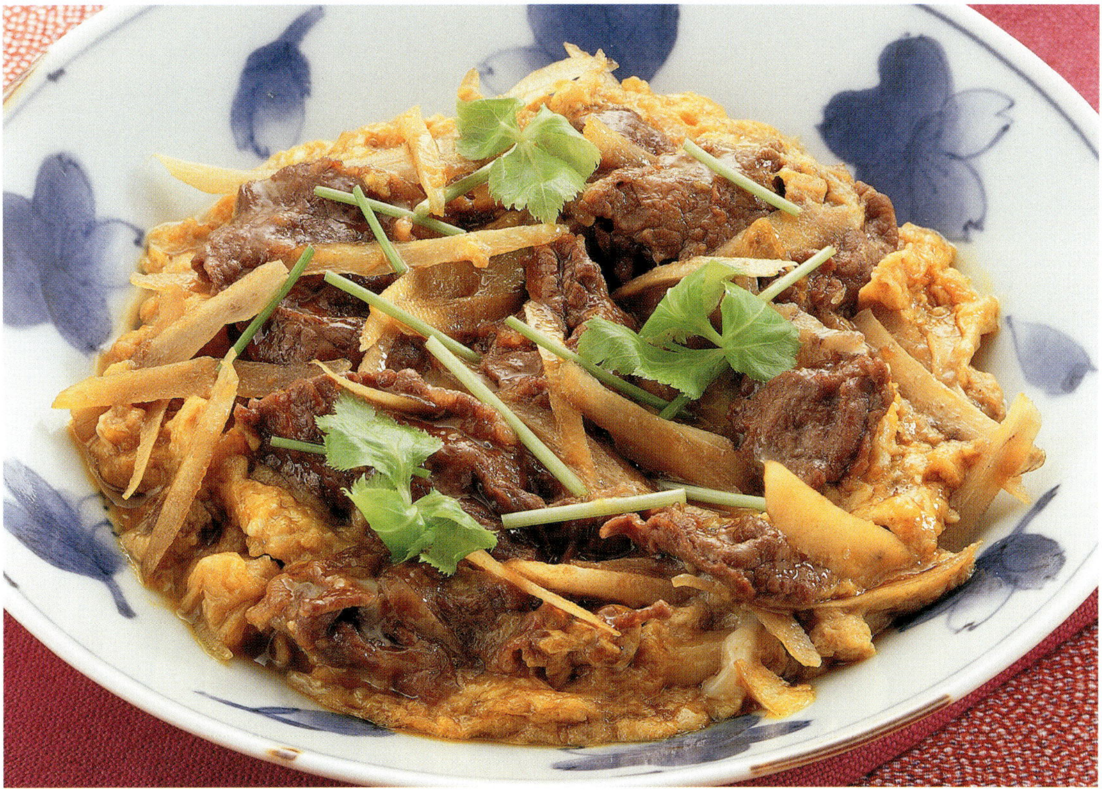

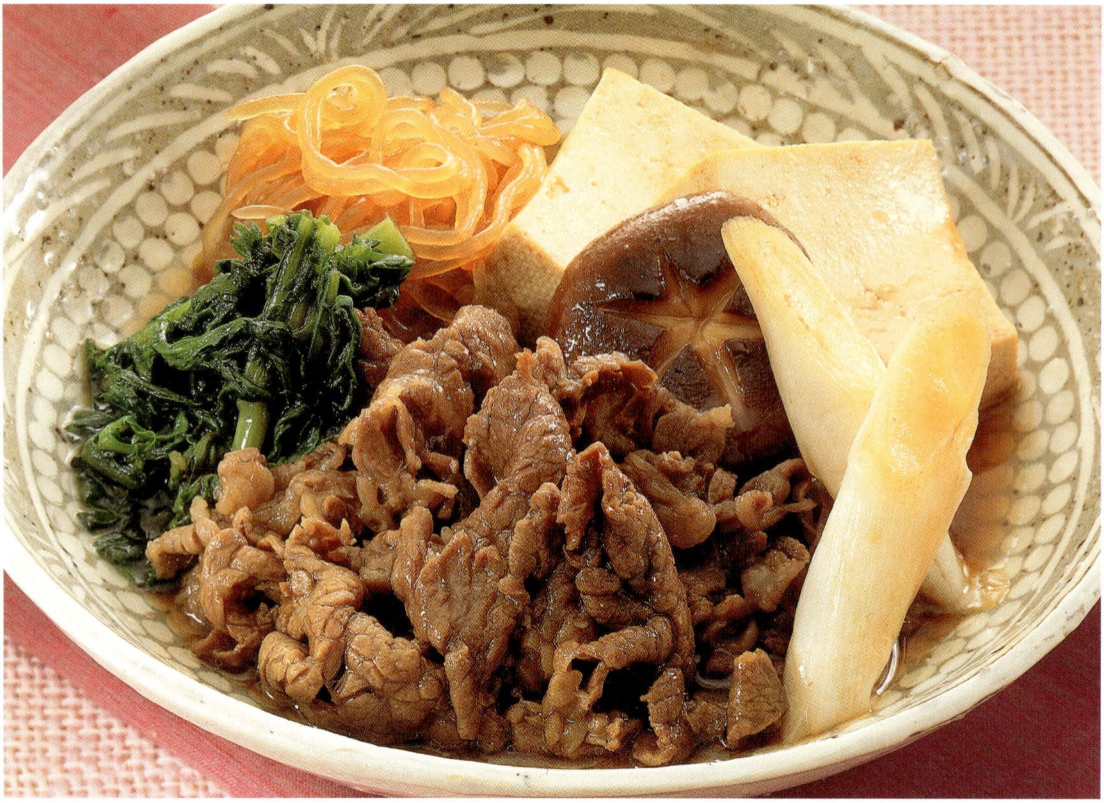

さっぱりめの味つけがおいしい

すき焼き風煮物

1600・1800kcalを選択する場合
190kcal 塩分2.0g 糖質10.2g

1200・1400kcalを選択する場合
140kcal 塩分1.9g 糖質9.9g

材料(1人分)

1600・1800kcalを選択する場合

- ★牛もも薄切り肉(赤身)…………… 50g
- ★焼き豆腐…………………………… 50g
- しらたき…………………………… 30g
- 春菊 ……………………… $\frac{1}{4}$束(50g)
- 長ねぎ……………………… $\frac{1}{3}$本(20g)
- A
  - だし汁…………………… $\frac{1}{2}$カップ
  - 砂糖 ……………………小さじ2
  - 日本酒……………………小さじ2
  - しょうゆ…………………小さじ2

★1200・1400kcalを選択する場合
牛もも薄切り肉(赤身)の使用量を30gに、焼き豆腐を30gにします。

作り方

1 焼き豆腐は3等分に切る。
2 しらたきは食べやすい長さに切り、鍋に沸かした熱湯で1分ほど強火でゆで、ざるに上げて水けをきる。
3 春菊はかたい茎の部分を切り落とし、4cm長さに切る。長ねぎは斜め切りにする。
4 牛肉は食べやすい大きさに切る。
5 鍋にAを入れて強火で煮立て、しらたき、焼き豆腐、長ねぎ、牛肉、春菊の順に加えて、材料に火が通るまで弱めの中火で煮る。

ほっくりと煮た人気の和風おかず

肉じゃが

作り方

1 じゃがいもとにんじんは食べやすい大きさの乱切りにし、じゃがいもは水につける。玉ねぎはくし形に切る。

2 牛肉は長さを3〜4つに切る。

3 鍋に植物油としょうがを入れて弱火にかけ、香りが出てきたら**1**と**2**を加えて強火で炒め合わせる。肉の色が変わったらだし汁をひたひたに注ぎ、強火で煮立てる。火を弱めて表面のアクをすくいとり、砂糖を加えて中火で3〜4分煮、いもに甘みを含ませる。

4 **3**にみりんとしょうゆを加え、落としぶたをして弱めの中火で汁けがなくなるまで煮る。

5 **4**を器に盛り、筋をとってゆで斜め切りにしたさやいんげんを散らす。

材料（1人分）

1600・1800kcalを選択する場合

★牛もも薄切り肉（赤身）	50g
★じゃがいも	1個（100g）
玉ねぎ	$\frac{1}{6}$個（30g）
にんじん	2㎝（20g）
さやいんげん	2本
しょうが（薄切り）	2枚
だし汁	適量
砂糖	小さじ1
しょうゆ	小さじ2
みりん	小さじ1
植物油	小さじ$\frac{1}{2}$

★1200・1400kcalを選択する場合

牛もも薄切り肉（赤身）の使用量を30gに、じゃがいもを$\frac{1}{2}$個（50g）にします。

減

1600・1800kcalを選択する場合	1200・1400kcalを選択する場合
260kcal　塩分2.0g　糖質27.7g	190kcal　塩分1.9g　糖質19.4g

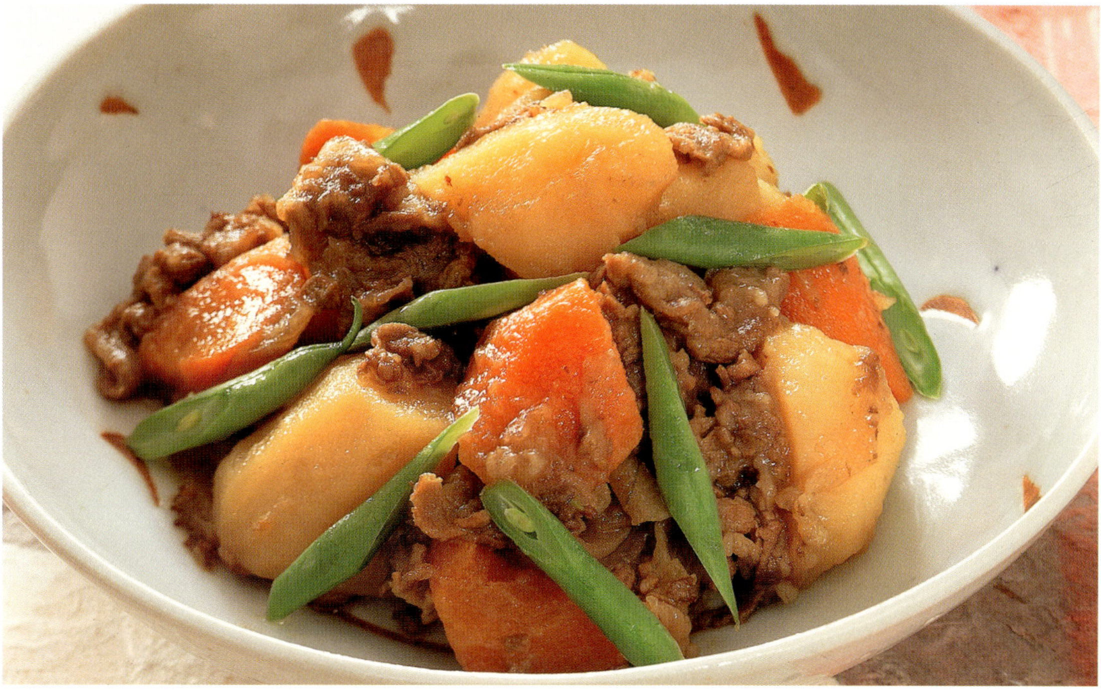

脂肪の少ないヒレ肉を使った

牛肉ときのこのトマト煮

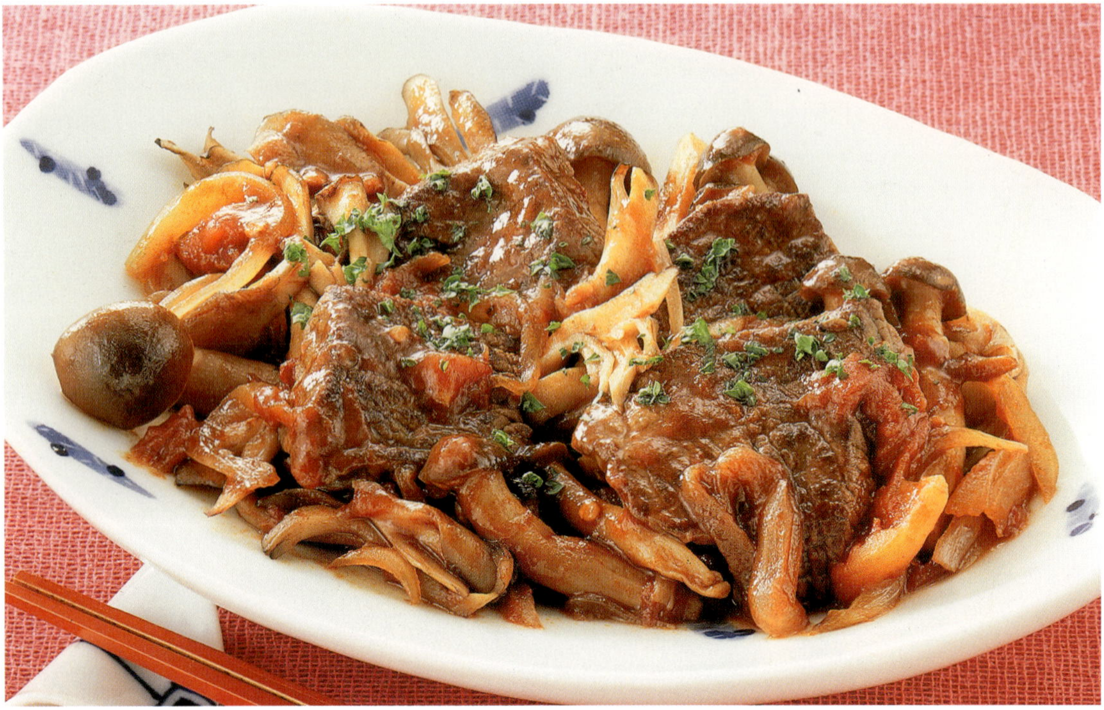

1600・1800kcalを選択する場合
190kcal 塩分1.9g 糖質6.0g

1200・1400kcalを選択する場合
130kcal 塩分1.8g 糖質5.8g

作り方

1 玉ねぎは薄切りにする。しめじは根元を切り落とし、まいたけとともに小分けにする。

2 牛肉はまな板にのせてめん棒などで全体を軽くたたいてから（繊維をつぶして、肉をやわらかくするため）、一口大に切る。

3 鍋に植物油を入れて熱し、**1**を強火で炒める。全体に油が回ったら**2**を加えてさらに炒め合わせる。

4 肉の色が変わったらトマトを手でつぶしながら加え、しょうゆも加えて弱火にし5～6分煮込む。最後に塩とこしょうで味つけし、火を止める。

5 **4**を器に盛り、パセリを散らす。

材料（1人分）

1600・1800kcalを選択する場合

★牛ヒレ肉……………………………60g
玉ねぎ…………………… $\frac{1}{6}$個(30g)
しめじ………………… $\frac{1}{3}$パック(30g)
まいたけ……………… $\frac{1}{3}$パック(30g)
トマト(水煮缶詰)………………80g
パセリ(みじん切り)……………少々
しょうゆ……………………小さじ1
塩、こしょう ………………… 各少々
★植物油……………………小さじ1

★1200・1400kcalを選択する場合
牛ヒレ肉の使用量を40gに、植物油を小さじ$\frac{1}{2}$にします。

こっくりとしたあめ色が
おいしさのサイン

牛肉と大根の韓国風煮込み

作り方

1. 大根は一口大の斜め乱切りにする。
2. しょうがとにんにくはみじん切りにする。
3. 牛肉は1㎝幅に切る。
4. 鍋にごま油と**2**、赤とうがらしを入れて弱火で炒め、香りが出てきたら**3**と**1**を加えて強火でよく炒め合わせる。
5. 肉の色が変わったら**A**を加え、煮立ったら弱火にし、大根が透明になって煮汁がなくなるまで煮込む。
6. 器に盛り、いりごまを振りかける。

材料（1人分）

1600・1800kcalを選択する場合

- ★牛ヒレ肉……50g
- 大根……3㎝（100g）
- しょうが（薄切り）……2～3枚
- にんにく……$\frac{1}{2}$片
- 赤とうがらし（小口切り）……$\frac{1}{2}$本分
- A
  - 水……1カップ
  - 砂糖……小さじ1
  - しょうゆ……大さじ$\frac{1}{2}$
  - コチュジャン……小さじ1
- ★ごま油……小さじ1
- いり白ごま……小さじ$\frac{1}{3}$

★1200・1400kcalを選択する場合
牛ヒレ肉の使用量を35gに、ごま油を小さじ$\frac{1}{2}$にします。

参考メモ
コチュジャンは、韓国の調味料でとうがらしみそのこと。びん詰めが大型スーパーや百貨店の食料品売り場などで売られています。

1600・1800kcalを選択する場合	1200・1400kcalを選択する場合
200kcal　塩分1.8g　糖質11.4g	150kcal　塩分1.7g　糖質11.3g

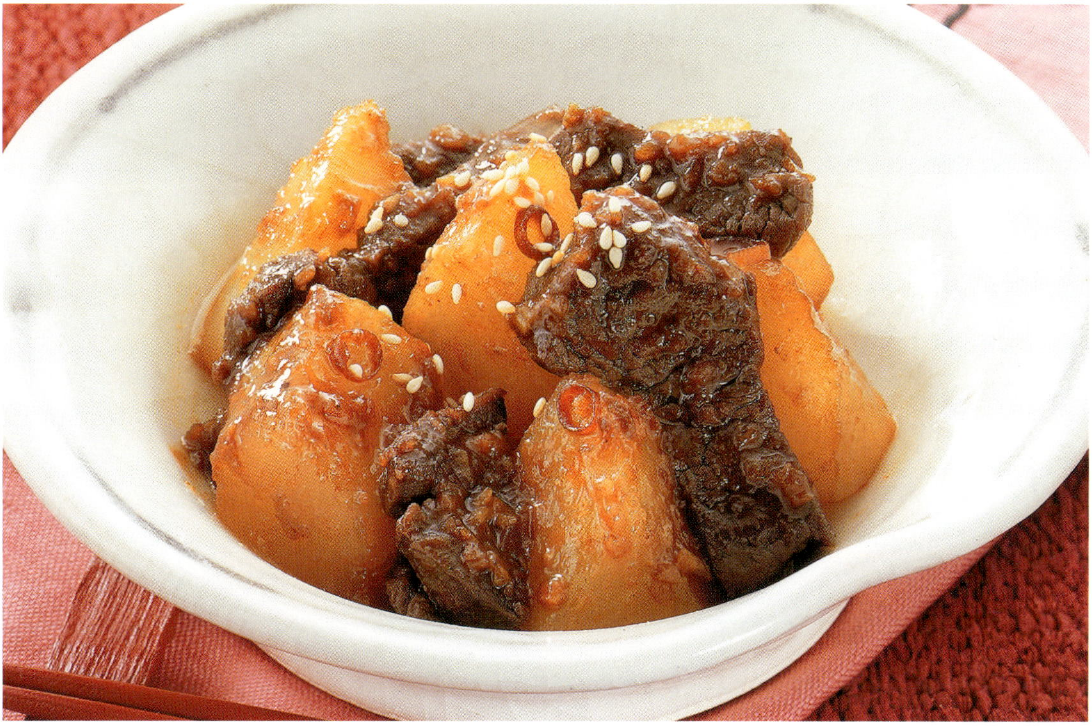

肉野菜炒め 1

もやしとにら、キャベツ、にんじんなどを組み合わせて

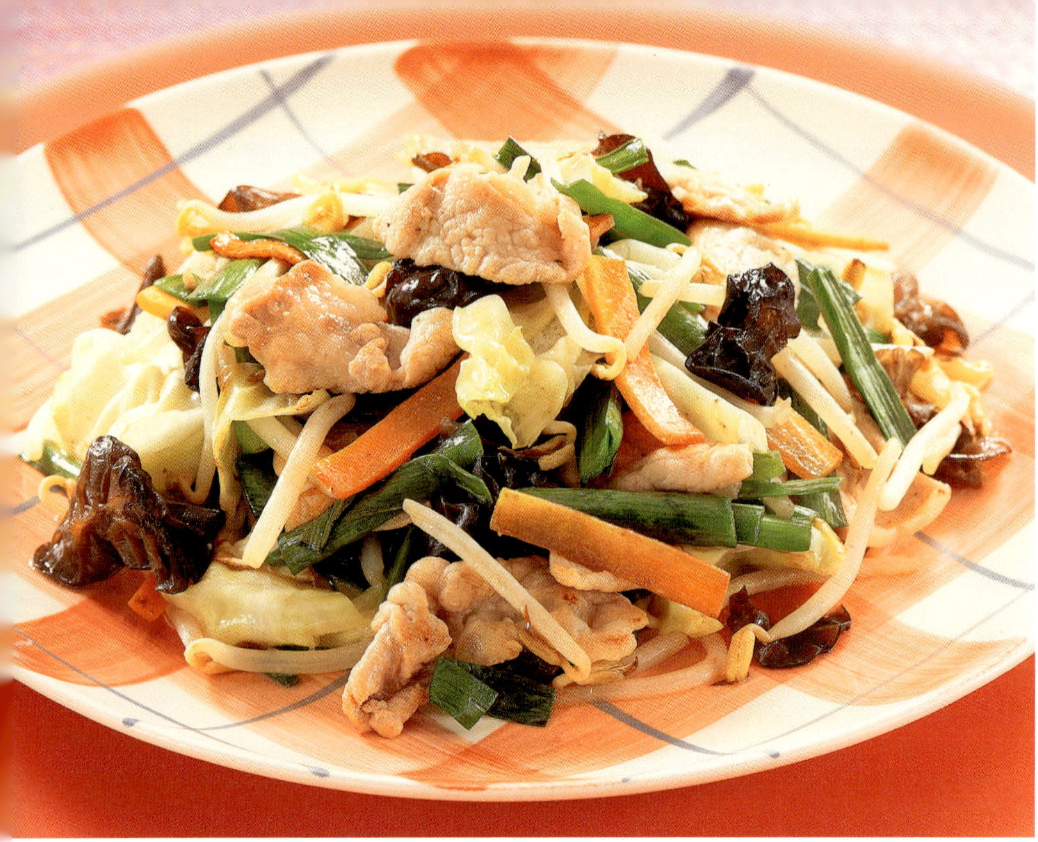

1600・1800kcalを選択する場合	1200・1400kcalを選択する場合
180kcal　塩分1.6g　糖質3.1g	130kcal　塩分1.5g　糖質3.0g

材料（1人分）

1600・1800kcalを選択する場合

- ★豚ロース薄切り肉……………… 60g
- もやし…………………… $\frac{1}{5}$袋(50g)
- にら……………………… $\frac{1}{4}$束(25g)
- キャベツ………………… $\frac{1}{2}$枚(30g)
- にんじん…………………… 1㎝(10g)
- きくらげ(乾燥)………………… 2枚
- にんにく(みじん切り)…… 小さじ$\frac{1}{2}$
- 塩…………………………… 小さじ$\frac{1}{5}$
- こしょう…………………………… 少々
- ★植物油……………………… 小さじ1

★1200・1400kcalを選択する場合
豚ロース薄切り肉の使用量を40gに、植物油を小さじ$\frac{1}{2}$にします。

作り方

1 きくらげはたっぷりの水に20〜30分つけてもどし、石づきをとって小さく切る。
2 もやしはひげ根をつみとる。
3 にらは3〜4㎝長さに、キャベツは3㎝角に切る。にんじんは短冊切りにする。
4 豚肉は一口大に切る。
5 フライパンに植物油を入れて熱し、**4**とにんにくを強火で炒める。肉の色が変わったところで**1〜3**を加えて手早く炒め合わせ、野菜がややしんなりしたら塩とこしょうで味つけし、火を止める。

アドバイス 豚ロース薄切り肉を豚もも薄切り肉にかえてもかまいません。その場合の使用量は、1600・1800kcalを選択する人は80g、1200・1400kcalを選択する人は60gになります。

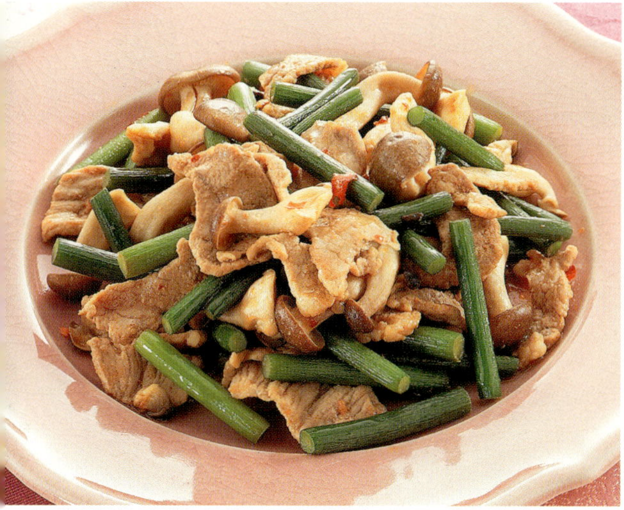

肉野菜炒め 3

にんにくの芽としめじを組み合わせ、ピリ辛味に

材料（1人分）

1600・1800kcalを選択する場合

- ★豚もも薄切り肉（赤身）…………60g
- にんにくの芽……………$\frac{2}{3}$束（60g）
- しめじ………………$\frac{1}{2}$パック（50g）
- A
  - しょうゆ……………大さじ$\frac{1}{2}$
  - 日本酒………………小さじ1
  - 豆板醤《トウバンジャン》………………小さじ$\frac{1}{5}$
  - 塩…………………………少々
- 植物油……………………小さじ1

★1200・1400kcalを選択する場合
豚もも薄切り肉（赤身）の使用量を40gにします。

1600・1800kcalを選択する場合
170kcal
塩分1.8g
糖質5.9g

1200・1400kcalを選択する場合
140kcal
塩分1.7g
糖質5.9g

作り方

豚肉は　食べやすい大きさに切る。

野菜類は　にんにくの芽は3㎝長さに切り、鍋に沸かした熱湯でさっと強火でゆでて、水けをきっておく。しめじは根元を切り落として、小分けにする。

炒める　フライパンに植物油を入れて強火で熱し、豚肉を炒める。肉の色が変わったら野菜類を加えて炒め合わせる。

味つけする　しめじがややしんなりしたら、よくまぜ合わせたAを回し入れて全体にからめ、火を止める。

肉野菜炒め 2

にらだけを組み合わせて

材料（1人分）

1600・1800kcalを選択する場合

- ★豚ロース薄切り肉………………60g
- にら……………………$\frac{1}{2}$束（50g）
- 赤とうがらし（小口切り）………少々
- 塩…………………………小さじ$\frac{1}{6}$
- こしょう……………………………少々
- 植物油……………………小さじ1

★1200・1400kcalを選択する場合
豚ロース薄切り肉の使用量を40gにします。

1600・1800kcalを選択する場合
170kcal
塩分1.1g
糖質0.9g

1200・1400kcalを選択する場合
130kcal
塩分1.0g
糖質0.8g

作り方

豚肉は　一口大に切る。

にらは　ざく切りにする。

炒める　フライパンに植物油と赤とうがらしを入れて弱火で炒め、赤とうがらしの香りが出てきたら強火にして豚肉を炒める。肉の色が変わったらにらを加えて手早く炒め合わせる。

味つけする　にらがややしんなりしたら、塩とこしょうで味つけし、火を止める。

アドバイス　豚ロース薄切り肉を豚もも薄切り肉にかえてもかまいません。その場合の使用量は、1600・1800kcalを選択する人は80g、1200・1400kcalを選択する人は60gになります。

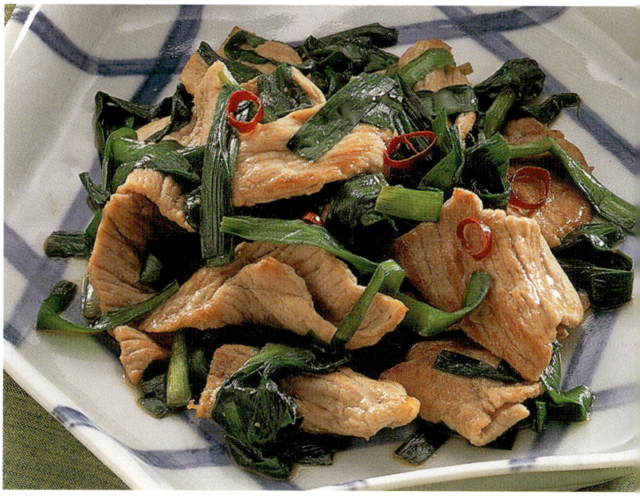

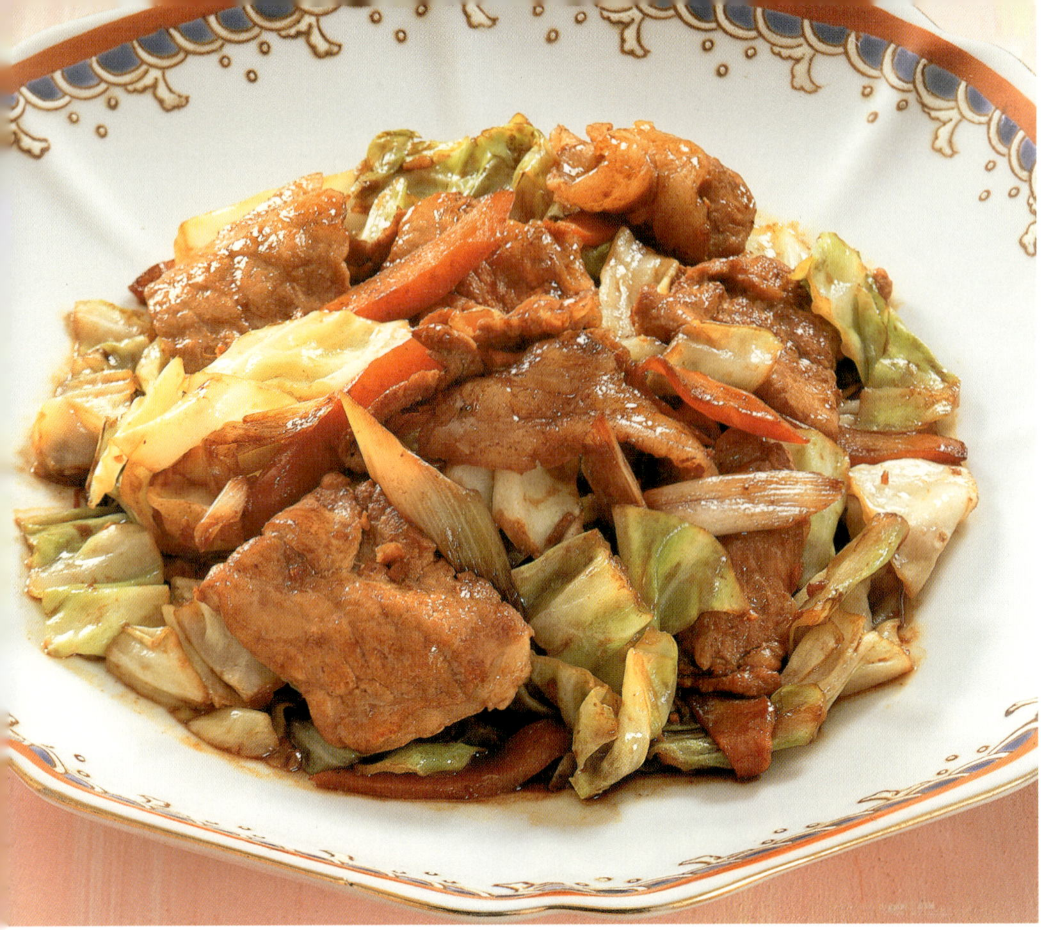

豚肉とキャベツのみそ炒め

1

にんじん、長ねぎを組み合わせ、中華調味料で本格味に

1600・1800kcalを選択する場合	1200・1400kcalを選択する場合
200kcal　塩分1.3g　糖質11.2g	150kcal　塩分1.2g　糖質10.1g

材料（1人分）

1600・1800kcalを選択する場合

- ★豚もも薄切り肉（赤身）…………… 60g
- ★キャベツ……………… $1\frac{1}{2}$枚（90g）
- にんじん……………… 2㎝（20g）
- 長ねぎ……………… $\frac{1}{6}$本（10g）
- しょうが（みじん切り）…………… 少々
- A
  - 甜麺醤《テンメンジャン》……………小さじ2
  - しょうゆ…………… 小さじ$\frac{1}{3}$
  - 日本酒……………小さじ2
- ★植物油……………小さじ1

★1200・1400kcalを選択する場合

豚もも薄切り肉（赤身）の使用量を40gに、キャベツを1枚（60g）に、植物油を小さじ$\frac{1}{2}$にします。

作り方

1 キャベツは3～4㎝角に切り、にんじんは縦半分に切ったものを斜め薄切りにする。

2 長ねぎは約1㎝幅の斜め切りにする。

3 豚肉は3～4㎝長さに切る。

4 Aを小さいボウルに入れ、よくまぜ合わせておく。

5 フライパンに植物油を入れて中火で熱し、しょうがと**2**を炒める。香りが出てきたら**3**を加えて強火で炒め、肉の色が変わったところで**1**を入れて炒め合わせる。

6 キャベツがややしんなりしたら**4**を回し入れ、全体にからめて火を止める。

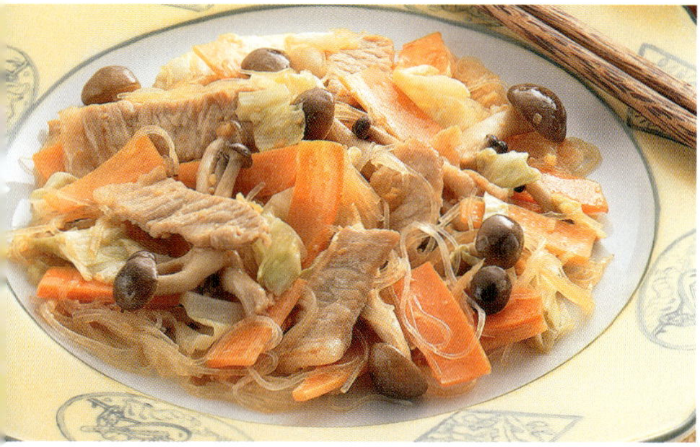

豚肉とキャベツのみそ炒め 3

はるさめとにんじん、しめじを組み合わせ、甘口みそで

材料（1人分）

1600・1800kcalを選択する場合

- ★豚もも薄切り肉（赤身）…………40g
- ★はるさめ（乾燥）…………10g
- キャベツ…………$\frac{1}{2}$枚（30g）
- にんじん…………2cm（20g）
- しめじ…………$\frac{1}{4}$パック（25g）
- しょうが（みじん切り）…………少々
- A
  - みそ（甘口）…………大さじ$\frac{1}{2}$
  - 砂糖…………小さじ$\frac{1}{2}$
  - 日本酒…………小さじ$\frac{1}{2}$
  - しょうゆ…………小さじ1
- ★植物油…………小さじ1

★1200・1400kcalを選択する場合
豚もも薄切り肉の使用量（赤身）を30gに、はるさめを5gに、植物油を小さじ$\frac{1}{2}$にします。

1600・1800kcalを選択する場合
180kcal
塩分1.4g
糖質16.2g

1200・1400kcalを選択する場合
130kcal
塩分1.4g
糖質12.1g

作り方

はるさめは　もどして水けをきり、食べやすい長さに切る。

豚肉は　2cm幅に切る。

野菜類は　キャベツはざく切りにし、にんじんは短冊切りにする。しめじは根元を切り落とし、小分けにする。

炒める　フライパンに植物油としょうがを入れて弱火で炒め、香りが出てきたら強火にして豚肉を炒める。肉の色が変わったら野菜とはるさめを順に加えて手早く炒め合わせる。

味つけする　野菜がややしんなりしたら、よくまぜ合わせたAを回し入れて全体にからめ、火を止める。

豚肉とキャベツのみそ炒め 2

ピーマン、長ねぎを組み合わせ、辛口みそで

材料（1人分）

1600・1800kcalを選択する場合

- ★豚もも薄切り肉（赤身）…………60g
- キャベツ…………1枚（60g）
- ピーマン…………$\frac{1}{2}$個（20g）
- 長ねぎ…………$\frac{1}{6}$本（10g）
- しょうが（みじん切り）…………少々
- にんにく（みじん切り）…………少々
- A
  - みそ（辛口）…………大さじ$\frac{1}{2}$
  - 砂糖…………小さじ$\frac{1}{2}$
  - 日本酒…………小さじ2
  - しょうゆ…………小さじ$\frac{1}{2}$
  - ラー油…………少々
- ★ごま油…………小さじ1

★1200・1400kcalを選択する場合
豚もも薄切り肉（赤身）の使用量を40gに、ごま油を小さじ$\frac{1}{2}$にします。

1600・1800kcalを選択する場合
190kcal
塩分1.6g
糖質7.5g

1200・1400kcalを選択する場合
140kcal
塩分1.5g
糖質7.5g

作り方

豚肉は　食べやすい大きさに切る。

野菜は　キャベツはざく切りにし、ピーマンはヘタと種をとって乱切りにする。長ねぎは薄い斜め切りにする。

炒める　フライパンにごま油としょうが、にんにくを入れて弱火で炒め、香りが出てきたら強火にして豚肉と長ねぎを炒める。肉の色が変わったらキャベツとピーマンを加えて手早く炒め合わせる。

味つけする　野菜がややしんなりしたら、よくまぜ合わせたAを回し入れて全体にからめ、火を止める。

参考メモ　ふつうのピーマンを使いましたが、彩りをよくするために赤ピーマンを同量使うこともできます。

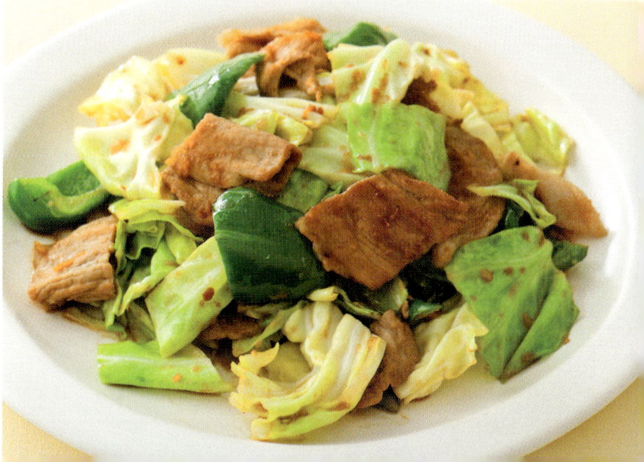

キムチのうまみを余さず利用

豚肉のキムチ炒め

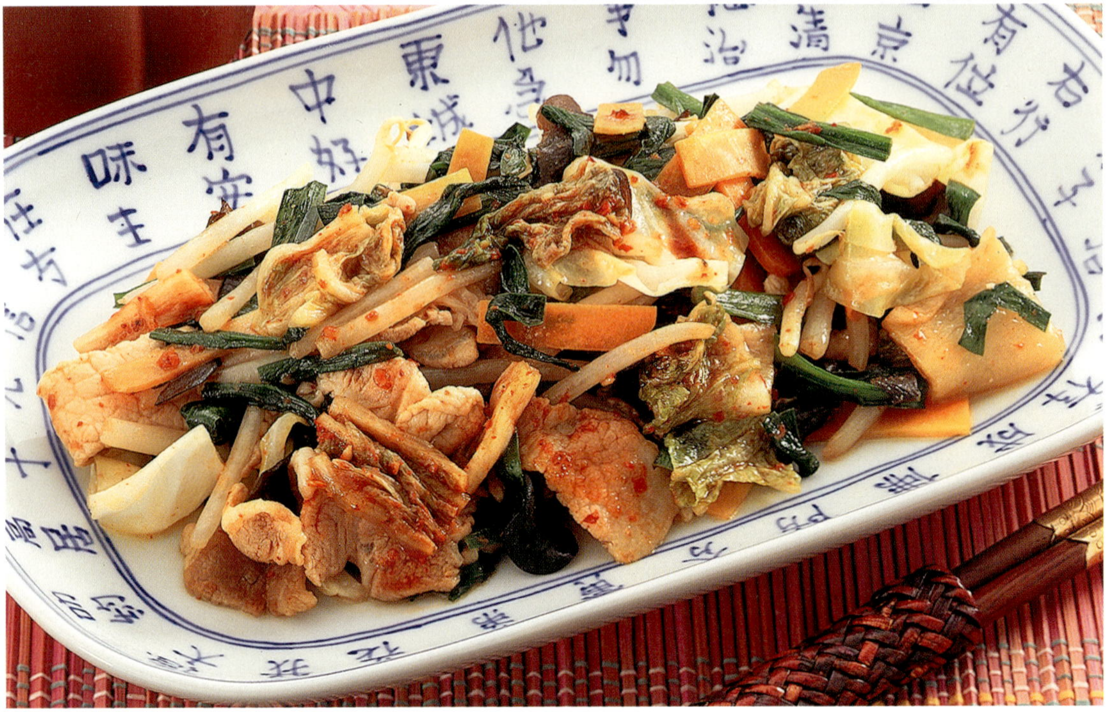

1600・1800kcalを選択する場合	1200・1400kcalを選択する場合
180kcal 塩分1.8g 糖質6.0g	130kcal 塩分1.7g 糖質6.0g

作り方

1 きくらげはたっぷりの水に20～30分つけてもどし、石づきをとって小さく切る。

2 もやしはひげ根をつみとり、にらは3㎝長さに切る。キャベツは3～4㎝角に切り、にんじんは薄い短冊切りにする。

3 白菜キムチは漬け汁をしぼらずにざく切りにする。

4 豚肉は1枚ずつ広げて、食べやすい大きさに切る。

5 フライパンに植物油を入れて強火で熱し、**4**を炒める。肉の色が変わったら**1**と**2**を加えて炒め合わせる。

6 野菜がややしんなりしたら**3**と日本酒を加えて軽く炒め、塩とこしょうで味つけし、火を止める。

材料（1人分）

1600・1800kcalを選択する場合

★豚もも薄切り肉（赤身）…………60g
白菜キムチ（市販品）……………30g
もやし……………………$\frac{1}{5}$袋（50g）
にら………………………$\frac{1}{3}$束（30g）
キャベツ…………………$\frac{1}{2}$枚（30g）
にんじん………………………2㎝（20g）
きくらげ（乾燥）…………………2枚
日本酒…………………………小さじ2
塩………………………………小さじ$\frac{1}{6}$
こしょう…………………………少々
★植物油…………………………小さじ1

★1200・1400kcalを選択する場合
豚もも薄切り肉（赤身）の使用量を40gに、植物油を小さじ$\frac{1}{2}$にします。

香ばしいしょうがじょうゆをからめた　豚肉のしょうが焼き

作り方

1. 玉ねぎは薄切りにする。
2. 豚肉は長さを半分に切る。
3. ボウルにAを入れてよくまぜ、ここに**1**と**2**を入れて10分ほど漬け込む。
4. キャベツはせん切りにし、ミニトマトは縦半分に切る。
5. フライパンに植物油を入れて強火で熱し、**3**を焼きつける。肉の色が変わったら漬け汁も加えてからめ、火を止める。
6. 皿に**5**を盛り、**4**ときゅうり、パセリなどをつけ合わせせる。

材料（1人分）

1600・1800kcalを選択する場合

	★豚もも薄切り肉（赤身）	60g
	玉ねぎ	$\frac{1}{6}$個（30g）
	キャベツ	$\frac{1}{2}$枚（30g）
	ミニトマト	1個
	きゅうり（薄い輪切り）	3枚
	パセリ	少々
A	しょうゆ	小さじ1
A	日本酒	小さじ1
A	砂糖	大さじ$\frac{1}{2}$
A	おろししょうが	小さじ$\frac{1}{2}$
	★植物油	小さじ1

★1200・1400kcalを選択する場合

豚もも薄切り肉（赤身）の使用量を40gに、植物油を小さじ$\frac{1}{2}$にします。

ここに注目　脂身の少ない部位を使うので、一般のしょうが焼きより低エネルギーに仕上がります。

1600・1800kcalを選択する場合	1200・1400kcalを選択する場合
180kcal　塩分1.0g　糖質10.0g	130kcal　塩分0.9g　糖質10.0g

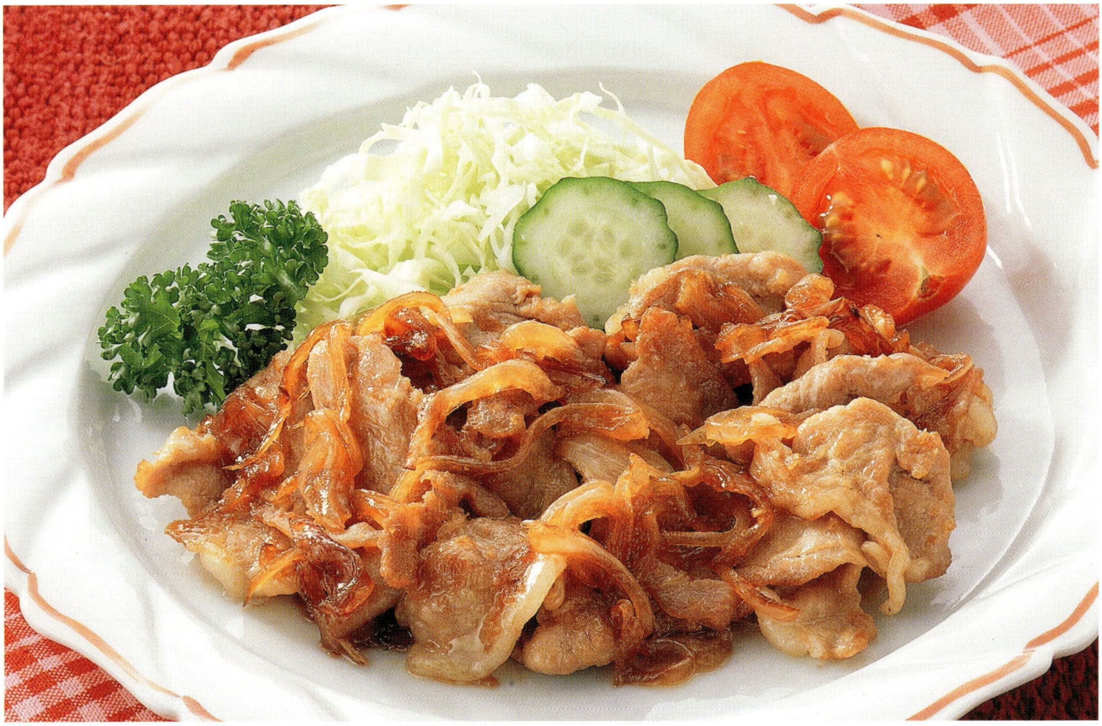

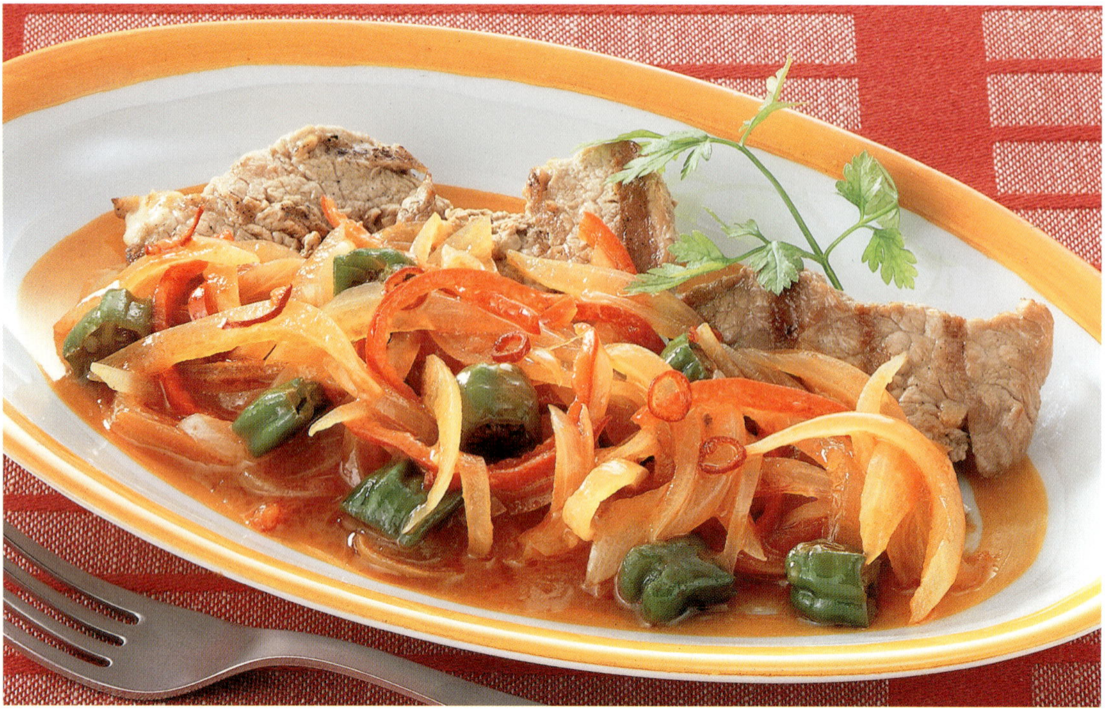

辛みのきいた野菜ソースが美味

豚肉のメキシカン風

1600・1800kcalを選択する場合
150kcal　塩分1.3g　糖質5.1g

1200・1400kcalを選択する場合
140kcal　塩分1.3g　糖質5.1g

作り方

1 玉ねぎは薄切りにし、赤ピーマンは細切りにする。ししとうがらしはヘタを切り落とし、1㎝幅に切る。

2 豚肉はまな板にのせてめん棒などで全体を軽くたたいてから（繊維をつぶして、肉をやわらかくするため）、食べやすい大きさに切る。

3 グリルパンまたはフッ素樹脂加工のフライパンを熱し、油を使わずに、**2**を中火でこんがりと焼いて軽く塩、こしょうを振り、皿に盛る。

4 フライパンに植物油と赤とうがらしを入れて弱火にかけ、香りが出てきたら**1**を入れて強火で炒め合わせる。全体に油が回ったら**A**を加えて弱火で5～6分煮て、**3**の豚肉の上からかけ、あればセルフィーユ（ハーブの一種）少々を添える。

材料（1人分）

1600・1800kcalを選択する場合

	★豚ヒレ肉	70g
	玉ねぎ	$\frac{1}{4}$個(45g)
	赤ピーマン	10g
	ししとうがらし	2本
	赤とうがらし(小口切り)	$\frac{1}{2}$本分
A	スープ	$\frac{1}{4}$カップ
A	チリソース	小さじ2
	塩、こしょう	各少々
	植物油	小さじ1

※スープは、コンソメスープの素（顆粒）小さじ$\frac{1}{3}$を湯$\frac{1}{4}$カップでといたもの。

★1200・1400kcalを選択する場合
豚ヒレ肉の使用量を60gにします。

風味のよいごまだれをからめた
豚肉の南部蒸し

作り方

1 豚肉は一口大に切る。

2 ボウルにAを合わせてよくまぜ、1を入れて全体にからめ、そのまま5分ほどおいておく。

3 ほうれんそうは鍋に沸かした熱湯で強火でさっとゆで、水にとって水けをしぼり、4〜5㎝長さに切る。

4 皿に2を盛って蒸気の上がった蒸し器に入れ、5〜6分強火で蒸す。皿をとり出し、3を添える。

材料（1人分）

1600・1800kcalを選択する場合

★豚もも薄切り肉（赤身）…………… 70g
ほうれんそう………………… 1株（30g）

A
- ★しょうゆ……………… 大さじ$\frac{1}{2}$
- ★みりん………………… 大さじ$\frac{1}{2}$
- 砂糖…………………… 小さじ$\frac{1}{2}$
- すり白ごま …………… 小さじ1
- 赤とうがらし（小口切り）‥ $\frac{1}{2}$本分

★1200・1400kcalを選択する場合

豚もも薄切り肉（赤身）の使用量を50gに、しょうゆとみりんを各小さじ1にします。

ここに注目 豚肉は良質なタンパク質を含む食品です。脂肪の少ないもも肉を使って、低エネルギーに仕上げたおすすめメニューのひとつです。

1600・1800kcalを選択する場合
180kcal　塩分1.4g　糖質6.9g

1200・1400kcalを選択する場合
140kcal　塩分1.0g　糖質5.3g

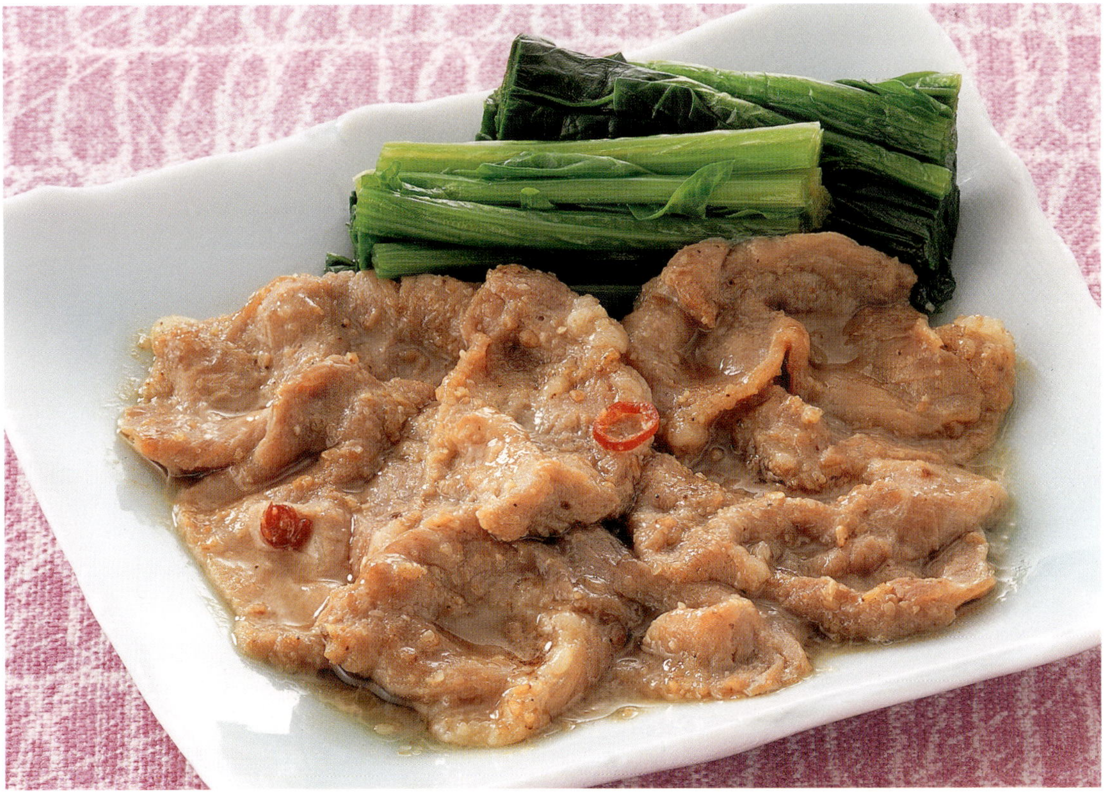

豚肉の冷しゃぶサラダ

1

キャベツときゅうり、にんじんと合わせ、ごまマヨネーズで

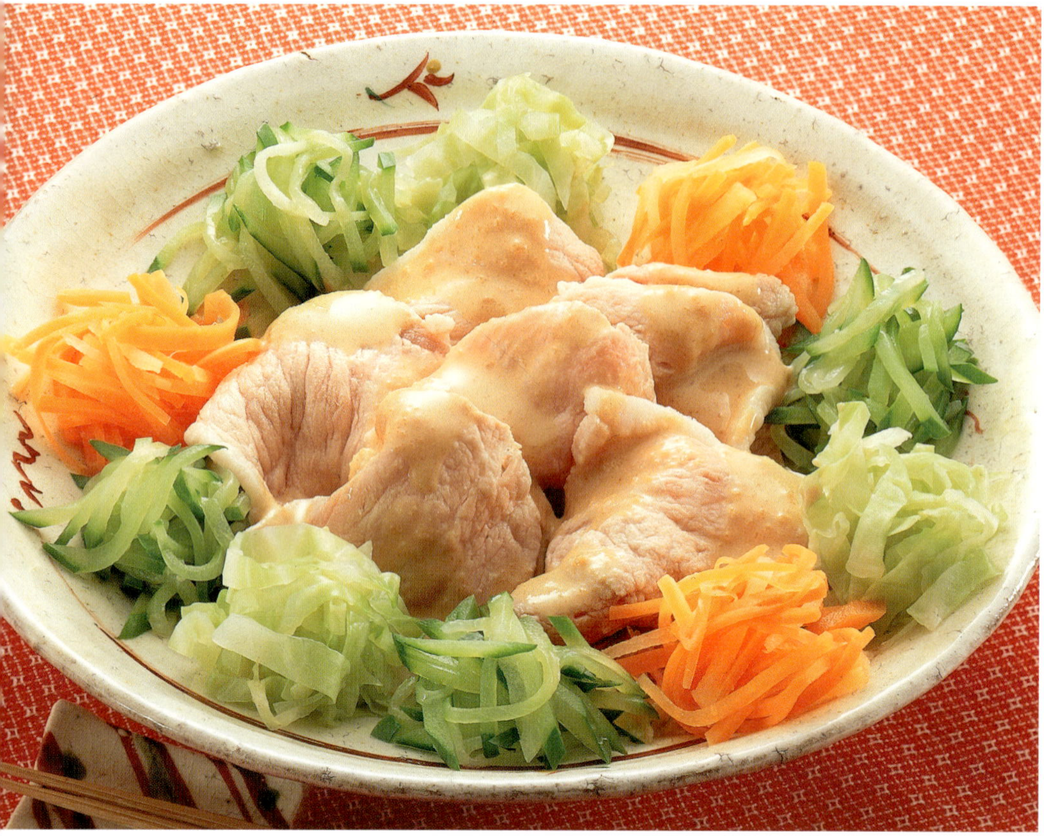

1600・1800kcalを選択する場合	1200・1400kcalを選択する場合
180kcal 塩分1.5g 糖質6.5g	140kcal 塩分1.4g 糖質6.5g

材料（1人分）

1600・1800kcalを選択する場合

★豚もも薄切り肉（赤身）……60g

キャベツ……1枚（60g）

きゅうり……$\frac{1}{2}$本（50g）

にんじん……3㎝（30g）

A
- マヨネーズ……小さじ1
- レモンのしぼり汁‥小さじ$\frac{1}{2}$
- 練り白ごま……小さじ$\frac{1}{2}$
- しょうゆ……大さじ$\frac{1}{2}$
- だし汁……小さじ1

★1200・1400kcalを選択する場合

豚もも薄切り肉（赤身）の使用量を35gにします。

作り方

1 キャベツは鍋に沸かした熱湯でしんなりするまで強火でゆでてすぐ冷水にとり、水けをよくきって細切りにする。

2 きゅうりとにんじんはせん切りにして鍋に沸かした熱湯でさっと強火でゆで、すぐ冷水にとり、水けをよくきっておく。

3 ボウルにAを入れ、よくまぜ合わせてごまマヨネーズを作る。

4 鍋に沸かした熱湯に豚肉を1枚ずつ広げて入れ、完全に火が通ったら冷水にとり、水けをふいて長さを半分に切る。

5 盛り皿の中心に**4**をのせ、**1**と**2**の野菜を彩りよく盛り合わせ、**3**をかける。

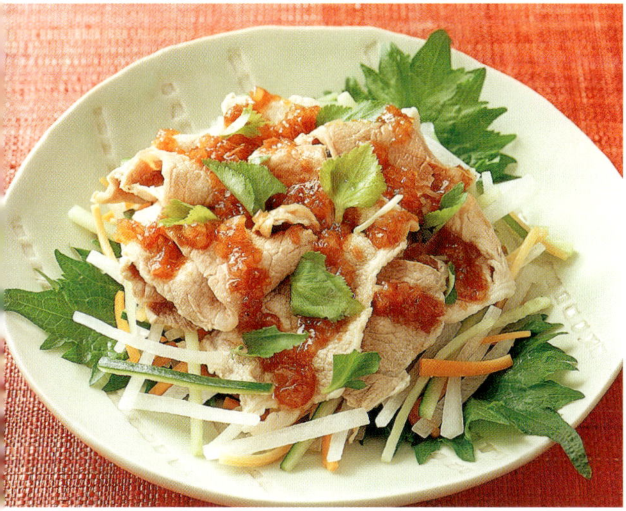

豚肉の冷しゃぶサラダ ③

大根ときゅうり、にんじんと合わせ、梅ドレッシングで

材料（1人分）

1600・1800kcalを選択する場合

★豚もも肉（赤身・しゃぶしゃぶ用）‥ 70g
大根 ………………………… 40g
きゅうり ………………… $\frac{1}{3}$本（30g）
にんじん ………………… 2㎝（20g）
青じそ ………………………… 3枚
三つ葉 ………………………… 1本
A しょうゆ ……………… 小さじ$\frac{1}{2}$
A 梅肉 ……………………… 小さじ$\frac{1}{2}$
A らっきょう（みじん切り）‥ 1個分
A 植物油 ………………… 小さじ1

※梅肉は、梅干しから種を除いたもの。

★1200・1400kcalを選択する場合
豚もも肉（しゃぶしゃぶ用）の使用量を50gにします。

1600・1800kcalを選択する場合
170kcal
塩分1.1g
糖質4.0g

1200・1400kcalを選択する場合
140kcal
塩分1.1g
糖質4.0g

作り方

豚肉は　鍋に沸かした熱湯に1枚ずつ広げ入れて色が変わるまでゆで、冷水にとって、水けをきる。

野菜は　大根、きゅうり、にんじんはせん切りにして水に放し、シャキッとさせて、水けをきっておく。三つ葉はざく切りにする。

盛りつける　器に青じそを敷いて三つ葉以外の野菜をのせ、その上に豚肉をのせて、よくまぜ合わせたAを回しかけ、三つ葉を散らす。

豚肉の冷しゃぶサラダ ②

もやしときゅうり、ラディッシュと合わせ、中華ドレッシングで

材料（1人分）

1600・1800kcalを選択する場合

★豚もも薄切り肉（赤身）………… 70g
もやし ………………………… $\frac{1}{3}$袋（80g）
きゅうり ……………………… $\frac{1}{2}$本（50g）
ラディッシュ ………………… 1個
A おろししょうが ………… 少々
A おろしにんにく ………… 少々
A 長ねぎ（みじん切り）… 大さじ1
A しょうゆ ……………… 小さじ2
A スープ ………………… 小さじ1
A 酢 ……………………… 小さじ1
A ★ごま油 ……………… 小さじ1
A 砂糖 …………………… 小さじ$\frac{1}{3}$
A 豆板醤《トウバンジャン》 ……………………… 少々

※スープは、鶏がらスープの素（顆粒）少々を湯小さじ1でといたもの。

★1200・1400kcalを選択する場合
豚もも薄切り肉（赤身）の使用量を50gに、ごま油を小さじ$\frac{1}{2}$にします。

1600・1800kcalを選択する場合
180kcal
塩分2.0g
糖質5.4g

1200・1400kcalを選択する場合
130kcal
塩分2.0g
糖質5.4g

作り方

豚肉は　鍋に沸かした熱湯に1枚ずつ広げ入れて色が変わるまでゆで、完全に火が通ったら冷水にとり、水けをふく。

野菜は　もやしはひげ根をつみとって鍋に沸かした熱湯でさっと強火でゆで、冷水にとってからざるに上げて水けをきっておく。きゅうりは長さを半分に切ってせん切りにし、ラディッシュも薄切りにしてからせん切りにする。

盛りつける　野菜をまぜ合わせて器に敷き、豚肉をのせて、まぜ合わせたAをかける。

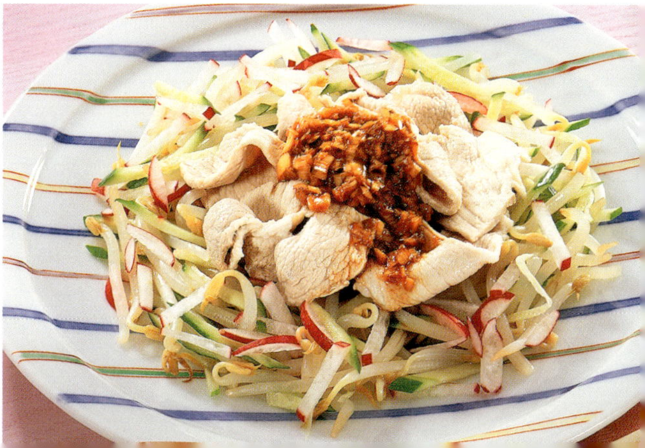

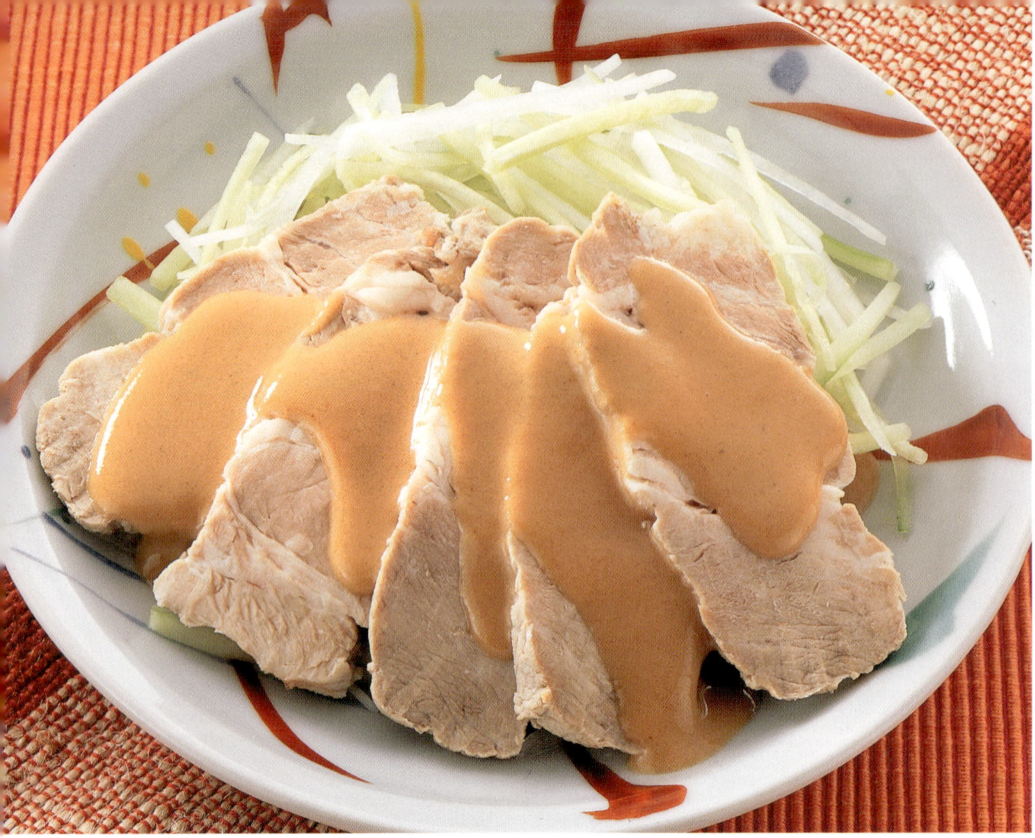

ゆで豚 1

大根ときゅうりを添え、ごまだれで

1600・1800kcalを選択する場合
180kcal　塩分1.0g　糖質4.6g

1200・1400kcalを選択する場合
130kcal　塩分1.0g　糖質4.0g

材料(1人分)

1600・1800kcalを選択する場合

- ★豚ももかたまり肉(赤身)………… 60g
- A
  - しょうが(薄切り)……………3枚
  - 長ねぎの青い部分…………$\frac{1}{4}$本
- 大根…………………………1㎝(30g)
- きゅうり……………………$\frac{1}{3}$本(30g)
- B
  - ★練り白ごま……………小さじ2
  - 酢……………………小さじ$\frac{1}{3}$
  - しょうゆ………………小さじ1
  - みりん…………………小さじ$\frac{1}{2}$
  - だし汁…………………小さじ1

★1200・1400kcalを選択する場合
豚ももかたまり肉(赤身)の使用量を50gに、練り白ごまを小さじ1にします。

作り方

1 深めの鍋に豚肉とAを入れ、肉がかぶるくらいの水を注ぎ入れて強火にかける。沸騰したら弱火にしてアクをとり、豚肉に竹串を刺して澄んだ汁が出るまで15分程度ゆでる。

2 **1**をゆで汁につけたまま冷まし、冷めたら取り出して2~3㎜厚さに切る。

3 Bを小さなボウルに入れてよくまぜ合わせ、ごまだれを作る。

4 大根ときゅうりは、せん切りにして、さっくりと合わせておく。

5 器に**4**をのせて**2**を盛り、**3**をかける。

アドバイス ゆで豚は少量では作りにくいもの。家族の分も含め、300gくらいのかたまり肉で作りたいところです。その場合のゆで時間は30分程度です。ゆでたあとは、ゆで汁につけたまま冷ますのがポイント。こうすると汁に流れ出たうまみが再び肉に戻ってぐっと味がよくなります。

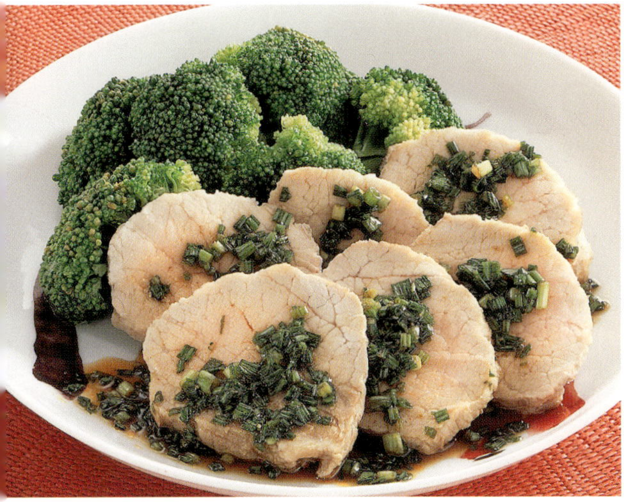

ゆで豚 3

ブロッコリーだけを添え、さんしょう黒酢だれで

材料（１人分）

1600・1800kcalを選択する場合

- ★豚ももかたまり肉（赤身）………… 80g
- A
  - ウーロン茶の茶葉…… 大さじ１
  - 日本酒………………… 大さじ１
  - 塩……………………… 小さじ$\frac{1}{5}$
- B
  - しょうゆ……………… 小さじ１
  - 黒酢…………………… 大さじ１
  - 粉ざんしょう……………… 少々
  - ラー油……………………… 少々
  - 万能ねぎ（みじん切り）‥ 大さじ１
- ブロッコリー……………………… 50g

1600・1800kcalを選択する場合
170kcal
塩分1.2g
糖質3.3g

1200・1400kcalを選択する場合
130kcal
塩分1.2g
糖質3.2g

★1200・1400kcalを選択する場合
豚ももかたまり肉（赤身）の使用量を50gにします。

作り方

豚肉は　深めの鍋にAとともに入れ、肉がかぶるくらいの水を注ぎ入れて強火にかける。沸騰したら弱火にしてアクをとり、20分程度ゆで、火を止めてそのまま鍋の中に冷めるまでおく。

野菜は　ブロッコリーは小房に切り分け、鍋に沸かした熱湯で強火でゆで、ざるに上げて水けをきっておく。

盛りつける　豚肉を鍋からとり出して３～５㎜厚さに切り、ブロッコリーとともに器に盛り合わせ、よくまぜ合わせたBのさんしょう黒酢だれを回しかける。

ゆで豚 2

もやしとにんじん、さやいんげんを添え、中華風だれで

材料（１人分）

1600・1800kcalを選択する場合

- ★豚ももかたまり肉（赤身）………… 70g
- にんにく……………………………… 少々
- A
  - しょうが（薄切り）…………… 1枚
  - にんにく……………………… 1片
  - 長ねぎの青い部分………… $\frac{1}{4}$本
- もやし………………………………30g
- にんじん …………………… 2㎝（20g）
- さやいんげん……………………… 3本
- B
  - しょうゆ ……………… 小さじ２
  - 砂糖…………………… 小さじ$\frac{2}{3}$
  - ★ごま油 ……………… 小さじ１
- 練りがらし…………………………… 少々

1600・1800kcalを選択する場合
180kcal
塩分1.9g
糖質6.2g

1200・1400kcalを選択する場合
130kcal
塩分1.9g
糖質6.2g

★1200・1400kcalを選択する場合
豚ももかたまり肉（赤身）の使用量を50gに、ごま油を小さじ$\frac{1}{2}$にします。

作り方

豚肉は　肉の表面に、にんにくの切り口をこすりつけて香りをつけ、これを深めの鍋にAとともに入れ、肉がかぶるくらいの水を注ぎ入れて強火にかける。沸騰したら弱火にしてアクをとり、20分程度ゆで、火を止めてそのまま鍋の中に冷めるまでおく。

野菜は　もやしはひげ根をつみとり、にんじんは細切りにし、さやいんげんは筋をとって、それぞれ鍋に沸かした熱湯でしんなりするまで強火でゆでる。さやいんげんは長さを２～３等分に切る。

盛りつける　豚肉を鍋からとり出して薄切りにし、野菜とともに器に盛り合わせ、よくまぜ合わせたBの中華風だれを回しかけて練りがらしを添える。

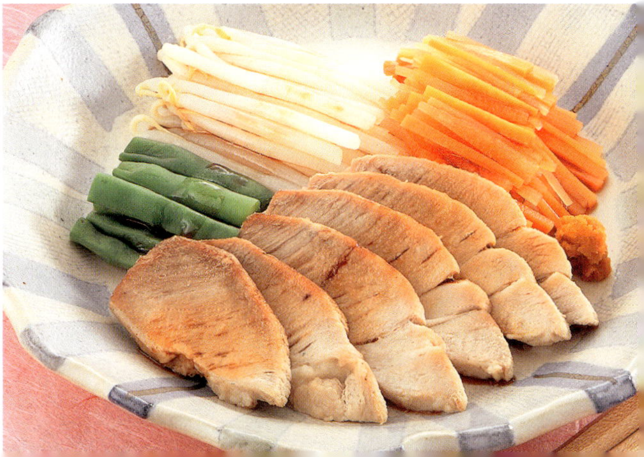

食物繊維が豊富な根菜がたっぷり

豚肉と根菜の煮物

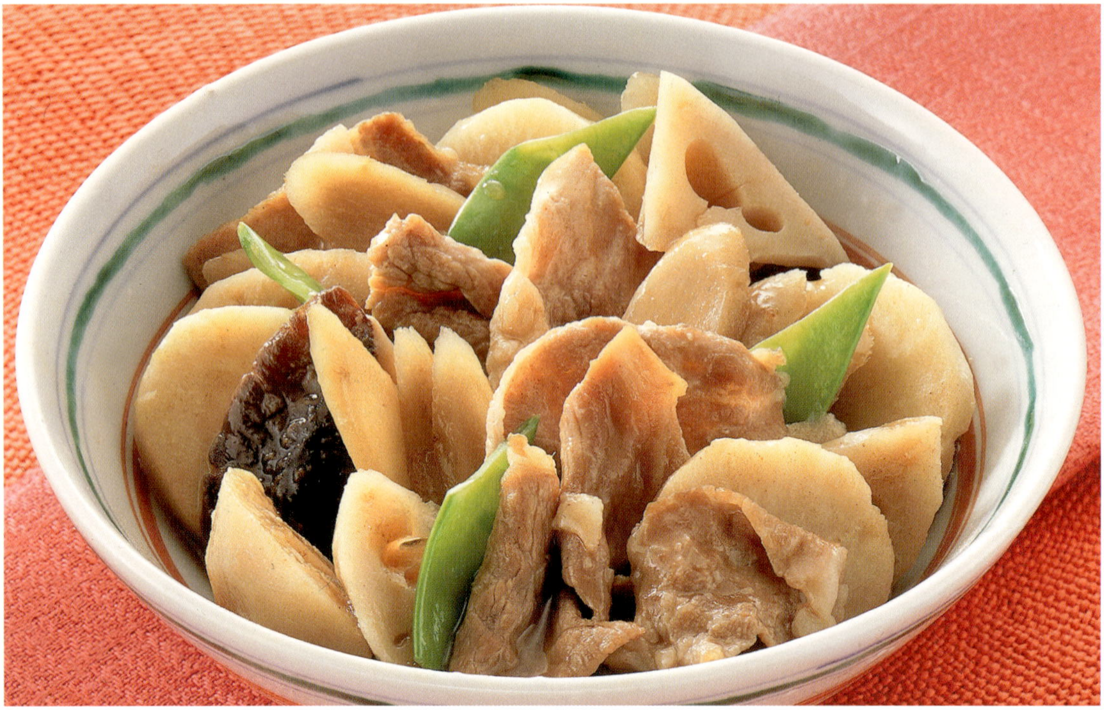

減

1600・1800kcalを選択する場合
250kcal　塩分2.2g　糖質24.2g

1200・1400kcalを選択する場合
190kcal　塩分2.2g　糖質18.9g

作り方

1　干ししいたけはもどし、軸を切り落として斜め半分に切る。絹さやは筋をとり、鍋に沸かした熱湯でさっと強火でゆで、斜め半分に切っておく。

2　れんこんは乱切りにする。

3　ごぼうは皮をこそげて流水で洗い流し、斜め薄切りにして、水に5分間つけてアクを抜く。里いもは5㎜厚さに切る。

4　豚肉は一口大に切る。

5　鍋にだし汁と**2**、**3**を入れて強火にかける。煮立ったら火を弱め、里いもがやわらかくなったところで、**1**のしいたけ、**4**、**A**を加えて煮汁がなくなるまで煮る。

6　**5**を器に盛り、**1**の絹さやを散らす。

材料（1人分）

1600・1800kcalを選択する場合

- ★豚もも薄切り肉（赤身）…………… 80g
- 干ししいたけ……………………… 1個
- れんこん…………………………… 40g
- ★ごぼう…………………… $\frac{1}{4}$本（40g）
- ★里いも…………………… 1個（60g）
- 絹さや……………………………… 2枚
- だし汁…………………………… 1カップ
- A
  - しょうゆ……………… 小さじ1
  - 日本酒………………… 小さじ1
  - 砂糖…………………… 小さじ1
  - みりん………………… 小さじ1
  - 塩……………………… 小さじ$\frac{1}{6}$

★1200・1400kcalを選択する場合

豚もも薄切り肉（赤身）の使用量を60gに、ごぼうを20gに、里いもを$\frac{1}{2}$個にします。

シンプルで飽きのこない鍋物

常夜鍋

作り方

1. ほうれんそうは鍋に沸かした熱湯で強火でかためにゆでて水にとり、水けをしぼって長さを3等分に切る。
2. 小さなボウルに**B**を合わせてポン酢しょうゆを作り、取り鉢に入れておく。
3. 大根おろしに一味とうがらしをまぜ合わせ、もみじおろしを作る。
4. 豚肉は長さを半分に切る。
5. 土鍋に**A**を入れて煮立て、**4**を1枚ずつ広げ入れて色が変わるまで火を通し、**1**も加えてさっと温める。
6. **2**のポン酢しょうゆに**3**を適量加えたものに、**5**をつけて食べる。

材料（1人分）

1600・1800kcalを選択する場合

	★豚ロース薄切り肉	60g
	ほうれんそう	$\frac{1}{3}$束（100g）
A	水	1カップ
A	日本酒	$\frac{1}{4}$カップ
A	塩	少々
B	薄口しょうゆ	大さじ$\frac{1}{2}$
B	酢	大さじ1
B	ゆずのしぼり汁	小さじ1
	大根おろし	大さじ1
	一味とうがらし	少々

★1200・1400kcalを選択する場合

豚ロース薄切り肉の使用量を50gにします。

アドバイス 豚ロース薄切り肉を豚もも薄切り肉にかえてもかまいません。その場合の使用量は、1600・1800kcalを選択する人は80g、1200・1400kcalを選択する人は70gになります。

参考メモ 鍋に残ったゆで汁は飲まないこととし、日本酒のエネルギーは計算に入れてありません。

1600・1800kcalを選択する場合

160kcal　塩分1.8g　糖質2.8g

1200・1400kcalを選択する場合

140kcal　塩分1.8g　糖質2.8g

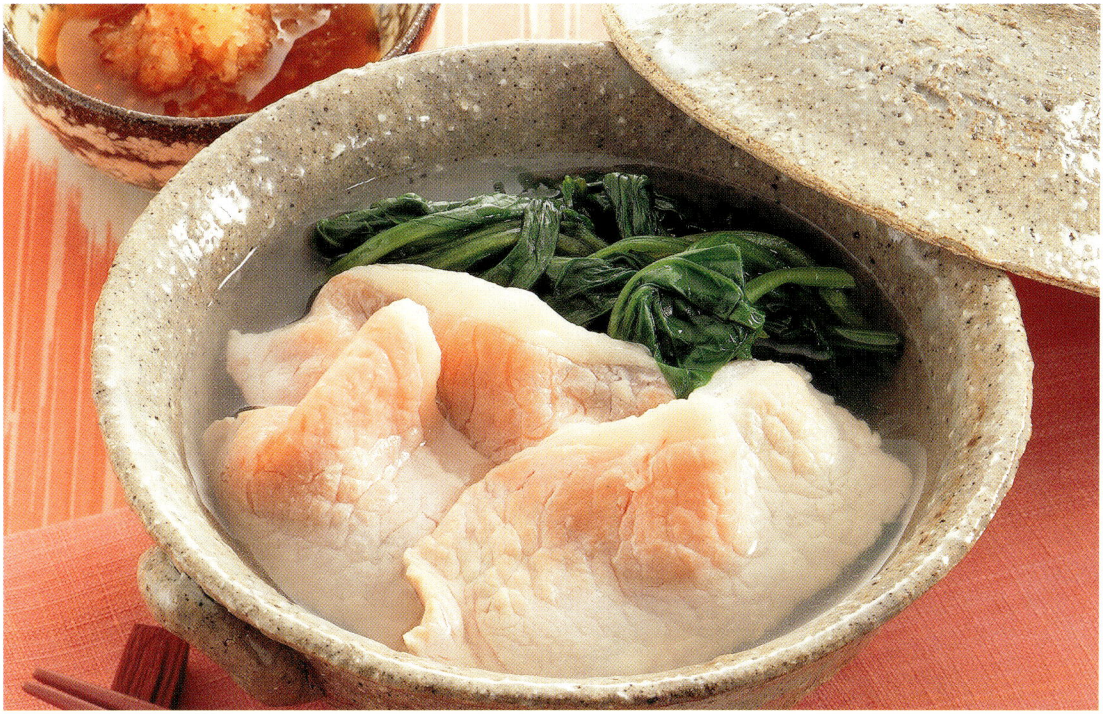

鶏肉の照り焼き 1

ほうれんそうとしめじをつけ合わせて、甘辛だれで

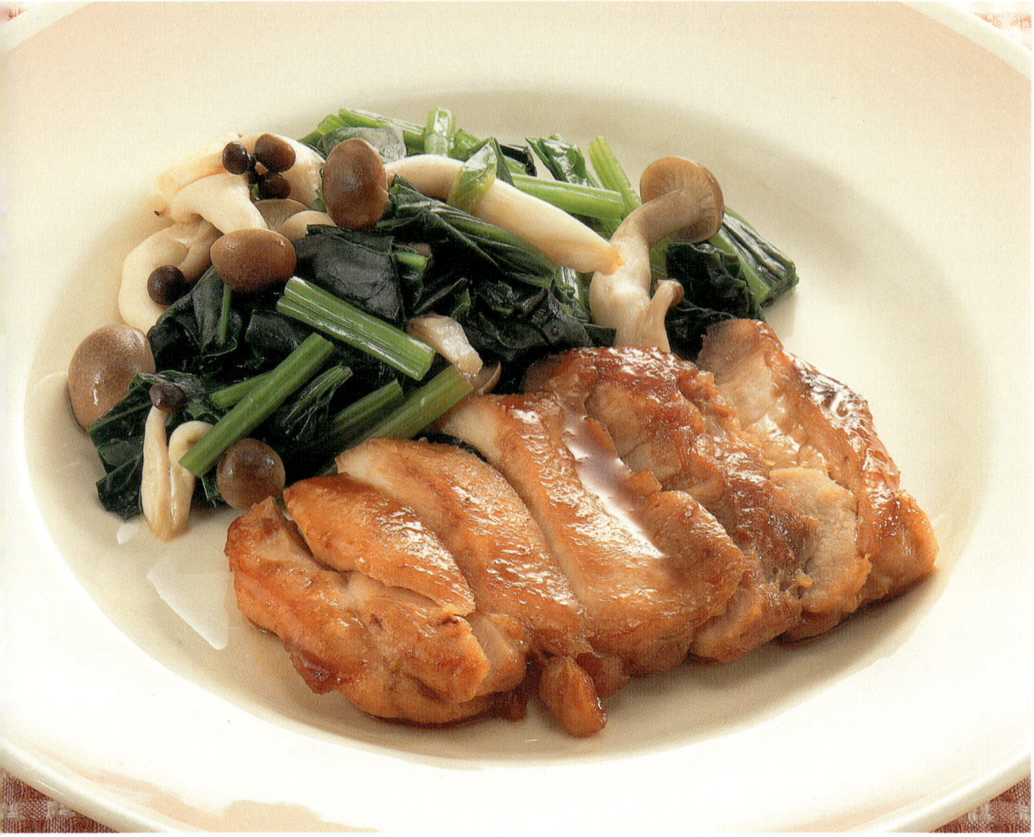

1600・1800kcalを選択する場合
170kcal 塩分1.8g 糖質5.5g

1200・1400kcalを選択する場合
140kcal 塩分1.7g 糖質5.5g

材料（1人分）

1600・1800kcalを選択する場合

- ★鶏もも肉（皮なし）…… 80g
- ほうれんそう…… 1株（30g）
- しめじ…… $\frac{1}{4}$パック（25g）
- A しょうゆ…… 大さじ$\frac{1}{2}$
- A みりん…… 大さじ$\frac{1}{2}$
- B しょうゆ…… 小さじ$\frac{1}{3}$
- B だし汁…… 小さじ1
- 植物油…… 小さじ1

★1200・1400kcalを選択する場合
鶏もも肉（皮なし）の使用量を50gにします。

作り方

1 つけ合わせを準備する。ほうれんそうは鍋に沸かした熱湯でしんなりするまで強火でゆでて水にとり、水けをしぼって5㎝長さに切る。しめじは根元を切り落として小分けにし、ほうれんそうと同様にゆでて水けをきり、ほうれんそうと合わせてBであえる。

2 フライパンに植物油を入れて中火で熱し、鶏肉をかたまりのまま入れて焼く。焼き色がついたら裏返して同様に焼き、両面に焼き色がついたら弱火にしてふたをし、3～4分蒸し焼きにして、肉の中心まで火を通す。

3 **2**にAを加え、全体にからめて火を止める。

4 **3**を食べやすい大きさに切って皿に盛り、**1**をつけ合わせる。

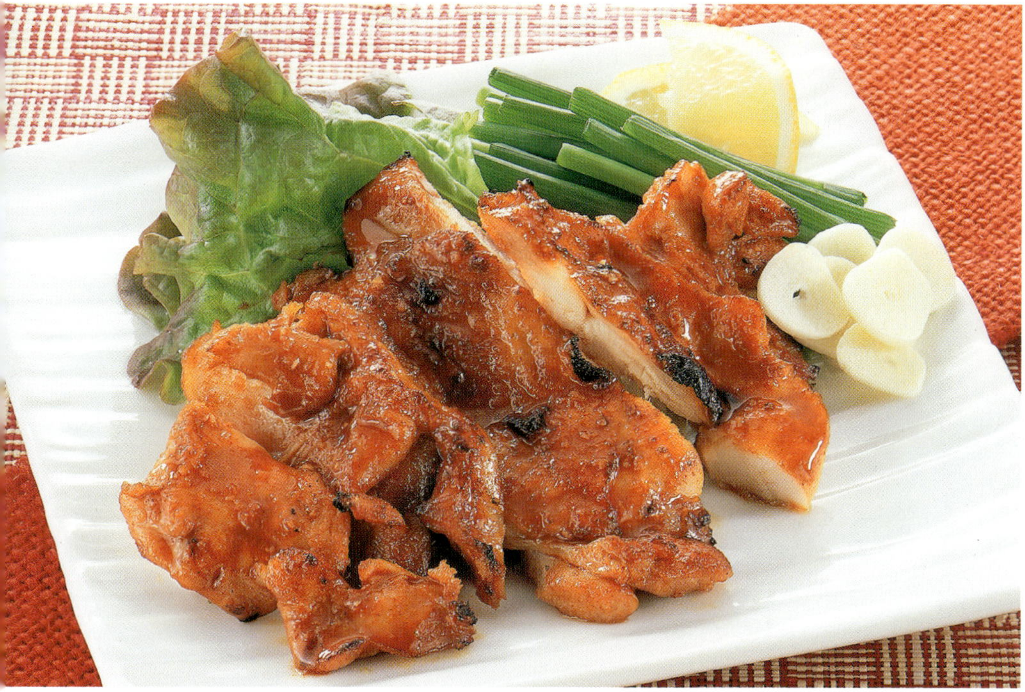

鶏肉の照り焼き 2

万能ねぎとサニーレタス、にんにくのスライスを
はさんで食べる韓国風

野菜追加

1600・1800kcalを選択する場合	1200・1400kcalを選択する場合
190kcal　塩分1.1g　糖質4.3g	130kcal　塩分1.1g　糖質4.3g

作り方

鶏肉は　身の厚い部分の中央に、厚みの半分まで包丁を入れる。次に、包丁をねかせて左右ともに外側に向かって切り込みを入れ、身の厚みが均一になるように切り開く（これを観音開きという）。これをバットなどに入れ、よくまぜ合わせたAをからめて、そのまま20分ほどおく。

野菜は　万能ねぎは5㎝長さに切り、にんにくは薄切りにする。サニーレタスは手で食べやすい大きさにちぎっておく。

焼く　よく熱した焼き網に鶏肉をのせて両面とも焼き色がつくまで焼き、食べやすい大きさに切って皿に盛る。

仕上げ　野菜を添え、レモンは半分に切ってあしらう。鶏肉の切り込みに野菜をはさみ、レモンをしぼりかけて食べる。

材料（1人分）

1600・1800kcalを選択する場合

- ★鶏もも肉（皮つき）……………………80g
- 万能ねぎ……………………………1本
- にんにく…………………………… $\frac{1}{2}$ 片
- サニーレタス………………1枚（20g）
- レモン（くし形切り）…………… 1切れ
- A
  - しょうゆ………………小さじ1
  - 日本酒…………………小さじ1
  - 砂糖…………………… 小さじ $\frac{1}{3}$
  - おろしにんにく……… 小さじ $\frac{1}{3}$
  - 粉とうがらし………… 小さじ $\frac{1}{3}$

★1200・1400kcalを選択する場合
鶏もも肉（皮つき）の使用量を50gにします。

アドバイス　鶏もも肉（皮なし）を使う場合、1600・1800kcalを選択する人は130g、1200・1400kcalを選択する人は80gを使用できます。

梅干しの酸味がさわやかな味わい

ささ身の梅しそ巻き

作り方

1 梅干しは種をとり、果肉を包丁の背でこまかくたたいてペースト状にしておく。

2 大根はすりおろす。

3 鶏ささ身は切り目を浅く入れて白い筋を包丁でとり除く。1本の長さを2等分にしてから縦に切り目を入れ、塩とこしょうを振る。

4 **3**の切り目に**1**の梅肉をはさみ、それに青じそを1枚ずつ巻きつけて、小麦粉を薄くまぶしつける。

5 フライパンに植物油を入れて強火で熱し、**4**を巻き終わりを下にして入れ、両面に焼き色がつくまで中火で焼く。

6 **5**を器に盛り、水けを軽くしぼった**2**をのせてしょうゆをかける。

材料(1人分)

1600・1800kcalを選択する場合

★鶏ささ身	2本(80g)
梅干し	約$\frac{1}{2}$個(6g)
青じそ	4枚
大根	2.5㎝(80g)
しょうゆ	小さじ$\frac{1}{3}$
塩、こしょう	各少々
小麦粉	小さじ$\frac{1}{3}$
★植物油	大さじ$\frac{1}{2}$

★1200・1400kcalを選択する場合

鶏ささ身の使用量を1$\frac{1}{2}$本(60g)に、植物油を小さじ1にします。

ここに注目 鶏ささ身は、牛や豚のヒレに相当する部分で、脂肪をほとんど含まないおすすめの部位です。低エネルギーなので、量を多く使えます。

1600・1800kcalを選択する場合
170kcal 塩分2.0g 糖質3.7g

1200・1400kcalを選択する場合
120kcal 塩分2.0g 糖質3.7g

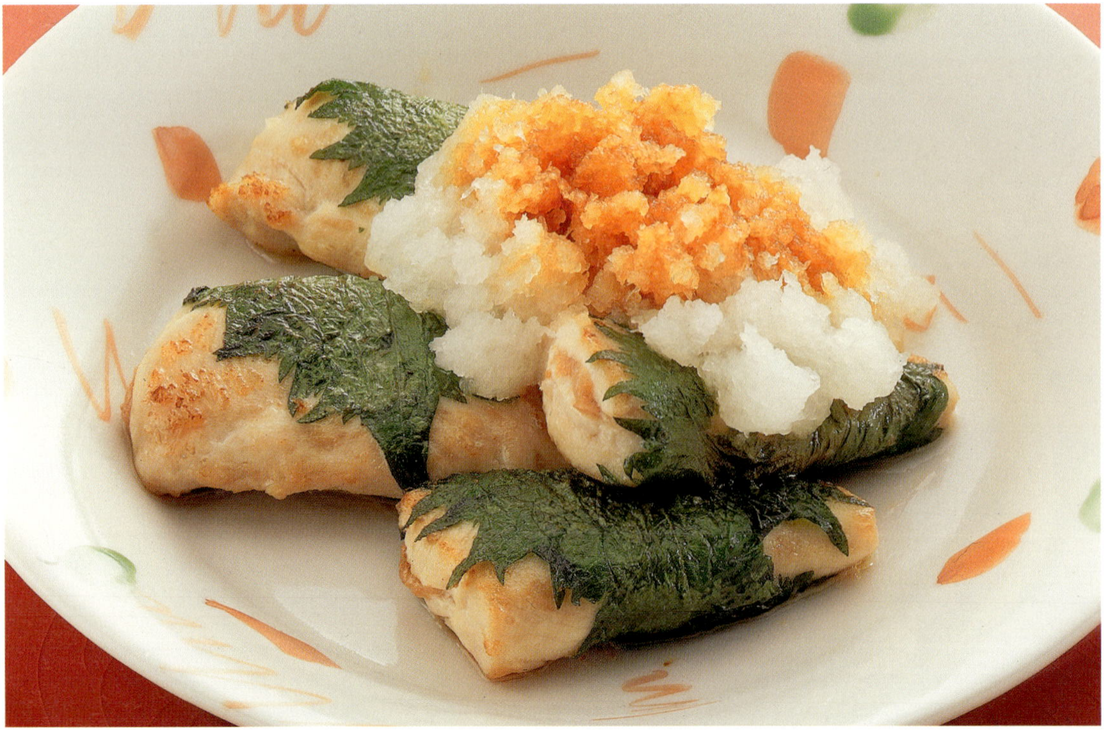

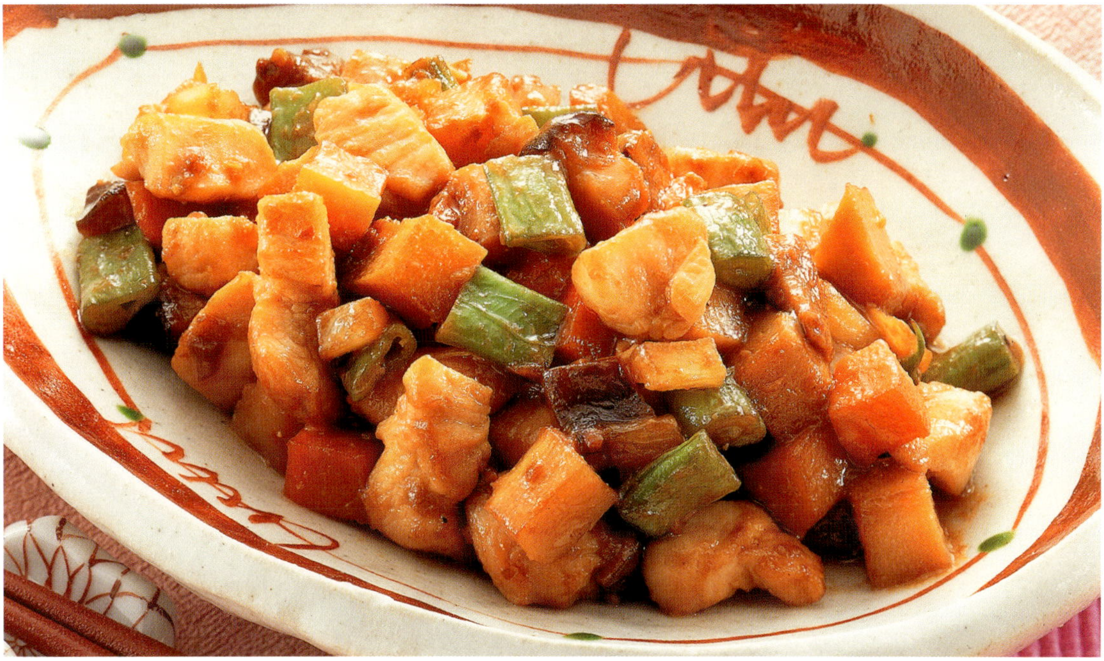

材料の大きさをそろえて短時間で火を通すのがコツ

鶏肉の五目みそ炒め

1600・1800kcalを選択する場合
170kcal　塩分2.0g　糖質7.7g

1200・1400kcalを選択する場合
130kcal　塩分2.0g　糖質7.7g

作り方

1. 鶏肉は1㎝角に切ってボウルに入れ、Aをもみ込んで下味をつけておく。
2. たけのこ、にんじん、セロリ、生しいたけは1㎝角に切り、さやいんげんは筋をとって1㎝幅に切る。にんじんとさやいんげんは鍋に沸かした熱湯で強火でさっとゆでておく。
3. Bをボウルに入れ、よくまぜ合わせておく。
4. フライパンに植物油を入れて強火で熱し、1を炒める。肉の色が変わったらたけのこ、にんじん、さやいんげん、セロリ、しいたけの順に加えて手早く炒め合わせる。
5. 4に3を回し入れて大きくかきまぜ、全体に味をからめて火を止める。

材料（1人分）

1600・1800kcalを選択する場合

	★鶏胸肉（皮つき）	40g
	ゆでたけのこ	20g
	にんじん	2㎝（20g）
	セロリ	$\frac{1}{4}$本（20g）
	生しいたけ	1個
	さやいんげん	2本
A	しょうが汁	小さじ1
A	塩	少々
B	赤みそ	大さじ$\frac{1}{2}$
B	日本酒	小さじ1
B	しょうゆ	小さじ$\frac{1}{3}$
B	砂糖	小さじ1
B	だし汁	大さじ1
	★植物油	小さじ1

★1200・1400kcalを選択する場合
鶏胸肉（皮つき）の使用量を30gに、植物油を小さじ$\frac{1}{2}$にします。

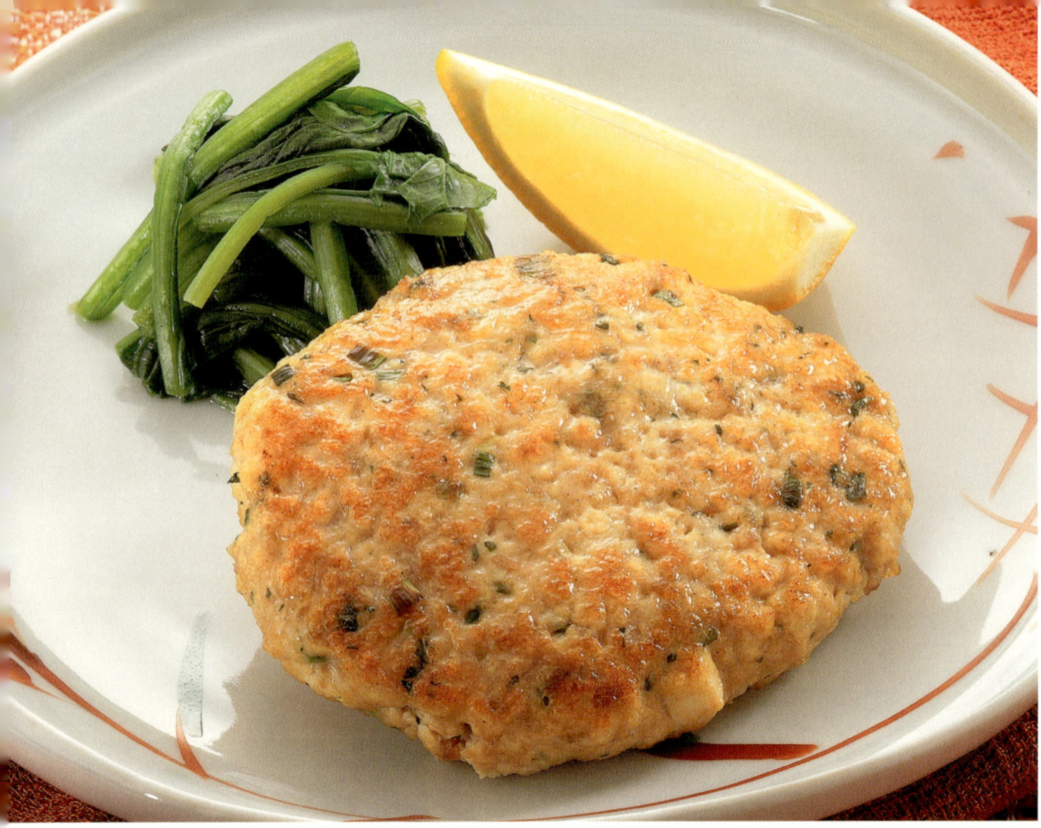

和風ハンバーグ 1

鶏ひき肉に木綿豆腐、万能ねぎ、青じそを加え、下味をつけて焼く

1600・1800kcalを選択する場合	1200・1400kcalを選択する場合
170kcal 塩分1.3g 糖質4.7g	130kcal 塩分1.3g 糖質4.3g

材料（1人分）

1600・1800kcalを選択する場合

- 鶏ひき肉……40g
- ★木綿豆腐……$\frac{1}{5}$丁(60g)
- 万能ねぎ……1本
- 青じそ……1枚
- ほうれんそう……1株(30g)
- しょうゆ……小さじ$\frac{1}{3}$
- レモン(くし形切り)……1切れ
- A
  - しょうゆ……小さじ$\frac{1}{2}$
  - 日本酒……小さじ1
  - しょうが汁……小さじ$\frac{1}{2}$
  - かたくり粉……小さじ1
  - 塩、こしょう……各少々
- ★植物油……小さじ1

★1200・1400kcalを選択する場合
木綿豆腐の使用量を30gに、植物油を小さじ$\frac{1}{2}$にします。

作り方

1 つけ合わせのほうれんそうは、鍋に沸かした熱湯でしんなりするまで強火でゆでて冷水にとり、水けをしぼってざく切りにし、しょうゆであえておく。

2 木綿豆腐はキッチンペーパーにくるんで耐熱皿にのせ、電子レンジで1分ほど加熱して水分を抜き、冷ます。

3 万能ねぎは小口切りにし、青じそはみじん切りにする。

4 鶏ひき肉をボウルに入れ、**2**と**3**、Aを加えて、粘りが出るまで手でよく練りまぜ、だ円形にまとめる。

5 フライパンに植物油を入れて熱し、**4**を強火で両面に焼き色がつくまで焼く。さらに、ふたをして弱火で4~5分蒸し焼きにし、中までよく火を通す。

6 **5**を器に盛り、**1**とレモンをつけ合わせる。

和風ハンバーグ③

鶏ひき肉に木綿豆腐、万能ねぎ、青じそを加え、あんをかける

材料（1人分）

1600・1800kcalを選択する場合

1600・1800kcalを選択する場合	1200・1400kcalを選択する場合
190kcal	130kcal
塩分1.4g	塩分1.4g
糖質7.0g	糖質6.6g

- ★鶏ひき肉……40g
- ★木綿豆腐……$\frac{1}{5}$丁(60g)
- 万能ねぎ……1本
- 青じそ……1枚
- 貝割れ菜……$\frac{1}{8}$パック(10g)
- レモン(くし形切り)……1切れ
- A
  - 日本酒……小さじ1
  - しょうが汁……小さじ$\frac{1}{2}$
  - かたくり粉……小さじ1
  - 塩、こしょう……各少々
- B
  - しょうゆ……小さじ1
  - みりん……小さじ$\frac{1}{2}$
  - 日本酒……小さじ$\frac{1}{2}$
  - だし汁……大さじ1
- C
  - かたくり粉……小さじ$\frac{1}{4}$
  - 水……小さじ1
- ★植物油……小さじ1

★1200・1400kcalを選択する場合
鶏ひき肉の使用量を30gに、木綿豆腐を30gに、植物油を小さじ$\frac{1}{2}$にします。

作り方

豆腐は　キッチンペーパーにくるんで耐熱皿にのせ、電子レンジで1分ほど加熱して水分を抜き、冷ます。

野菜は　万能ねぎは小口切りにし、青じそはみじん切りにする。貝割れ菜は根元を切り落とし、長さを半分に切る。

ハンバーグ生地を作る　鶏ひき肉をボウルに入れ、豆腐と万能ねぎ、青じそ、Aを加えて粘りが出るまで手でよく練りまぜ、だ円形にまとめる。

焼く　右ページの作り方5と同様に焼く。

盛りつける　小鍋にBを入れて煮立て、まぜ合わせたCを回し入れてとろみをつけ、火を止める。これを器に盛ったハンバーグにかけ、貝割れ菜とレモンをつけ合わせる。

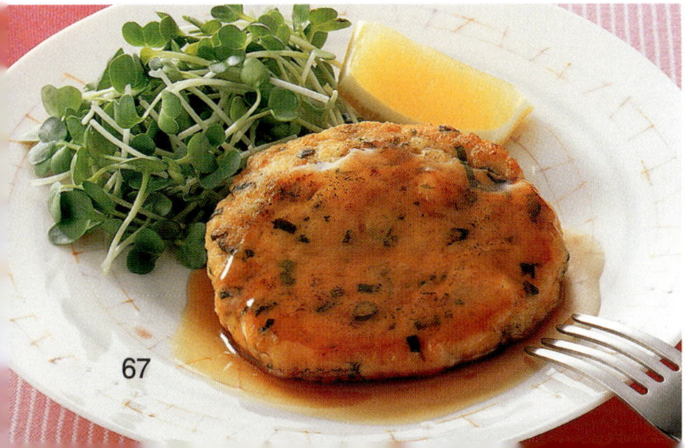

和風ハンバーグ②

鶏ひき肉に木綿豆腐、玉ねぎを加え、甘辛だれをからめる

材料（1人分）

1600・1800kcalを選択する場合

1600・1800kcalを選択する場合	1200・1400kcalを選択する場合
190kcal	140kcal
塩分1.3g	塩分1.3g
糖質7.9g	糖質7.5g

- ★鶏ひき肉……40g
- ★木綿豆腐……$\frac{1}{6}$丁(50g)
- 玉ねぎ……20g
- レタス……1枚(30g)
- ミニトマト……1個
- A
  - パン粉……小さじ2
  - とき卵……$\frac{1}{5}$個分
  - 塩、こしょう……各少々
- B
  - しょうゆ……小さじ1
  - みりん……小さじ1
- ★植物油……小さじ1

★1200・1400kcalを選択する場合
鶏ひき肉の使用量を30gに、木綿豆腐を20gに、植物油を小さじ$\frac{1}{2}$にします。

作り方

豆腐は　キッチンペーパーにくるんで耐熱皿にのせ、電子レンジで1分ほど加熱して水分を抜き、冷ます。

野菜は　玉ねぎはみじん切りにして耐熱皿にのせ、ラップをかけて電子レンジで30秒加熱し、冷まして水けをしぼる。レタスはせん切りにし、ミニトマトは半分に切る。

ハンバーグ生地を作る　鶏ひき肉をボウルに入れ、豆腐と玉ねぎ、Aも加えて粘りが出るまで手でよく練りまぜ、だ円形にまとめる。

焼く　右ページの作り方5と同様に焼き、まぜ合わせたBを加えて全体にからめ、火を止める。

盛りつける　ハンバーグを器に盛り、レタスとミニトマトをつけ合わせる。

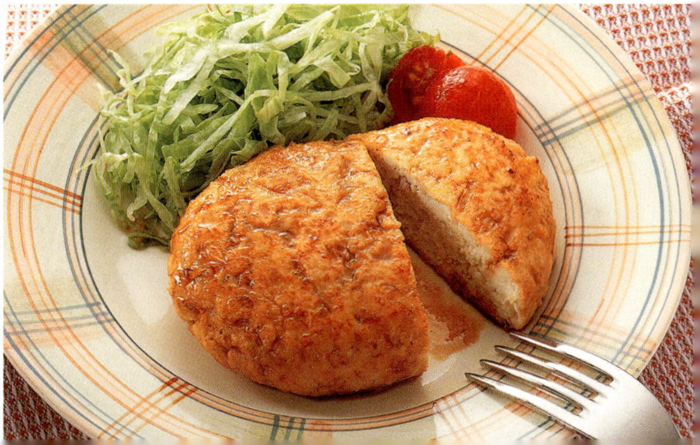

鶏肉をヨーグルトだれにつけ込んで焼く

簡単タンドリーチキン

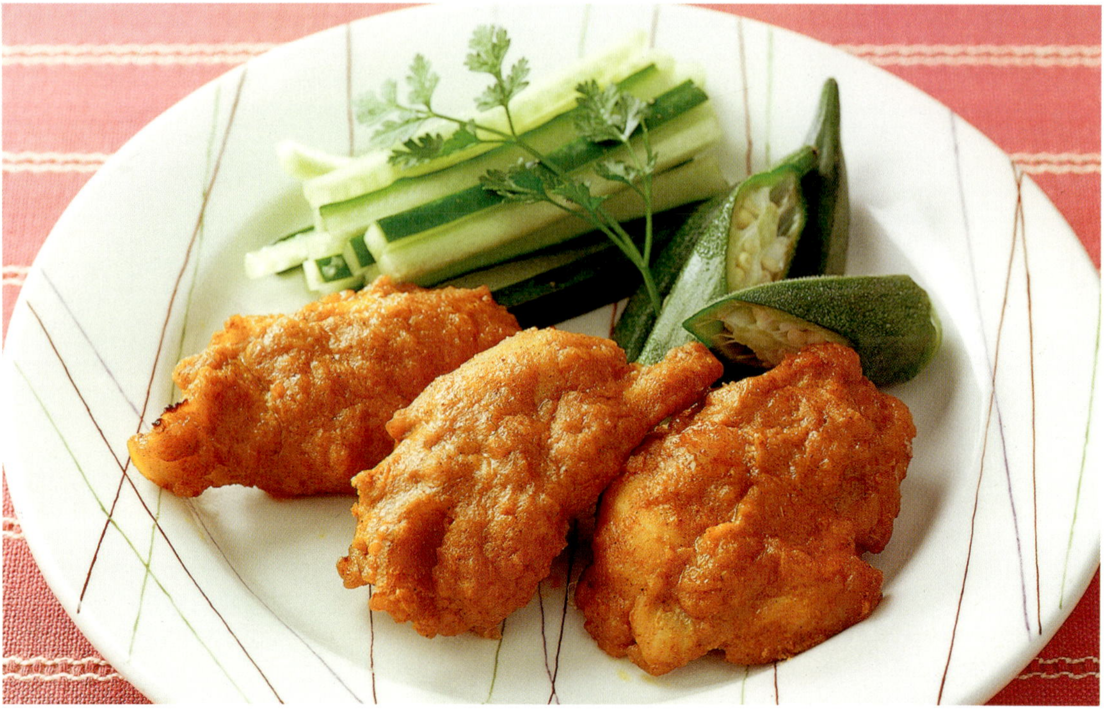

1600・1800kcalを選択する場合	1200・1400kcalを選択する場合
170kcal 塩分1.0g 糖質11.3g	130kcal 塩分1.0g 糖質11.3g

作り方

1 鶏肉は一口大のそぎ切りにする。

2 ボウルにAを合わせてよくまぜ、ここに**1**を入れて20分ほどつけ込む。

3 オクラはヘタを切り落とし、鍋に沸かした熱湯でややしんなりするまで強火でゆで、斜め半分に切る。きゅうりは5～6㎜角×5～6㎝長さの棒状に切る。

4 オーブンを180度に熱し、**2**をたれをつけたまま10分ほど焼く。

5 **4**を皿に盛り、**3**をつけ合わせ、あればセルフィーユ(ハーブの一種)少々を添える。

アドバイス 1600・1800kcalを選択する人が皮なしの鶏もも肉を使う場合は、80gになります。

材料(1人分)

1600・1800kcalを選択する場合

★鶏もも肉(皮つき)…………………50g
オクラ……………………………2本
きゅうり…………………$\frac{1}{3}$本(30g)

A
- プレーンヨーグルト….大さじ2
- カレー粉…………………小さじ1
- 玉ねぎのすりおろし….大さじ1
- おろしにんにく………小さじ$\frac{1}{2}$
- パプリカ(香辛料)……小さじ$\frac{1}{3}$
- カルダモンパウダー(香辛料)……………………………少々
- はちみつ…………………小さじ1
- 塩、こしょう……………各少々

★1200・1400kcalを選択する場合
鶏もも肉(皮なし)を50g使用します。

下味をつけて油でカラリと揚げる　鶏肉のから揚げ

作り方

1. 鶏肉は一口大に切ってボウルに入れ、よくまぜ合わせたAを手でもみ込んで10分ほどおく。
2. レタスは食べやすい大きさにちぎる。貝割れ菜は根元を切り落とし、長さを3等分くらいに切る。
3. **1**に小麦粉をまんべんなくまぶし、余分な粉は軽くはたき落とす。
4. 揚げ油を170度に熱して**3**を入れ、ときどき菜箸で鶏肉を返しながら、こんがりときつね色になるまで揚げる。
5. **4**の油をきって皿に盛り、**2**をつけ合わせてレモンを添える。

材料（1人分）

1600・1800kcalを選択する場合

★鶏もも肉（皮なし）	80g
レタス	1枚（30g）
貝割れ菜	適量
レモン（くし形切り）	1切れ
A しょうゆ	大さじ$\frac{1}{2}$
A 日本酒	大さじ$\frac{1}{2}$
A しょうが汁	少々
A おろしにんにく	少々
小麦粉	約小さじ2
揚げ油	適量

★1200・1400kcalを選択する場合
鶏もも肉（皮なし）の使用量を60gにします。

1600・1800kcalを選択する場合
180kcal　塩分1.5g　糖質7.4g

1200・1400kcalを選択する場合
140kcal　塩分1.4g　糖質6.2g

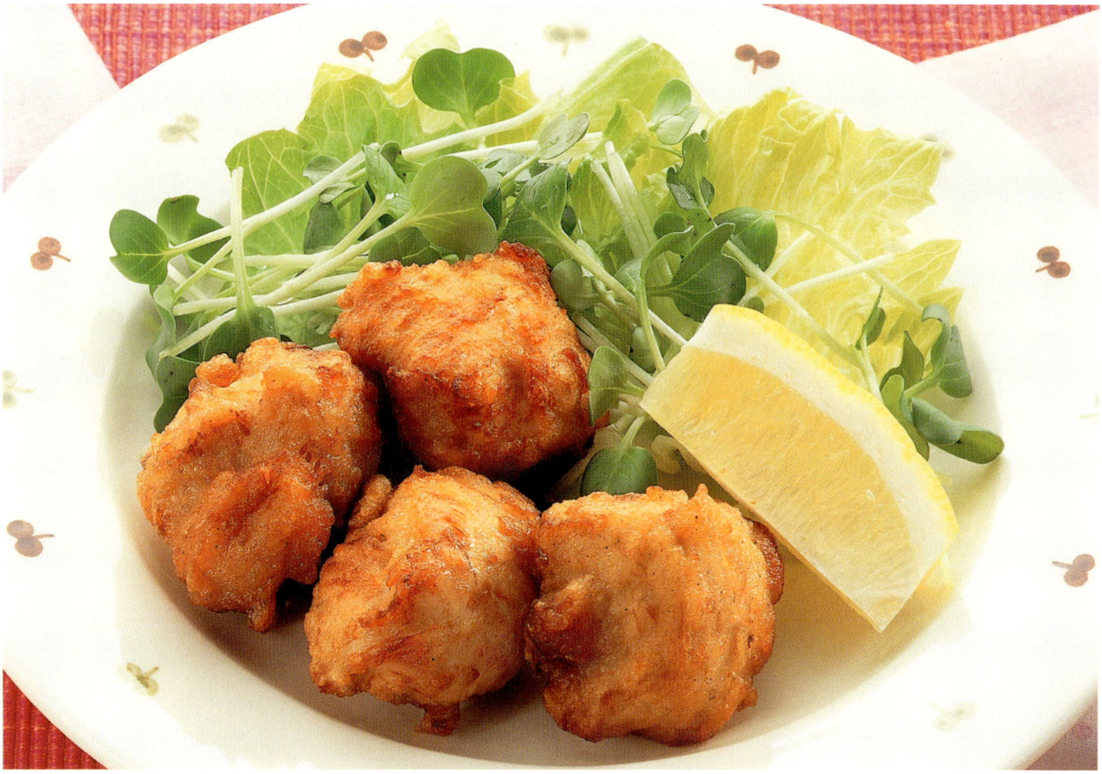

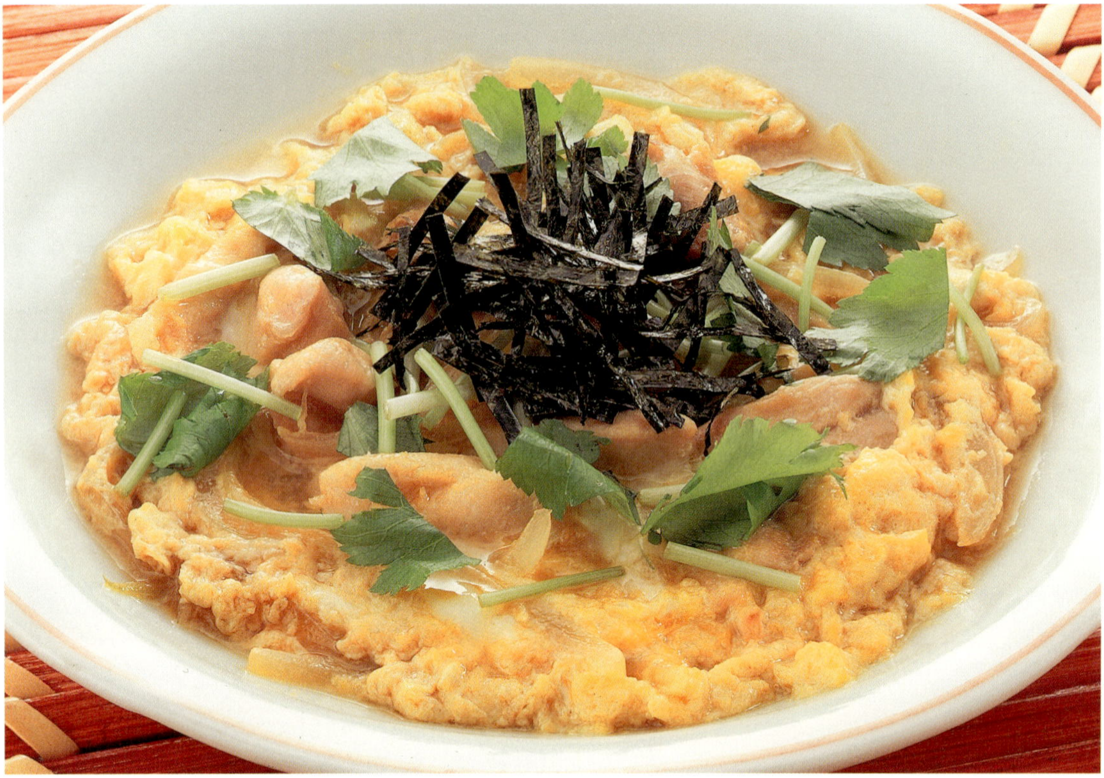

1600・1800kcalを選択する場合
170kcal 塩分1.6g 糖質6.4g

1200・1400kcalを選択する場合
140kcal 塩分1.6g 糖質6.4g

とき卵でふんわりととじた

親子煮

作り方

1 玉ねぎは薄切りにする。
2 三つ葉は2～3㎝長さに切る。
3 鶏肉は一口大に切る。
4 卵は小さなボウルに入れ、ときほぐしておく。
5 浅い鍋またはフライパンにAを入れて強火で煮立て、**1**と**3**を加えて煮る。
6 **5**の肉に火が通ったら、**4**を全体に回し入れて具をとじ、半熟状になったら火を止める。
7 **6**を器に盛り、**2**を散らして刻みのりをのせる。

材料（1人分）

1600・1800kcalを選択する場合

★鶏もも肉（皮なし）…………………… 40g
卵（Mサイズ）……………… 1個（50g）
玉ねぎ……………………… $\frac{1}{6}$個（30g）
三つ葉…………………………… 1本
刻みのり………………………… 少々
A
だし汁………………… $\frac{1}{2}$カップ
しょうゆ……………小さじ1$\frac{1}{2}$
砂糖…………………… 小さじ$\frac{1}{2}$
みりん………………… 小さじ$\frac{1}{2}$

★1200・1400kcalを選択する場合
鶏もも肉（皮なし）の使用量を20gにします。

アドバイス 好みで、しめじやえのきだけなどのきのこ類を加えて作ってもよいでしょう。

参考メモ この料理は、ご飯の上にのせて親子丼としても楽しめます。

肉と野菜の相乗効果でうまみがさらに深まる　いり鶏

作り方

1 干ししいたけはもどして4つに切る。にんじん、ごぼう、れんこん、たけのこは大きさをそろえた乱切りにし、ごぼうは水に、れんこんは酢水(分量外)に5分ほどつける。

2 鶏肉は一口大に切る。

3 板こんにゃくは熱湯で1分ほど下ゆでし、手で一口大にちぎる。

4 鍋に植物油を入れて熱し、**1**と**2**、**3**を強火で炒め合わせる。肉の色が変わったらだし汁を加えて3～4分強火で煮、砂糖を加えて2～3分、さらにしょうゆとみりんを加えて、やや火を弱めて汁けがなくなるまでいりつけながら煮る。

5 器に**4**を盛り、筋をとってさっとゆでた絹さやをあしらう。

材料(1人分)

1600・1800kcalを選択する場合

★鶏もも肉(皮つき)	40g
干ししいたけ	1個
にんじん	2㎝(20g)
ごぼう	$\frac{1}{8}$本(20g)
れんこん	20g
ゆでたけのこ	20g
絹さや	3枚
板こんにゃく	30g
だし汁	$\frac{1}{2}$カップ
砂糖	小さじ$\frac{1}{2}$
しょうゆ	大さじ$\frac{1}{2}$
みりん	大さじ$\frac{1}{2}$
植物油	小さじ$\frac{1}{2}$

★1200・1400kcalを選択する場合
鶏もも肉(皮なし)を30g使用します。

アドバイス 1600・1800kcalを選択する人が皮なしの鶏もも肉を使う場合は、60gになります。

1600・1800kcalを選択する場合
180kcal　塩分1.4g　糖質14.2g

1200・1400kcalを選択する場合
140kcal　塩分1.4g　糖質14.2g

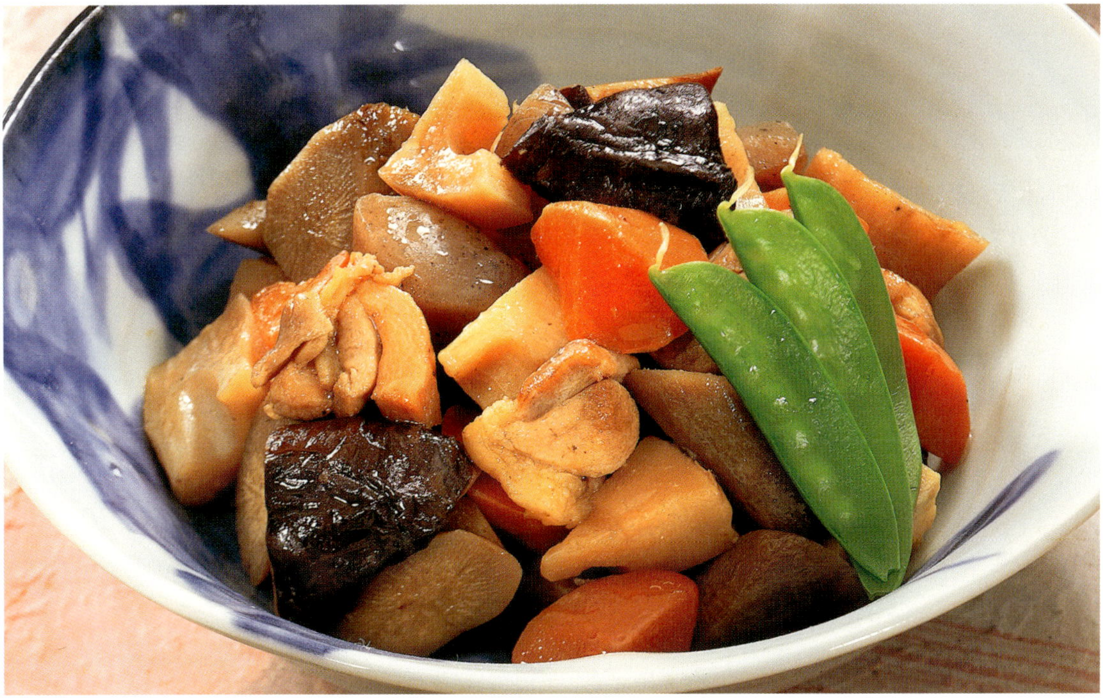

鶏肉を使った人気定番メニュー

鶏肉の治部煮

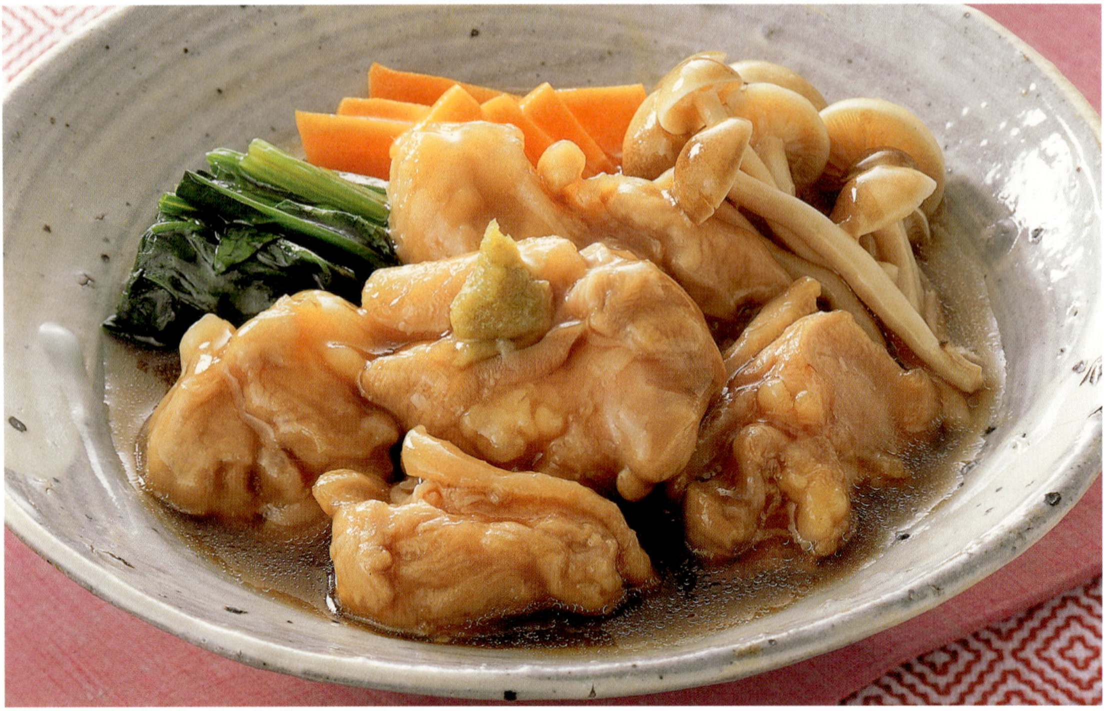

1600・1800kcalを選択する場合
190kcal　塩分1.6g　糖質12.3g

1200・1400kcalを選択する場合
130kcal　塩分1.6g　糖質12.3g

作り方

1　にんじんは短冊切りにして鍋に沸かした熱湯でやわらかくなるまで中火でゆで、ほうれんそうもさっと強火でゆでて水にとり、水けをしぼって3㎝長さに切る。しめじも根元を切り落として小分けにし、鍋に沸かした熱湯でさっと強火でゆでておく。

2　鶏肉は一口大のそぎ切りにし、軽くかたくり粉をまぶす。

3　鍋にAを入れて強火で煮立て、**2**を入れて煮る。肉に火が通ったら、にんじんとしめじを加えて一煮立ちさせ、火を止める。

4　器に**3**とほうれんそうを盛り合わせる。**3**の煮汁をはって、練りわさびを添える。

材料（1人分）

1600・1800kcalを選択する場合

★鶏もも肉(皮つき)……………… 60g
しめじ……………… $\frac{1}{4}$パック(25g)
にんじん……………… 2㎝(20g)
ほうれんそう……………… $\frac{1}{3}$株(10g)
かたくり粉……………… 大さじ$\frac{1}{2}$
A
- だし汁……………… $\frac{1}{3}$カップ
- しょうゆ……………… 小さじ$1\frac{1}{2}$
- 日本酒……………… 小さじ1
- みりん……………… 小さじ2

練りわさび……………… 少々

★1200・1400kcalを選択する場合
鶏もも肉(皮なし)を50g使用します。

アドバイス　1600・1800kcalを選択する人が皮なしの鶏もも肉を使う場合は、100gになります。

ご飯にもパンにも合う、和洋兼用のおかず

鶏肉のトマト煮

作り方

1. 玉ねぎはくし形に切り、にんじんは乱切りにする。カリフラワーとブロッコリーは小房に切り分ける。
2. 鍋に沸かした熱湯で、にんじん、カリフラワーとブロッコリーを強火で１～２分ゆで、ざるに上げて水けをきっておく。
3. 鶏肉は一口大に切る。
4. 鍋に植物油を入れて強火で熱し、**3**を炒める。肉の色が変わったら、玉ねぎと**2**のにんじんを加えて全体に油が回るまで炒め合わせる。
5. **4**にＡを加えて野菜がやわらかくなるまで中火で煮て、にんじん以外の**2**とＢを加えて一煮する。塩とこしょうで味つけし、火を止める。

材料（１人分）

1600・1800kcalを選択する場合

- ★鶏もも肉（皮つき）……………… 50g
- 玉ねぎ……………………… $\frac{1}{4}$個（45g）
- にんじん ………………… 2㎝（20g）
- カリフラワー……………………… 30g
- ブロッコリー……………………… 20g
- Ａ
  - 水 ………………………… $\frac{2}{3}$カップ
  - コンソメスープの素（顆粒）……………………… 小さじ$\frac{1}{3}$
- Ｂ
  - トマトピューレ………大さじ１
  - 白ワイン………………小さじ１
- 塩、こしょう ………………… 各少々
- 植物油………………………小さじ１

★1200・1400kcalを選択する場合
鶏もも肉（皮なし）を40g使用します。

アドバイス
1600･1800kcalを選択する人が皮なしの鶏もも肉を使う場合は、80gになります。

1600・1800kcalを選択する場合	1200・1400kcalを選択する場合
190kcal　塩分1.0g　糖質7.5g	140kcal　塩分1.0g　糖質7.5g

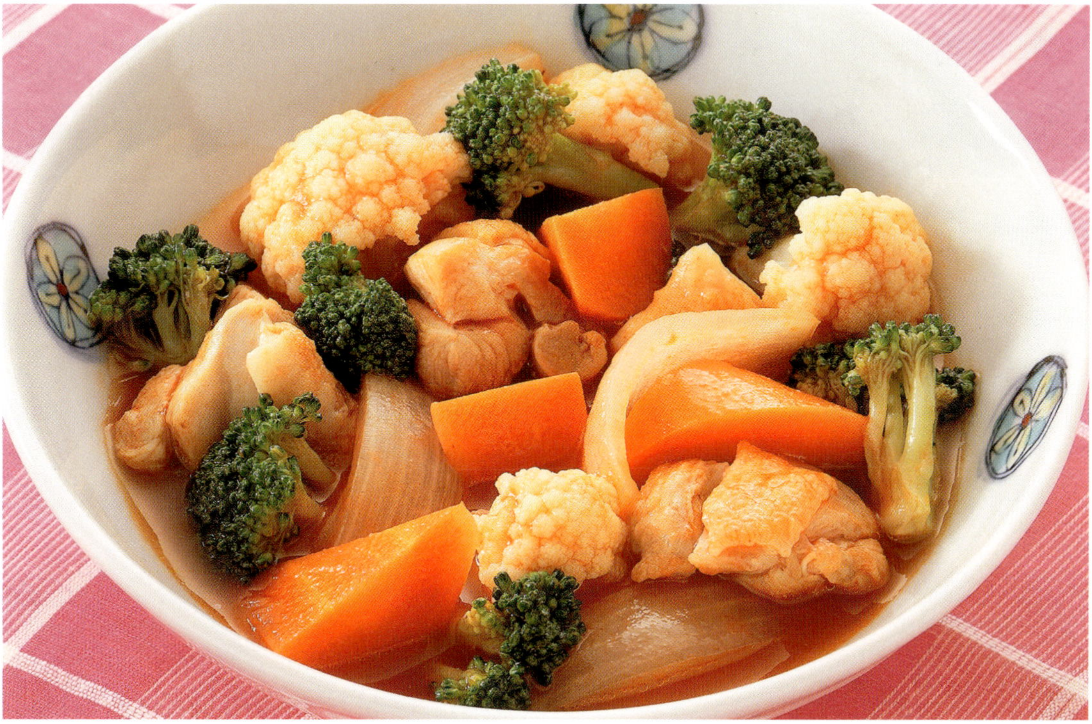

蒸し鶏 1

本格的なごまだれをかけて中華料理の定番、棒棒鶏《バンバンジー》に

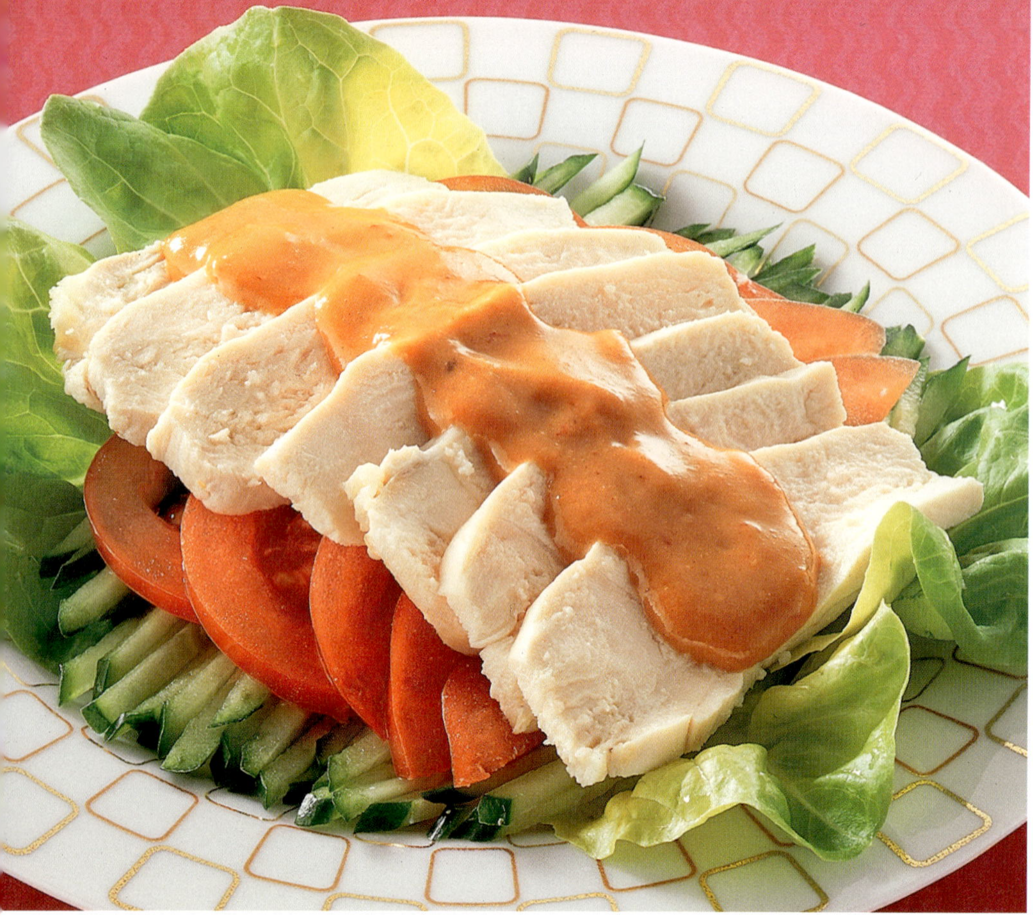

1600・1800kcalを選択する場合	1200・1400kcalを選択する場合
190kcal 塩分1.5g 糖質6.2g	130kcal 塩分1.5g 糖質5.9g

材料（1人分）

1600・1800kcalを選択する場合

	★鶏胸肉（皮なし）	80g
	トマト	$\frac{1}{4}$個（40g）
	きゅうり	$\frac{1}{3}$本（30g）
	サラダ菜	小2枚
	日本酒	小さじ1
A	★練り白ごま	大さじ$\frac{1}{2}$
A	みそ	小さじ1
A	日本酒	小さじ1
A	砂糖	小さじ$\frac{1}{2}$
A	豆板醤《トウバンジャン》	小さじ$\frac{1}{3}$
A	塩	少々

★1200・1400kcalを選択する場合

鶏胸肉（皮なし）の使用量を50gに、練り白ごまを小さじ1にします。

作り方

1 トマトは薄切りに、きゅうりはせん切りにする。

2 鶏肉を耐熱皿にのせ、日本酒を振りかけてラップをかけ、電子レンジで約3分加熱する。冷めたら、薄切りにする。

3 小さなボウルに**A**を合わせてよくまぜ、ごまだれを作っておく。

4 皿に適当な大きさにちぎったサラダ菜を敷いて**1**を彩りよく重ね、**2**をのせ、**3**をかける。

参考メモ 鶏胸肉は、肉質がやわらかく、味は淡泊な部位です。この料理のように皮をとり除いて使えば、脂肪分の摂取を抑えることができます。

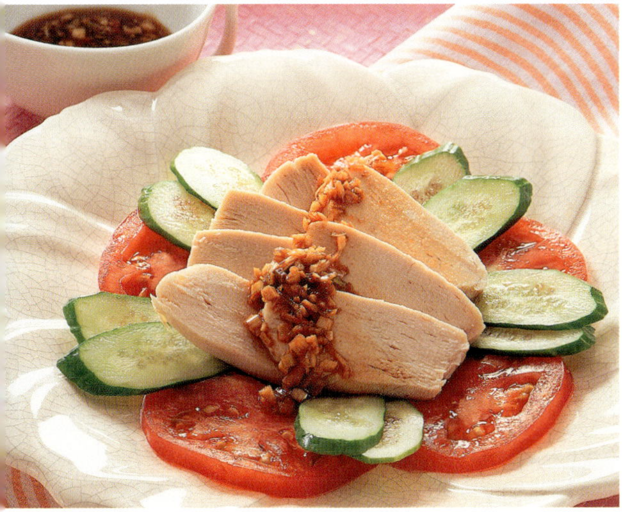

蒸し鶏 3

香味野菜たっぷりのピリ辛ソースをかけて本格中華の一皿に

材料(1人分)

1600・1800kcalを選択する場合

★鶏胸肉(皮なし)…………………… 80g
日本酒……………………… 小さじ1
トマト …………………… $\frac{1}{2}$個(80g)
きゅうり………………… $\frac{1}{3}$本(30g)
A
　スープ ……………… 小さじ2
　しょうゆ …………… 小さじ2
　酢、砂糖………… 各小さじ$\frac{1}{2}$
　★ごま油 ……………… 小さじ1
　豆板醤《トウバンジャン》 …………………… 少々
　長ねぎ(みじん切り)… 小さじ2
　しょうが(みじん切り)‥ 小さじ1
　にんにく(みじん切り)‥ 小さじ$\frac{1}{2}$

※スープは、鶏がらスープの素(顆粒)少々を湯小さじ2でといたもの。

1600・1800kcalを選択する場合	1200・1400kcalを選択する場合
170kcal	130kcal
塩分2.1g	塩分2.1g
糖質7.6g	糖質7.6g

★1200・1400kcalを選択する場合
鶏胸肉(皮なし)の使用量を60gに、ごま油を小さじ$\frac{1}{2}$にします。

作り方

鶏肉は　右ページの作り方2と同様に調理する。

野菜は　トマトは薄い半月切りに、きゅうりは斜め薄切りにする。

仕上げる　皿に野菜を彩りよく盛りつけて鶏肉をのせ、よくまぜ合わせたAをかける。

蒸し鶏 2

トマトとさやいんげんを組み合わせ、ごまドレッシングでサラダ風に

材料(1人分)

1600・1800kcalを選択する場合

★鶏もも肉(皮なし)……………… 80g
さやいんげん…………………… 6本
トマト ………………… $\frac{1}{4}$個(40g)
しょうが(薄切り)……………… 適量
A
　日本酒 ……………… 小さじ2
　塩 ………………………… 少々
B
　すり白ごま、しょうゆ、酢
　　………………… 各小さじ1
　★ごま油 …………… 小さじ$\frac{1}{2}$

1600・1800kcalを選択する場合	1200・1400kcalを選択する場合
180kcal	130kcal
塩分1.6g	塩分1.5g
糖質4.3g	糖質4.3g

★1200・1400kcalを選択する場合
鶏もも肉(皮なし)の使用量を50gに、ごま油を小さじ$\frac{1}{4}$にします。

作り方

鶏肉は　Aを振って手でよくもみ込み、しょうがの切り口をこすりつけて香りをつける。

野菜は　さやいんげんは筋をとって鍋に沸かした熱湯でしんなりするまで強火でゆで、3～4㎝長さに切る。トマトは薄い半月切りにする。

蒸す　鶏肉の上にしょうがの薄切りをおいて耐熱性の皿にのせ、沸騰させた蒸し器に入れて強火で10分ほど蒸す。これを冷まして、食べやすい大きさのそぎ切りにする。

盛りつける　皿に野菜を丸く敷いて鶏肉を盛り、よくまぜ合わせたBをかける。

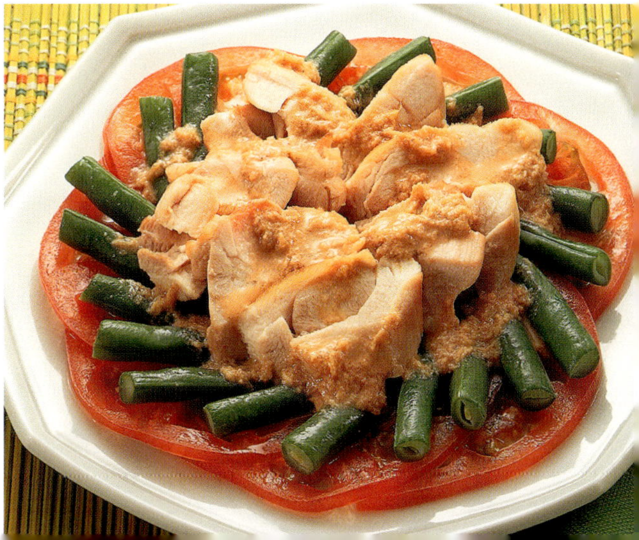

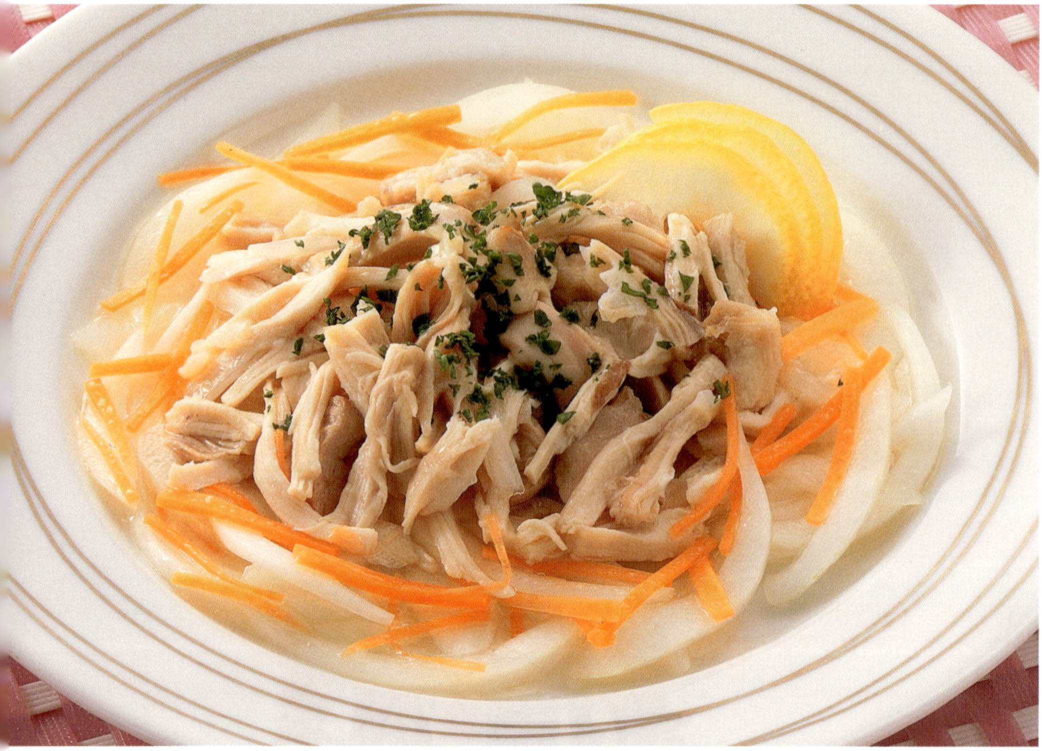

蒸し鶏のマリネ 1

鶏もも肉に玉ねぎとにんじんを組み合わせて

1600・1800kcalを選択する場合	1200・1400kcalを選択する場合
180kcal 塩分1.1g 糖質3.4g	130kcal 塩分1.1g 糖質3.4g

材料（1人分）

1600・1800kcalを選択する場合

- ★鶏もも肉（皮つき）……60g
- 玉ねぎ……$\frac{1}{6}$個（30g）
- にんじん……1cm（10g）
- パセリ（みじん切り）……少々
- レモン（半月切り）……2～3枚
- 日本酒……小さじ$\frac{1}{2}$
- A
  - 酢……大さじ$\frac{1}{2}$
  - 塩……小さじ$\frac{1}{6}$
  - 植物油……小さじ1

★1200・1400kcalを選択する場合
鶏もも肉（皮なし）を60g使用します。

作り方

1 鶏肉は、かたまりのまま耐熱皿にのせて日本酒を振り、ラップをかけて電子レンジで約3分加熱する。火が通ったら電子レンジからとり出し、ラップをはずして冷ましておく。

2 玉ねぎとにんじんはせん切りにする。

3 **1**の鶏肉が冷めたら、手で細く裂く。

4 ボウルにAを入れてよくまぜ、マリネ液を作る。ここに**2**と**3**を入れて全体にからめ、しばらくおいて味をなじませる。

5 **4**の野菜を器に敷き、中央に鶏肉をのせてパセリを振りかけ、レモンを添える。

参考メモ マリネとは、酢や油などをベースにした漬け汁に、肉や魚、野菜などを漬ける料理のこと。好みで、漬け汁には香辛料やハーブなどを加えて風味を高め、材料をやわらかくしたり、くせをやわらげたり、保存性を高めたりします。

アドバイス 1600・1800kcalを選択する人が皮なしの鶏もも肉を使う場合は、100gになります。

蒸し鶏のマリネ 2

鶏ささ身に小玉ねぎとカリフラワー、マッシュルームなど野菜をふんだんに組み合わせて

材料（1人分）

1600・1800kcalを選択する場合

★鶏ささ身	2本(80g)
小玉ねぎ	2個
カリフラワー	40g
生マッシュルーム	2個
きゅうり	$\frac{1}{2}$本(50g)
トマト	$\frac{1}{4}$個(40g)
A　スープ	$\frac{1}{2}$カップ
A　レモンのしぼり汁	大さじ1
A　ローリエ	$\frac{1}{2}$枚
A　黒粒こしょう	5粒
A　コリアンダー（ドライ）	小さじ$\frac{1}{2}$
A　塩	少々
白ワイン	大さじ1

※スープは、コンソメスープの素（顆粒）小さじ$\frac{1}{2}$を湯$\frac{1}{2}$カップでといたもの。

★1200・1400kcalを選択する場合
鶏ささ身の使用量を1$\frac{1}{2}$本(60g)にします。

作り方

鶏肉は　切り目を浅く入れて白い筋を包丁でとり除く。これを耐熱皿にのせて白ワインを振りかけ、ラップをかけて電子レンジで6分加熱する。冷めたら、手で大きめに裂く。

野菜は　小玉ねぎは半分に切り、カリフラワーは小房に切り分ける。きゅうりは乱切りにする。生マッシュルームは石づきを切り落として半分に切り、トマトはざく切りにする。

煮る　鍋にAのマリネ液を入れて強火にかけ、煮立ったらトマト以外の野菜を加えて中火で7～8分煮、火を止める。

漬ける　鍋に鶏肉とトマトを加えてそのまま冷まし、食べる直前までマリネ液に漬けたまま冷蔵庫で冷やす。

1600・1800kcalを選択する場合	1200・1400kcalを選択する場合
160kcal　塩分1.3g　糖質10.4g	140kcal　塩分1.3g　糖質10.4g

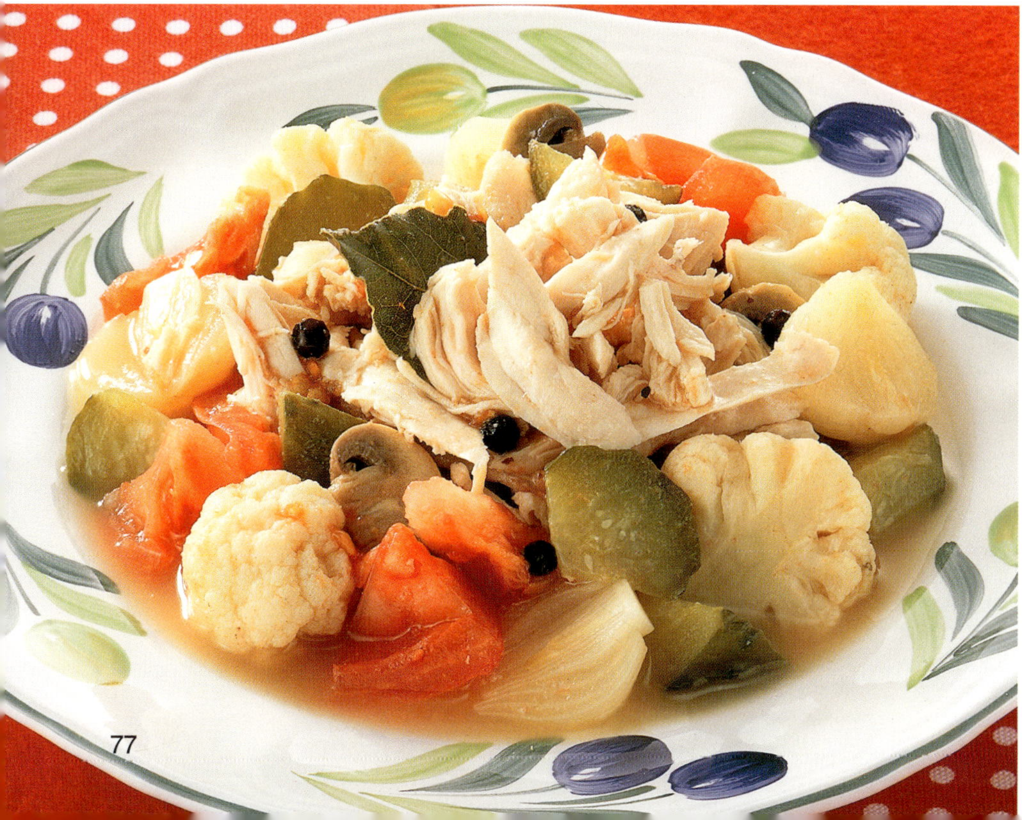

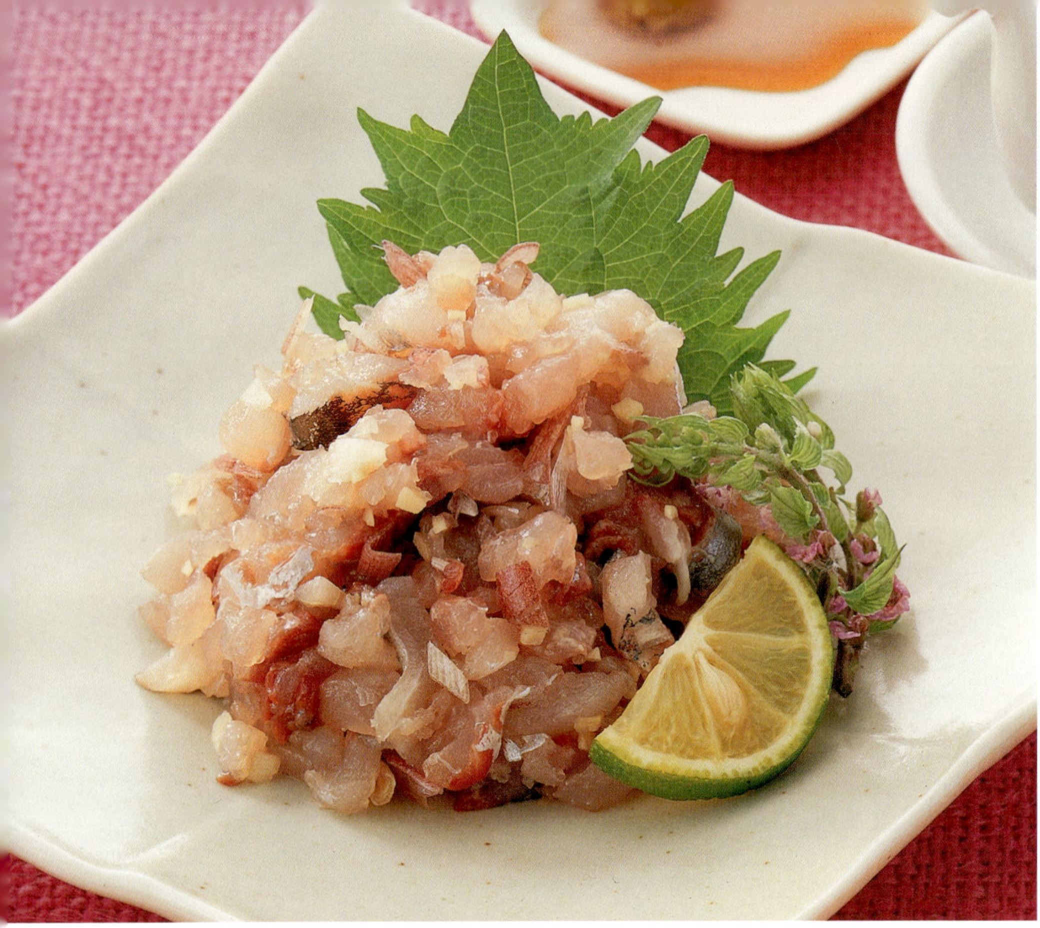

魚のたたき

1 あじ

鮮度のよいあじを使い、香味野菜を合わせた「たたき」の定番

野菜追加

1600・1800kcalを選択する場合	1200・1400kcalを選択する場合
130kcal 塩分1.3g 糖質1.3g	110kcal 塩分1.2g 糖質1.3g

材料（1人分）

1600・1800kcalを選択する場合

- ★あじ（三枚おろしにしたもの）…… 100g
- みょうが（小口切り）…………… $\frac{1}{2}$個分
- しょうが（みじん切り）……… 小さじ$\frac{1}{2}$
- 青じそ…………………………… 1枚
- 花穂じそ………………………… 2本
- すだち（半月切り）……………… 1枚
- しょうゆ……………………… 小さじ1
- 練りわさび……………………… 少々

★1200・1400kcalを選択する場合
あじ（三枚おろしにしたもの）の使用量を80gにします。

作り方

1 あじは頭のほうから薄皮をむいて、5㎜幅の細切りにする。

2 まな板に**1**とみょうが、しょうがを重ねてのせ、包丁の刃で軽くたたきながら全体をまぜ、あじをあらいみじん切りにする。

3 皿に青じそを敷き、たたいたあじをのせて、すだちと花穂じそを添える。しょうゆと練りわさびは小皿に入れて添える。

ここに注目 あじなどの青背の魚のあぶらには、IPA（イコサペンタエン酸）やDHA（ドコサヘキサエン酸）という不飽和脂肪酸が多く含まれています。特にIPAは、血液をサラサラにして、血液中のコレステロールや中性脂肪を減少させる効果大。このメニューは、これらIPAやDHAがムダなくとれます。

魚のたたき 2 あじ

塩昆布のうまみと塩けを利用した、
あじのたたきのバリエーション

材料（1人分）

1600・1800kcalを選択する場合

- ★あじ（三枚おろしにしたもの）…… 100g
- 青じそ…… 1枚
- しょうが（薄切り）…… 2枚
- みょうが…… $\frac{1}{2}$個
- すだち（輪切り）…… 1枚
- 塩昆布（細切りにしたもの。市販品）…… 6g

★1200・1400kcalを選択する場合

あじ（三枚おろしにしたもの）の使用量を80gにします。

1600・1800kcalを選択する場合
130kcal
塩分1.4g
糖質1.8g

1200・1400kcalを選択する場合
110kcal
塩分1.3g
糖質1.8g

野菜追加

作り方

あじは　右ページの作り方1と同様にする。

香味野菜は　青じそとしょうが、みょうがはせん切りにする。

塩昆布は　ざるに入れ、水で表面の塩分をさっと洗い落とし、キッチンペーパーで水けをふく。

盛りつける　ボウルにあじと香味野菜を入れ、塩昆布を加えてさっくりと合わせる。これを器に盛り、すだちを添える。

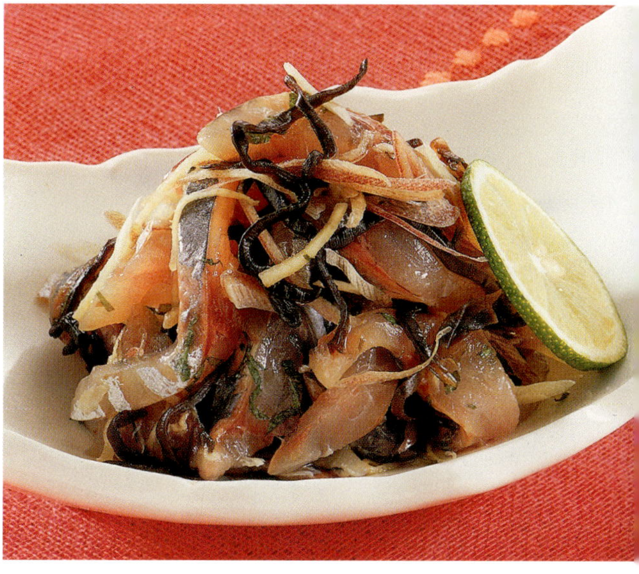

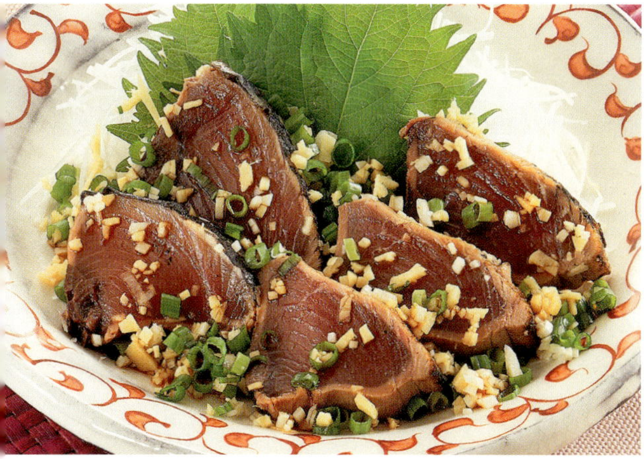

魚のたたき 3 かつお

にんにくとしょうが、万能ねぎを散らし、
ポン酢しょうゆで味わう

材料（1人分）

1600・1800kcalを選択する場合

- ★かつおのたたき（市販品）…… 80g
- 万能ねぎ（小口切り）…… 1本分
- にんにく（みじん切り）…… 小さじ1
- しょうが（みじん切り）…… 小さじ1
- 大根…… 30g
- 青じそ…… 2枚
- A［しょうゆ…… 小さじ1
- 　 すだちのしぼり汁…… 小さじ1

★1200・1400kcalを選択する場合

かつおのたたき（市販品）の使用量を60gにします。

1600・1800kcalを選択する場合
150kcal
塩分1.0g
糖質3.2g

1200・1400kcalを選択する場合
120kcal
塩分1.0g
糖質3.1g

作り方

かつおは　さく状のものは1㎝厚さに切る。

大根は　せん切りにする。

盛りつける　器に大根を盛り、青じそを敷いてかつおを盛り、その上に万能ねぎとにんにく、しょうがを散らす。Aを合わせてポン酢しょうゆを作り、かつおの上から回しかける。

参考メモ　かつおの旬は、初がつおと呼ばれる春から初夏と、もどりがつおと呼ばれる秋口とがあり、季節によって含まれる脂肪分の量が変化します。あぶらがのって美味とされるのがもどりがつおで、エネルギーも、同じ100gあたり初がつおが114kcalなのに対し、もどりがつおは165kcalあります。

刺し身1 盛り合わせ

市販の刺し身を、好みで3種類選ぶ

材料（1人分）

1600・1800kcalを選択する場合

■魚介

この中から好みの魚介を3種類選びます。1種類あたり約60kcal分の分量です。

あじ	50g（4～5切れ）
かつお	50g（2～3切れ）
たい	30g（3～4切れ）
はまち	25g（1～2切れ）
まぐろ（赤身）	50g（3～4切れ）
まぐろ（中トロ）	20g（1～2切れ）
まぐろ（大トロ）	15g（1～2切れ）
すずき	50g（4～5切れ）
ひらめ	60g（8～9切れ）
いか	70g
たこ（ゆで）	60g（7～8枚）
甘えび（無頭・尾つき）	80g（11 尾）
赤貝	80g（4個）
ほたて貝柱	60g（2～3個）

1200・1400kcalを選択する場合
刺し身は好みの魚介を2種類選びます。

＋

■つけ合わせ

下から1～2種類を選び、適量使います。

玉ねぎ　にんじん　長ねぎ
わかめ　とさかのり　トマト
貝割れ菜　大根　セロリ
ラディッシュ　きゅうり　レタス

↓

■調味料類

調味にはこれを使います。

しょうゆ……… 大さじ$\frac{1}{2}$
練りわさび………… 少々
※おろししょうが、おろしにんにくなどを使ってもかまいません。

1600・1800kcalを選択する場合
約180kcal　塩分約1.5g　糖質約1.5g

1200・1400kcalを選択する場合
約120kcal　塩分約1.5g　糖質約1.5g

野菜追加

作り方

刺し身にしてあるものを買った場合は、重量をはかって指定の量にし、つけ合わせとともに器に盛り合わせ、練りわさびとしょうゆを添える。

まぐろやたい、ひらめなどをさくで買った場合は、分量を平づくり（約1㎝厚さに引き切りしたもの）にする。いかは皮をむき、分量を長さ4～5㎝、幅5～8㎜くらいの細切りにする。

つけ合わせは

赤文字の材料はせん切り、青文字の材料は薄切りにし、ほかの材料は食べやすい大きさに切って生のまま添える。なお、好みで、青じそや紅たで、防風、黄菊、花穂じそなどを各少々添える。

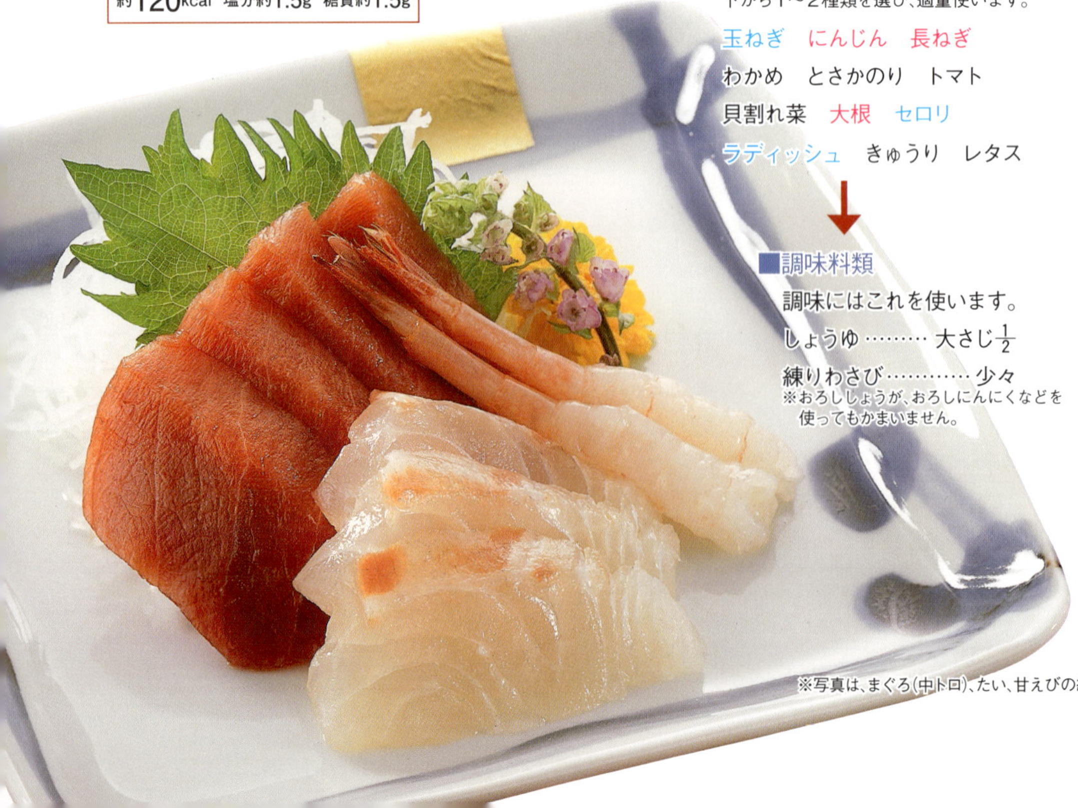

※写真は、まぐろ（中トロ）、たい、甘えびの組み合わせです。

刺し身 3 たい

野菜もいっしょにたっぷりとれる「サラダ」スタイル

材料（1人分）

1600・1800kcalを選択する場合

- ★たい（刺し身用のさく）…………… 60g
- 大根………………………………… 30g
- きゅうり………………… $\frac{1}{4}$本（25g）
- 長ねぎ…………………… $\frac{1}{3}$本（20g）
- ラディッシュ …………………… 1個
- トマト ………………… 小$\frac{1}{2}$個（60g）
- サニーレタス …………… 1枚（20g）
- カットわかめ（乾燥）…ひとつまみ（1g）
- A
  - 酢、しょうゆ ……… 各小さじ1
  - 砂糖………………… 小さじ$\frac{1}{3}$
  - 塩、こしょう …………… 各少々
  - おろししょうが ……… 小さじ$\frac{1}{2}$
  - ★ごま油 ……………… 小さじ$\frac{1}{2}$
- いり白ごま……………………… 少々

★1200・1400kcalを選択する場合
たい（刺し身用のさく）の使用量を40gに、ごま油を小さじ$\frac{1}{4}$にします。

1600・1800kcalを選択する場合
190kcal
塩分1.4g
糖質7.6g

1200・1400kcalを選択する場合
140kcal
塩分1.3g
糖質7.5g

作り方

たいは　3mm厚さのそぎ切りにする。

野菜類は　大根ときゅうり、ラディッシュはせん切りにする。長ねぎは3cm長さに切り、白い部分だけをせん切りにする。トマトは1cm角に切り、カットわかめは水につけてもどす。

盛りつける　皿に、手でちぎったサニーレタスを敷き、大根ときゅうり、ラディッシュ、長ねぎをまぜてこんもりと盛って、わかめをあしらう。この野菜の上にたいを並べてトマトを散らし、よくまぜ合わせたAのドレッシングを回しかけて、いりごまを振る。

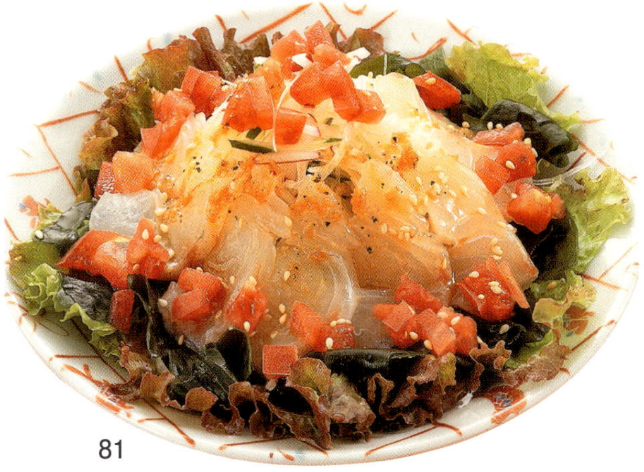

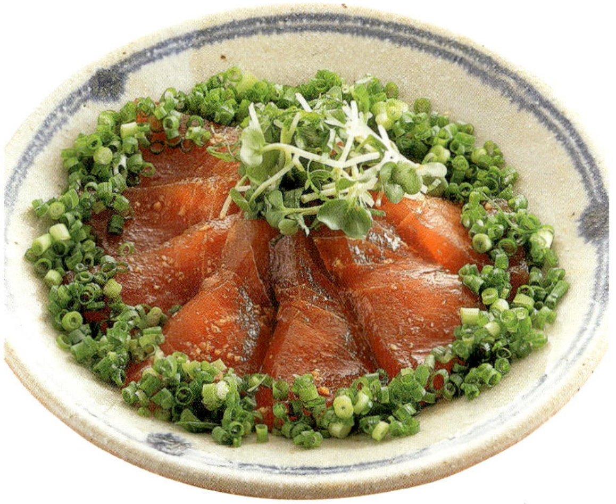

刺し身 2 まぐろ

赤身を、わさびじょうゆに漬けて味をしみ込ませた「づけ」

材料（1人分）

1600・1800kcalを選択する場合

- ★まぐろの赤身（刺し身用のさく）‥100g
- 貝割れ菜……………… $\frac{1}{4}$パック（20g）
- 青じそ……………………………… 1枚
- あさつき…………………………… 3本
- A
  - しょうゆ ……………… 大さじ$\frac{1}{2}$
  - ごま油 ………………… 小さじ$\frac{1}{4}$
  - 練りわさび ………………… 少々

★1200・1400kcalを選択する場合
まぐろの赤身（刺し身用のさく）の使用量を80gにします。

1600・1800kcalを選択する場合
150kcal
塩分1.5g
糖質2.0g

1200・1400kcalを選択する場合
130kcal
塩分1.5g
糖質2.0g

作り方

まぐろは　5mm厚さのそぎ切りにし、Aをよくまぜ合わせた中に20分ほど漬け込む。

野菜は　貝割れ菜は根元を切り落とし、長さを半分に切る。青じそはせん切りに、あさつきは小口切りにする。

盛りつける　皿にまぐろを盛って周囲にあさつきをのせ、青じそと貝割れ菜を合わせたものを中心部にのせる。

アドバイス　まぐろの赤身をまぐろの中トロにかえてもかまいません。その場合の使用量は、1600・1800kcalを選択する人は60g、1200・1400kcalを選択する人は40gになります。

参考メモ　「づけ」とは、しょうゆ漬けにしたまぐろのこと。しょうゆに漬け込む時間が長くなると塩分量がふえるので注意しましょう。

魚の塩焼き

新鮮な魚に塩を振って焼き、魚のうまみをシンプルに味わう

材料（1人分）

この中から好みの魚を1種類選びます。1600・1800kcalを選択する場合で約180kcal、1200・1400kcalを選択する場合で約130kcalの分量です。

	1600・1800kcalを選択する場合		1200・1400kcalを選択する場合	
	目安量	使用量	目安量	使用量
あじ	2尾	300g（正味135g）	1.5尾	230g（正味100g）
あゆ	1.5尾	250g（正味125g）	1尾	170g（正味85g）
いさき	1尾	250g（正味140g）	$\frac{2}{3}$尾	170g（正味95g）
かます	1尾	200g（正味120g）	$\frac{2}{3}$尾	130g（正味80g）
生鮭	大1切れ	130g	1切れ	100g
さば（輸入もの）	$\frac{1}{2}$切れ	50g	約$\frac{1}{2}$切れ	40g
さんま	$\frac{1}{2}$尾	90g（正味60g）	$\frac{1}{3}$尾	60g（正味40g）
たい	1切れ	90g	$\frac{2}{3}$切れ	60g
たちうお	小1切れ	70g（正味67g）	小$\frac{2}{3}$切れ	50g（正味48g）
ぶり	小1切れ	70g	小$\frac{2}{3}$切れ	50g

＋

■つけ合わせ

下から1～2種類を選び、適量使います。

オクラ　長ねぎ　ほうれんそう

グリーンアスパラガス

ししとうがらし　ピーマン

ミニトマト　貝割れ菜　生しいたけ

大根　きゅうり　すだち

1600・1800kcalを選択する場合
約180kcal

1200・1400kcalを選択する場合
約130kcal

野菜追加

↓

■塩かげん

塩の使用量は魚の使用量（重量）の1%です。

例：正味100gの魚の場合、塩は1g（小さじ$\frac{1}{6}$）になります。

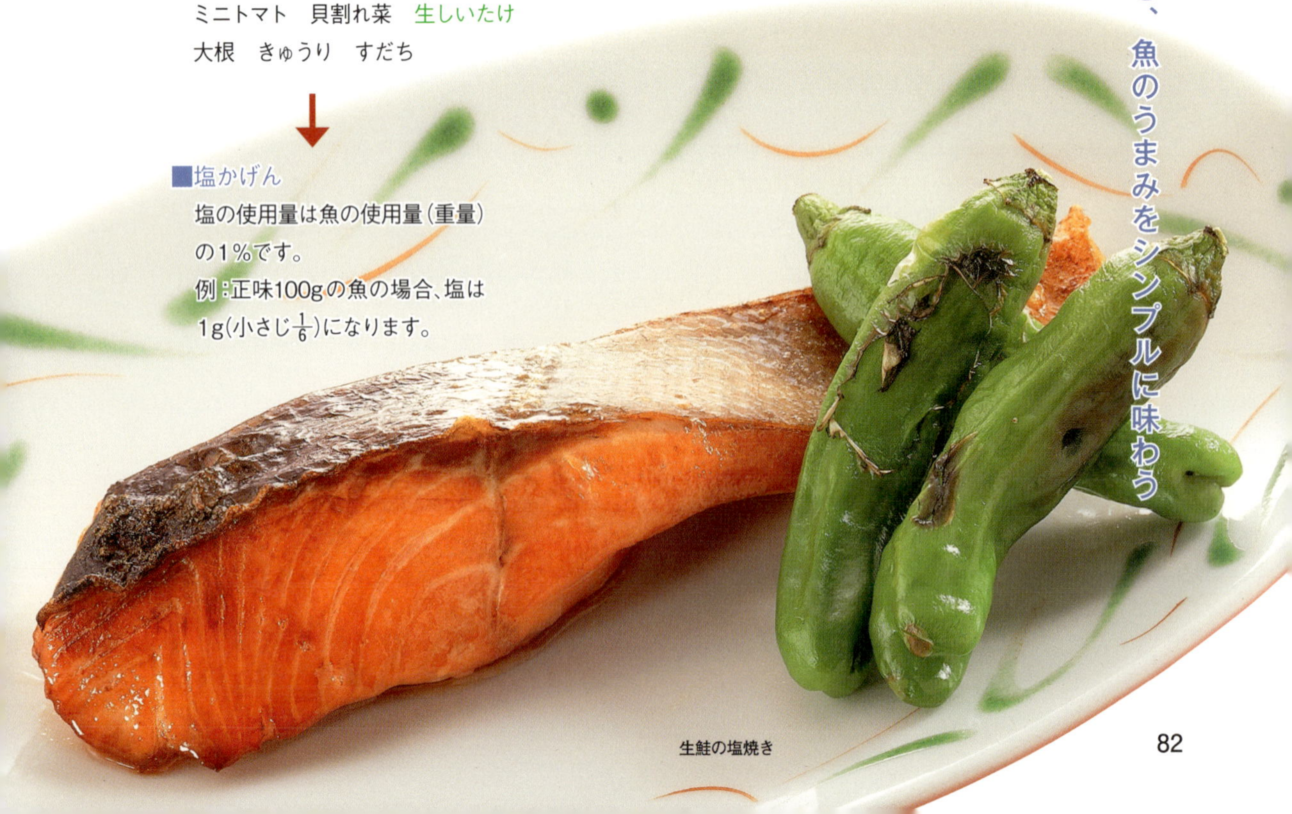

生鮭の塩焼き

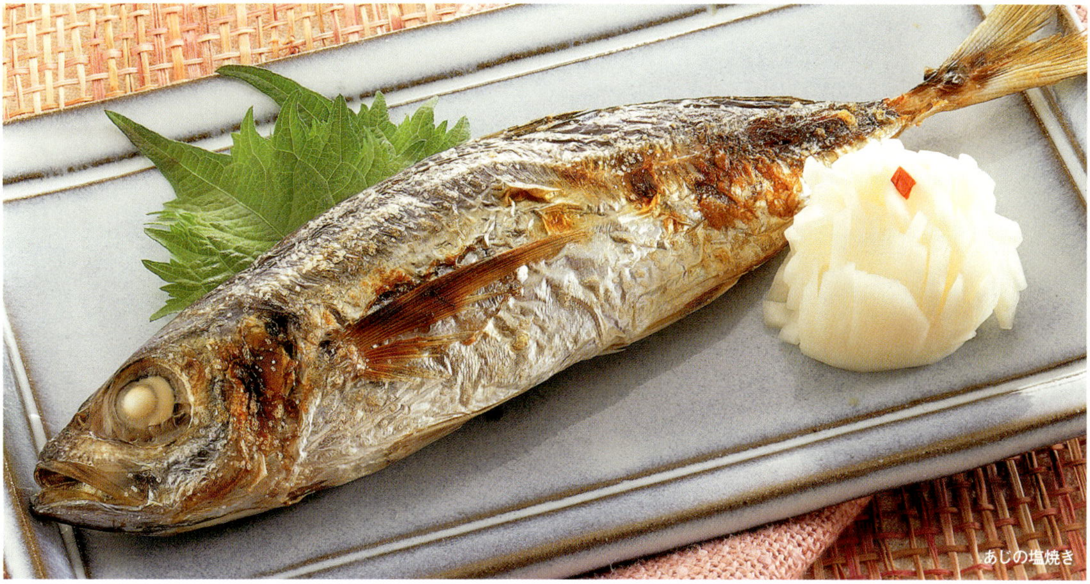

あじの塩焼き

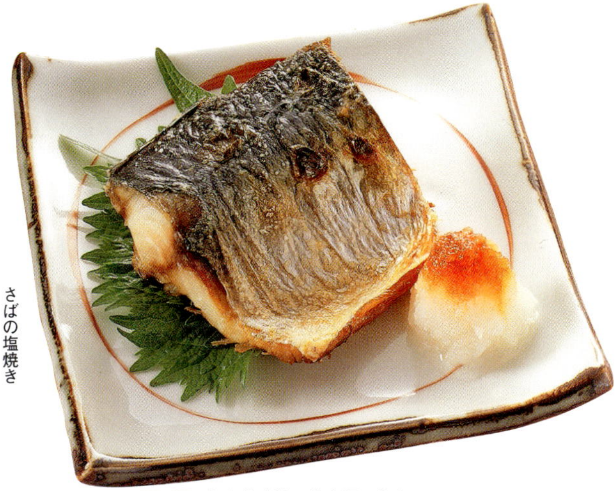

さばの塩焼き

参考メモ　魚を焼く前に塩を振ると余分な水分とともに生ぐさみがとれ、身が締まります。

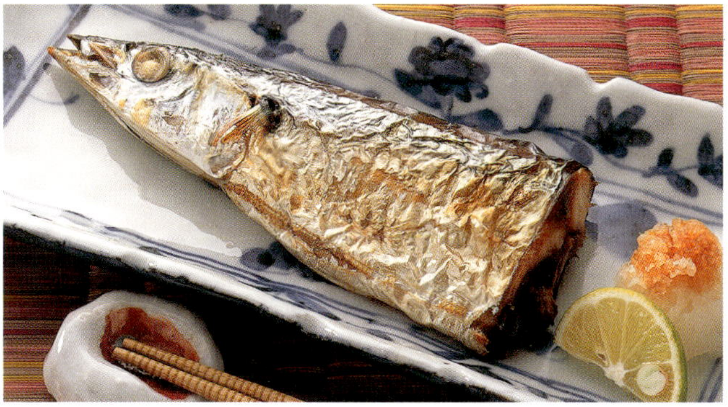

さんまの塩焼き

作り方

1　魚の1尾ものは、えらや内臓（あじの場合はぜいごも）を除いてから、切り身の場合はそのまま、両面に塩を振って5分おく。

2　焼き網をよく熱して魚を盛りつけたときに表になる側から中火で焼く。

3　ほどよく焼き色がついたら裏返し、同様に焼く。

4　皿に盛って、好みの野菜を2種類つけ合わせる。

つけ合わせは

野菜は食べやすい大きさや形に切り、赤文字の材料はゆで、緑文字の材料は焼いて、ほかは生のまま添える。大根はすりおろしてつけ合わせる。味つけにはしょうゆ少々を使う。

アドバイス　魚には塩を振って焼くので、塩分のとりすぎを防ぐうえでもしょうゆはかけません。もの足りなさを感じるときは、すだちやかぼす、ゆず、レモンなどの果汁をしぼりかけて、柑橘類の風味と酸味を利用するとよいでしょう。

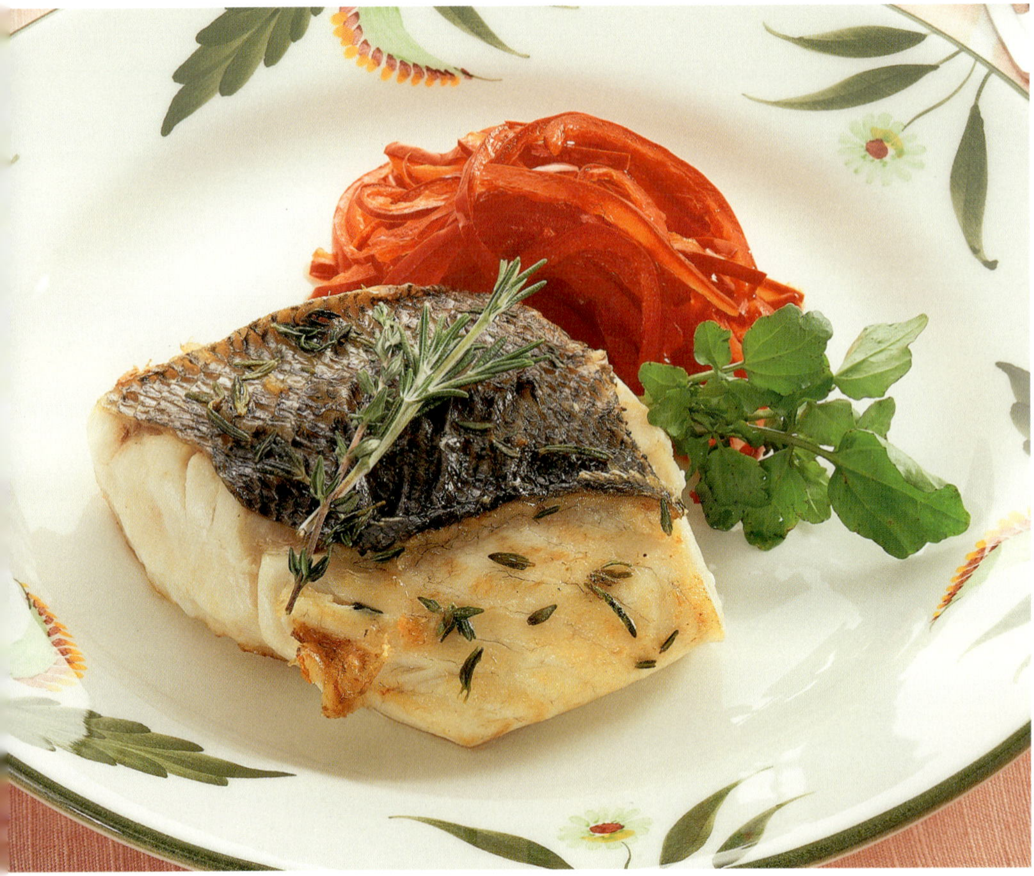

魚のハーブ焼き 1 すずき

タイムとローズマリーをまぶし、にんにく風味で

野菜追加

1600・1800kcalを選択する場合	1200・1400kcalを選択する場合
190kcal　塩分1.7g　糖質1.6g	130kcal　塩分1.6g　糖質1.6g

材料（1人分）

1600・1800kcalを選択する場合

- ★すずき（切り身）…………………… 100g
- タイムの生葉 …………………… 少々
- ローズマリーの生葉……… 1本と少々
- にんにく（薄切り）……………… 少々
- 赤ピーマン …………………… 20g
- クレソン …………………… 1本
- 塩 …………………… 小さじ$\frac{1}{4}$
- こしょう…………………… 少々
- ★オリーブ油 …………………… 大さじ$\frac{1}{2}$

★1200・1400kcalを選択する場合
すずき（切り身）の使用量を70g、オリーブ油を小さじ1にします。

作り方

1 すずきの両面に塩とこしょうを振り、タイムとローズマリーの葉各少々をちぎってまぶしておく。

2 赤ピーマンは細切りにする。

3 フライパンにオリーブ油とにんにくを入れて弱火にかけ、香りが出てきたら**2**を強火でさっと炒めてとり出す。

4 **3**のフライパンに**1**を入れ、中火で両面ともカリッと香ばしく焼く。

5 **4**を皿に盛ってつけ合わせ用のタイム少々とローズマリー1本をのせ、炒めた赤ピーマンとクレソンをつけ合わせる。

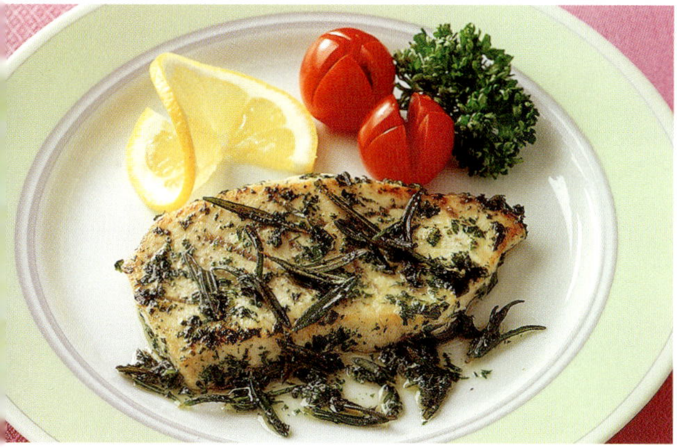

魚のハーブ焼き ③ めかじき

3種類のハーブをまぶした香り豊かな一品

材料（1人分）

1600・1800kcalを選択する場合

★めかじき（切り身）	80g
ローズマリーの生葉	1枝
バジルの生葉（みじん切り）	1枚分
パセリ（みじん切り）	小さじ1
レモン（輪切り）	1枚
ミニトマト	2個
パセリの葉	少々
塩、こしょう	各少々
★オリーブ油	大さじ$\frac{1}{2}$

1600・1800kcalを選択する場合
180kcal
塩分1.0g
糖質2.2g

1200・1400kcalを選択する場合
130kcal
塩分0.7g
糖質2.2g

★1200・1400kcalを選択する場合
めかじき（切り身）の使用量を60gに、オリーブ油を小さじ1にします。

作り方

めかじきは　切り身の両面に軽く塩とこしょうを振る。

ハーブは　ローズマリーの生葉は葉をこまかく手でちぎる。

漬ける　ボウルにオリーブ油とローズマリー、みじん切りにしたバジルとパセリを入れてまぜ、ここにめかじきを入れて全体にハーブをまぶし、そのまま15分ほどおく。

焼く　グリルパンまたはフッ素樹脂加工のフライパンを熱し、めかじきを入れて、油を使わずに両面とも中火でこんがりと焼く。

盛りつける　めかじきを皿に盛り、レモンとミニトマト、パセリの葉を添える。

魚のハーブ焼き ② ぶり

2種類のハーブを散らし、バルサミコ酢とオリーブ油でおいしさをアップ

材料（1人分）

1600・1800kcalを選択する場合

★ぶり（切り身）	60g
タイムの生葉	1本
ローズマリーの生葉	1本
レモン（くし形切り）	1切れ
塩、こしょう	各少々
バルサミコ酢	小さじ1
オリーブ油	小さじ$\frac{1}{2}$

1600・1800kcalを選択する場合
180kcal
塩分0.6g
糖質1.0g

1200・1400kcalを選択する場合
120kcal
塩分0.4g
糖質0.9g

★1200・1400kcalを選択する場合
ぶり（切り身）の使用量を40gにします。

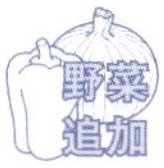

作り方

ぶりは　切り身の両面に軽く塩とこしょうを振る。

ハーブは　タイムとローズマリーは手でこまかくちぎる。

焼く　ぶりの上にハーブ類を散らし、魚焼きグリルで両面をこんがりと焼く。

盛りつける　ぶりを皿に盛り、バルサミコ酢とオリーブ油をぶりのまわりにかけ、レモンを添える。

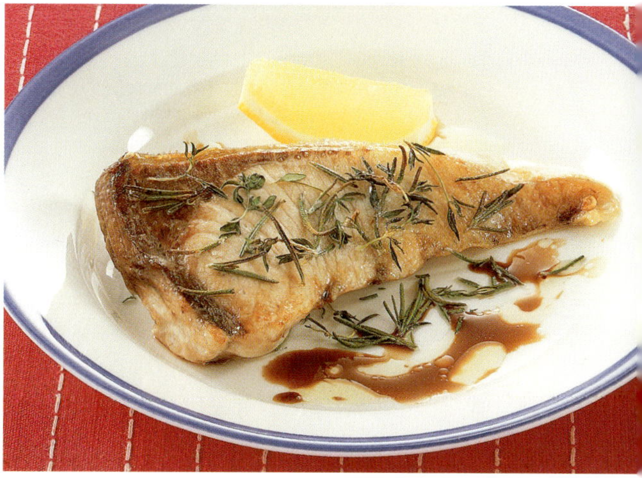

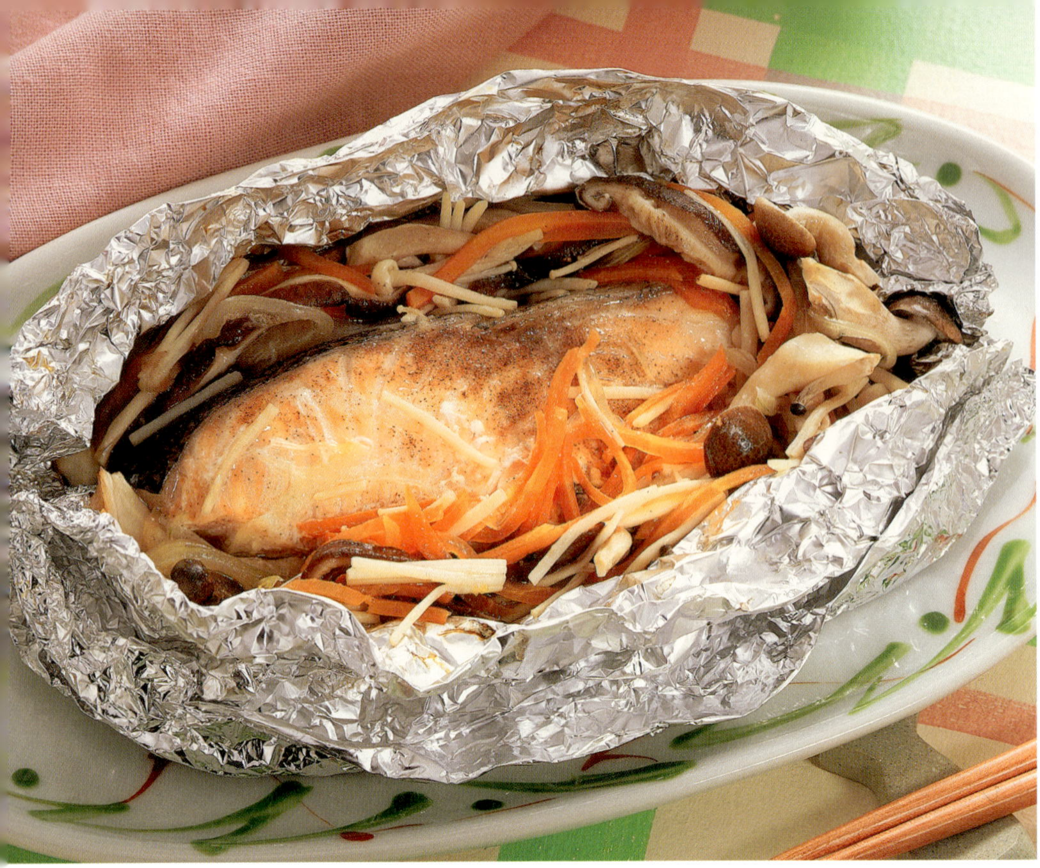

魚のホイル焼き

1 鮭

玉ねぎ、にんじん、きのこを組み合わせ、塩とこしょうであっさりと

1600・1800kcalを選択する場合	1200・1400kcalを選択する場合
170kcal 塩分1.2g 糖質4.1g	140kcal 塩分1.0g 糖質4.1g

材料（1人分）

1600・1800kcalを選択する場合

★生鮭（切り身）	100g
玉ねぎ	20g
にんじん	1㎝（10g）
生しいたけ	1個
しめじ	$\frac{1}{4}$パック（25g）
えのきだけ	$\frac{1}{4}$袋（25g）
塩	小さじ$\frac{1}{6}$
こしょう	少々
日本酒	小さじ2

★1200・1400kcalを選択する場合
生鮭（切り身）の使用量を80gにします。

作り方

1 生しいたけは石づきを切り落とし、玉ねぎとともに薄切りにする。にんじんはせん切りにする。しめじは根元を切り落とし、小分けにする。えのきだけは根元を切り落として、3㎝長さに切る。

2 材料をすべて包めるくらいの大きさのアルミホイルを用意して広げ、生鮭をのせて塩とこしょうを振る。**1**の野菜ものせて、日本酒をかけ、アルミホイルの端をつまんで空気がもれないようにしっかり閉じる。

3 **2**を200度のオーブンで5～6分、またはオーブントースターで7～8分、鮭に火が通るまで焼く。

参考メモ　アルミホイルで包むときは、手前と向こう側を持って上で重ね、二重に折り込みます。次に横を片方ずつクルクルと巻いて、空気がもれないようにきっちりととめます。

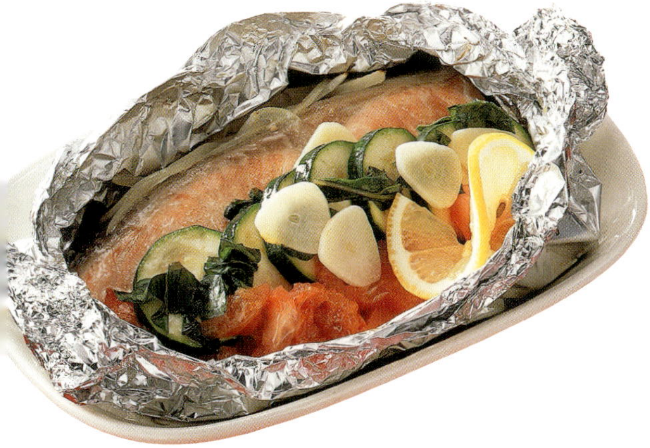

魚のホイル焼き ③ 鮭

玉ねぎ、トマト、ズッキーニを組み合わせ、
白ワインを振りかけたイタリア風

材料（1人分）
1600・1800kcalを選択する場合

- ★生鮭（切り身）……80g
- 玉ねぎ……$\frac{1}{6}$個（30g）
- トマト……$\frac{1}{4}$個（40g）
- ズッキーニ……$\frac{1}{4}$本（40g）
- バジルの生葉……1枚
- にんにく……$\frac{1}{2}$片
- レモン（輪切り）……1枚
- 塩……小さじ$\frac{1}{4}$
- こしょう……少々
- 白ワイン……大さじ1
- ★オリーブ油……小さじ1

★1200・1400kcalを選択する場合
生鮭（切り身）の使用量を60gに、オリーブ油を小さじ$\frac{1}{2}$にします。

1600・1800kcal を選択する場合
190kcal
塩分1.7g
糖質5.5g

1200・1400kcal を選択する場合
140kcal
塩分1.6g
糖質5.5g

作り方

生鮭は　切り身の両面に軽く塩とこしょうを振っておく。

野菜は　玉ねぎとにんにくは薄切りにする。トマトは3mm幅の薄切りに、ズッキーニは3mm幅の輪切りにする。

アルミホイルで包む　材料をすべて包めるくらいの大きさのアルミホイルを用意して広げ、玉ねぎを敷いて生鮭をのせ、残りの野菜を重ね、手でちぎったバジルを散らす。上から白ワインとオリーブ油を回しかけ、アルミホイルの端をつまんでしっかり閉じる。

焼く　アルミホイルで包んだ生鮭と野菜をオーブントースターで15分焼く。アルミホイルごと器に盛り、レモンを添える。

魚のホイル焼き ② たら

玉ねぎ、にんじん、さやいんげんを組み合わせ、
バターのコクと風味をプラス

材料（1人分）
1600・1800kcalを選択する場合

- ★生だら（切り身）……120g
- 玉ねぎ……$\frac{1}{6}$個（30g）
- にんじん……2cm（20g）
- さやいんげん……1本
- ★塩……小さじ$\frac{1}{5}$
- こしょう……少々
- バター……小さじ1

★1200・1400kcalを選択する場合
生だら（切り身）の使用量を100gに、塩を小さじ$\frac{1}{6}$にします。

1600・1800kcal を選択する場合
140kcal
塩分1.7g
糖質3.7g

1200・1400kcal を選択する場合
130kcal
塩分1.4g
糖質3.7g

作り方

生だらは　切り身の両面に塩とこしょうを振り、10分ほどおく。

野菜は　玉ねぎは薄切り、にんじんはせん切り、さやいんげんは斜め薄切りにする。

アルミホイルで包む　材料をすべて包めるくらいの大きさのアルミホイルを用意して広げ、表面にバターの一部を薄く塗る。この上に、キッチンペーパーで水けをふいた生だらをのせ、野菜類ものせて、残りのバターを小さくちぎってのせ、右ページと同様にアルミホイルで包む。

焼く　アルミホイルで包んだ生だらと野菜をオーブントースターに入れ、6～7分焼く。

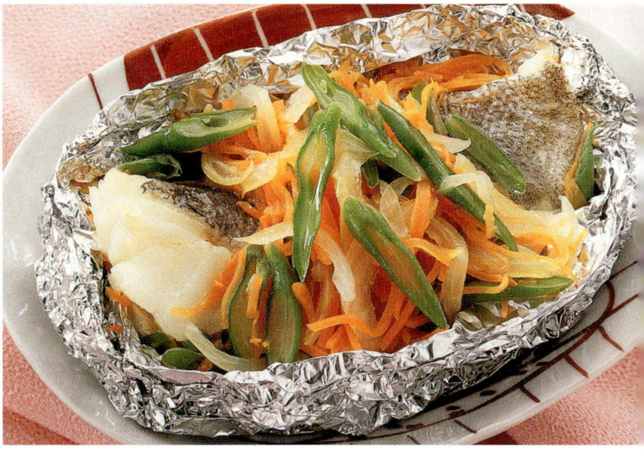

魚の照り焼き 1 ぶり

ソテーして仕上げにたれをからめる照り焼き魚の代表格

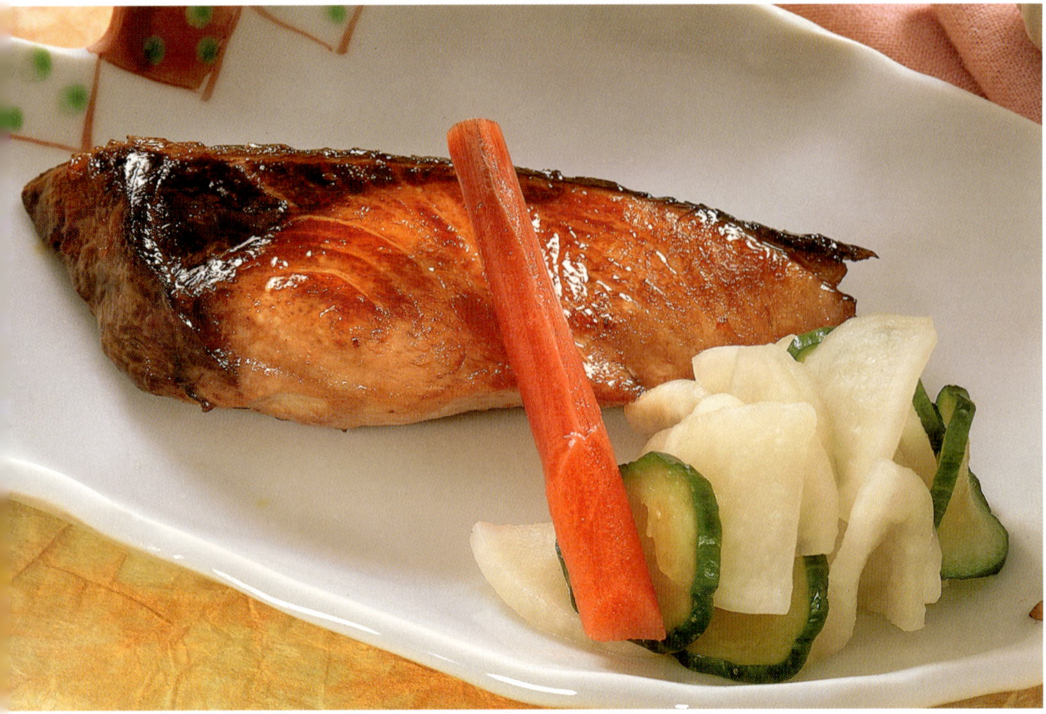

1600・1800kcalを選択する場合	1200・1400kcalを選択する場合
200kcal 塩分1.6g 糖質5.0g	150kcal 塩分1.5g 糖質4.9g

材料（1人分）

1600・1800kcalを選択する場合

- ★ぶり（切り身）…… 60g
- 大根…… 30g
- きゅうり…… $\frac{1}{10}$本（10g）
- はじかみしょうが…… 1本
- 塩…… 少々
- A
  - しょうゆ…… 小さじ1
  - みりん…… 小さじ1
  - しょうが汁…… 少々
- 植物油…… 小さじ$\frac{1}{2}$

★1200・1400kcalを選択する場合
ぶり（切り身）の使用量を40gにします。

作り方

1 大根はいちょう切りにする。きゅうりは小口切りにして大根と合わせ、塩を振ってもみ、汁けをしぼる。

2 フライパンに植物油を入れて熱し、ぶりを盛りつけるときに表になるほうを下にして入れ、中火で焼く。少し焼いて下の面を焼き固めたら、フライパンを揺すりながらしばらく焼く。菜箸で身を浮かせてみて、こんがりと焼き色がついていたら、フライ返しを差し入れて裏返し、裏面も同様に焼く。

3 いったん火を止めて、フライパンの中の油をキッチンペーパーなどでふきとり、よくまぜ合わせたAを加える。中火にかけ、フライパンを揺すりながら汁をぶり全体にからめて火を止める。

4 **3**を皿に盛り、**1**とはじかみしょうがをつけ合わせる。

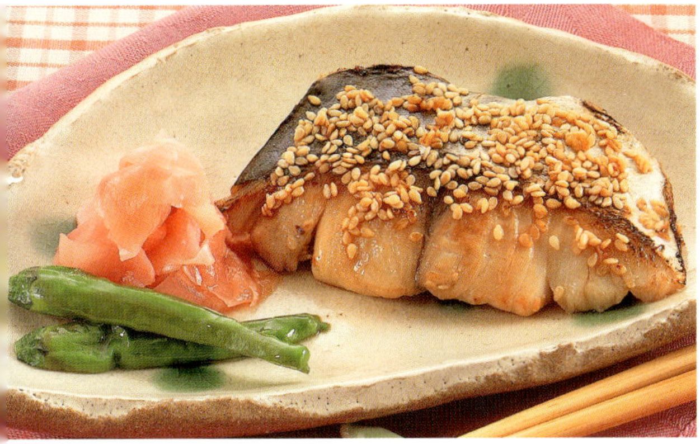

魚の照り焼き 3 さわら

淡泊でクセのないさわらを、
ごまを加えたたれにつけて焼き上げる

材料（1人分）

1600・1800kcalを選択する場合

- ★さわら（切り身）……60g
- ししとうがらし……1本
- しょうがの甘酢漬け……10g
- A
  - しょうゆ……小さじ1
  - みりん……小さじ1
  - 日本酒……小さじ1
  - いり白ごま……小さじ$\frac{1}{2}$
- 植物油……小さじ$\frac{1}{2}$

★1200・1400kcalを選択する場合
さわら（切り身）の使用量を40gにします。

1600・1800kcalを選択する場合	1200・1400kcalを選択する場合
160kcal	130kcal
塩分1.3g	塩分1.3g
糖質4.8g	糖質4.7g

野菜追加

作り方

さわらは　ボウルにAを入れてよくまぜ合わせ、漬けだれを作る。ここにさわらを入れ、10分ほどおいて下味をつける。

ししとうがらしは　破裂しないように竹串などで数カ所に穴をあけておく。

焼く　フライパンに植物油を入れて熱し、さわらを身のほうを下にして入れ、中火で焼く。焼き色がついたら裏返して同様に焼き、皿に盛る。このあと、同じフライパンでししとうをややしんなりするまで中火で焼き、1本を縦半分に切る。

盛りつける　さわらを盛った皿にししとうとしょうがの甘酢漬けをつけ合わせ、さわらの上にフライパンに残ったたれといりごまをかける。

魚の照り焼き 2 めかじき

たれで下味をつけてからフライパンでこんがりと焼く

材料（1人分）

1600・1800kcalを選択する場合

- ★めかじき（切り身）……80g
- 小松菜……1株（30g）
- 長ねぎ……$\frac{1}{4}$本（15g）
- いり白ごま……少々
- A
  - ★しょうゆ……小さじ2
  - 日本酒……小さじ1
  - みりん……小さじ1
  - 砂糖……小さじ$\frac{1}{2}$
- 植物油……小さじ$\frac{1}{2}$

★1200・1400kcalを選択する場合
めかじき（切り身）の使用量を50gに、しょうゆを大さじ$\frac{1}{2}$にします。

1600・1800kcalを選択する場合	1200・1400kcalを選択する場合
180kcal	130kcal
塩分1.9g	塩分1.4g
糖質6.5g	糖質6.2g

作り方

めかじきは　ポリ袋にAを入れてまぜ、袋の外側から手でもんで砂糖をとかす。これにめかじきを入れて袋の空気を抜き、口をしぼって閉じ、30分ほど漬けておく。

野菜は　小松菜は鍋に沸かした熱湯でしんなりするまで強火でゆで、水にとって水けをきり、3㎝長さに切る。長ねぎも3㎝長さに切っておく。

焼く　フライパンに植物油を入れて熱し、めかじきを盛りつけるときに表になるほうを下にして入れ、中火で焼く。焼き色がついたら裏返して同様に焼き、皿に盛る。このあと、同じフライパンで長ねぎを中火でこんがりと焼く。

盛りつける　めかじきを盛った皿に小松菜をのせていりごまを振りかけ、長ねぎも添える。

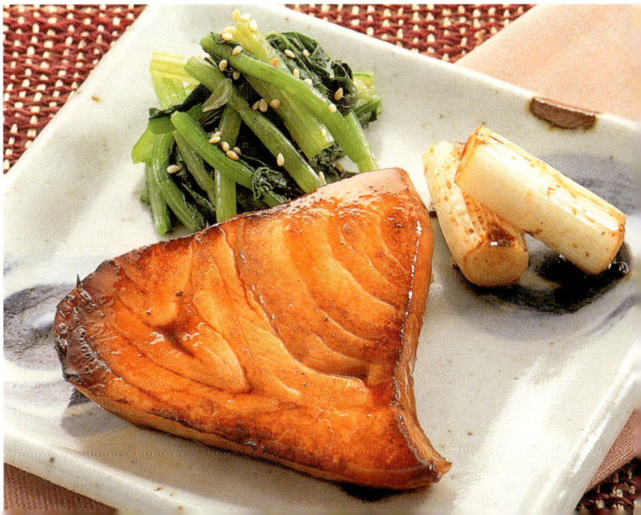

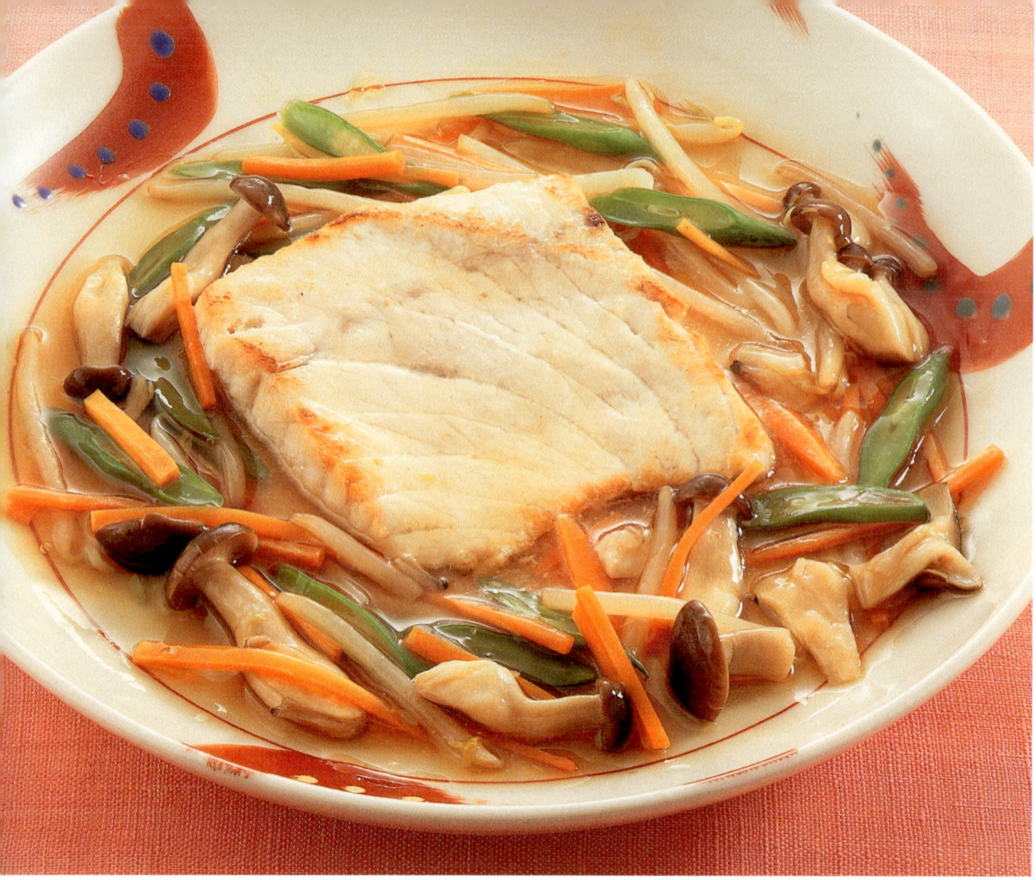

魚の野菜あんかけ 1

めかじき

ソテーに、野菜あんをたっぷりかけて

1600・1800kcalを選択する場合
170kcal　塩分2.0g　糖質6.5g

1200・1400kcalを選択する場合
130kcal　塩分1.8g　糖質6.5g

材料（1人分）

1600・1800kcal を選択する場合

	★めかじき（切り身）	80g
	にんじん	1cm（10g）
	もやし	20g
	しめじ	$\frac{1}{5}$パック（20g）
	さやいんげん	1本
A	だし汁	$\frac{1}{4}$カップ
A	しょうゆ	小さじ$1\frac{1}{2}$
A	砂糖	小さじ$\frac{1}{2}$
A	みりん	小さじ$\frac{1}{2}$
B	かたくり粉	小さじ$\frac{1}{2}$
B	水	大さじ1
	塩、こしょう	各少々
	植物油	小さじ$\frac{1}{2}$

★1200・1400kcal を選択する場合

めかじき（切り身）の使用量を50gにします。

作り方

1 にんじんはせん切りにし、もやしはひげ根をつみとる。しめじは根元を切り落として小分けにし、さやいんげんは筋をとって斜め切りにする。

2 鍋にAを入れて強火で煮立て、**1**を加えて中火で煮る。野菜に火が通ったら、まぜ合わせたBを回し入れてとろみをつけ、火を止める。

3 フライパンに植物油を入れて熱し、軽く塩とこしょうを振っためかじきを入れ、焼き色がつくまで中火で両面を焼く。

4 **3**を皿に盛り、**2**の野菜あんをかける。

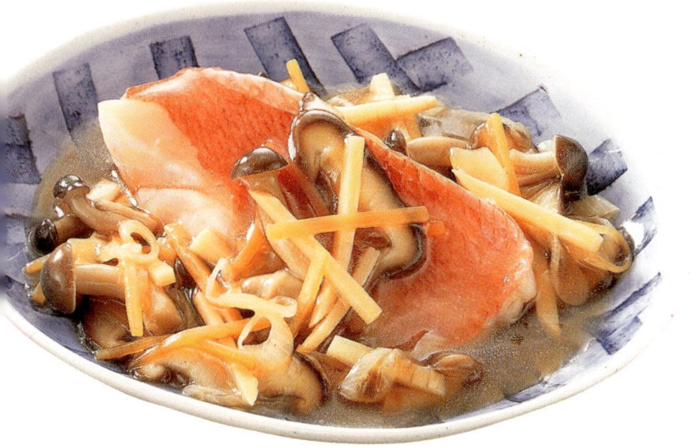

魚の野菜あんかけ 3 きんめだい

日本酒を振って蒸し、熱々の野菜五目あんをかける

材料（1人分）

1600・1800kcalを選択する場合

	★きんめだい（切り身）	60g
	ゆでたけのこ	20g
	にんじん	2㎝(20g)
	生しいたけ	$\frac{1}{2}$個
	しめじ	$\frac{1}{3}$パック(30g)
	長ねぎ	$\frac{1}{3}$本(20g)
	日本酒	大さじ1
	だし汁	$\frac{2}{3}$カップ
A	しょうゆ	小さじ2
A	日本酒	小さじ1
A	みりん	小さじ1
A	砂糖	小さじ$\frac{1}{2}$
B	かたくり粉	小さじ$\frac{2}{3}$
B	水	大さじ1

★1200・1400kcalを選択する場合
きんめだい（切り身）の使用量を40gにします。

1600・1800kcalを選択する場合
180kcal
塩分1.9g
糖質11.4g

1200・1400kcalを選択する場合
150kcal
塩分1.8g
糖質11.3g

作り方

野菜類は　たけのことにんじんはせん切りにし、生しいたけは軸を切り落として薄切りにする。しめじは根元を切り落とし、1本ずつにほぐしておく。長ねぎは斜め薄切りにする。

野菜あんを作る　きんめだいが蒸し上がるタイミングをはかって、「野菜あんかけ②」と同様にして作る。

きんめだいは　皿にのせて日本酒を振りかけ、蒸気の上がった蒸し器に入れて4～5分強火で蒸す。皿の上の蒸し汁は捨てる。

仕上げる　きんめだいの上から野菜あんをかける。

魚の野菜あんかけ 2 かれい

油で揚げて、彩りのきれいな野菜あんをかける

材料（1人分）

1600・1800kcalを選択する場合

	★かれい（中骨つき）	90g
	玉ねぎ	$\frac{1}{6}$個(30g)
	にんじん	1㎝(10g)
	ゆでたけのこ	10g
	干ししいたけ	1個
	絹さや	2枚
	こしょう、かたくり粉	各少々
	だし汁	$\frac{1}{2}$カップ
A	しょうゆ	小さじ1
A	塩	少々
A	日本酒	小さじ1
A	みりん	小さじ1
B	かたくり粉	小さじ$\frac{1}{2}$
B	水	大さじ1
	揚げ油	適量

★1200・1400kcalを選択する場合
かれい（中骨つき）の使用量を60gにします。

1600・1800kcalを選択する場合
200kcal
塩分1.5g
糖質12.0g

1200・1400kcalを選択する場合
140kcal
塩分1.5g
糖質10.7g

作り方

野菜類は　干ししいたけはもどして軸を切り落とし、せん切りにする。玉ねぎ、にんじん、たけのこ、絹さやもせん切りにする。

野菜あんを作る　鍋にだし汁を入れて強火で煮立て、野菜類を入れて中火で煮る。野菜がしんなりしたらAを加えて味つけし、まぜ合わせたBを回し入れてとろみをつけ、火を止める。

かれいは　キッチンペーパーなどでよく水けをふき、こしょうとかたくり粉をまぶす。

揚げる　揚げ油を180度に熱してかれいを入れ、こんがりとほどよい揚げ色がつくまで揚げ、油をきっておく。

盛りつける　かれいを皿に盛り、上から野菜あんをかける。

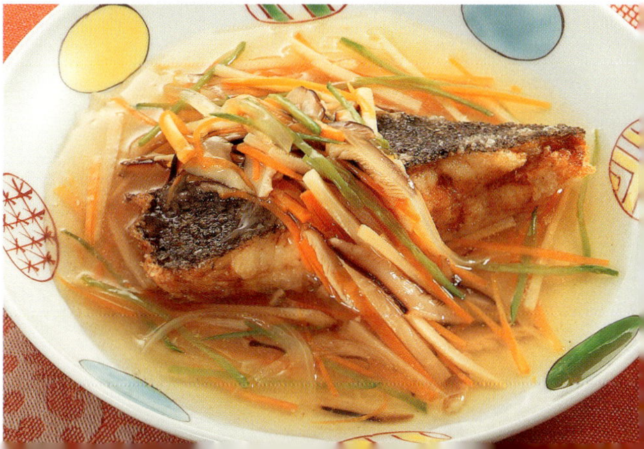

魚の煮つけ 1 かれい

しょうがを加えた煮汁で甘辛く煮つける

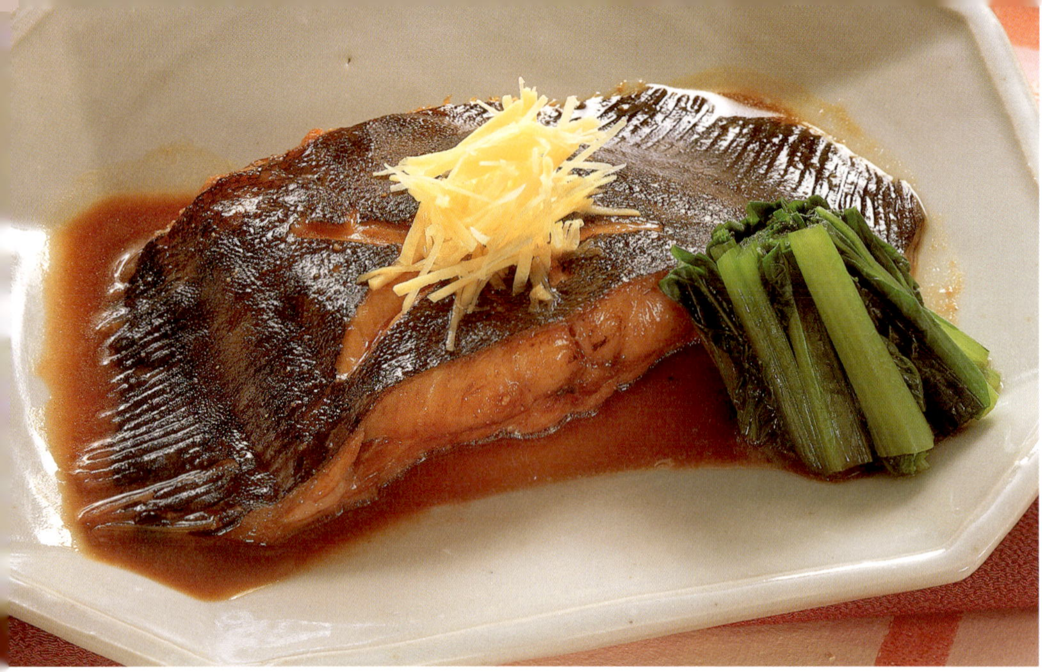

1600・1800kcalを選択する場合	1200・1400kcalを選択する場合
180kcal 塩分2.3g 糖質8.2g	130kcal 塩分2.2g 糖質8.2g

材料（1人分）

1600・1800kcalを選択する場合

- ★かれい（中骨つき）‥ 150g（正味130g）
- 小松菜 …………………… 1株（30g）
- しょうが（せん切り）……………… 少々
- A
  - だし汁………………… $\frac{3}{4}$カップ
  - 日本酒……………… 小さじ1$\frac{1}{2}$
  - しょうゆ……………… 小さじ2
  - みりん………………… 小さじ1
  - 砂糖 …………………… 小さじ1
  - しょうが（薄切り）……… 2～3枚

★1200・1400kcalを選択する場合

かれい（中骨つき）の使用量を100g（正味85g）にします。

作り方

1. かれいは盛りつけたときに上になる面（黒い皮のほう）に、斜め十字に浅く切り目を入れる。
2. 平鍋にAを入れて強火にかけ、煮立ってきたら、**1**のかれいを黒い皮のほうを上にして入れる。煮汁が再び煮立ったら落としぶたをして、中火で8～10分煮る。
3. つけ合わせの小松菜は鍋に沸かした熱湯でしんなりするまで強火でゆでて水にとり、水けをしぼって3㎝長さに切る。
4. **2**を皿に盛ってしょうがをのせ、煮汁をかけて、小松菜を右手前に添える。

参考メモ

魚を煮るときは、煮汁を煮立てた中へ魚を入れるのが原則です。これは、熱によって魚の表面をすばやく凝固させ煮くずれしにくくするためと、うまみ成分を封じ込めるためです。ただし、1切れだけを煮る場合は、煮汁の材料と魚を同時に入れて煮始めてもかまいません。煮汁も魚の量も少ないので、すぐに煮立ち、魚の表面もすぐ固まります。

また、魚を煮るときに落としぶたをするのは、煮汁をむらなくゆきわたらせると同時に、煮くずれを防ぐためです。使用するときは、ふた全体を水でぬらしてからかぶせます。落としぶたのかわりに、アルミホイルを使ってもかまいません。鍋の内径に合わせた大きさにアルミホイルを切って、形を丸くととのえてかぶせます。

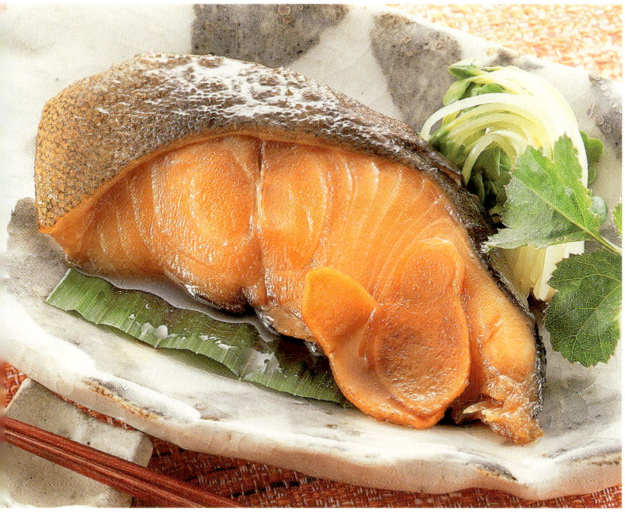

魚の煮つけ 3 銀だら

あぶらののった銀だらを甘辛味にきりっと煮つける

材料（1人分）

1600・1800kcalを選択する場合

★銀だら（切り身）…………………… 60g

貝割れ菜……………… $\frac{1}{4}$パック（20g）

A
- だし汁 ………………… $\frac{1}{2}$カップ
- しょうゆ …………… 小さじ2
- 日本酒 ……………… 小さじ2
- みりん ……………… 小さじ1
- 砂糖…………………… 小さじ$\frac{1}{2}$
- しょうが（薄切り）………… 2枚

★1200・1400kcalを選択する場合

銀だら（切り身）の使用量を40gにします。

1600・1800kcalを選択する場合	1200・1400kcalを選択する場合
180kcal	140kcal
塩分1.9g	塩分1.9g
糖質6.6g	糖質6.6g

野菜追加

作り方

貝割れ菜は　根元を切り落とし、鍋に沸かした熱湯でさっと強火でゆでて冷水にとり、水けをしぼる。

銀だらを煮る　鍋にAを入れて強火にかけ、煮立ったら銀だらを皮目を上にして入れる。一煮立ちしたら中火にし、落としぶたをしてときどき煮汁をかけながら煮汁がほぼなくなるまで煮る。

盛りつける　銀だらを皿に盛ってしょうがも添え、煮汁をかけて貝割れ菜をつけ合わせ、あれば防風を飾る。

魚の煮つけ 2 きんめだい

煮汁を回しかけながらつやよく煮上げる

材料（1人分）

1600・1800kcalを選択する場合

★きんめだい（切り身）……………… 80g

しめじ ………………… $\frac{1}{4}$パック（25g）

A
- だし汁 ………………… $\frac{1}{2}$カップ
- しょうゆ …………… 大さじ$\frac{1}{2}$
- みりん ……………… 大さじ$\frac{1}{2}$
- しょうが（薄切り）………… 3枚

★1200・1400kcalを選択する場合

きんめだい（切り身）の使用量を60gにします。

1600・1800kcalを選択する場合	1200・1400kcalを選択する場合
170kcal	130kcal
塩分1.5g	塩分1.5g
糖質5.9g	糖質5.9g

野菜追加

作り方

しめじは　根元を切り落として小分けにする。

きんめだいとしめじを煮る　鍋にAを入れて強火にかけ、煮立ったらきんめだいを皮目を上にして入れる。一煮立ちしたら中火にし、落としぶたをして15分ほど煮る。途中、つやよく煮上げるために、2～3回煮汁をスプーンですくって全体にかける。煮汁が少し残る程度になったらしめじを加えてさっと火を通し、火を止める。

盛りつける　きんめだいを皿に盛り、あれば木の芽をのせ、煮汁をかけて、しめじを右手前に添える。

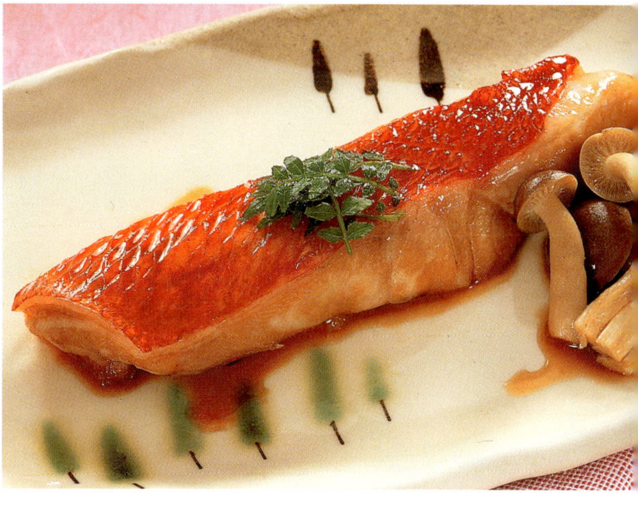

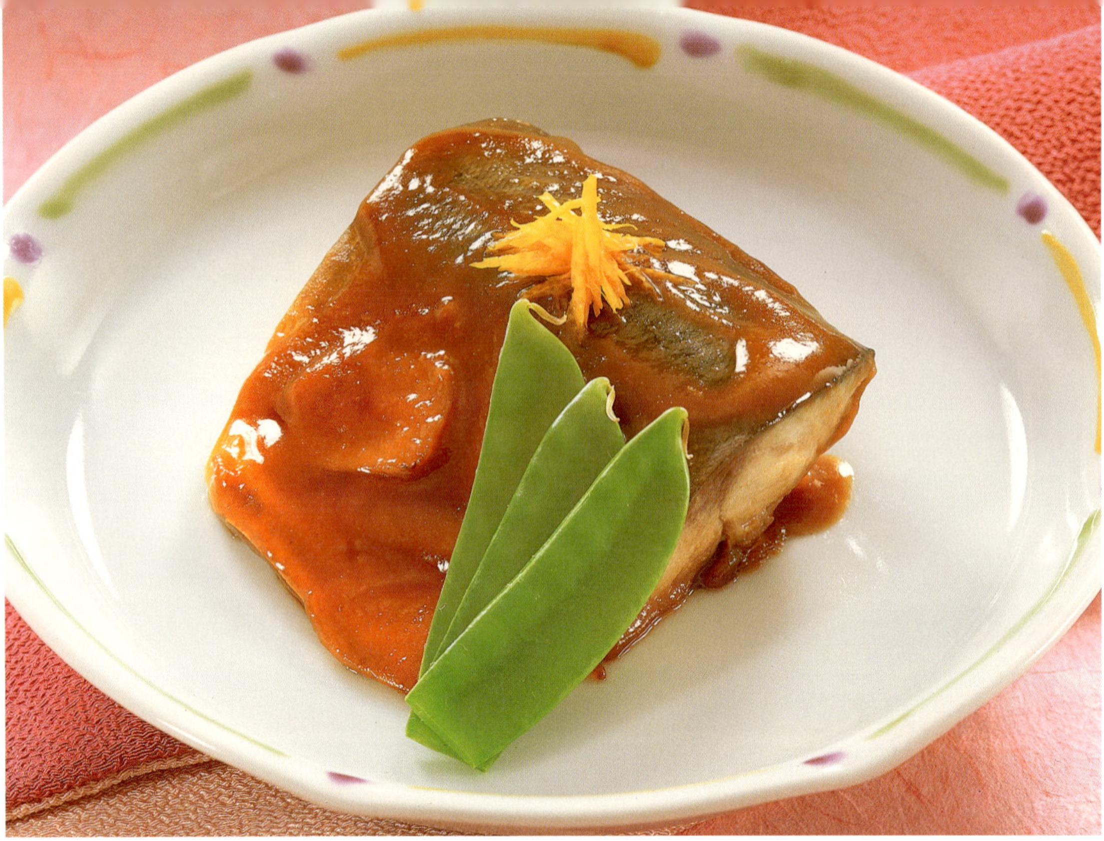

みその風味を生かしてこっくりと煮る人気の家庭おかず

さばのみそ煮

野菜追加

1600・1800kcalを選択する場合
180kcal 塩分2.2g 糖質9.2g

1200・1400kcalを選択する場合
140kcal 塩分2.2g 糖質9.1g

作り方

1 鍋にAを入れてよくまぜ、しょうがを入れて強火にかける。煮立ったら、さばの皮側を上にして入れ、再び煮立ったら弱火にして7～8分煮る。

2 火かげんを中火にし、スプーンで煮汁を魚の表面にかけながら、さらに2～3分煮る。

3 筋をとった絹さやは鍋に沸かした熱湯でさっと強火でゆで、ゆずの皮はせん切りにする。

4 **2**を皿に盛ってゆずの皮をのせ、絹さやを手前にあしらう。

アドバイス 輸入もののさばを使う場合は、国産ものより脂肪分が多いので、1600・1800kcalを選択する人の使用量は40g、1200・1400kcalを選択する人の使用量は25gになります。

材料（1人分）

1600・1800kcalを選択する場合

★さば（切り身）……………………… 60g
しょうが（薄切り）…………… 3～4枚
絹さや…………………………… 3枚
ゆずの皮………………………… 少々
A
- だし汁……………… $\frac{1}{2}$カップ
- みそ……………………小さじ2
- しょうゆ……………… 小さじ$\frac{1}{2}$
- 砂糖……………………小さじ1
- みりん…………………小さじ1

★1200・1400kcalを選択する場合
さば（切り身）の使用量を40gにします。

血液サラサラ効果が高い　ぶり大根

作り方

1 大根は3㎝厚さのいちょう切りにする。鍋に入れ、かぶるくらいの米のとぎ汁を加えて火にかけ、煮立ったら約10分ゆでてざるに上げる。

2 ぶりは3等分に切る。

3 しょうがはせん切りにする。

4 鍋にAと**3**を入れて強火にかける。煮立ったら**1**と**2**を加え、落としぶたをして弱火で30～40分煮込む。途中、煮汁が少なくなったら、水を少量ずつ補って煮ていく。また、煮汁をすくって全体にかけながら煮ていくと、味がよくしみ込むだけでなく、つやよく仕上がる。

5 **4**をしょうがごと器に盛って煮汁をかけ、上にもしょうがをのせる。

材料（1人分）

1600・1800kcalを選択する場合

★ぶり（切り身）………… 50g
大根………… 3㎝（100g）
しょうが（薄切り）………… 3枚
米のとぎ汁………… 適量
A
- だし汁………… $\frac{2}{3}$カップ
- しょうゆ………… 大さじ1
- 日本酒………… 小さじ1
- みりん………… 小さじ2

★1200・1400kcalを選択する場合
ぶり（切り身）の使用量を30gにします。

アドバイス 塩分が多いので、煮汁はできるだけ残しましょう。ぶりは、あらを使ってもかまいません。ぶりの場合のあらとは、頭とカマをさし、あぶらがのっていて、身にもまさるうまみがあります。安価なのも魅力で、切り身とは別のコーナーに並んでいることが多いようです。あらなら約70g使えるので、見た目のボリューム感もふやせます。また、食べるのに時間がかかるので、食べすぎを防ぐことにもつながります。

1600・1800kcalを選択する場合
200kcal　塩分2.8g　糖質10.8g

1200・1400kcalを選択する場合
150kcal　塩分2.7g　糖質10.7g

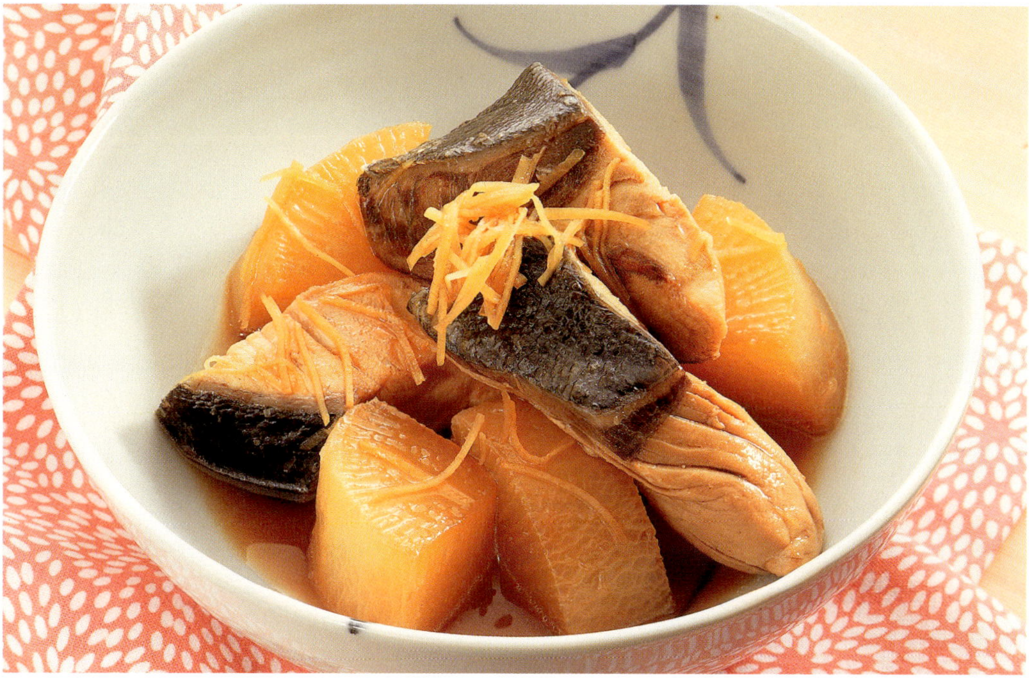

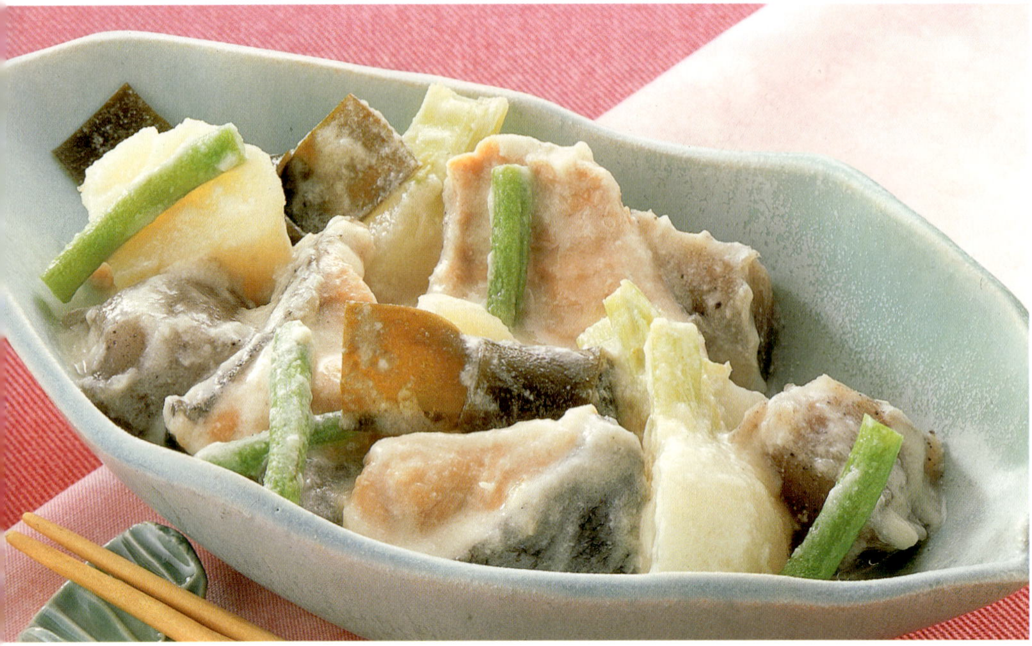

魚のかす煮 1 鮭

下ゆでした野菜といっしょに酒かすでさっと煮込む

減

1600・1800kcalを選択する場合	1200・1400kcalを選択する場合
260kcal 塩分1.9g 糖質14.0g	180kcal 塩分1.4g 糖質10.0g

材料（1人分）

1600・1800kcalを選択する場合

- ★甘塩鮭（切り身）……………… 80g
- ★じゃがいも…………… $\frac{1}{2}$個（50g）
- かぶ…………………… $\frac{1}{2}$個（40g）
- さやいんげん ……………… 2本
- 黒板こんにゃく……………… 40g
- 昆布…………………………… 4cm
- だし汁…………………… 1カップ
- A
  - 酒かす……………………… 15g
  - 日本酒………… 大さじ$\frac{1}{2}$
  - 塩 ………………………… 少々

★1200・1400kcalを選択する場合

甘塩鮭（切り身）の使用量を50gに、じゃがいもを$\frac{1}{4}$個（25g）にします。

作り方

1 昆布は3分ほど水につけて少しやわらかくし、2cm幅に切って結び昆布にする。

2 じゃがいもは半分に切り、かぶは茎を少し残して4等分に切る。さやいんげんは筋をとって3cm長さに切る。それぞれ、鍋に沸かした熱湯でかために強火でゆでておく。

3 黒板こんにゃくは手で一口大にちぎり、鍋に沸かした熱湯でさっと強火でゆで、ざるに上げる。

4 甘塩鮭は切り身を2～3等分に切る。

5 鍋にだし汁と**1**を入れて強火にかけ、煮立ったらさやいんげん以外の**2**を入れて中火で煮る。野菜にほぼ火が通ったところで、**4**と**3**を加え、強火で一煮立ちさせる。

6 **A**を小さなボウルに入れて合わせ、**5**の汁を少し加えてときのばし、**5**の鍋に入れる。弱火で3分ほど煮て、仕上げにさやいんげんを加えて火を止める。

魚のかす煮 2 ぶり

酒かす＋みその味つけで体が温まる冬の煮物

1600・1800kcalを選択する場合	1200・1400kcalを選択する場合
180kcal　塩分1.3g　糖質9.7g	140kcal　塩分1.3g　糖質9.6g

材料（1人分）

1600・1800kcalを選択する場合

★ぶり（切り身）	30g
大根	60g
にんじん	2㎝（20g）
長ねぎ	$\frac{1}{2}$本（30g）
生しいたけ	$\frac{1}{2}$個
★焼き豆腐	20g
だし汁	1カップ
酒かす	15g
みそ	大さじ$\frac{1}{2}$

★1200・1400kcalを選択する場合
ぶり（切り身）の使用量を20gに、焼き豆腐を10gにします。

作り方

野菜類は　大根とにんじんは乱切りに、長ねぎは斜め切りにする。生しいたけは軸を切り落とし、斜め半分に切る。

焼き豆腐は　1㎝角に切る。

ぶりは　2等分に切る。

煮る　鍋にだし汁を入れて強火にかけ、煮立ったら大根とにんじん、焼き豆腐を入れて3～4分中火で煮る。ぶりとしいたけを加え、アクをとりながらさらに2～3分煮る。ここに酒かすとみそをとき入れ、長ねぎを加えて弱火で3～4分煮る。

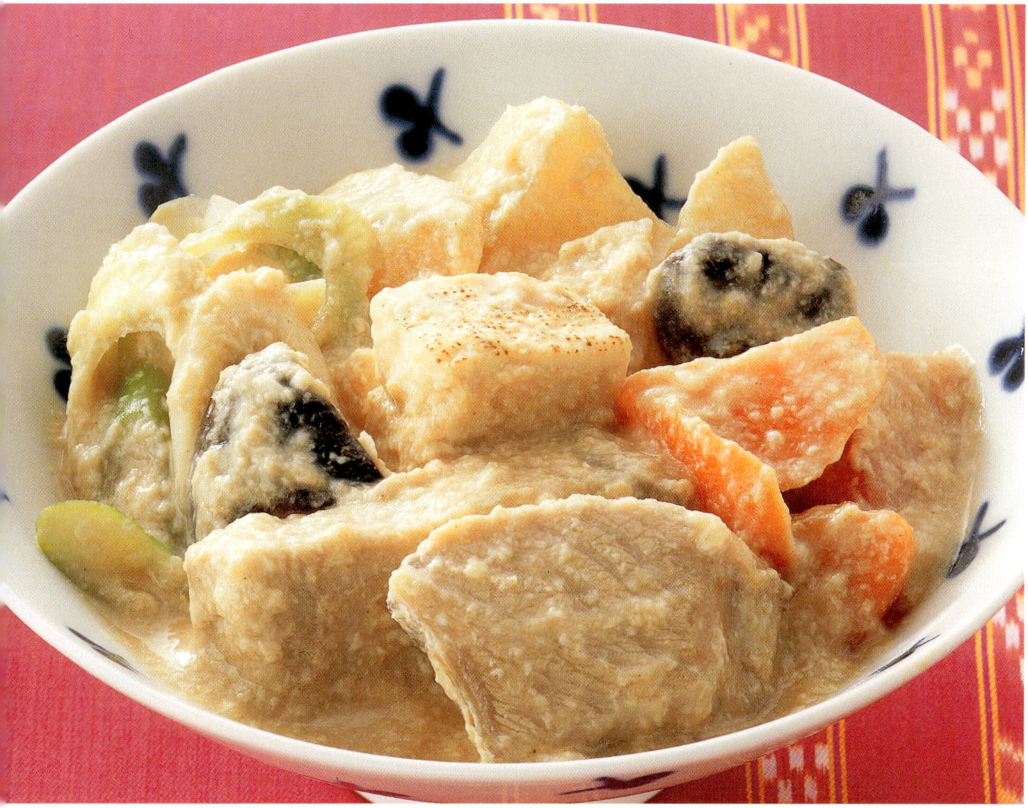

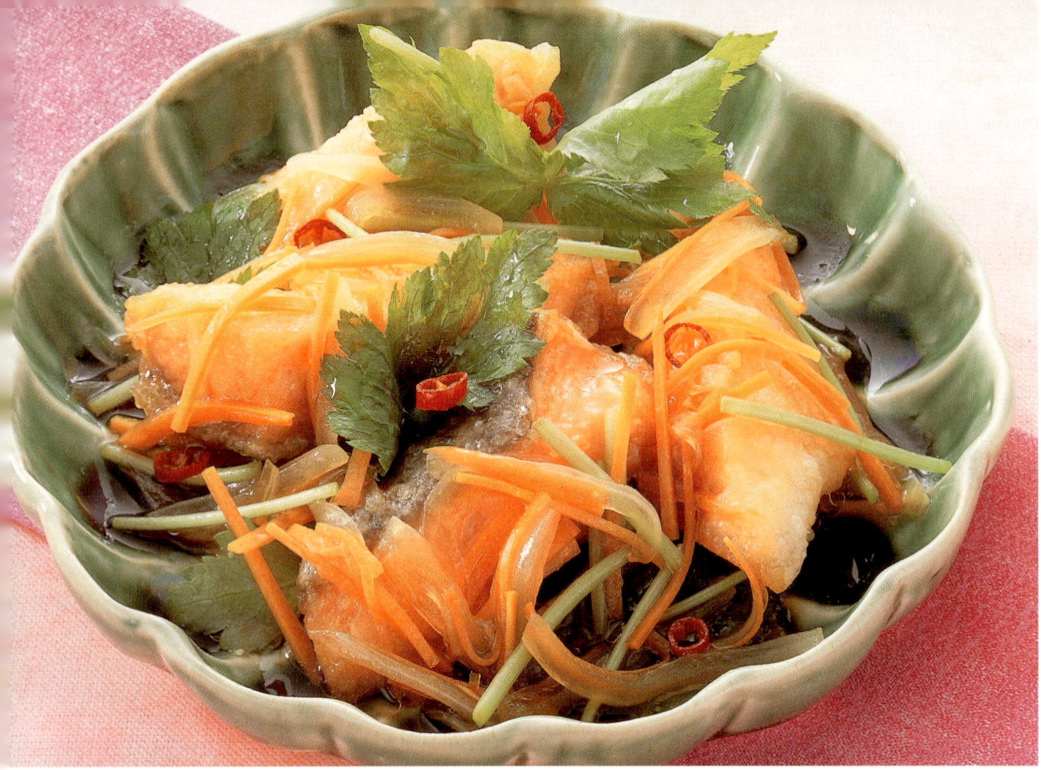

魚の南蛮漬け 1 鮭

野菜といっしょにピリ辛の南蛮だれに漬ける

1600・1800kcalを選択する場合
160kcal 塩分2.0g 糖質8.5g

1200・1400kcalを選択する場合
140kcal 塩分2.0g 糖質8.1g

材料（1人分）

1600・1800kcal を選択する場合

	★生鮭（切り身）	60g
	玉ねぎ	20g
	にんじん	1㎝（10g）
	糸三つ葉	3本
	赤とうがらし（小口切り）	少々
	塩	少々
	かたくり粉	適量
A	しょうゆ	小さじ1
A	酢	小さじ2
A	砂糖	小さじ1
A	塩	少々
	揚げ油	適量

★1200・1400kcal を選択する場合

生鮭（切り身）の使用量を50gにします。

作り方

1 玉ねぎは薄切り、にんじんはせん切り、糸三つ葉は3～4㎝長さに切る。

2 ボウルにAを入れてよくまぜ合わせ、赤とうがらしを加えて南蛮だれを作る。

3 生鮭は一口大に切り、塩を振る。これにかたくり粉をまぶし、余分な粉は手ではたき落とす。

4 揚げ油を180度に熱し、**3**を1切れずつ、少し間をあけながら入れ、中火でカラリと揚げる。

5 **2**に揚げたての**4**と**1**を入れ、ときどき上下を返しながら1時間ほどおいて味をなじませる。

6 **5**を、漬け込んだ野菜や汁ごと器に盛り、野菜ごと食べる。

参考メモ 鮭を油で揚げ、揚げたての熱いところを南蛮酢にジュッと漬け込んで、味をしみ込ませた料理です。揚げた鮭を熱いうちに漬けるのは、そのほうが味の浸透がよいからです。

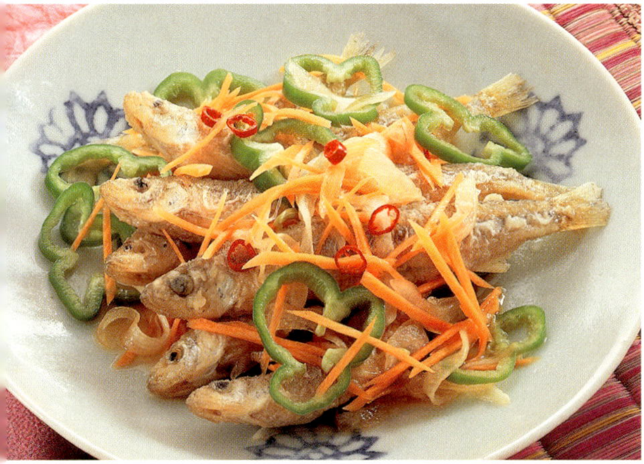

魚の南蛮漬け 3 わかさぎ

油でカラリと揚げて熱々を南蛮だれに漬ける

材料（1人分）

1600・1800kcalを選択する場合

★わかさぎ……………… 小7尾(70g)
ピーマン……………… $\frac{1}{2}$個(20g)
にんじん……………… 1㎝(10g)
玉ねぎ……………………… 20g
小麦粉……………………… 適量
A
- しょうゆ…………… 小さじ1
- 酢…………………… 大さじ1
- 砂糖………………… 小さじ$\frac{1}{2}$
- だし汁……………… 大さじ1
- 赤とうがらし(小口切り)…… 少々

揚げ油……………………… 適量

★1200・1400kcalを選択する場合
わかさぎの使用量を小5尾(50g)にします。

1600・1800kcalを選択する場合
180kcal
塩分1.3g
糖質9.4g

1200・1400kcalを選択する場合
140kcal
塩分1.2g
糖質8.1g

作り方

野菜は　ピーマンは薄い輪切りにし、にんじんは3㎝長さのせん切りにする。玉ねぎは薄切りにする。

南蛮だれを作る　ボウルにAを入れてよくまぜ合わせる。

わかさぎは　水の中に入れて表面を指で静かにこすってぬめりをとり、キッチンペーパーでよく水けをふきとる。これに小麦粉をまぶして余分な粉ははたき落としておく。

揚げる　揚げ油を170度に熱し、わかさぎを1尾ずつ、少し間をあけながら入れ、中火で2分ほどかけてカラリと揚げる。

漬ける　揚げたわかさぎは熱いうちに南蛮だれに漬け、上に野菜をのせる。これを冷蔵庫に入れ、30分～1時間ほどおいて味をよくしみ込ませる。

魚の南蛮漬け 2 鮭

油で揚げずに焼く調理法でエネルギーを抑えて

材料（1人分）

1600・1800kcalを選択する場合

★生鮭(切り身)………………… 80g
生しいたけ……………………… 1個
糸三つ葉………………………… 1本
小麦粉…………………… 小さじ1
A
- 薄口しょうゆ………… 小さじ1
- 酢…………………… 大さじ2
- 砂糖………………… 小さじ1
- 赤とうがらし(小口切り)‥ $\frac{1}{2}$本分

★植物油…………………… 小さじ1

★1200・1400kcalを選択する場合
生鮭(切り身)の使用量を60gに、植物油を小さじ$\frac{1}{2}$にします。

1600・1800kcalを選択する場合
180kcal
塩分1.2g
糖質6.7g

1200・1400kcalを選択する場合
140kcal
塩分1.1g
糖質6.7g

野菜追加

作り方

野菜類は　生しいたけは軸を切り落として半分に切る。三つ葉は1㎝長さのざく切りにする。

南蛮だれを作る　ボウルにAを入れてよくまぜ合わせる。

生鮭は　切り身を3等分に切り、小麦粉を薄くまぶして余分な粉をはたき落としておく。

焼く　フライパンに植物油を入れて強火で熱し、鮭を1切れずつ入れ、両面を中火でこんがりと焼く。このあと、しいたけも両面を中火で焼く。

漬ける　焼き上がった鮭としいたけは熱いうちに南蛮だれに漬け、ときどき上下を返しながら1時間ほどおいて味を含ませる。

盛りつける　器に鮭としいたけを漬け汁ごと盛り、三つ葉を散らす。

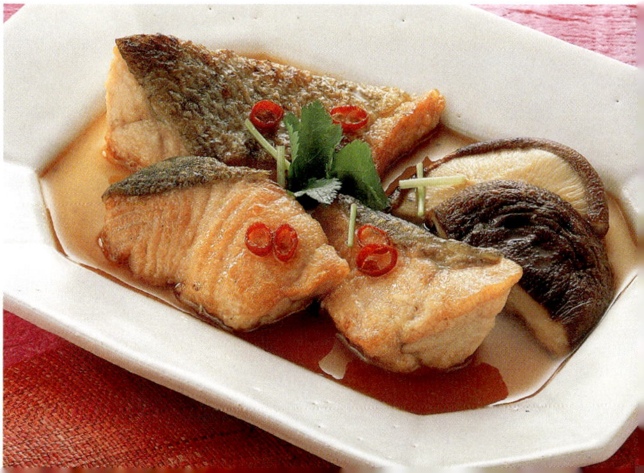

魚の蒸し物 1

さんま

あぶらののったさんまをさっぱりと味わう中華風香味蒸し

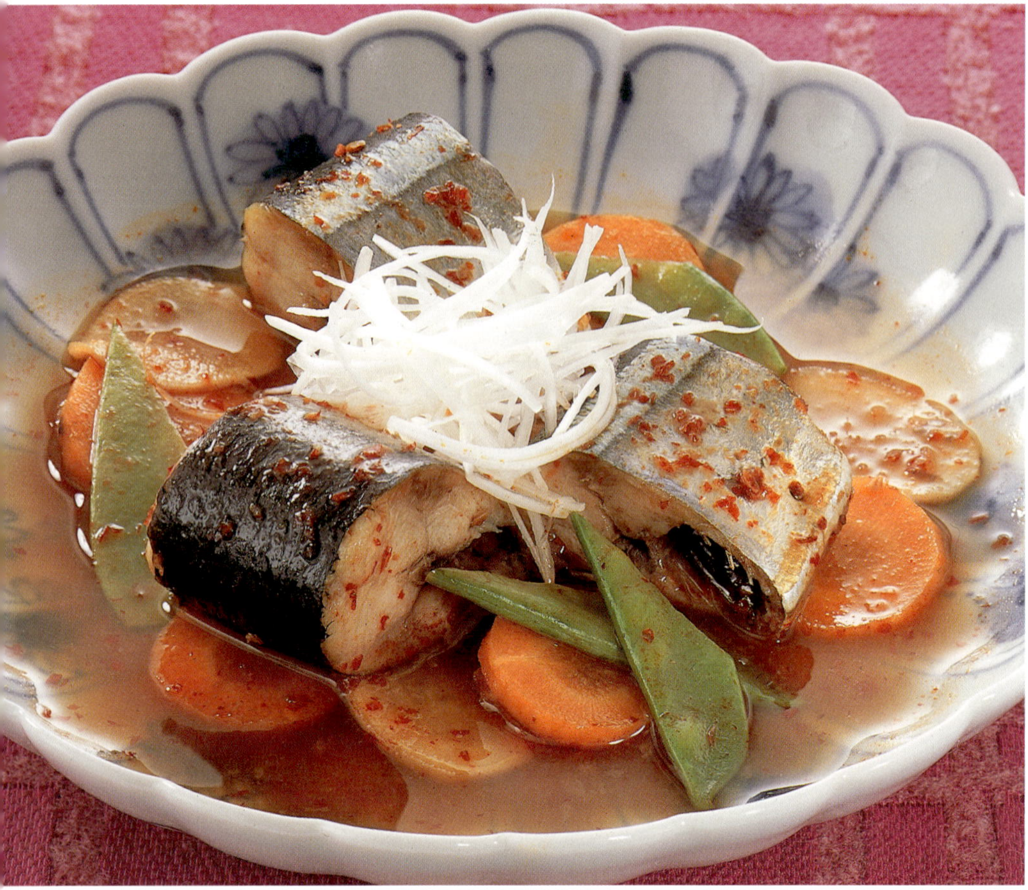

1600・1800kcalを選択する場合	1200・1400kcalを選択する場合
190kcal 塩分1.8g 糖質5.1g	140kcal 塩分1.8g 糖質5.1g

材料（1人分）

1600・1800kcalを選択する場合

★さんま（筒切り）………50g（正味48g）
にんじん………………… 2㎝（20g）
絹さや…………………………… 2枚
しょうが（薄切り）……………… 3枚
長ねぎ…………………………… 3㎝

A
- 日本酒………………大さじ1
- しょうゆ……………小さじ1
- 砂糖…………………小さじ$\frac{1}{2}$
- 中華スープの素（顆粒）‥小さじ$\frac{1}{4}$
- 豆板醤《トウバンジャン》………………小さじ$\frac{1}{3}$

★1200・1400kcalを選択する場合
さんま（筒切り）の使用量を35g（正味33g）にします。

作り方

1 にんじんは2～3㎜厚さの輪切りにする。絹さやは筋をとり、1枚を斜め半分に切る。

2 長ねぎは白い部分だけをせん切りにして水につけ、シャキッとさせて水けをきっておく。これを白髪ねぎという。

3 ボウルにAを入れ、よくまぜ合わせておく。

4 さんまは頭と内臓をとり、3㎝長さの筒切りにしたものを50g用意する。

5 器に**4**と**1**、しょうがを入れ、**3**をかける。これを蒸気の上がった蒸し器に入れ、強火で3～4分蒸し、仕上げに**2**をさんまの上にのせる。

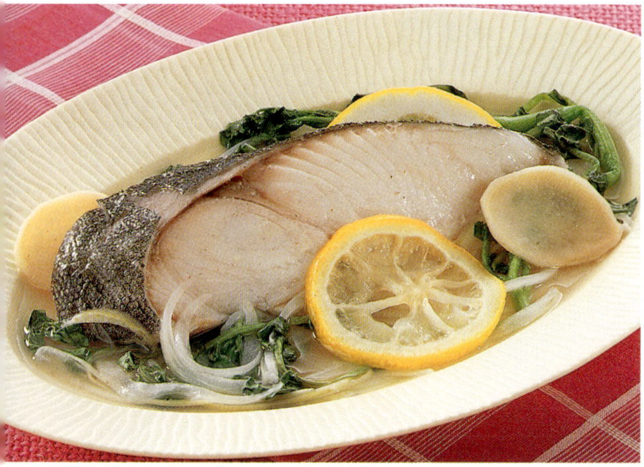

魚の蒸し物 3 銀だら

趣向を変えて洋風で味わう銀だらの野菜蒸し

材料（1人分）

1600・1800kcalを選択する場合

- ★銀だら（切り身）…………………… 60g
- 玉ねぎ…………………… $\frac{1}{6}$個(30g)
- クレソン ……………………… 3本
- しょうが（薄切り）……………… 2枚
- レモン（薄い輪切り） …………… 2枚
- 塩、こしょう………………… 各少々
- 白ワイン…………………… 大さじ1
- スープ……………………… 大さじ1

※スープは、コンソメスープの素（顆粒）少々を湯大さじ1にといたもの。

★1200・1400kcalを選択する場合
銀だら（切り身）の使用量を40gにします。

1600・1800kcal を選択する場合
170kcal
塩分1.0g
糖質5.0g

1200・1400kcal を選択する場合
130kcal
塩分0.8g
糖質5.0g

作り方

野菜は　玉ねぎは薄切りに、クレソンは長さを半分に切る。

銀だらは　切り身に、軽く塩とこしょうを振る。

蒸す　蒸し器に入る大きさの器に銀だらと野菜、しょうがをのせ、白ワインとコンソメスープをかける。レモンをのせて蒸気の上がった蒸し器に入れ、強火で3～4分蒸す。

魚の蒸し物 2 あじ

野菜といっしょにさっぱりと味わう酢じょうゆ蒸し

材料（1人分）

1600・1800kcalを選択する場合

- ★あじ（三枚おろしにしたもの）…· 100g
- 長ねぎ…………………… $\frac{1}{2}$本(30g)
- にんじん ………………… 3cm(30g)
- しょうが（薄切り）……………… 2枚
- 生しいたけ……………………… 1個
- レモン（輪切り）………………… 1枚
- A しょうゆ …………… 小さじ1
- A 酢 ………………………… 小さじ2

★1200・1400kcalを選択する場合
あじ（三枚おろしにしたもの）の使用量を80gにします。

1600・1800kcal を選択する場合
160kcal
塩分1.2g
糖質5.8g

1200・1400kcal を選択する場合
130kcal
塩分1.1g
糖質5.8g

作り方

野菜類は　長ねぎは4cm長さに切ってから、さらに縦4等分に切る。にんじんは短冊切りにし、しょうがはせん切りにする。生しいたけは軸を切り落として薄切りにする。

あじは　頭のほうから薄皮をむき、身を半分に切る。

蒸す　蒸し器に入る大きさの器に野菜を敷き、あじをのせる。その上に半分に切ったレモンをのせ、合わせたAを回しかける。これを蒸気の上がった蒸し器に入れ、強火で約7～8分蒸す。

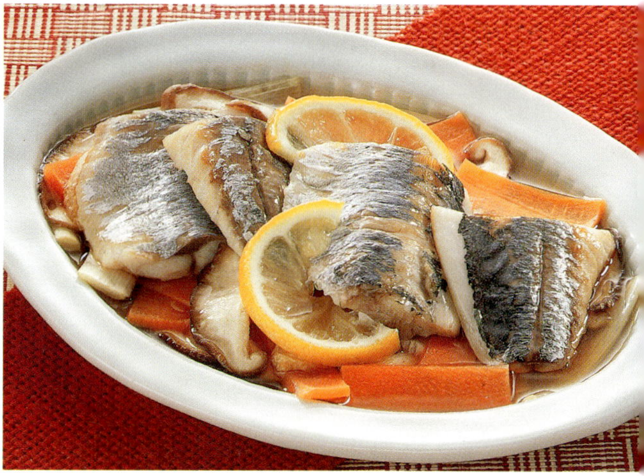

野菜たっぷりで低エネルギーがうれしい

たらちり鍋

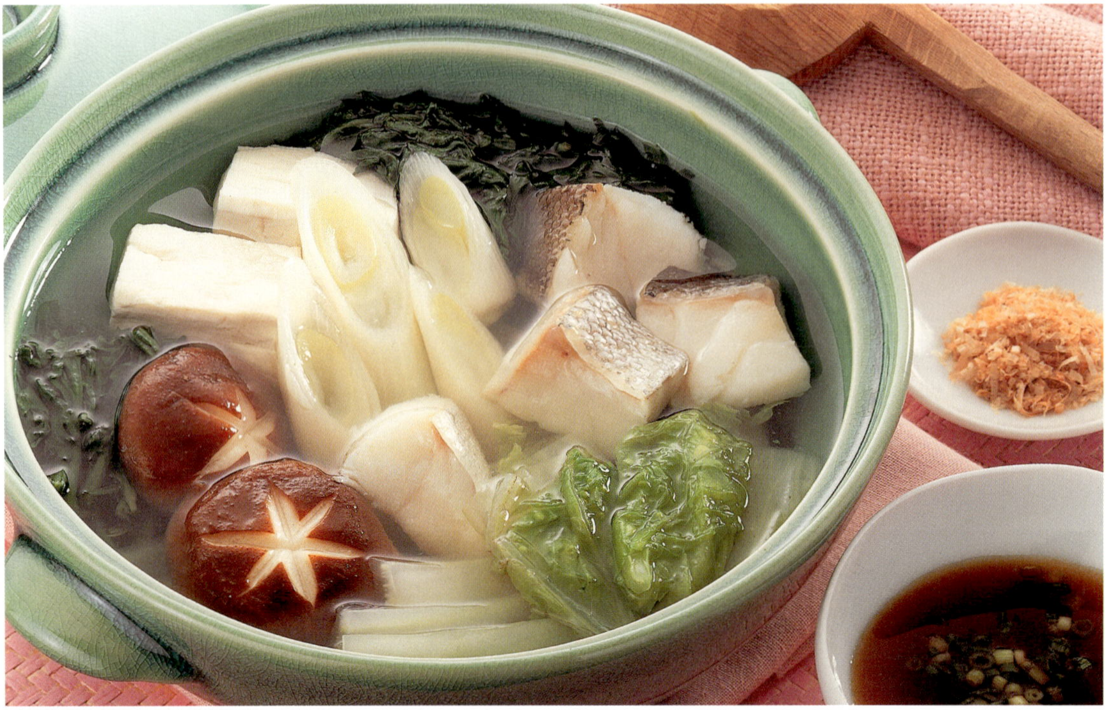

1600・1800kcalを選択する場合
170kcal 塩分3.3g 糖質8.1g

1200・1400kcalを選択する場合
140kcal 塩分3.2g 糖質8.1g

作り方

1 春菊は食べやすい長さのざく切りに、白菜は茎と葉に切り分けて、茎は一口大のそぎ切りにし、葉はざく切りにする。長ねぎは斜め切りにし、生しいたけは笠に浅く星形に3本の切り込みを入れる。

2 木綿豆腐は2つ〜3つに切る。

3 たらは一口大に切る。

4 小さな器にAを合わせて、たれを作る。

5 土鍋に、汚れをふいた昆布を敷いて水1カップを入れ、火にかける。煮立ってきたら、**3**と**1**、**2**を並べ入れ、中火でアクをとりながら煮る。

6 取り鉢に入れた**4**と薬味の万能ねぎ、削りがつおを添え、煮えたものからとり出して、たれにつけて食べる。

材料（1人分）

1600・1800kcalを選択する場合

★たら（切り身）…… 70g
木綿豆腐…… $\frac{1}{6}$丁（50g）
春菊…… $\frac{1}{4}$束（50g）
白菜…… $\frac{1}{2}$枚（50g）
長ねぎ…… $\frac{1}{2}$本（30g）
生しいたけ…… 2個
昆布…… 10㎝
A［しょうゆ…… 大さじ1
　かぼすのしぼり汁…… 小さじ2
万能ねぎ（小口切り）…… 1〜2本分
削りがつお…… 少々

★1200・1400kcalを選択する場合
たら（切り身）の使用量を60gにします。

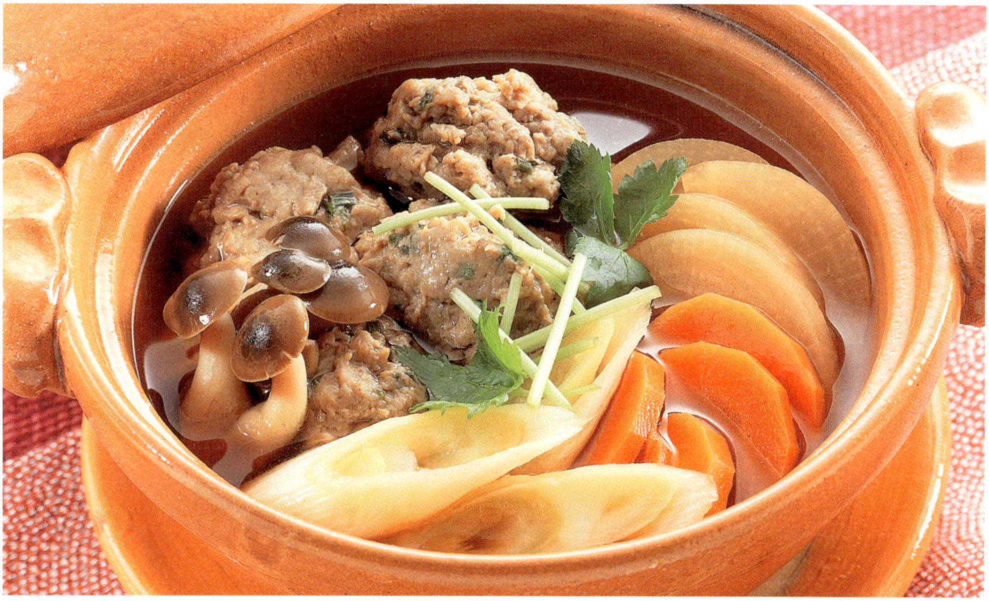

いわしを中心に血液をサラサラにする食材が大集合

いわしのつみれ鍋

1600・1800kcalを選択する場合
190kcal　塩分2.3g　糖質8.9g

1200・1400kcalを選択する場合
150kcal　塩分2.2g　糖質8.8g

作り方

1 いわしは頭側から薄皮をむき、身を包丁でこまかくたたいてから、すり鉢に入れてすりこ木でよくすりまぜる（またはフードプロセッサーにかけてもよい）。これにAを加え、さらになめらかにすり合わせてつみれの生地を作る。

2 大根とにんじんは3㎜厚さの輪切りにし、鍋に沸かした熱湯でややかために強火でゆでておく。しめじは根元を切り落として小分けにする。長ねぎは斜め切りにし、三つ葉はざく切りにする。

3 土鍋にBを入れて強火にかけ、煮立ったら**1**をスプーンなどで一口大にまとめて入れていく。再び煮立ったら中火にし、アクをすくいとる。つみれが浮き上がってきたところで**2**の野菜を加え、一煮して煮えたものから食べる。

材料（1人分）

1600・1800kcalを選択する場合

★いわし‥ 1尾120gを手開きにしたもの（正味60g）
大根…… 30g
にんじん…… 2㎝（20g）
しめじ…… $\frac{1}{4}$パック（25g）
長ねぎ…… $\frac{1}{3}$本（20g）
三つ葉…… 1本

A
みそ…… 小さじ$\frac{1}{3}$
塩、こしょう…… 各少々
おろししょうが…… 小さじ$\frac{1}{2}$
万能ねぎ（小口切り）…… 小さじ1

B
だし汁…… 1カップ
しょうゆ…… 大さじ$\frac{1}{2}$
日本酒…… 大さじ$\frac{1}{2}$
みりん…… 小さじ1
塩…… 少々

★1200・1400kcalを選択する場合
いわしの使用量を1尾80gを手開きにしたもの（正味40g）にします。

カレーの風味で薄味に仕上げた

いかとしめじのカレーマリネ

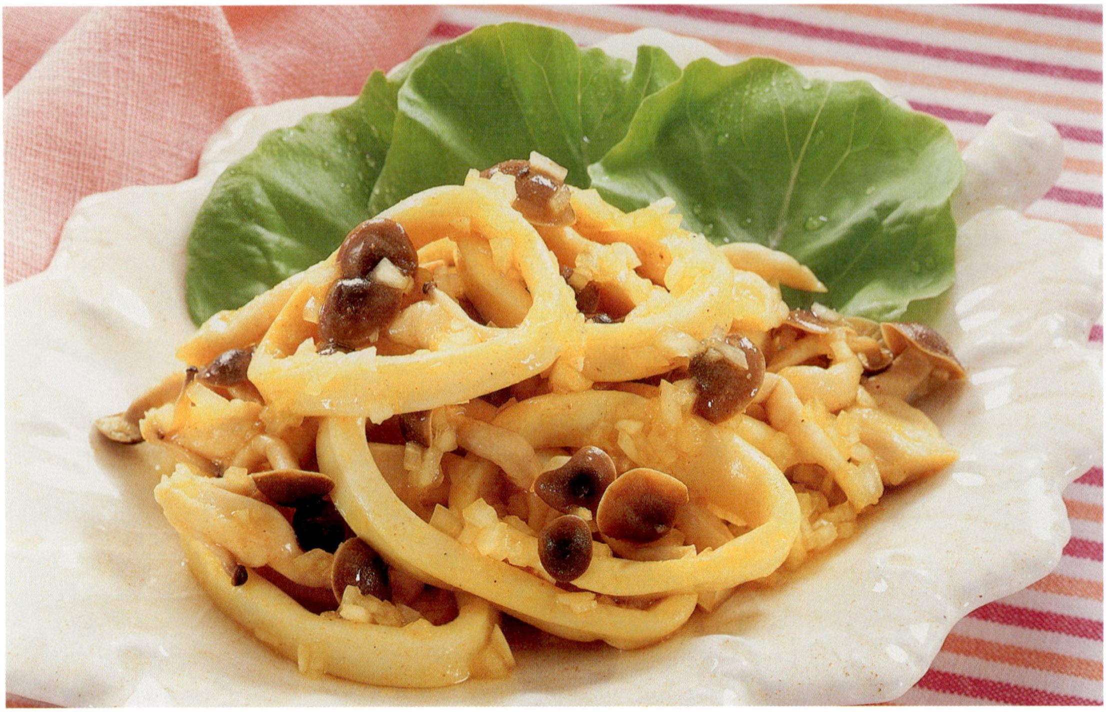

1600・1800kcalを選択する場合
180kcal　塩分1.4g　糖質4.4g

1200・1400kcalを選択する場合
130kcal　塩分1.3g　糖質4.3g

作り方

1. いかは皮をむいて1㎝幅の輪切りにする。しめじは根元を切り落として小分けにする。
2. 鍋に沸かした熱湯で、**1**をそれぞれさっと強火でゆで、ざるに上げる。
3. 玉ねぎとにんにくはみじん切りにする。
4. ボウルに**A**を入れてよくまぜ、マリネ液を作る。
5. **4**に**2**と**3**を入れて1時間以上漬け込む。
6. 器にサラダ菜を敷き、**5**を盛る。

アドバイス いかだけでなく、えびやほたて貝柱などをまぜてシーフードミックスにしてもおいしいものです。使用量がトータルで80g（1200・1400kcalを選択する場合60g）なら、エネルギー量はほぼ同じです。シーフードはボリュームのわりに低エネルギーなので、積極的に利用したい食材です。

材料（1人分）

1600・1800kcalを選択する場合

★いか（胴）…… 80g
しめじ…… $\frac{1}{2}$パック（50g）
玉ねぎ…… $\frac{1}{6}$個（30g）
にんにく…… $\frac{1}{4}$片
サラダ菜…… 3枚

A
- 水…… 大さじ3
- コンソメスープの素（顆粒）…… 小さじ$\frac{1}{2}$
- 酢…… 大さじ1
- ★オリーブ油…… 小さじ2
- カレー粉…… 少々
- 塩、こしょう…… 各少々

★1200・1400kcalを選択する場合
いか（胴）の使用量を60gに、オリーブ油を小さじ1にします。

いかのうまみを野菜に含ませた

いかと野菜の煮物

作り方

1　大根は1㎝厚さのいちょう切りにし、にんじんは乱切りにする。

2　いかの胴は皮をむき、1㎝幅の輪切りにする。足は足先を切り落として2～3本ずつに切り分ける。

3　鍋にごま油を入れて熱し、**1**を強火で軽く炒め合わせる。ここにだし汁を加え、煮立ったら中火にして煮る。

4　大根が透き通ってきたらAを加え、**2**も入れて強火にし、いかの色が変わるまで煮る。筋をとったさやいんげんを3㎝長さに切って加え、一煮したら、火を止める。

材料（1人分）

1600・1800kcal を選択する場合

	★いか	100g
	大根	3㎝(100g)
	にんじん	2㎝(20g)
	さやいんげん	2本
	だし汁	$\frac{3}{4}$カップ
A	砂糖	小さじ$\frac{1}{2}$
A	みりん	小さじ1
A	しょうゆ	小さじ1$\frac{1}{2}$
	ごま油	小さじ$\frac{1}{2}$

★1200・1400kcal を選択する場合
いかの使用量を60gにします。

アドバイス いかのかわりに、同量のえびやほたて貝柱を使うこともできます。また、大根以外に同量の白菜やかぶを使っても、栄養価は大根を使った場合とほぼ同じです。いかは加熱しすぎるとかたくなるので、煮すぎないように注意しましょう。

1600・1800kcalを選択する場合
170kcal　塩分2.3g　糖質10.2g

1200・1400kcalを選択する場合
130kcal　塩分2.0g　糖質10.1g

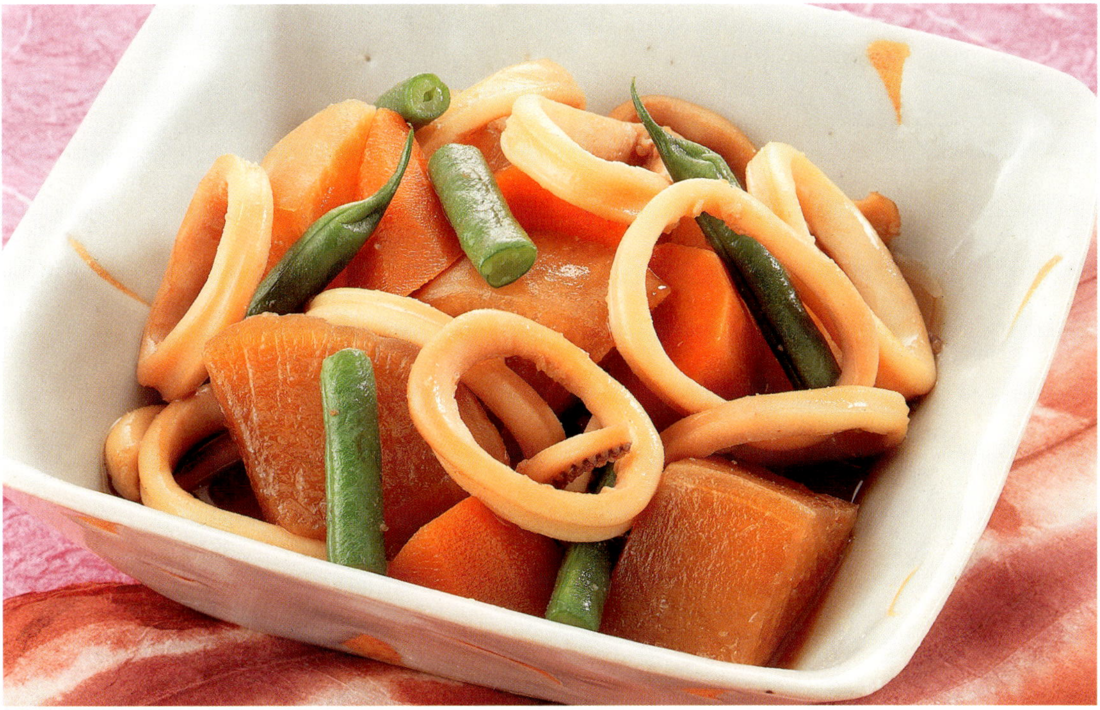

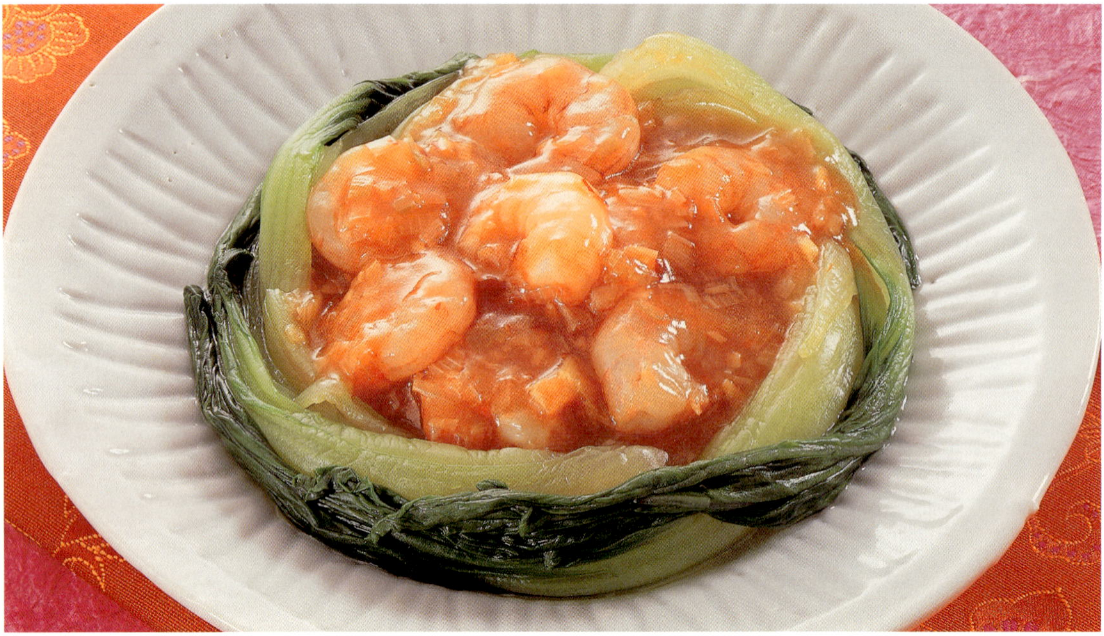

甘ずっぱいソースで味わう中華おかず

えびのチリソース炒め

1600・1800kcalを選択する場合
170kcal 塩分2.1g 糖質8.2g

1200・1400kcalを選択する場合
140kcal 塩分2.0g 糖質8.2g

作り方

1 むきえびは、背わたをとる。

2 小さなボウルにAを入れ、よくまぜ合わせる。

3 チンゲン菜は六つ割りにし、鍋に沸かした熱湯に根元のかたいほうから入れて強火でゆで、しんなりしたらざるに上げて水けをきっておく。

4 フライパンにごま油を熱して長ねぎとしょうがを弱火で炒め、香りが出てきたら**1**を加えて強火で炒め合わせる。えびの色が変わったところで**2**を加えて煮立て、まぜ合わせたBを回し入れ、とろみがついたら火を止める。

5 **3**を皿の中心より外側に円状に盛りつけ、中心部に**4**をのせる。

材料（1人分）

1600・1800kcalを選択する場合

★むきえび……80g
長ねぎ（みじん切り）……大さじ1
しょうが（みじん切り）……小さじ1
チンゲン菜……1株（100g）
A
- スープ……大さじ3
- 酢……小さじ1
- しょうゆ……小さじ1
- 砂糖……小さじ1
- トマトケチャップ……小さじ1
- 日本酒……小さじ1
- 豆板醤《トウバンジャン》……少々

★ごま油……大さじ$\frac{1}{2}$
B
- かたくり粉……小さじ$\frac{1}{2}$
- 水……大さじ1

※スープは、鶏がらスープの素（顆粒）少々を湯大さじ3でといたもの。

★1200・1400kcalを選択する場合
むきえびの使用量を60gに、ごま油を小さじ1にします。

いか、えび、ほたて貝と野菜を塩味で炒め合わせた　海鮮炒め

作り方

1 きくらげは水でもどし、石づきをとって食べやすい大きさに切る。

2 長ねぎは薄い斜め切りにする。白菜はしんの部分はそぎ切りに、葉の部分はざく切りにする。

3 いかは片面に包丁で格子状に切り目を入れて一口大に切る。

4 フライパンに植物油を熱してむきえびとほたて貝、**3**を入れて強火でざっと炒め、さらに**1**と**2**を加えて炒め合わせ、野菜がしんなりしたら**A**で味つけする。

5 **4**に、まぜ合わせた**B**を回し入れ、全体にとろみがついたら火を止める。

材料（1人分）

1600・1800kcal を選択する場合

★いか（胴）…… 30g
★むきえび…… 30g
ほたて貝…… 30g
きくらげ（乾燥）…… 1枚
長ねぎ…… $\frac{1}{3}$本（20g）
白菜…… 1枚（100g）
A［鶏がらスープの素（顆粒）… 小さじ$\frac{2}{3}$
　塩、こしょう…… 各少々
★植物油…… 大さじ$\frac{1}{2}$
B［かたくり粉…… 小さじ$\frac{1}{2}$
　水…… 大さじ1

★1200・1400kcal を選択する場合
いか（胴）、むきえびの使用量を各20gに、植物油を小さじ1にします。

アドバイス　ほたて貝のかわりに、同量のほたて貝柱を使ってもよいでしょう。

1600・1800kcalを選択する場合	1200・1400kcalを選択する場合
160kcal　塩分1.7g　糖質5.2g	120kcal　塩分1.6g　糖質5.1g

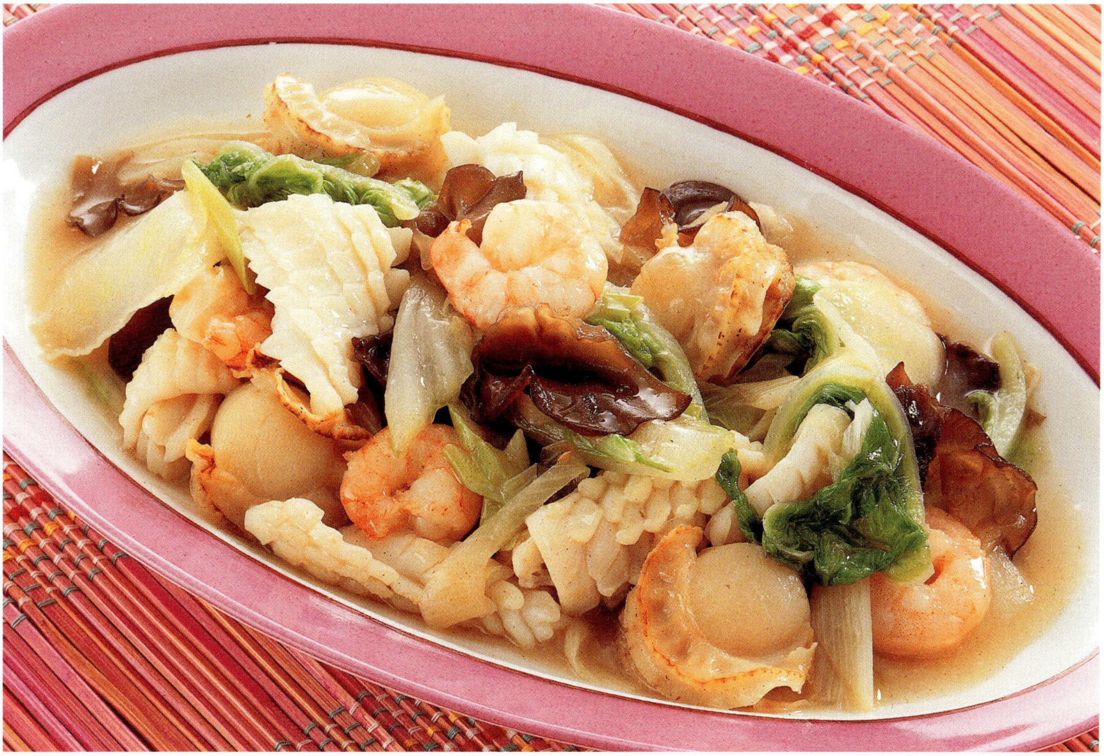

弱火でじっくり煮込むのがコツ

たこのやわらか煮

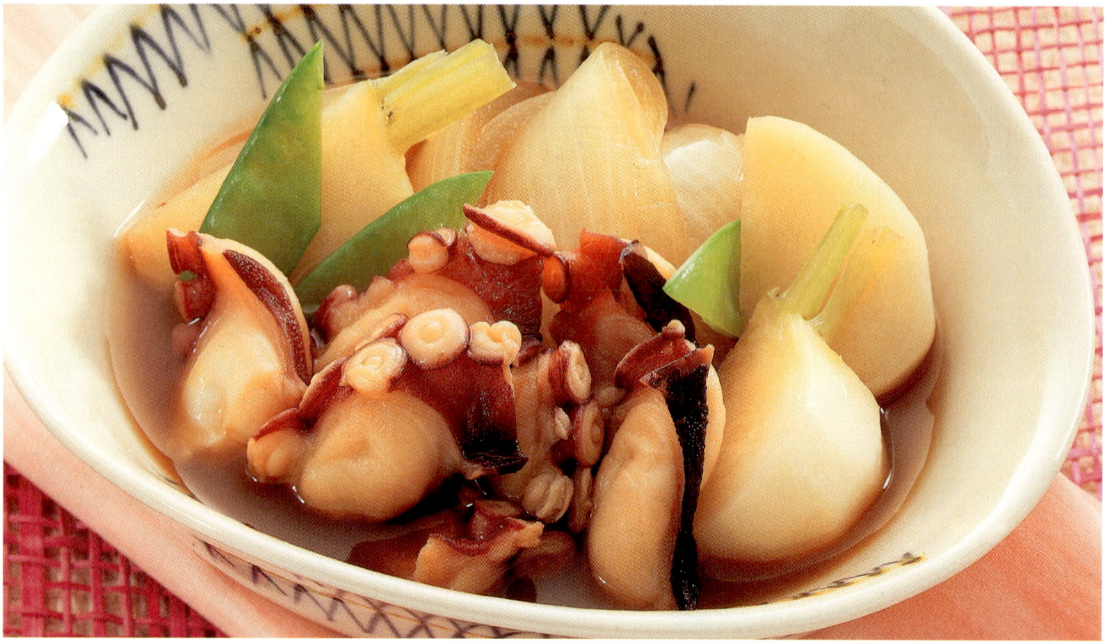

1600・1800kcalを選択する場合	1200・1400kcalを選択する場合
170kcal　塩分1.9g　糖質10.6g	130kcal　塩分1.8g　糖質10.6g

作り方

1 かぶは茎を少し残したまま3等分に切り、玉ねぎはくし形に切る。

2 ゆでだこの足は2㎝幅の斜めぶつ切りにする。

3 鍋にごま油を入れて熱し、**1**の玉ねぎと**2**を強火でさっと炒め合わせる。全体に油が回ったら**A**を加え、煮立ったら弱火にし、10分ほど煮る。

4 **3**に**1**のかぶを加えて落としぶたをし、さらに弱火で10分煮る。

5 絹さやは筋をとり、鍋に沸かした熱湯でさっと強火でゆで、大きいものは斜め半分に切っておく。

6 **4**にみりんを加えて中火で煮立たせ、**5**を入れて一煮し、火を止める。

材料（1人分）

1600・1800kcalを選択する場合

★ゆでだこの足……………… $\frac{1}{2}$本(80g)
かぶ………………………… $\frac{1}{2}$個(40g)
玉ねぎ……………………… $\frac{1}{4}$個(45g)
絹さや……………………………… 3枚
A ┌ だし汁…………………… $\frac{2}{3}$カップ
A │ しょうゆ……………… 小さじ$1\frac{1}{3}$
A └ 砂糖 …………………… 小さじ1
みりん……………………… 小さじ$\frac{1}{2}$
★ごま油…………………………小さじ1

★1200・1400kcalを選択する場合
ゆでだこの足の使用量を60gに、ごま油を小さじ$\frac{1}{2}$にします。

アドバイス 絹さやのかわりに、かぶの葉（1本程度）を使うのも、材料をムダなく使いきる方法です。かぶの葉には、実の部分よりも多くのカロテンやカルシウム、鉄分などの栄養成分が含まれています。

トマト味にこっくりと煮込んだ

たこのスペイン風煮物

作り方

1　じゃがいもは5㎜厚さの半月切りにする。
2　玉ねぎとにんにくはみじん切りにし、トマトは手でつぶしておく。
3　ゆでだこの足は1㎝幅に切る。
4　鍋にオリーブ油を入れて熱し、にんにくと玉ねぎを弱火で炒め、香りが出てきたら**3**と**1**を加えて強火でさらに一炒めする。
5　**4**にスープとトマトを加えて中火で10分ほど煮、Aを加えて味つけし、火を止める。
6　**5**を器に盛り、パセリを振りかける。

材料（1人分）

1600・1800kcalを選択する場合

★ゆでだこの足	$\frac{1}{2}$本(80g)
★じゃがいも	$\frac{1}{2}$個(50g)
玉ねぎ	$\frac{1}{6}$個(30g)
にんにく	$\frac{1}{2}$片
トマト(水煮缶詰)	100g
スープ	1カップ
A　チリパウダー	小さじ$\frac{1}{3}$
A　こしょう	少々
A　砂糖	小さじ$\frac{1}{2}$
★オリーブ油	小さじ1
パセリ(みじん切り)	少々

※スープは、コンソメスープの素(顆粒)小さじ$\frac{1}{2}$を湯1カップでといたもの。

★1200・1400kcalを選択する場合
ゆでだこの足の使用量を60gに、じゃがいもを$\frac{1}{4}$個(25g)に、オリーブ油を小さじ$\frac{1}{2}$にします。

1600・1800kcalを選択する場合
180kcal　塩分1.9g　糖質16.5g

1200・1400kcalを選択する場合
130kcal　塩分1.7g　糖質12.5g

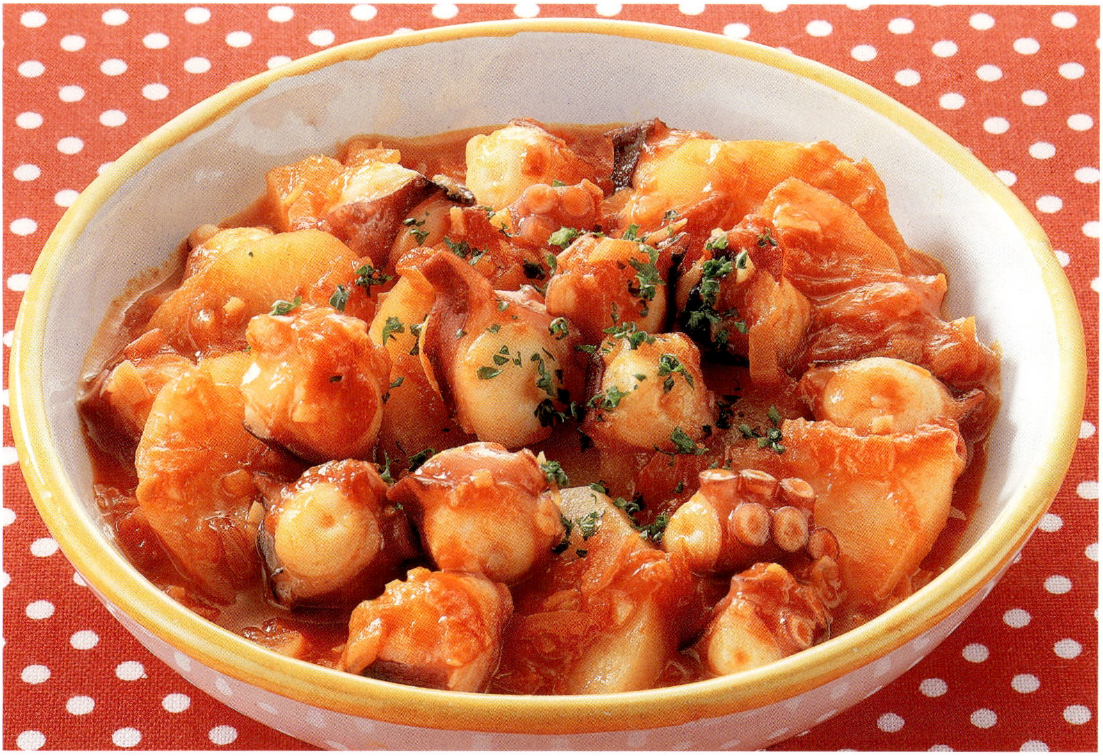

牛乳でまろやかな味わいに仕上げた

ほたて貝柱とチンゲン菜のクリーム煮

作り方

1 チンゲン菜は根元を切り落として4～5㎝長さのざく切りにし、茎と葉に分けておく。

2 ほたて貝柱は厚みを2～3等分に切る。

3 フライパンにごま油を入れて熱し、長ねぎとしょうがを弱火で炒める。香りが出てきたらチンゲン菜の茎、**2**、チンゲン菜の葉の順に加えて強火でさっと炒め合わせる。

4 **3**にスープと日本酒を加えて強火で煮立て、牛乳を入れて、塩とこしょうで味つけする。まぜ合わせた**A**を回し入れ、全体にとろみがついたら火を止める。

材料(1人分)

1600・1800kcalを選択する場合

★ほたて貝柱	4個(80g)
チンゲン菜	1株(100g)
長ねぎ(みじん切り)	大さじ1
しょうが(みじん切り)	小さじ1
スープ	$\frac{1}{4}$カップ
日本酒	大さじ$\frac{1}{2}$
牛乳	$\frac{1}{4}$カップ
塩	小さじ$\frac{1}{5}$
こしょう	少々
★ごま油	小さじ1
A かたくり粉	小さじ1
A 水	大さじ1

※スープは、鶏がらスープの素(顆粒)少々を湯$\frac{1}{4}$カップでといたもの。

★1200・1400kcalを選択する場合

ほたて貝柱の使用量を3個(60g)に、ごま油を小さじ$\frac{1}{2}$にします。

1600・1800kcalを選択する場合	1200・1400kcalを選択する場合
180kcal 塩分1.8g 糖質10.7g	140kcal 塩分1.8g 糖質9.7g

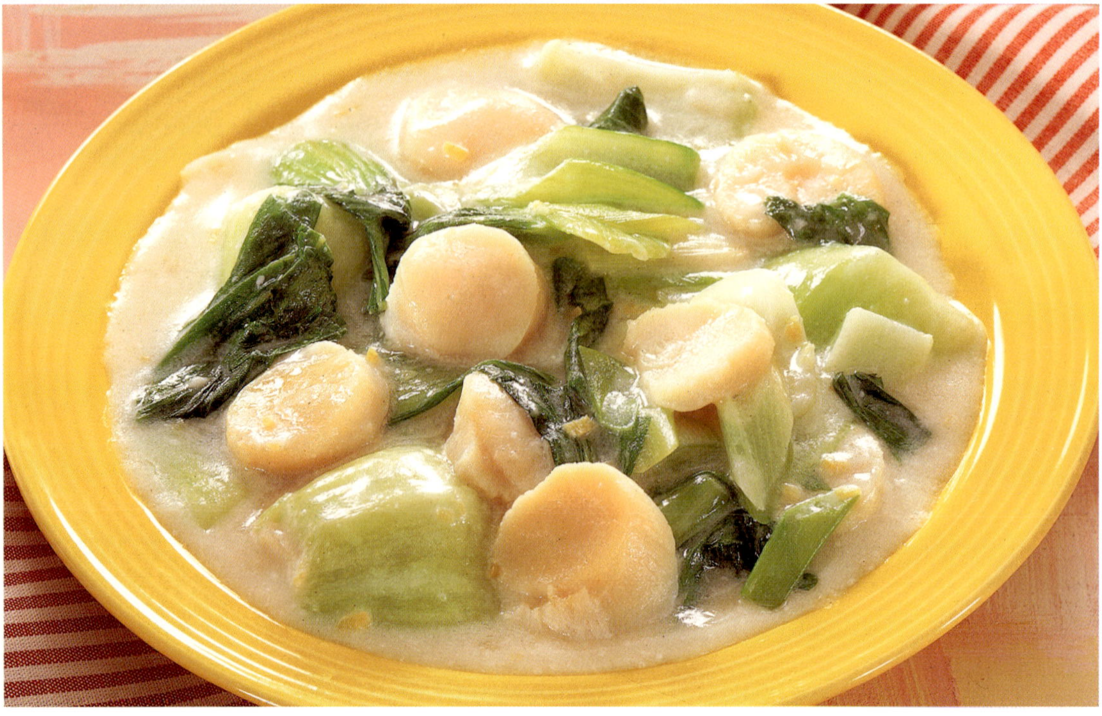

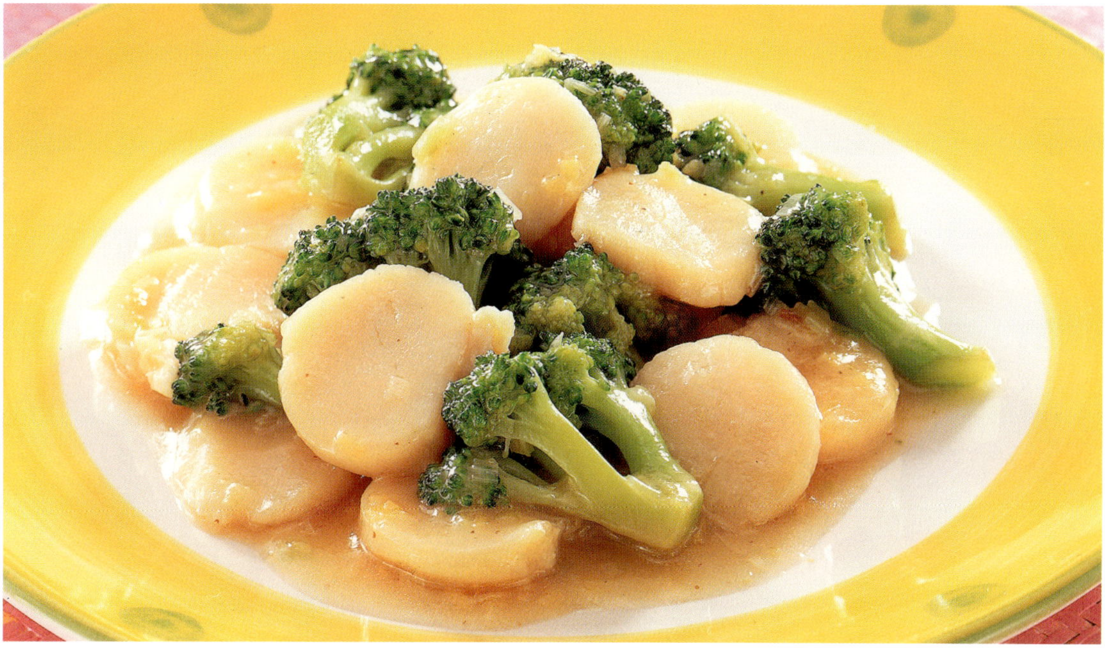

1600・1800kcalを選択する場合	1200・1400kcalを選択する場合
170kcal　塩分1.1g　糖質7.7g	130kcal　塩分1.0g　糖質6.7g

ごま油で風味よく炒め合わせた

ほたて貝柱とブロッコリーの炒め物

作り方

1. ブロッコリーは小房に切り分け、鍋に沸かした熱湯で２～３分緑色が鮮やかになるまで強火でゆで、ざるに上げて水けをきる。
2. ほたて貝柱は、厚みを２～３等分に切る。
3. 小さなボウルにAを合わせ、よくまぜておく。
4. フライパンにごま油を熱して、長ねぎとしょうがを弱火で炒め、香りが出てきたら**1**と**2**を加えて強火で炒め合わせる。
5. ほたて貝柱の色が変わったら**3**を加えて一煮立ちさせ、まぜ合わせたBを回し入れて全体にとろみをつけ、火を止める。

アドバイス　ブロッコリーは同量の冷凍食品を使ってもかまいません。ゆでる手間がないので、スピーディーに調理できます。

材料（１人分）

1600・1800kcalを選択する場合

★ほたて貝柱	５個(100g)
ブロッコリー	50g
長ねぎ(みじん切り)	小さじ２
しょうが(みじん切り)	小さじ１
A　水	大さじ１
A　鶏がらスープの素(顆粒)	小さじ$\frac{1}{2}$
A　日本酒	小さじ２
★ごま油	小さじ１
B　かたくり粉	小さじ$\frac{1}{2}$
B　水	大さじ１

★1200・1400kcalを選択する場合

ほたて貝柱の使用量を４個(80g)に、ごま油を小さじ$\frac{1}{2}$にします。

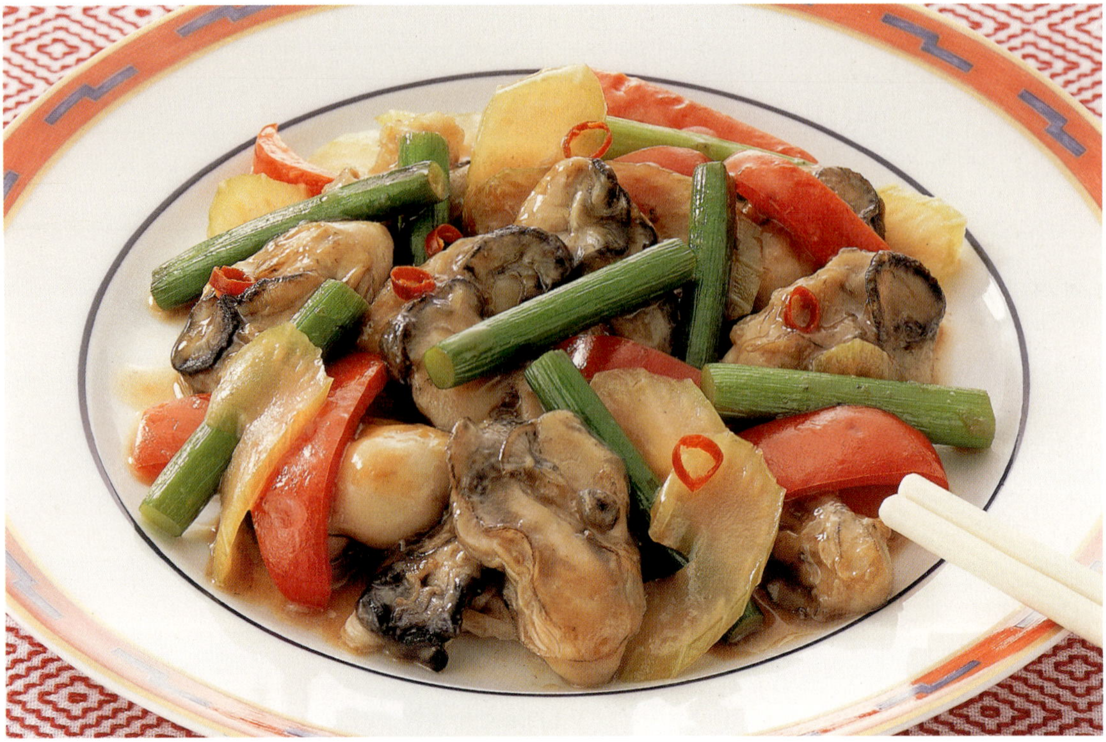

カキに火を通しすぎないのがおいしさのコツ

カキの中華炒め

1600・1800kcalを選択する場合
150kcal　塩分2.8g　糖質12.9g

1200・1400kcalを選択する場合
120kcal　塩分2.3g　糖質11.5g

作り方

1 にんにくの芽は3cm長さに切り、赤ピーマンは縦に1cm幅に切る。セロリは筋をとって斜め薄切りにする。

2 カキは目のあらいざるに入れ、薄い塩水(分量外)につけながら軽く振り洗いして汚れを落とす。さらに水でさっと洗い、キッチンペーパーで水けをふいて、軽くかたくり粉をまぶしておく。

3 フライパンに植物油を入れて熱し、赤とうがらしを入れて弱火で炒める。香りが出てきたら赤ピーマン、にんにくの芽、セロリの順に入れて強火で炒め、**2**を加えて両面に焼き色がつくまで焼く。

4 **3**に、よくまぜ合わせた**A**を入れ、全体に味をからめて火を止める。

材料(1人分)

1600・1800kcalを選択する場合

- ★カキ(むき身)……8個(120g)
- にんにくの芽……1本
- 赤ピーマン……20g
- セロリ……$\frac{1}{3}$本(25g)
- 赤とうがらし(小口切り)……$\frac{1}{2}$本分
- かたくり粉……小さじ1
- A しょうゆ……小さじ1
- A 砂糖……小さじ$\frac{1}{2}$
- A 日本酒……小さじ1
- ★植物油……小さじ1

★1200・1400kcalを選択する場合
カキ(むき身)の使用量を6個(90g)に、植物油を小さじ$\frac{1}{2}$にします。

といた卵にかにと野菜をまぜてふんわり焼く　かに玉

作り方

1 かには軟骨をとり除き、身をあらくほぐしておく。
2 たけのこはせん切りにし、長ねぎは斜め薄切りにする。
3 鍋に日本酒を入れ強火で熱してアルコール分をとばし、**1**と**2**を入れて中火でいり、野菜がしんなりしたら火を止めて冷ます。
4 ボウルに卵をときほぐして**3**と塩、こしょうを加えてまぜる。
5 鍋にAを入れて強火で煮立て、まぜ合わせたBを回し入れてとろみをつけ、あんを作る。
6 フライパンにごま油を熱して**4**を流し入れ、まるく形をととのえながら両面をこんがりと焼き、皿に移す。
7 **6**に**5**をかけ、さっと水にくぐらせたグリンピースを散らす。

材料（1人分）

1600・1800kcalを選択する場合

★かに（缶詰）	40g
卵（Mサイズ）	1個（50g）
ゆでたけのこ	20g
長ねぎ	$\frac{1}{3}$本（20g）
グリンピース（冷凍または缶詰）	小さじ1
日本酒	小さじ2
塩、こしょう	各少々
A　だし汁	$\frac{1}{4}$カップ
A　しょうゆ	大さじ$\frac{1}{2}$
A　砂糖	小さじ$\frac{1}{3}$
A　しょうが汁	少々
B　かたくり粉	小さじ$\frac{1}{2}$
B　水	小さじ1
★ごま油	小さじ1

★1200・1400kcalを選択する場合
かに（缶詰）の使用量を20gに、ごま油を小さじ$\frac{1}{2}$にします。

1600・1800kcalを選択する場合
190kcal　塩分2.4g　糖質5.9g

1200・1400kcalを選択する場合
150kcal　塩分2.1g　糖質5.9g

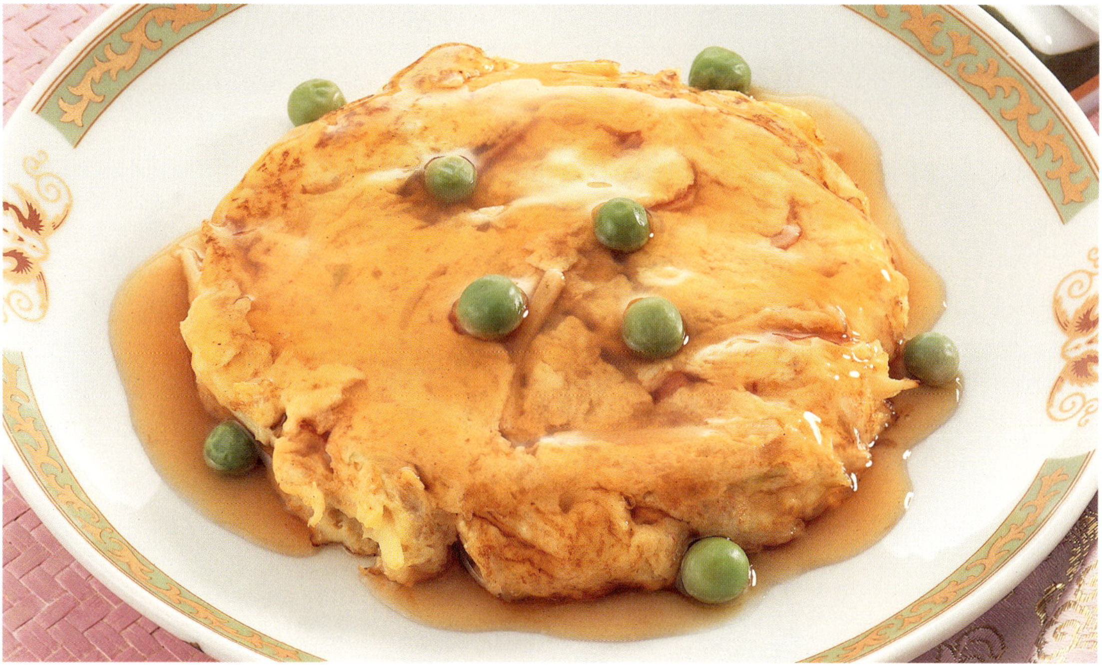

スクランブルエッグ1

半熟状にふんわりと仕上げるプレーンタイプ

材料（1人分）

1600・1800kcalを選択する場合

- 卵（Mサイズ）……………… 1個（50g）
- グリーンアスパラガス……… 細2本
- ミニトマト …………………… 2個
- 塩、こしょう ………………… 各少々
- 牛乳 ………………………… 大さじ2
- ★バター …………………… 小さじ1
- トマトケチャップ………… 小さじ1

★1200・1400kcalを選択する場合
バターの使用量を小さじ$\frac{1}{2}$にします。

1600・1800kcalを選択する場合	1200・1400kcalを選択する場合
150kcal	130kcal
塩分1.0g	塩分0.9g
糖質5.4g	糖質5.4g

作り方

1 グリーンアスパラガスは鍋に沸かした熱湯でややしんなりするまで強火でゆで、水けをきって3cm長さに切る。

2 ボウルに卵を入れてときほぐし、塩とこしょう、牛乳を加えてまぜる。

3 フライパンにバターを入れて弱火でとかし、中火にして**2**を流し入れ、大きくかきまぜながら火を通し、半熟状になったら皿に盛る。

4 **3**のスクランブルエッグの上にトマトケチャップをかけ、**1**とミニトマトをつけ合わせる。

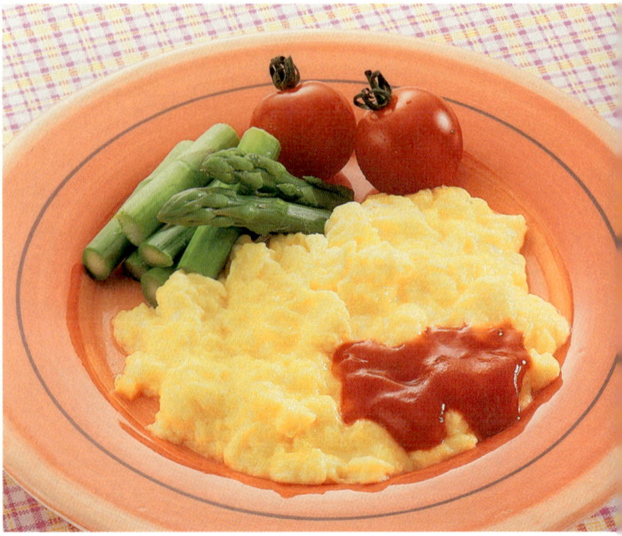

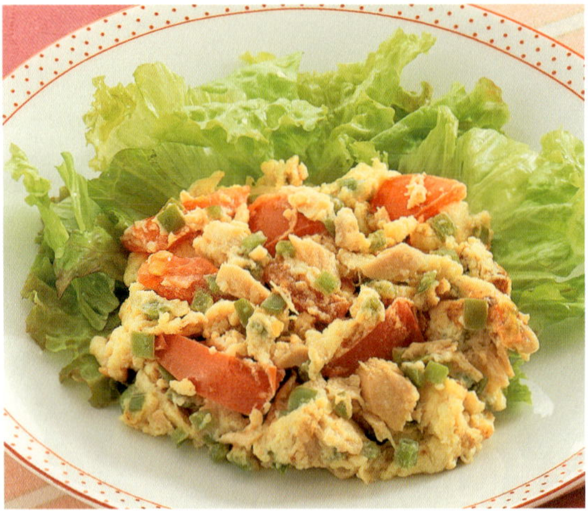

スクランブルエッグ2

ツナとトマトをプラスして彩りよく仕上げる

材料（1人分）

1600・1800kcalを選択する場合

- 卵（Mサイズ）……………… 1個（50g）
- ★ツナ（油漬け缶詰）……………… 15g
- ピーマン ………………… 1個（40g）
- トマト ……………………$\frac{1}{4}$個（40g）
- サニーレタス ……………………… 1枚
- A 牛乳………………… 小さじ2
- A 塩 ……………………… 小さじ$\frac{1}{6}$
- A こしょう ………………………… 少々
- ★オリーブ油……………… 小さじ1

★1200・1400kcalを選択する場合
ツナ（油漬け缶詰）の使用量を10gに、オリーブ油を小さじ$\frac{1}{2}$にします。

1600・1800kcalを選択する場合	1200・1400kcalを選択する場合
180kcal	150kcal
塩分1.3g	塩分1.3g
糖質3.5g	糖質3.5g

作り方

野菜は ピーマンはヘタと種を除き、5mm角に切る。トマトは一口大の乱切りにし、水けをキッチンペーパーでふきとる。

卵は ボウルに入れてときほぐし、Aを加えてまぜ、油分をきったツナもほぐしてまぜる。

炒める フライパンにオリーブ油を入れて熱し、ピーマンを強火でさっと炒め、トマトも加えて軽く炒め合わせる。卵液を流し入れ、木べらを小刻みに動かして手早くまぜ、卵に完全に火が通る一歩手前で火を止める。

盛りつける 皿にサニーレタスを食べやすい大きさにちぎってのせ、スクランブルエッグを盛る。

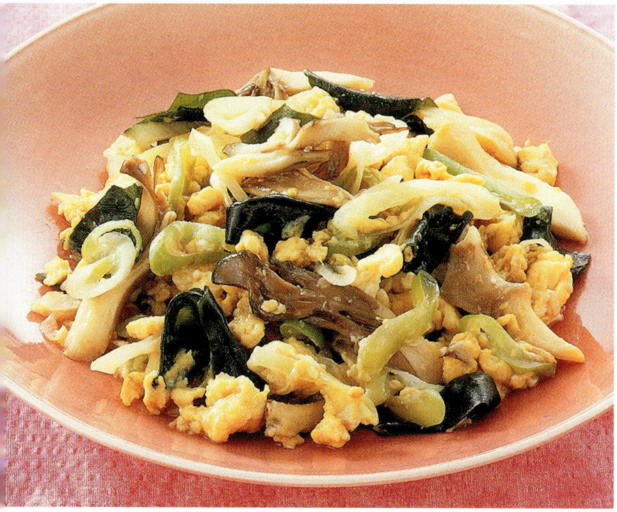

スクランブルエッグ 4

具だくさんにしてボリューム感をもたせる

材料（1人分）

1600・1800kcalを選択する場合

卵（Mサイズ）……………… 1個（50g）
わかめ（もどしたもの）…………… 10g
長ねぎ……………………… $\frac{1}{2}$本（30g）
まいたけ ………………$\frac{1}{5}$パック（20g）
A しょうゆ…………… 小さじ$\frac{1}{2}$
A 日本酒………………… 小さじ1
A 塩 ……………………………… 少々
★ごま油……………………… 大さじ$\frac{1}{2}$

★1200・1400kcalを選択する場合
ごま油の使用量を小さじ1にします。

1600・1800kcal を選択する場合
160kcal
塩分1.5g
糖質2.2g

1200・1400kcal を選択する場合
130kcal
塩分1.5g
糖質2.2g

作り方

野菜類は　長ねぎは斜め薄切りにし、まいたけは小分けにする。

わかめは　ざく切りにする。

卵は　ボウルに入れてときほぐす。

炒める　フライパンにごま油を入れて熱し、野菜類を強火で炒める。長ねぎがややしんなりしたらわかめを加え、Aで味つけする。ここに卵液を流し入れ、大きくかきまぜながら火を通し、卵に完全に火が通る一歩手前で火を止める。

スクランブルエッグ 3

絹さやと組み合わせて彩りと歯ざわりを楽しむ

材料（1人分）

1600・1800kcalを選択する場合

卵（Mサイズ）……………… 1個（50g）
絹さや…………………… 18枚（40g）
玉ねぎ（みじん切り）……… 大さじ2
塩、こしょう…………………… 各少々
★植物油……………………… 小さじ1
★バター……………………… 小さじ1

★1200・1400kcalを選択する場合
植物油の使用量を小さじ$\frac{1}{2}$に、バターを小さじ$\frac{1}{2}$にします。

1600・1800kcal を選択する場合
170kcal
塩分0.8g
糖質4.1g

1200・1400kcal を選択する場合
130kcal
塩分0.7g
糖質4.1g

作り方

絹さやは　筋をとる。

卵は　ボウルに入れてときほぐし、塩とこしょうを加えてまぜる。

炒める　フライパンに植物油とバター、玉ねぎを入れ、弱火で玉ねぎが透き通ってくるまで炒める。絹さやを加えて中火で炒め、しんなりしたら卵液を流し入れ、卵の表面が固まりかけたら大きくかきまぜ、火を止める。

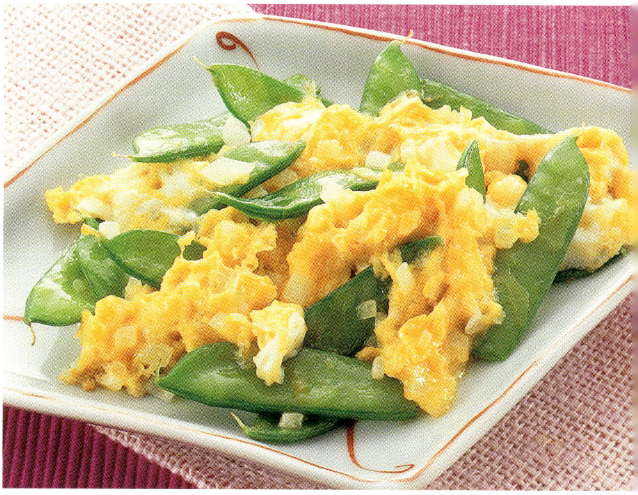

オムレツ 1

小角切りにしたトマトをまぜて木の葉状に焼き上げる

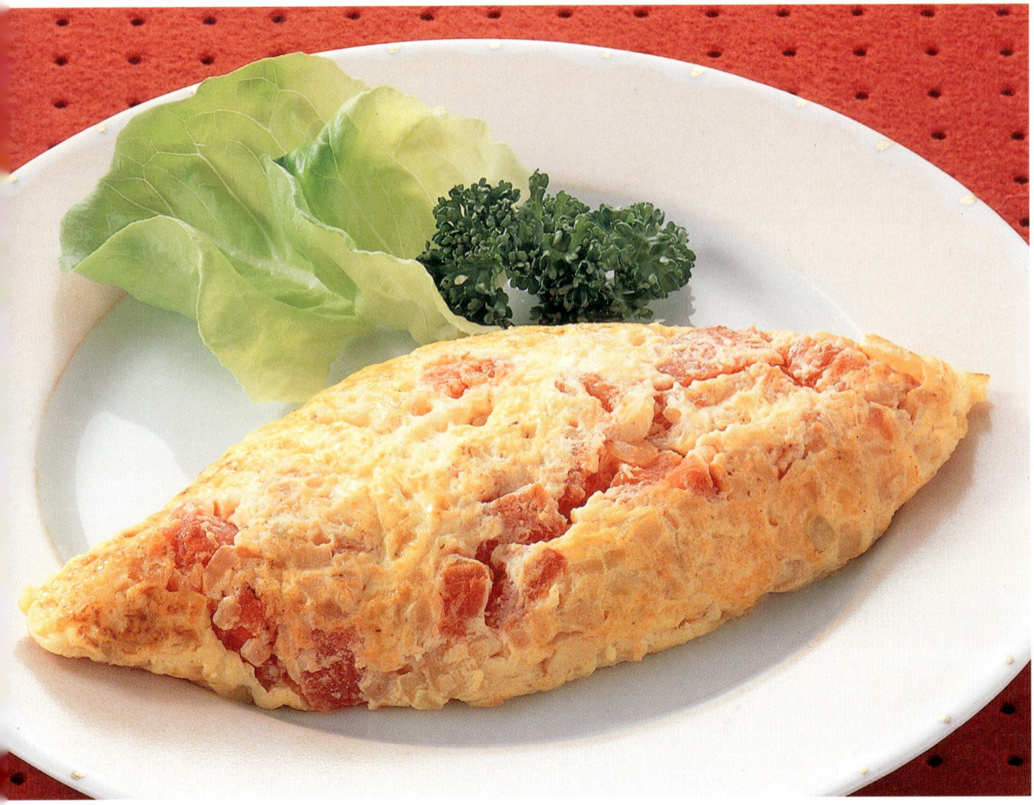

1600・1800kcalを選択する場合
150kcal　塩分1.2g　糖質6.6g

1200・1400kcalを選択する場合
130kcal　塩分1.2g　糖質6.6g

材料（1人分）

1600・1800kcalを選択する場合

- 卵(Mサイズ)…………1個(50g)
- トマト………………約$\frac{1}{3}$個(60g)
- 玉ねぎ………………$\frac{1}{4}$個(45g)
- サラダ菜……………………1枚
- パセリ………………………少々
- A
  - 牛乳……………大さじ1
  - 塩………………小さじ$\frac{1}{6}$
  - こしょう………………少々
- ★植物油………………小さじ1

★1200・1400kcalを選択する場合
植物油の使用量を小さじ$\frac{1}{2}$にします。

作り方

1 トマトは皮を湯むきして種を除き、1cm角に切る。玉ねぎはみじん切りにする。

2 卵はボウルに入れてときほぐし、Aを加えてまぜる。

3 **2**に**1**を加えて軽くまぜる。

4 小さめのフライパンに植物油を入れて強火で熱し、**3**を一気に流し入れ、菜箸かフォークで大きくかきまぜる。全体が半熟状になったら火からはずして卵を手前から向こうへ寄せ、端と端を中央で折り合わせて、木の葉状に形をととのえ、裏返す。再び火に戻して中火で軽く焼き色をつけ、火を止める。

5 **4**を皿に盛り、食べやすい大きさにちぎったサラダ菜とパセリをつけ合わせる。

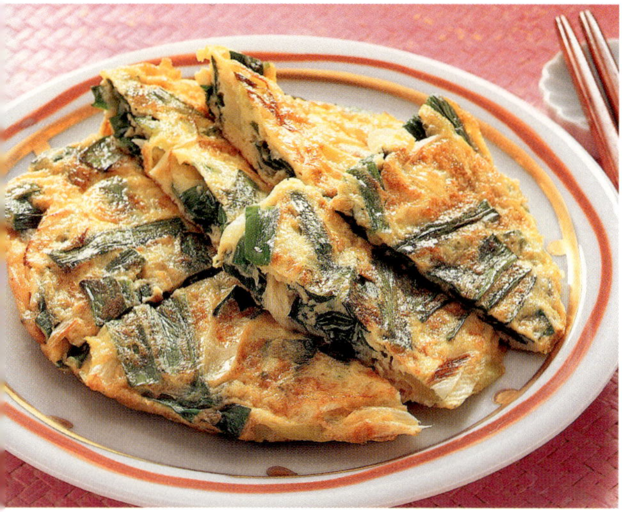

オムレツ③

相性のよいにらと合わせて和洋兼用おかずに

材料（1人分）

1600・1800kcalを選択する場合

卵（Mサイズ）……………… 1個（50g）
にら………………………… $\frac{1}{3}$束（30g）
長ねぎ…………………… $\frac{1}{4}$本（15g）
塩、こしょう…………………… 各少々
★ごま油…………………… 大さじ$\frac{1}{2}$

★1200・1400kcalを選択する場合
ごま油の使用量を小さじ1にします。

1600・1800kcal を選択する場合
150kcal
塩分1.0g
糖質1.5g

1200・1400kcal を選択する場合
120kcal
塩分1.0g
糖質1.5g

作り方

野菜は　にらは3～4㎝長さのざく切りに、長ねぎは斜め薄切りにする。

卵は　ボウルに入れてときほぐし、塩とこしょうを加えてまぜる。

炒める　フライパンにごま油を入れて熱し、野菜を強火で炒め合わせる。にらがしんなりしたら卵液を一気に流し入れ、 大きくかきまぜて半熟状にしてから火を弱めてじっくり焼く。卵の縁が乾いてきたら裏返し、焼き色がつくまで弱火で焼く。

盛りつける　焼き上がったオムレツを食べやすい大きさに切って器に盛る。

オムレツ②

じゃがいもを加えたオープンスタイルのスペイン風

材料（1人分）

1600・1800kcalを選択する場合

卵（Mサイズ）……………… 1個（50g）
★ベーコン ………………… $\frac{1}{2}$枚（10g）
★じゃがいも……………… $\frac{1}{3}$個（30g）
玉ねぎ……………………… $\frac{1}{6}$個（30g）
赤ピーマン……………………… 20g
にんにく（みじん切り）……… $\frac{1}{2}$片分
パセリ…………………………… 少々
塩、こしょう…………………… 各少々
トマトケチャップ………… 大さじ1
★植物油…………………… 大さじ$\frac{1}{2}$

★1200・1400kcalを選択する場合
ベーコンの使用量を$\frac{1}{4}$枚（5g）に、じゃがいもを$\frac{1}{5}$個（20g）に、植物油を小さじ1にします。

1600・1800kcal を選択する場合
240kcal
塩分1.3g
糖質13.6g

1200・1400kcal を選択する場合
190kcal
塩分1.2g
糖質11.9g

減

作り方

野菜は　じゃがいもは5㎜厚さのいちょう切りにし、鍋に沸かした熱湯で中火でかためにゆで、ざるに上げて水けをきっておく。玉ねぎは薄切り、赤ピーマンは薄い輪切りにする。

ベーコンは　7～8㎜幅に切る。

具を炒める　フライパンに植物油の半量を入れて熱し、野菜類とベーコン、にんにくを強火で炒め合わせ、玉ねぎがしんなりしたら火を止める。

卵は　ボウルに入れてときほぐし、炒めた具をあら熱をとってまぜ、塩とこしょうも加えてまぜる。

炒める　フライパンに残りの植物油を入れて強火で熱し、卵液を一気に流し入れ、2～3回大きくかきまぜてから弱火でじっくり焼く。卵の縁が乾いてきたら裏返し、焼き色がつくまで焼く。

盛りつける　焼き上がったら食べやすい大きさに切ってトマトケチャップをかけ、パセリを添える。

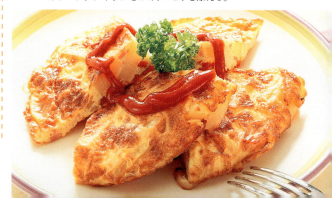

卵とじ 1

ちくわと三つ葉、しめじをふわっととじる

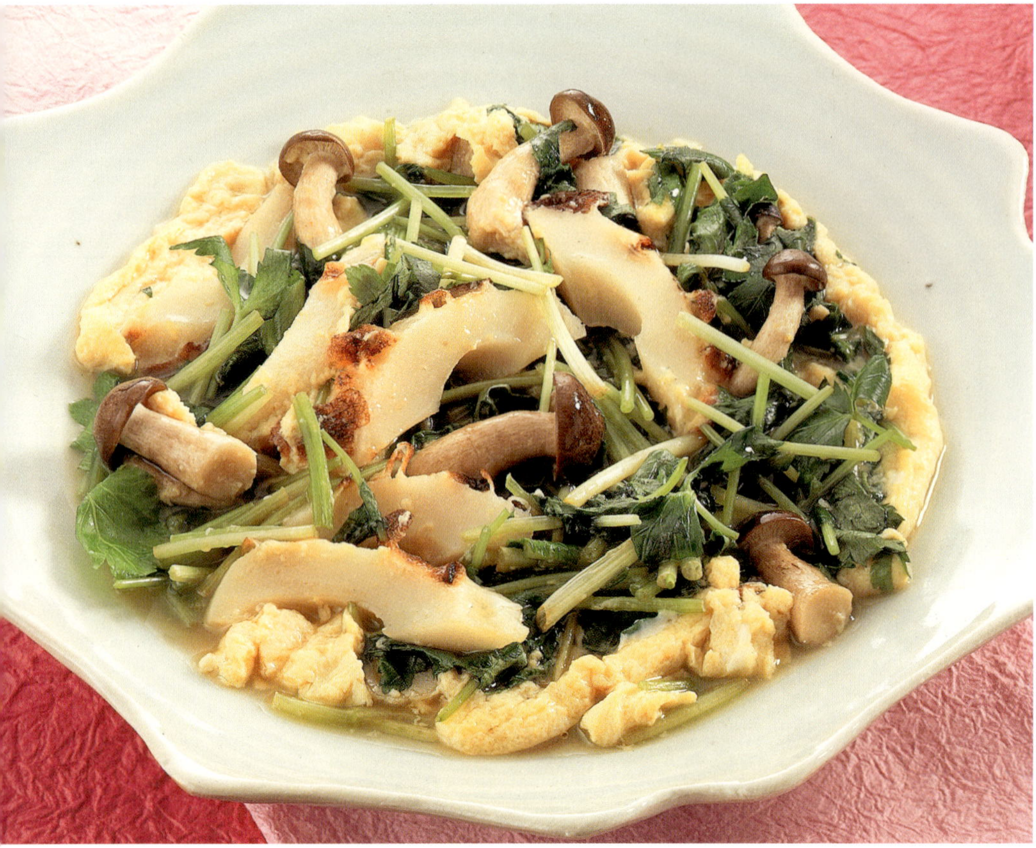

1600・1800kcalを選択する場合	1200・1400kcalを選択する場合
140kcal 塩分1.7g 糖質8.3g	130kcal 塩分1.4g 糖質6.2g

材料（1人分）

1600・1800kcalを選択する場合

- 卵（Mサイズ）……………… 1個（50g）
- ★焼きちくわ……………… 小1本（30g）
- 三つ葉…………………………… 1束（50g）
- しめじ………………… $\frac{1}{3}$パック（30g）
- A
  - だし汁…………………… $\frac{1}{5}$カップ
  - しょうゆ…………………小さじ1
  - みりん……………………小さじ1

★1200・1400kcalを選択する場合

焼きちくわの使用量を小$\frac{1}{2}$本（15g）にします。

作り方

1 焼きちくわは、縦半分に切って斜め薄切りにする。

2 三つ葉は3㎝長さに切る。しめじは根元を切り落として小分けにしておく。

3 卵はボウルに入れてときほぐす。

4 浅めの鍋にAを入れて煮立て、1としめじを入れて中火で煮る。しめじがしんなりしたら火を強め、煮汁が沸騰しているところへ3を回し入れる。

5 4に三つ葉を散らして中火にし、鍋底に卵がくっつかないように鍋を揺する。卵が半熟状になったら火を止め、ふたをして少し蒸らして、器に盛る。

卵とじ2

にらとちりめんじゃこを半熟状にとろりととじる

材料（1人分）

1600・1800kcalを選択する場合

- ★卵（Mサイズ）………… 1$\frac{1}{2}$個分（75g）
- にら………………………… $\frac{1}{4}$束（25g）
- ちりめんじゃこ………… 大さじ1
- A だし汁…………………… $\frac{1}{2}$カップ
- A しょうゆ………………… 小さじ1
- A みりん…………………… 小さじ$\frac{2}{3}$

★1200・1400kcalを選択する場合

卵（Mサイズ）の使用量を1個（50g）にします。

1600・1800kcalを選択する場合
150kcal
塩分1.7g
糖質3.1g

1200・1400kcalを選択する場合
110kcal
塩分1.6g
糖質3.1g

野菜追加

作り方

にらは　3～4㎝長さのざく切りにする。

ちりめんじゃこは　ざるに入れて熱湯を回しかけ、水けをきる。

卵は　ボウルに入れてときほぐしておく。

煮る　鍋にAを入れて煮立て、にらを加えて強火で一煮する。ちりめんじゃこも入れ、煮汁が煮立ったらとき卵を全体に回し入れ、半熟程度で火を止める。ふたをして少し蒸らしてから、汁ごと器に盛る。

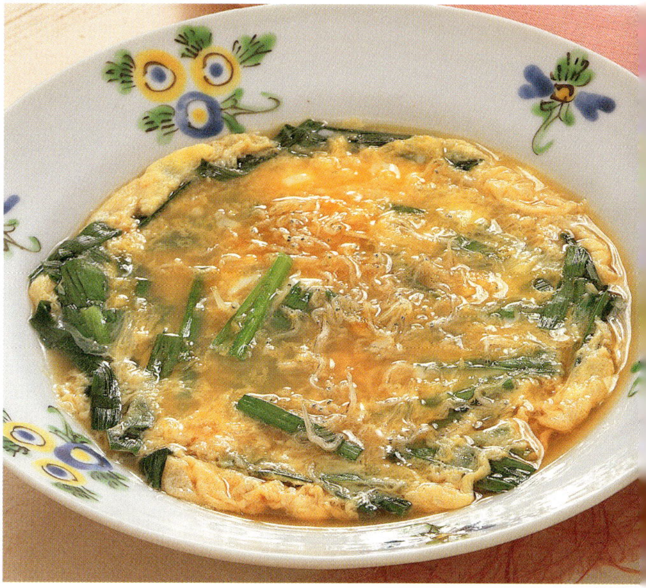

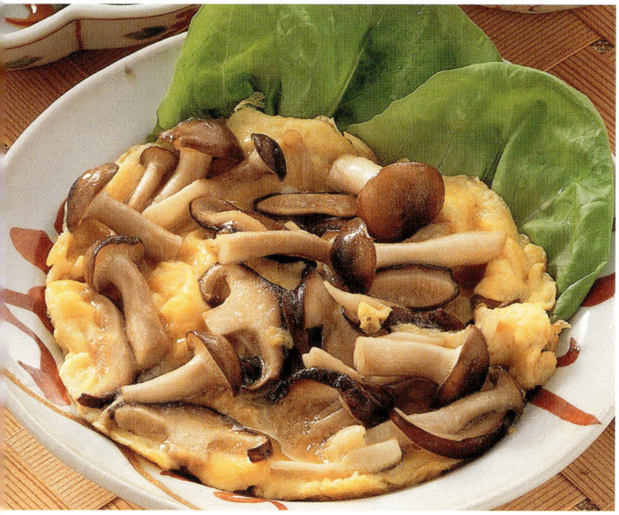

卵とじ3

たっぷりのきのこを使った洋風卵とじ

材料（1人分）

1600・1800kcalを選択する場合

- ★卵（Mサイズ）………… 1$\frac{1}{2}$個分（75g）
- 生しいたけ……………… 2個
- しめじ………………… $\frac{1}{2}$パック（50g）
- サラダ菜………………… 2枚
- 塩………………………… 小さじ$\frac{1}{6}$
- ★植物油………………… 小さじ1
- バター…………………… 小さじ$\frac{1}{2}$

★1200・1400kcalを選択する場合

卵（Mサイズ）の使用量を1個（50g）に、植物油を小さじ$\frac{1}{2}$にします。

1600・1800kcalを選択する場合
180kcal
塩分1.3g
糖質1.1g

1200・1400kcalを選択する場合
120kcal
塩分1.2g
糖質1.1g

作り方

きのこは　生しいたけは軸を切り落として薄切りに、しめじは根元を切り落として小分けにする。

卵は　ボウルに入れてときほぐしておく。

焼く　小さめのフライパンに植物油とバターを入れて熱し、きのこを強火で炒める。きのこがしんなりしたら塩を振り、とき卵を流し入れて大きくまぜ、卵に完全に火が通る一歩手前で火を止める。

盛りつける　器にサラダ菜を敷き、卵とじを盛る。

落とし卵 1

好みのかたさにし、野菜あんをかけてのどごしよく

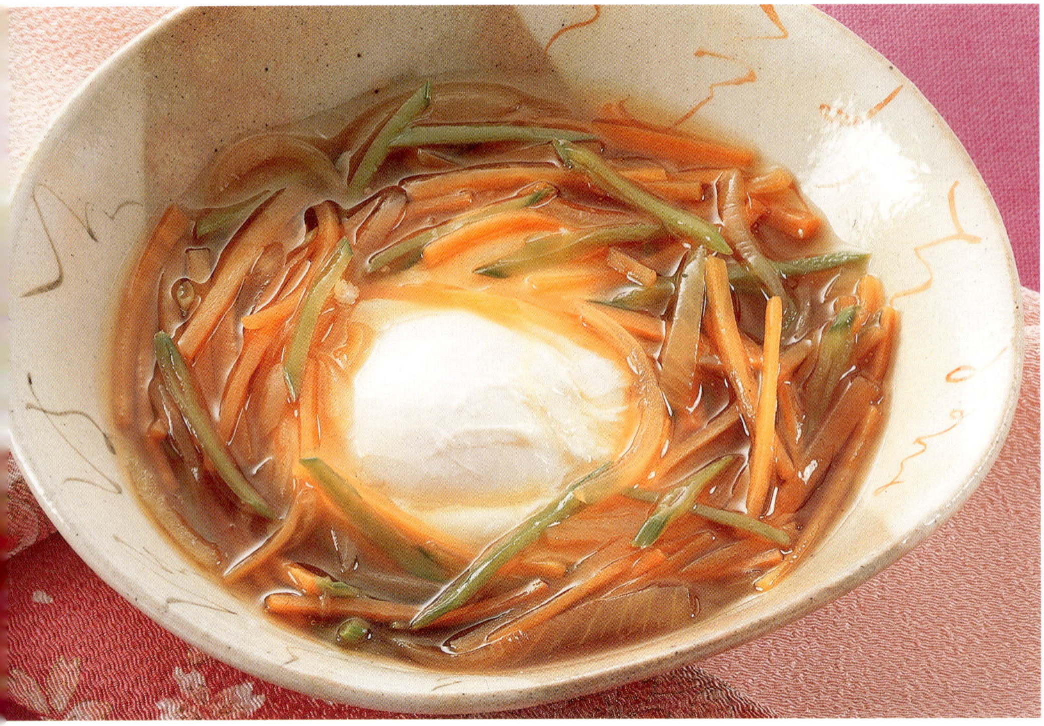

1600・1800kcalを選択する場合	1200・1400kcalを選択する場合
150kcal 塩分1.6g 糖質9.9g	130kcal 塩分1.6g 糖質9.9g

材料（1人分）

1600・1800kcalを選択する場合

	卵（Mサイズ）	1個（50g）
	玉ねぎ	20g
	にんじん	2cm（20g）
	絹さや	2枚
A	だし汁	$\frac{1}{2}$カップ
A	しょうゆ	小さじ1$\frac{1}{2}$
A	日本酒	小さじ1
A	みりん	小さじ1
A	砂糖	小さじ$\frac{1}{2}$
	★ごま油	小さじ$\frac{1}{2}$
B	かたくり粉	小さじ$\frac{1}{2}$
B	水	小さじ1

★1200・1400kcalを選択する場合
ごま油は使用しません。

作り方

1 玉ねぎは薄切りに、絹さやは筋をとってにんじんとともにせん切りにする。

2 鍋にAを入れて煮立て、**1**を加えてしんなりするまで弱めの中火で煮、ごま油を加える。ここに、まぜ合わせたBを回し入れ、全体にとろみがついたら火を止める。

3 鍋に4カップ程度の熱湯を沸かして酢少々（分量外）を入れ、弱火にして煮立ちを抑える。小さな器に割り入れた卵を落とし入れ、フォークで手早く黄身を包むように白身をかぶせ、形よくまとめる。白身が固まってゆらゆらしてきたら網じゃくしですくい上げ、キッチンペーパーにとって水けをとる。

4 **3**を器に盛り、**2**をかける。

落とし卵 2

黄身をくずしながら食べるサラダ仕立てに

材料（1人分）

1600・1800kcalを選択する場合

卵（Mサイズ）……………… 1個（50g）

★ロースハム ………………… 2枚（30g）

サラダ用ほうれんそう ………… 40g

セロリ …………………… $\frac{1}{4}$本（20g）

A［プレーンヨーグルト…… 大さじ2
　 トマトケチャップ…… 小さじ2

塩、こしょう ………………… 各少々

★1200・1400kcalを選択する場合
ロースハムの使用量を1枚（15g）にします。

作り方

野菜は　サラダ用ほうれんそうは食べやすい長さに切り、セロリは筋をむきとって端から薄切りにする。

ロースハムは　細切りにする。

卵は　小鉢に割り入れ、右ページの作り方3と同様にして半熟状の落とし卵を作る。

盛りつける　ロースハムと野菜をさっくりと合わせて器に敷き、落とし卵をのせて、まぜ合わせたAをかけ、塩とこしょうを振る。

アドバイス　生で食べられるサラダ用ほうれんそうが入手できないときは、同量のキャベツやレタスのせん切りで代用しましょう。

1600・1800kcalを選択する場合
180kcal　塩分1.7g　糖質5.7g

1200・1400kcalを選択する場合
150kcal　塩分1.3g　糖質5.5g

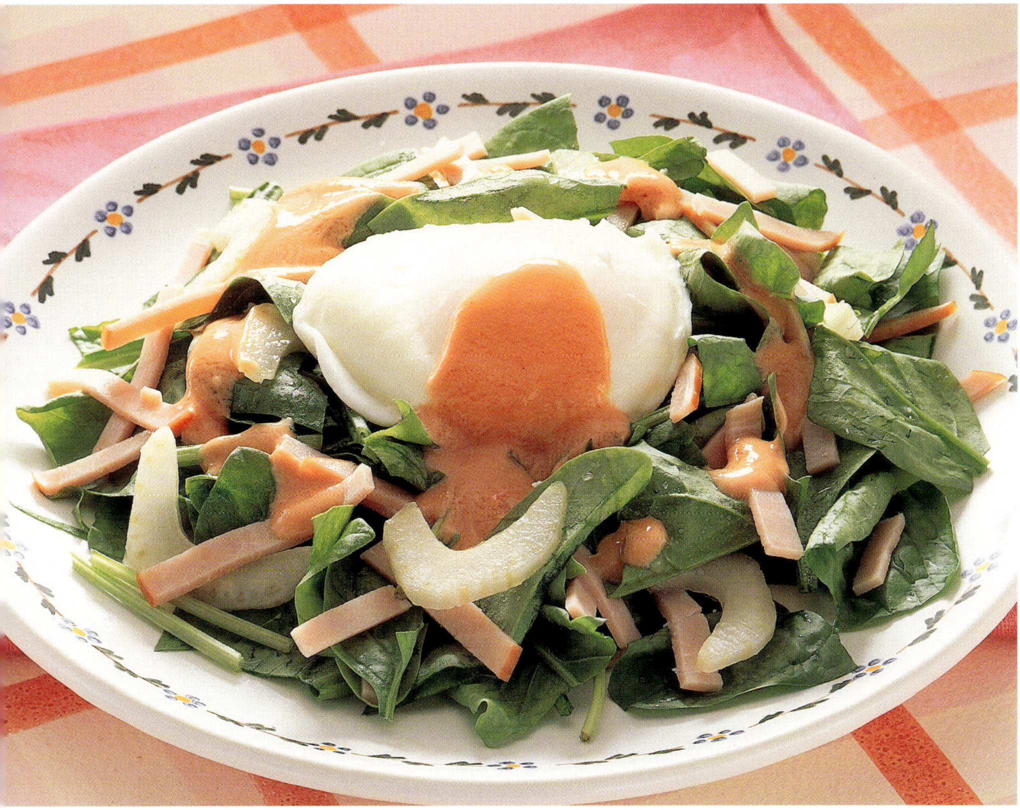

いり豆腐 1

鶏ひき肉とキャベツ、にんじんを加えていりつける

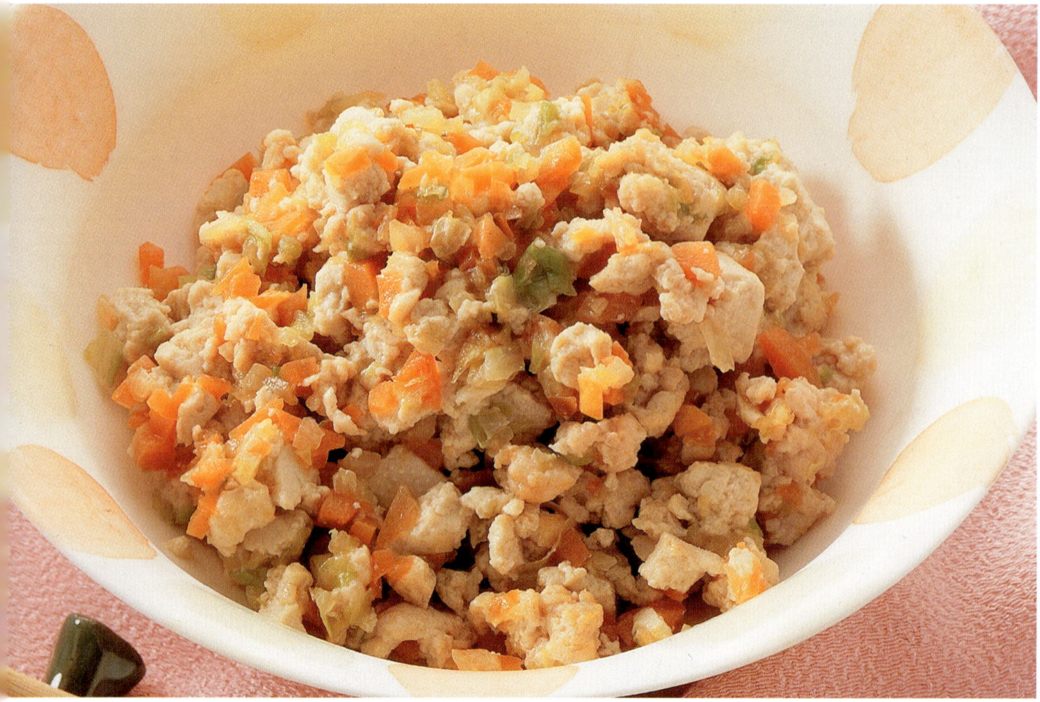

1600・1800kcalを選択する場合	1200・1400kcalを選択する場合
180kcal　塩分1.5g　糖質7.1g	140kcal　塩分1.5g　糖質6.9g

材料（1人分）

1600・1800kcalを選択する場合

- ★木綿豆腐……$\frac{1}{3}$丁（100g）
- 鶏ひき肉……20g
- キャベツ……$\frac{1}{2}$枚（30g）
- にんじん……2㎝（20g）
- A
  - しょうゆ……小さじ1$\frac{1}{2}$
  - みりん……小さじ1
  - 塩……少々
- ★植物油……小さじ1

★1200・1400kcalを選択する場合

木綿豆腐の使用量を80g、植物油を小さじ$\frac{1}{2}$にします。

作り方

1 キャベツはそのまま、にんじんは薄切りにし、それぞれ鍋に沸かした熱湯でしんなりするまで強火でゆで、ざるに上げて水けをきり、あらいみじん切りにする。

2 豆腐はキッチンペーパーに包んで耐熱皿にのせ、電子レンジで30秒ほど加熱して水分を抜く。

3 鍋に植物油を入れて熱し、鶏ひき肉を強火で炒める。ひき肉の色が変わってポロポロになってきたら、**2**を手でくずし入れ、**1**も加えて中火で炒め合わせる。

4 豆腐がほぐれたらAで味つけし、汁けがなくなるまでいりつけて火を止める。

アドバイス 豆腐は水分をたくさん含んでいるので、炒め物などに使うときはキッチンペーパーに包んだり重しをのせるなどしてしばらくおき、水分を出しておく必要があります。ここで紹介したように、電子レンジを使うと簡単に水分を抜くことができます。

アドバイス 鶏ひき肉を使わずに、木綿豆腐をふやしてもかまいません。その場合の使用量は、1600・1800kcalを選択する人は$\frac{1}{2}$丁（150g）、1200・1400kcalを選択する人は120gになります。

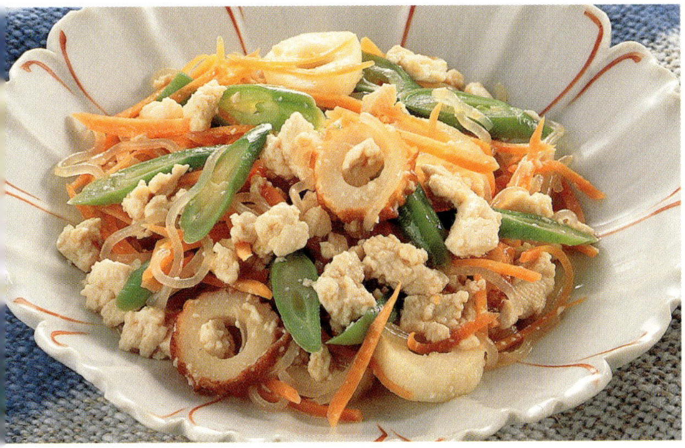

いり豆腐 3

とりどりの具を彩りよく合わせていりつける

材料（1人分）

1600・1800kcalを選択する場合

木綿豆腐……………………$\frac{1}{3}$丁（100g）
★ちくわ……………………小1本（30g）
にんじん……………………2cm（20g）
さやいんげん……………………2本
しらたき……………………30g
A　だし汁……………………小さじ$\frac{1}{2}$
　　しょうゆ……………………小さじ$\frac{1}{2}$
　　砂糖……………………小さじ$\frac{1}{2}$
　　塩……………………少々
★植物油……………………小さじ1

★1200・1400kcalを選択する場合
ちくわの使用量を小$\frac{1}{2}$本（15g）に、植物油を小さじ$\frac{1}{2}$にします。

1600・1800kcalを選択する場合
170kcal
塩分1.3g
糖質8.8g

1200・1400kcalを選択する場合
130kcal
塩分1.0g
糖質6.7g

作り方

豆腐は　右ページの作り方2と同様にして水分を抜く。

野菜は　にんじんは3cm長さのせん切りにする。さやいんげんは筋をとり、鍋に沸かした熱湯でややかために強火でゆで、斜めに薄く切る。

ちくわとしらたきは　ちくわは薄切りに、しらたきは鍋に沸かした熱湯でさっと強火でゆで、食べやすい長さに切って水けをきる。

炒める　鍋に植物油を熱して、にんじんとちくわ、しらたきを強火で炒め合わせる。全体に油が回ったら強火のまま豆腐を手でくずし入れる。Aも加えて、汁けがなくなるまで中火でいりつける。最後にさやいんげんを加えてひとまぜし、火を止める。

いり豆腐 2

仕上げにとき卵も加えて口当たりよく

材料（1人分）

1600・1800kcalを選択する場合

木綿豆腐……………………$\frac{1}{6}$丁（50g）
★卵（Mサイズ）……………………1個（50g）
玉ねぎ……………………20g
にんじん……………………1cm（10g）
グリンピース（冷凍または缶詰）‥大さじ1
塩……………………小さじ$\frac{1}{6}$
砂糖……………………小さじ1
★植物油……………………小さじ1

★1200・1400kcalを選択する場合
卵（Mサイズ）の使用量を$\frac{1}{2}$個分（25g）に、植物油を小さじ$\frac{1}{2}$にします。

1600・1800kcalを選択する場合
180kcal
塩分1.2g
糖質6.6g

1200・1400kcalを選択する場合
120kcal
塩分1.1g
糖質6.5g

作り方

豆腐は　右ページの作り方2と同様にして20秒ほど電子レンジで加熱し、水分を抜く。

野菜は　玉ねぎとにんじんは5mm角に切り、グリンピースは鍋に沸かした熱湯でさっと強火でゆでる。

卵は　ボウルに入れてときほぐす。

炒める　鍋に植物油を熱して、玉ねぎとにんじんを強火で炒め合わせる。玉ねぎが透き通ってきたら豆腐を手でくずし入れ、中火でさらに炒める。

いりつける　グリンピースも加えて塩と砂糖で味つけし、とき卵を流し入れてさらに汁けがなくなるまでいりつける。

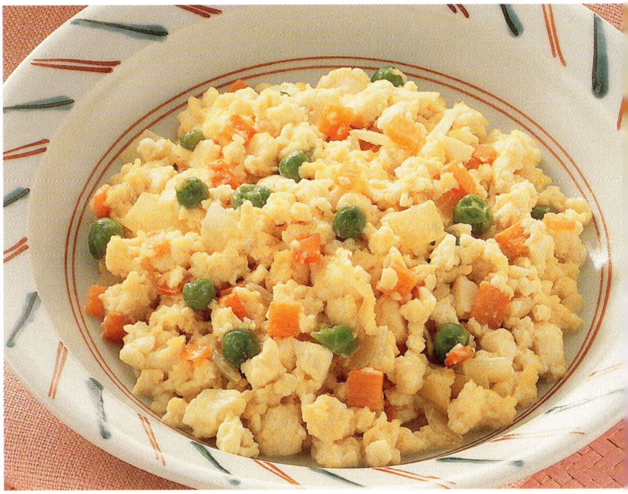

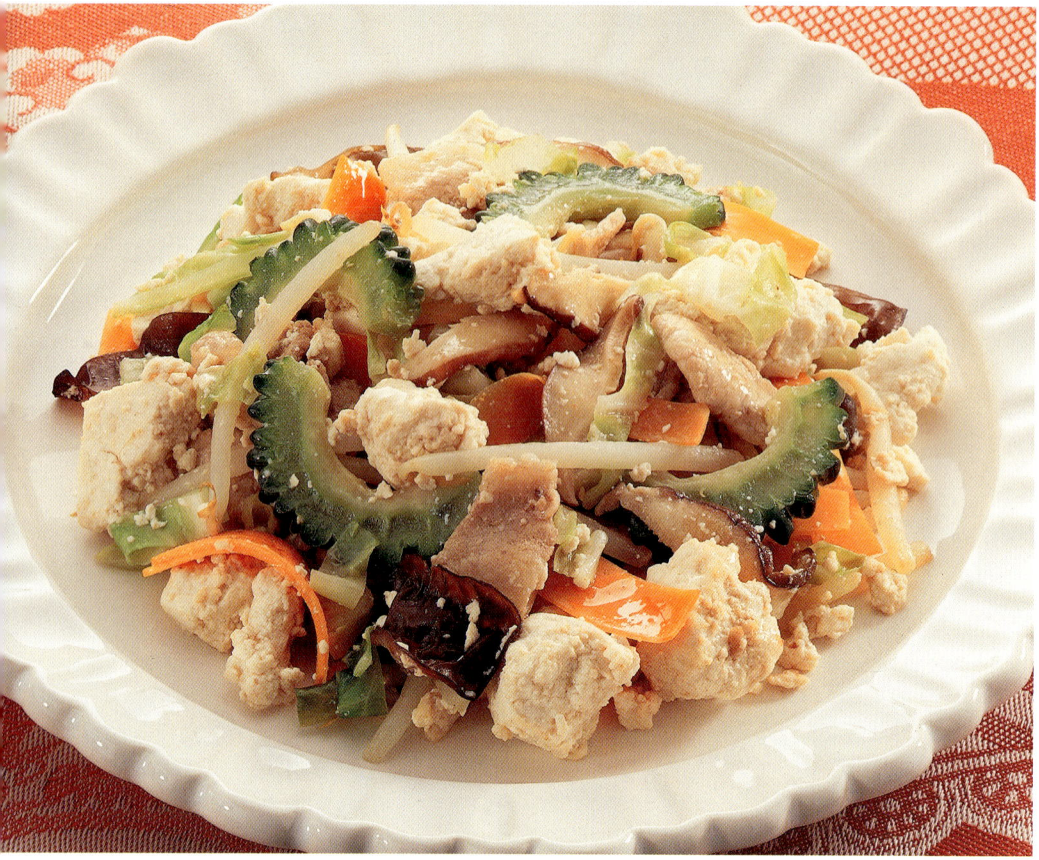

チャンプルー 1

豚肉とにがうり、もやしを炒め合わせた代表格

1600・1800kcalを選択する場合	1200・1400kcalを選択する場合
190kcal　塩分2.2g　糖質5.4g	140kcal　塩分2.2g　糖質5.3g

材料（1人分）

1600・1800kcalを選択する場合

- 木綿豆腐……$\frac{1}{3}$丁(100g)
- ★豚もも薄切り肉(赤身)……30g
- もやし……$\frac{1}{5}$袋(50g)
- 生しいたけ……1個
- キャベツ……$\frac{1}{2}$枚(30g)
- にんじん……1㎝(10g)
- にがうり……10g
- きくらげ(乾燥)……2枚
- A［塩、こしょう……各少々
- 　しょうゆ……小さじ2
- ★ごま油……小さじ1

★1200・1400kcalを選択する場合

豚もも薄切り肉(赤身)の使用量を10g、ごま油を小さじ$\frac{1}{2}$にします。

作り方

1 豆腐はキッチンペーパーに包んで耐熱皿にのせ、電子レンジで30秒ほど加熱して水分を抜く。

2 きくらげは水でもどし、石づきをとって小さくちぎる。もやしはひげ根をつみとり、生しいたけは軸を切り落として薄切りにする。

3 キャベツとにんじんは短冊切りにし、にがうりは縦半分に切ってわたをとり、端から薄切りにする。

4 豚肉は一口大に切る。

5 フライパンにごま油を入れて熱し、**4**を強火で炒める。肉の色が変わったら**2**と**3**を加えてさっと炒め合わせ、**1**を手でくずし入れ、よく炒め合わせてAで味つけし、火を止める。

チャンプルー②

野菜だけを組み合わせ、ごま油で風味づけ

材料（１人分）

1600・1800kcalを選択する場合

- ★木綿豆腐……………… $\frac{1}{2}$丁(150g)
- もやし………………… $\frac{1}{5}$袋(50g)
- にんじん ……………… 2㎝(20g)
- 絹さや……………………… 7枚
- しょうゆ………………… 小さじ1$\frac{1}{2}$
- 塩………………………………… 少々
- ★ごま油…………………… 小さじ１
- 削りがつお……………… ひとつまみ

1600・1800kcalを選択する場合
170kcal
塩分1.7ｇ
糖質5.2ｇ

1200・1400kcalを選択する場合
120kcal
塩分1.7ｇ
糖質4.6ｇ

★1200・1400kcalを選択する場合
木綿豆腐の使用量を$\frac{1}{3}$丁(100g)に、ごま油を小さじ$\frac{1}{2}$にします。

作り方

豆腐は　右ページの作り方１と同様にして１分ほど電子レンジで加熱し、水分を抜く。

野菜は　もやしはひげ根をつみとって水につけ、シャキッとさせて、水けをきっておく。絹さやは筋をとってにんじんとともにせん切りにする。

炒める　フライパンにごま油を入れて熱し、野菜を強火で炒め合わせ、豆腐を手でくずし入れて、さらによく炒める。豆腐に油が回ったらしょうゆと塩で味つけし、最後に削りがつおを加えてまぜ、火を止める。

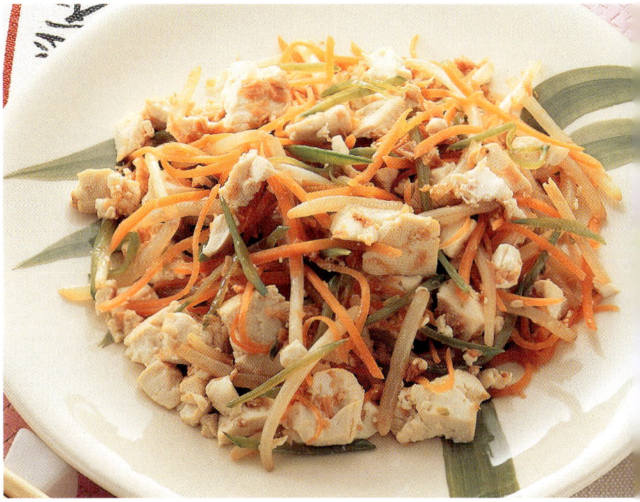

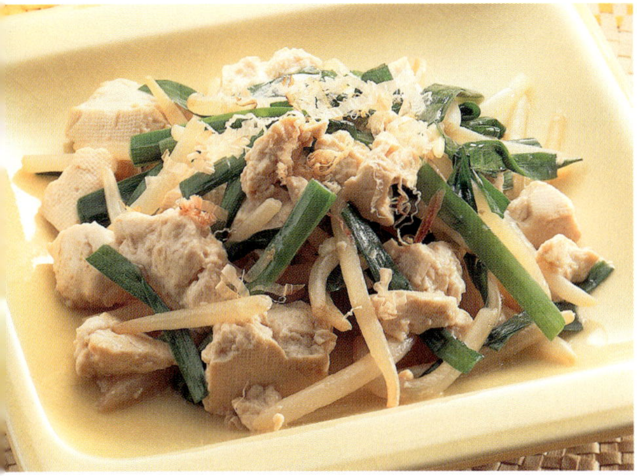

チャンプルー③

もやしのシャキシャキ感を生かしてシンプルに

材料（１人分）

1600・1800kcalを選択する場合

- ★木綿豆腐……………… $\frac{1}{2}$丁(150g)
- もやし…………………… $\frac{1}{5}$袋(50g)
- にら………………………… $\frac{1}{3}$束(30g)
- A しょうゆ …………… 小さじ1$\frac{1}{2}$
- A だし汁 ……………… 小さじ１
- A 塩、こしょう ……… 各少々
- 削りがつお……………………… 少々
- 植物油…………………… 小さじ１

1600・1800kcalを選択する場合
170kcal
塩分1.7ｇ
糖質3.7ｇ

1200・1400kcalを選択する場合
130kcal
塩分1.7ｇ
糖質3.1ｇ

★1200・1400kcalを選択する場合
木綿豆腐の使用量を$\frac{1}{3}$丁(100g)にします。

作り方

豆腐は　右ページの作り方１と同様にして１分ほど電子レンジで加熱し、水分を抜く。

野菜は　もやしはひげ根をつみとって水につけ、シャキッとさせて、水けをきっておく。にらは３㎝長さに切る。

炒める　フライパンに植物油を入れて熱し、もやしを強火で炒める。ややしんなりしたら豆腐を手でくずし入れて、さらによく炒める。豆腐に火が通ったらにらも加えて一炒めし、Aで味つけして火を止める。

盛りつける　器に盛り、上に削りがつおをのせる。

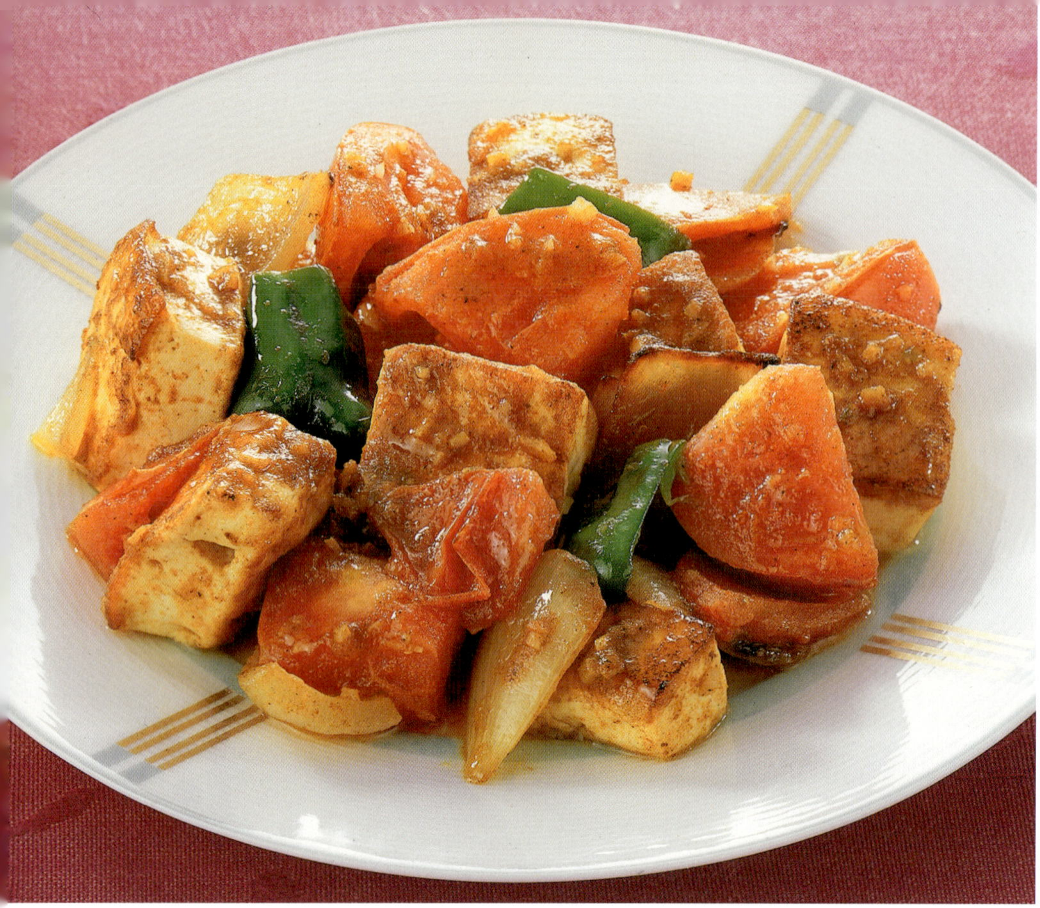

豆腐とトマトの炒め物

1

カレー粉の風味を利用して薄味に仕上げる

1600・1800kcalを選択する場合
190kcal　塩分1.5g　糖質10.6g

1200・1400kcalを選択する場合
140kcal　塩分1.5g　糖質9.8g

材料（1人分）

1600・1800kcalを選択する場合

- ★絹ごし豆腐…………　$\frac{1}{2}$丁(150g)
- トマト……………… 約$\frac{1}{3}$個(60g)
- 玉ねぎ………………… $\frac{1}{4}$個(45g)
- ピーマン……………… $\frac{1}{4}$個(10g)
- しょうが(みじん切り)… 小さじ$\frac{1}{4}$
- にんにく(みじん切り)… 小さじ$\frac{1}{4}$
- A
  - カレー粉………… 小さじ$\frac{1}{2}$
  - 砂糖……………… 小さじ$\frac{1}{2}$
  - 日本酒……………小さじ1
- 塩 ……………………… 小さじ$\frac{1}{4}$
- こしょう………………………少々
- ★植物油………………… 大さじ$\frac{1}{2}$

★1200・1400kcalを選択する場合
絹ごし豆腐の使用量を$\frac{1}{3}$丁(100g)に、植物油を小さじ1にします。

作り方

1 豆腐はキッチンペーパーで包み、まな板において平皿などをのせて重しをし、30分ほどおいて水分を抜く。これを2㎝角に切る。

2 トマト、玉ねぎ、ピーマンもそれぞれ2㎝角に切る。

3 フライパンに植物油の半量としょうがとにんにくを入れて弱火で炒め、香りが出てきたら**2**を加えて強火で炒め合わせる。ここに塩とこしょうを振って、いったん皿にとり出しておく。

4 **3**のフライパンに残りの植物油を入れて熱し、**1**を入れて焼き色がつくまで強火で焼く。

5 **4**に**3**の野菜類を戻し入れ、Aも加えて全体をよく炒め合わせ、火を止める。

豆腐とトマトの炒め物 2

豆板醤《トウバンジャン》を加えてピリッと辛みを添えた中華味に

材料（1人分）

1600・1800kcalを選択する場合

- ★絹ごし豆腐 …………… $\frac{2}{3}$丁(200g)
- トマト …………… $\frac{1}{2}$個(80g)
- にんにくの芽 …………… 1本
- 長ねぎ(みじん切り) …………… 大さじ1
- A
  - スープ …………… 大さじ1
  - しょうゆ …………… 小さじ1
  - 砂糖 …………… 小さじ$\frac{1}{2}$
  - 豆板醤 …………… 小さじ$\frac{1}{3}$
- ★植物油 …………… 小さじ1

※スープは、鶏がらスープの素(顆粒)少々を湯大さじ1でといたもの。

★1200・1400kcalを選択する場合
絹ごし豆腐の使用量を$\frac{1}{2}$丁(150g)に、植物油を小さじ$\frac{1}{2}$にします。

作り方

豆腐は　右ページの作り方1と同様にして水分を抜き、1㎝角に切る。

野菜は　トマトはくし形に6等分くらいに切り、にんにくの芽は3㎝長さに切る。

炒める　フライパンに植物油を入れて熱し、豆腐にうっすらと焼き色がつくまで中火で焼く。ここに長ねぎと野菜を加えて強火で炒め合わせ、にんにくの芽がややしんなりしたらよくまぜ合わせたAを回し入れて全体にからめ、火を止める。

1600・1800kcalを選択する場合	1200・1400kcalを選択する場合
180kcal　塩分1.4g　糖質9.5g	130kcal　塩分1.4g　糖質8.6g

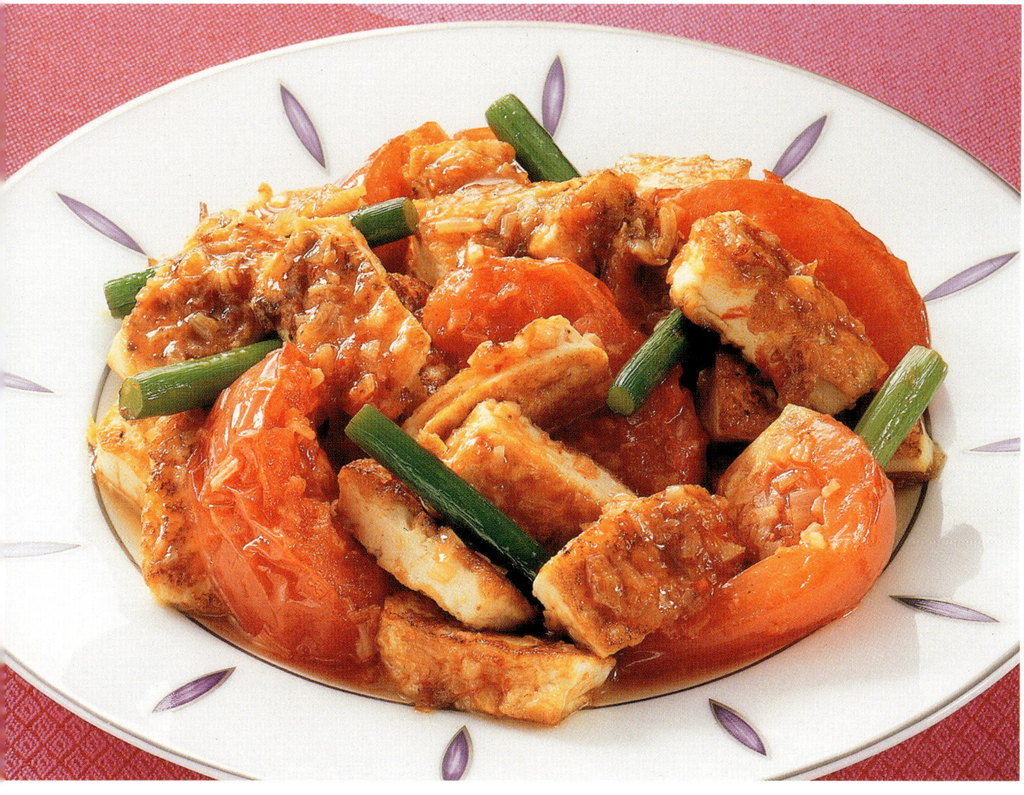

豆腐と肉の炒め物 1

まずは豚ひき肉と合わせて作るおなじみの「麻婆豆腐」

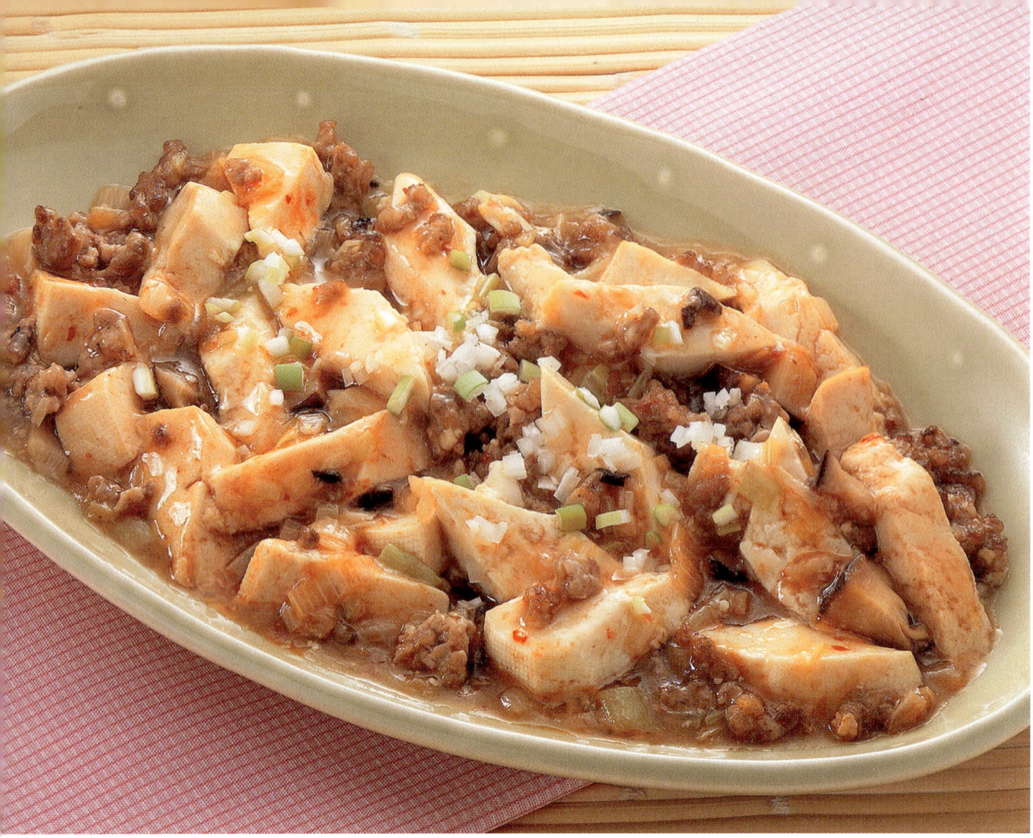

1600・1800kcalを選択する場合	1200・1400kcalを選択する場合
190kcal 塩分1.5g 糖質8.1g	150kcal 塩分1.5g 糖質8.1g

材料（1人分）

1600・1800kcal を選択する場合

木綿豆腐……… $\frac{1}{3}$丁（100g）
★豚ひき肉………………… 20g
干ししいたけ…………… 1個
長ねぎ………… $\frac{1}{3}$本（20g）
しょうが…………………… 少々
にんにく…………………… 少々

A
- みそ………… 小さじ $\frac{1}{2}$
- しょうゆ……… 小さじ 1
- 砂糖………… 小さじ $\frac{2}{3}$
- 豆板醤《トウバンジャン》…………… 少々
- 水…………… $\frac{1}{3}$カップ

B
- かたくり粉…… 小さじ $\frac{1}{2}$
- 水…………… 大さじ 1

★植物油……………… 小さじ 1

★1200・1400kcal を選択する場合
豚ひき肉の使用量を10gに、植物油を小さじ $\frac{1}{2}$にします。

作り方

1 豆腐はキッチンペーパーに包んで耐熱皿にのせ、電子レンジで1分ほど加熱し水分を抜く。

2 干ししいたけはもどし、石づきを切り落としてみじん切りにする。長ねぎもみじん切りにする。

3 しょうがとにんにくもみじん切りにする。

4 小さなボウルにAを入れ、よくまぜ合わせておく。

5 フライパンに植物油を入れて熱し、3を弱火で炒めて香りを出す。豚ひき肉を加えてほぐしながら強火で炒め、ひき肉の色が変わったら2と1を加えて一炒めする。

6 5に4を入れて全体にからめ、まぜ合わせたBを回し入れてとろみをつけ、火を止める。

豆腐と肉の炒め物 2

牛ひき肉とレタスを使って変化をつけた「麻婆豆腐」

材料（1人分）

1600・1800kcalを選択する場合

- ★絹ごし豆腐……………… $\frac{1}{3}$丁（100g）
- ★牛ひき肉（赤身）……………… 20g
- レタス……………… 2枚（60g）
- しょうが（みじん切り）…… 小さじ$\frac{1}{3}$
- にんにく（みじん切り）…… 小さじ$\frac{1}{2}$
- 長ねぎ（みじん切り）……… 大さじ1
- A
  - しょうゆ……………… 小さじ1
  - みそ……………… 小さじ$\frac{1}{2}$
  - 砂糖……………… 小さじ$\frac{1}{2}$
  - 日本酒……………… 大さじ1
  - 豆板醤《トウバンジャン》……………… 少々
  - 水……………… $\frac{1}{4}$カップ
- B
  - かたくり粉……………… 小さじ1
  - 水……………… 小さじ2
- ★植物油……………… 小さじ1

★1200・1400kcalを選択する場合

絹ごし豆腐の使用量を80gに、牛ひき肉（赤身）を10gに、植物油を小さじ$\frac{1}{2}$にします。

1600・1800kcalを選択する場合	1200・1400kcalを選択する場合
190kcal	140kcal
塩分1.5g	塩分1.5g
糖質9.6g	糖質9.3g

作り方

豆腐は　右ページの作り方1と同様にして水分を抜き、1cm角に切る。

レタスは　手で一口大にちぎっておく。

炒める　フライパンに植物油としょうが、にんにく、長ねぎを入れて弱火で炒め、香りが出てきたら牛ひき肉を加えて強火でよく炒め合わせる。

煮る　ひき肉に火が通ってポロポロしてきたらよくまぜ合わせたAを加えて強火で煮、煮立つ直前に豆腐を入れて弱火で3～4分煮込む。最後にレタスを加えて強火でさっと火を通し、まぜ合わせたBを回し入れてとろみをつけ、火を止める。

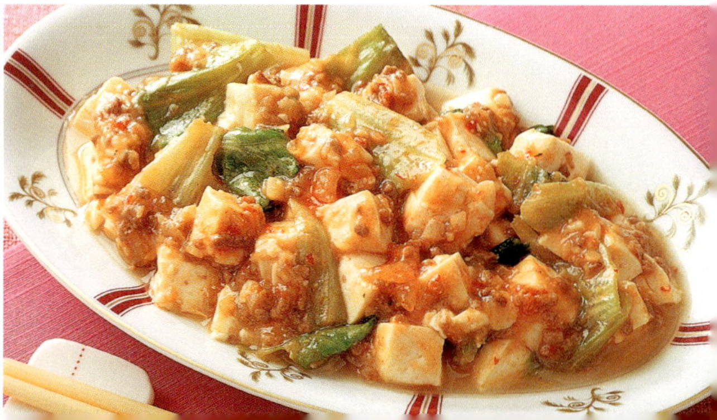

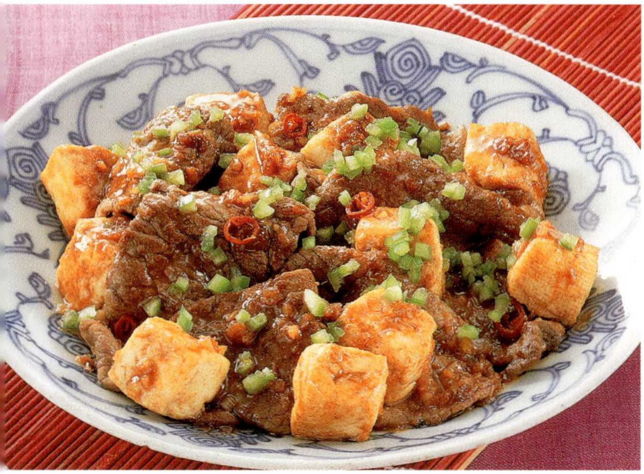

豆腐と肉の炒め物 3

コチュジャンを使って韓国風の辛み炒めに

材料（1人分）

1600・1800kcalを選択する場合

- 木綿豆腐……………… $\frac{1}{6}$丁（50g）
- ★牛もも薄切り肉（赤身）………… 40g
- ピーマン……………… $\frac{1}{4}$個（10g）
- A
  - にんにく（みじん切り）‥ 小さじ$\frac{1}{2}$
  - しょうが（みじん切り）‥ 小さじ$\frac{1}{2}$
  - 長ねぎ（みじん切り）… 大さじ1
- B
  - しょうゆ……………… 小さじ1
  - 日本酒……………… 小さじ1
  - コチュジャン………… 大さじ$\frac{1}{2}$
  - 赤とうがらし（小口切り）‥ $\frac{1}{2}$本分
- ★ごま油……………… 小さじ1

★1200・1400kcalを選択する場合

牛もも薄切り肉（赤身）の使用量を20gに、ごま油を小さじ$\frac{1}{2}$にします。

1600・1800kcalを選択する場合	1200・1400kcalを選択する場合
190kcal	130kcal
塩分1.6g	塩分1.6g
糖質7.8g	糖質7.7g

野菜追加

作り方

豆腐は　右ページの作り方1と同様にして水分を抜き、1cm角に切る。

ピーマンは　みじん切りにする。

牛肉は　一口大に切る。

炒める　フライパンにごま油とAを入れて弱火で炒め、香りが出てきたら豆腐を加えて強火で一炒めしてから、牛肉も加えてよく炒め合わせる。肉の色が変わったらよくまぜ合わせたBを加えて全体にからめ、火を止める。

盛りつける　器に盛り、上にピーマンを散らす。

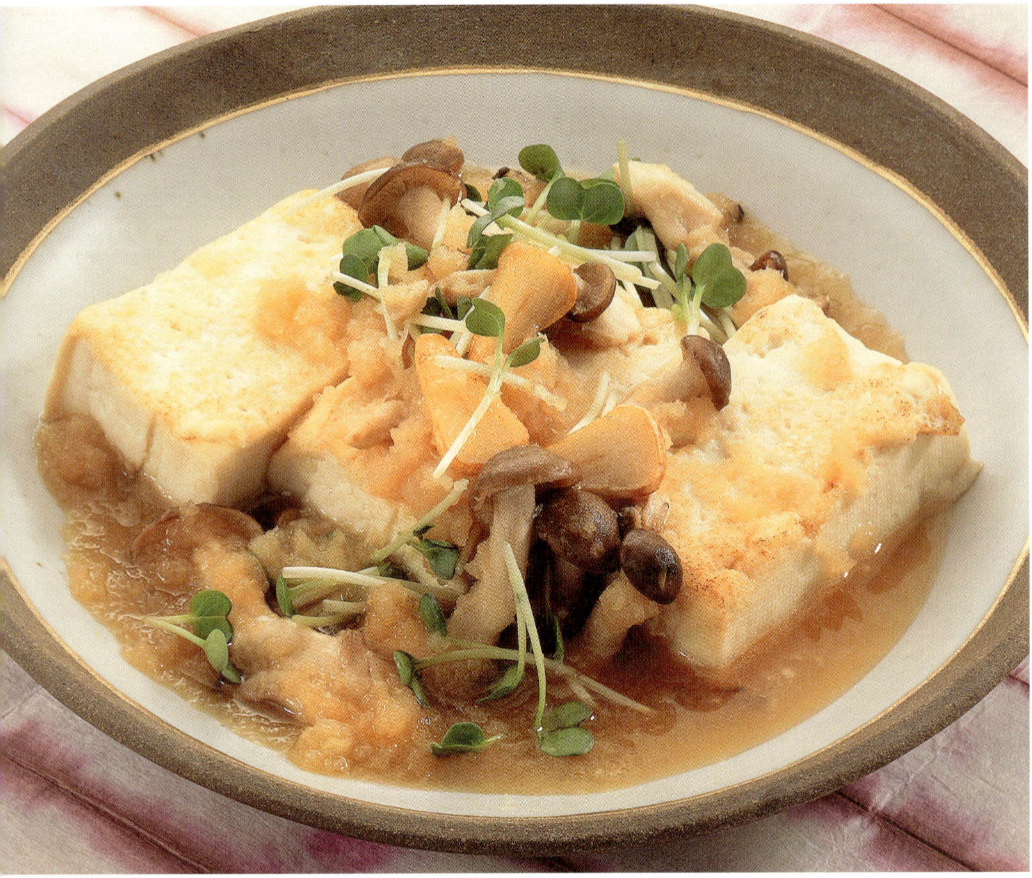

豆腐ステーキ 1

きのこを加えたみぞれソースでさっぱり味わう

1600・1800kcalを選択する場合
190kcal 塩分1.7g 糖質7.5g

1200・1400kcalを選択する場合
130kcal 塩分1.7g 糖質6.9g

材料（1人分）

1600・1800kcalを選択する場合

- ★木綿豆腐……$\frac{1}{2}$丁（150g）
- 大根……2.5cm（80g）
- しめじ……$\frac{1}{3}$パック（30g）
- にんにく……$\frac{1}{3}$片
- 貝割れ菜……15本
- A
  - だし汁……大さじ1
  - しょうゆ……小さじ2
  - みりん……小さじ$\frac{1}{2}$
- ★植物油……小さじ1

★1200・1400kcalを選択する場合
木綿豆腐の使用量を$\frac{1}{3}$丁（100g）に、植物油を小さじ$\frac{1}{2}$にします。

作り方

1 豆腐はキッチンペーパーで包み、まな板において平皿などをのせて重しをし、30分ほどおいてよく水分を抜く。これを6等分に切る。

2 大根はすりおろし、にんにくは薄切りにする。しめじは根元を切り落とし、小分けにしておく。

3 鍋にAを入れて強火で煮立て、2を入れて、しめじがしんなりするまで弱火で煮る。

4 フライパンに植物油を熱して1を並べ入れ、中火で両面をこんがりと焼いて皿にとる。

5 4に3をかけ、根元を切り落として長さを2～3等分に切った貝割れ菜を散らす。

豆腐ステーキ 2

にんにくの香りを移した油でこんがり焼く

材料（1人分）

1600・1800kcalを選択する場合

- ★木綿豆腐……………… $\frac{1}{2}$丁（150g）
- 玉ねぎ………………… $\frac{1}{4}$個（45g）
- にんにく……………………1片
- 塩、こしょう………………各少々
- しょうゆ……………………小さじ2
- ★植物油……………………小さじ1

★1200・1400kcalを選択する場合

木綿豆腐の使用量を$\frac{1}{3}$丁（100g）に、植物油を小さじ$\frac{1}{2}$にします。

1600・1800kcalを選択する場合
180kcal　塩分2.1g　糖質7.8g

1200・1400kcalを選択する場合
130kcal　塩分2.1g　糖質7.2g

作り方

豆腐は　右ページの作り方1と同様にして水分を抜く。

野菜は　玉ねぎとにんにくは薄切りにし、玉ねぎは水につける。

焼く　フライパンに植物油とにんにくを入れて弱火にかけ、じっくりとにんにくの香りを油に移す。にんにくが色づいてきたらとり出しておく。豆腐に塩とこしょうを振ってフライパンに入れ、両面を中火でこんがりと焼きつけ、火を弱めてしばらく焼き、豆腐の中まで熱くする。仕上げにしょうゆを回しかけてからめ、火を止める。

盛りつける　器に水けをしぼった玉ねぎを敷き、豆腐ステーキを盛ってにんにくをのせ、フライパンに残った焼き汁をかける。

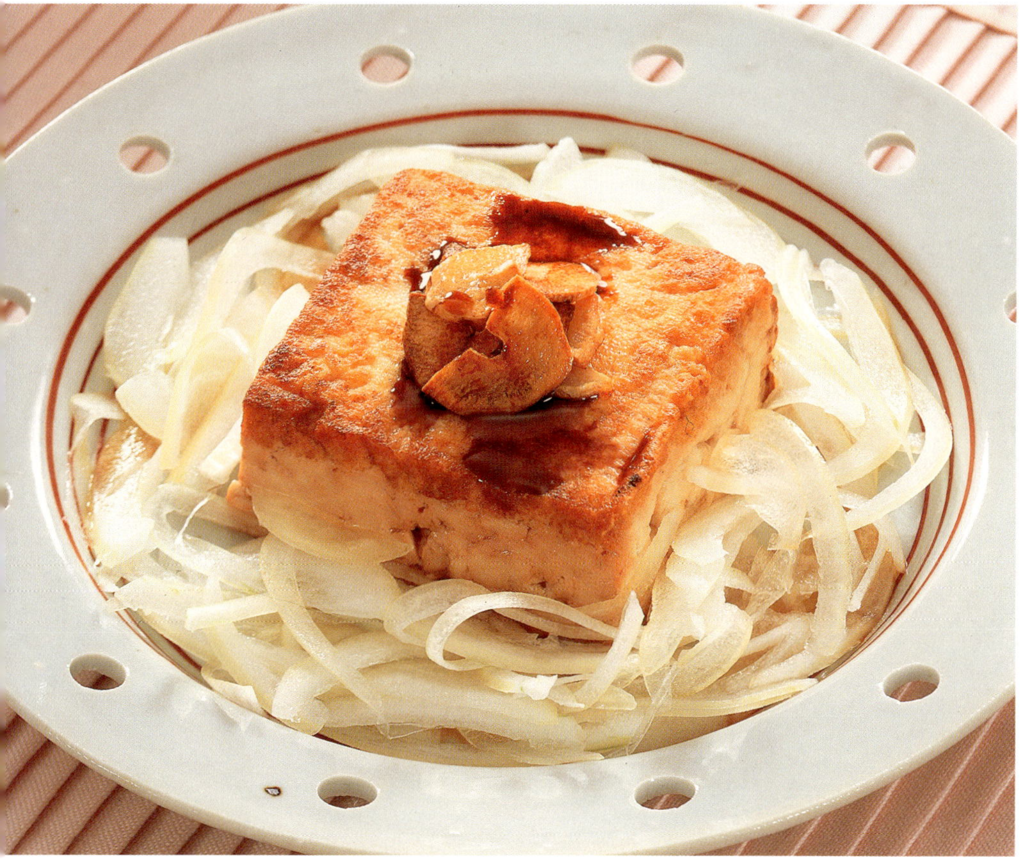

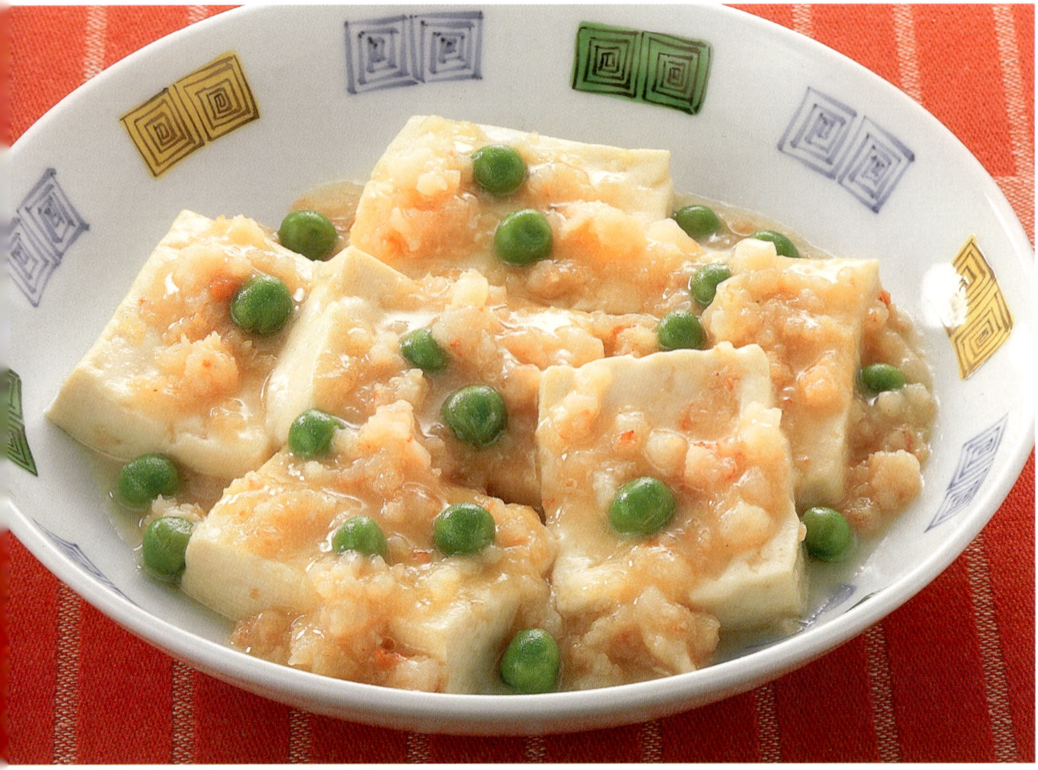

豆腐のあんかけ料理 1

あらく刻んだえびとグリンピースが彩りのうま煮

1600・1800kcalを選択する場合	1200・1400kcalを選択する場合
180kcal 塩分1.0g 糖質5.1g	120kcal 塩分0.9g 糖質4.4g

材料（1人分）

1600・1800kcalを選択する場合

- ★木綿豆腐…………………… $\frac{1}{2}$丁（150g）
- ★むきえび……………………………… 50g
- グリンピース（生）…………… 大さじ1
- A
  - スープ…………………… $\frac{1}{4}$カップ
  - しょうゆ………………… 小さじ$\frac{1}{2}$
  - みりん…………………… 小さじ$\frac{1}{2}$
  - 日本酒…………………… 小さじ1
- B
  - かたくり粉 …………… 小さじ$\frac{1}{4}$
  - 水………………………… 小さじ$\frac{1}{4}$

※スープは、鶏がらスープの素（顆粒）少々を湯$\frac{1}{4}$カップでといたもの。

★1200・1400kcalを選択する場合
木綿豆腐の使用量を$\frac{1}{3}$丁（100g）に、むきえびを30gにします。

作り方

1 豆腐は縦半分に切ってから、1cm幅に切る。

2 むきえびは背わたを竹串でとり、あらく刻む。

3 グリンピースは、鍋に沸かした熱湯でさっと強火でゆでておく。

4 鍋にAを入れて煮立て、**2**を強火で煮る。えびの色が変わったら**1**を加え、弱火で3～4分煮て、まぜ合わせたBを回し入れてとろみをつけ、火を止める。

5 **4**を器に盛り、**3**を散らす。

アドバイス グリンピースは冷凍や缶詰を使ってもかまいません。その場合も、さっと熱湯でゆでてから使うようにします。

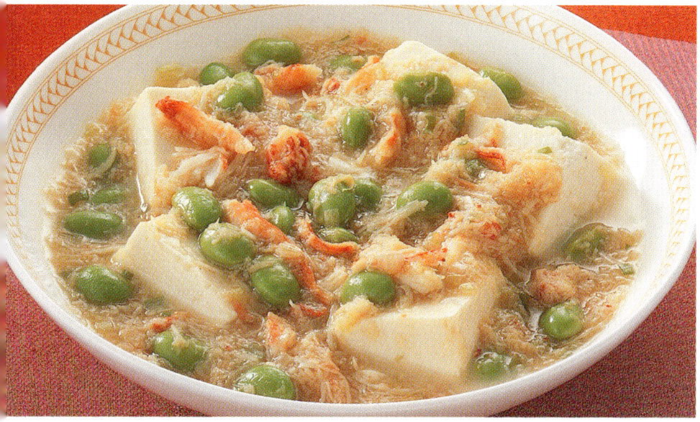

豆腐のあんかけ料理 3

かに、ねぎ、枝豆のあんで豆腐を味わう

材料（1人分）

1600・1800kcalを選択する場合

木綿豆腐……………… $\frac{1}{3}$丁（100g）
★かに（缶詰）……………………… 50g
長ねぎ（みじん切り）…… $\frac{1}{3}$本分（20g）
枝豆（ゆでてさやから出したもの）
……………………… 30粒（15g）

A
- スープ……………… $\frac{1}{3}$カップ
- しょうゆ…………… 小さじ$\frac{1}{2}$
- 日本酒……………… 大さじ$\frac{1}{2}$
- 塩、こしょう………… 各少々

B
- かたくり粉………… 小さじ1
- 水…………………… 大さじ1

★ごま油……………………… 小さじ1

※スープは、鶏がらスープの素（顆粒）少々を湯$\frac{1}{3}$カップでといたもの。

★1200・1400kcalを選択する場合
かに（缶詰）の使用量を30gに、ごま油を小さじ$\frac{1}{2}$にします。

1600・1800kcal を選択する場合
180kcal
塩分1.9g
糖質6.6g

1200・1400kcal を選択する場合
140kcal
塩分1.5g
糖質6.6g

作り方

豆腐は　キッチンペーパーに包んで耐熱皿にのせ、電子レンジで30秒ほど加熱して軽く水分を抜く。これを6つくらいの角切りにする。

かには　軟骨をとって身をあらくほぐす。

炒め煮にする　鍋にごま油を入れて熱し、かにと長ねぎを入れて中火で炒める。全体に油が回ったらAを加えて煮立て、豆腐と枝豆を加えて弱火で2～3分煮る。まぜ合わせたBを回し入れてとろみをつけ、火を止める。

豆腐のあんかけ料理 2

えびのうまみを十分に生かして

材料（1人分）

1600・1800kcalを選択する場合

★絹ごし豆腐……………… $\frac{1}{2}$丁（150g）
★むきえび………………………… 50g
ブロッコリー……………………… 50g

A
- 日本酒……………… 小さじ$\frac{1}{2}$
- しょうが汁………………… 少々

B
- えびのゆで汁………… $\frac{1}{2}$カップ
- コンソメスープの素（顆粒）‥ 小さじ$\frac{1}{2}$
- 日本酒……………… 小さじ2
- 塩………………………… 少々
- 砂糖……………… 小さじ$\frac{1}{3}$

ごま油……………… 小さじ$\frac{1}{4}$

C
- かたくり粉………… 小さじ1
- 水…………………… 小さじ2

★1200・1400kcalを選択する場合
絹ごし豆腐の使用量を$\frac{1}{3}$丁（100g）に、むきえびを30gにします。

1600・1800kcal を選択する場合
180kcal
塩分1.7g
糖質7.5g

1200・1400kcal を選択する場合
140kcal
塩分1.6g
糖質6.6g

作り方

豆腐は　1～2㎝厚さの正方形に切る。

むきえびは　背わたを竹串でとり、背側から厚みを半分に切る。Aをからめて10分ほどおいたあと、鍋に沸かした熱湯で色が変わるまで強火でゆでる。ゆで汁は$\frac{1}{2}$カップ分をとっておき、Bで使う。

ブロッコリーは　小房に分け、鍋に沸かした熱湯でほどよいかたさに強火でゆでる。

煮る　鍋にBを入れて煮立て、豆腐を入れて強火で煮る。煮立ったらむきえびを加えて一煮し、ごま油を加え、まぜ合わせたCを回し入れてとろみをつけ、火を止める。

盛りつける　皿に豆腐を並べ、上からえびあんをかけ、ブロッコリーを彩りよくあしらう。

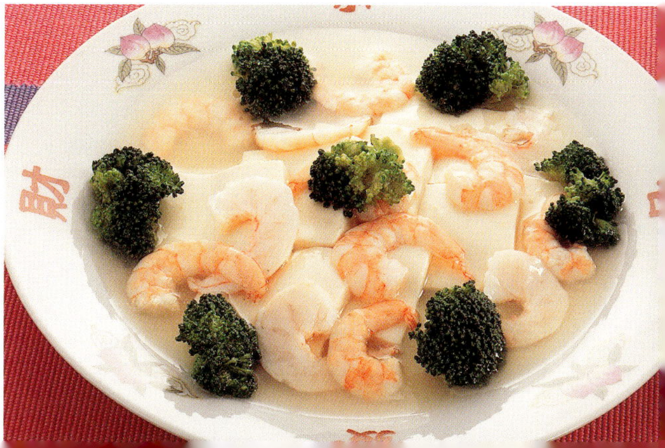

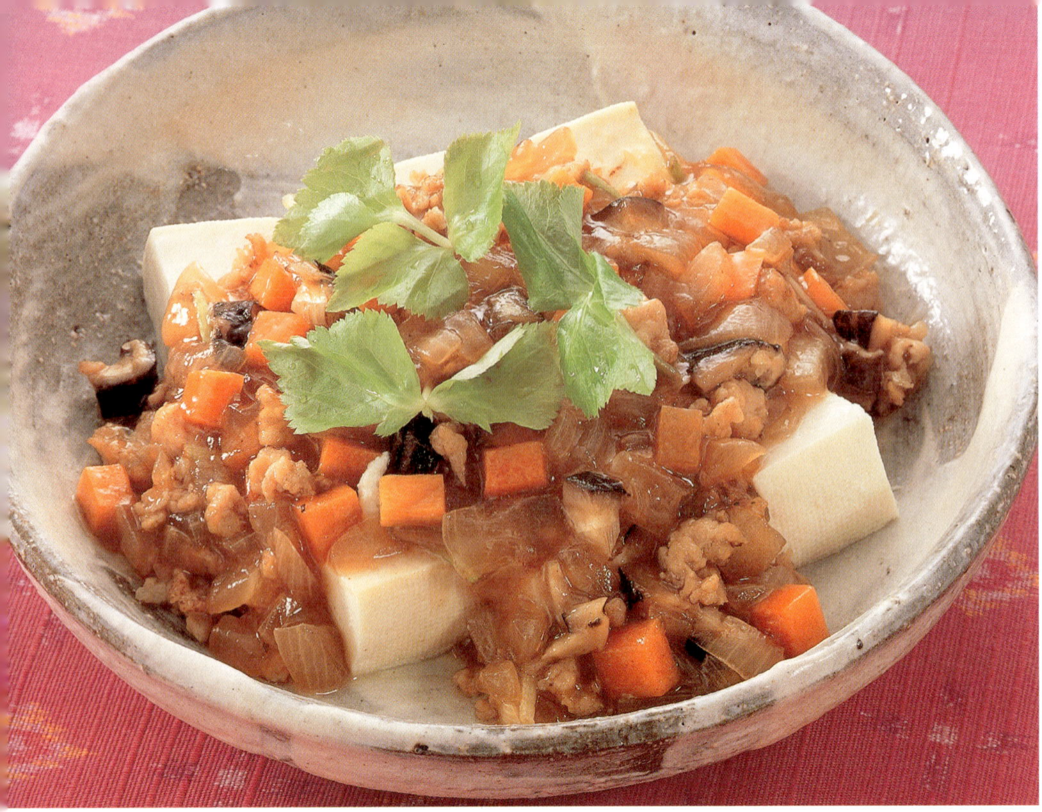

豆腐の野菜あんかけ

1

野菜にひき肉を加えたあんでおいしさアップ

1600・1800kcalを選択する場合	1200・1400kcalを選択する場合
180kcal　塩分1.4g　糖質12.3g	150kcal　塩分1.4g　糖質12.1g

材料（1人分）

1600・1800kcalを選択する場合

	★木綿豆腐	$\frac{1}{3}$丁（100g）
	★鶏ひき肉	20g
	干ししいたけ	$\frac{1}{2}$個
	玉ねぎ	$\frac{1}{4}$個（45g）
	にんじん	1㎝（10g）
	三つ葉	少々
A	だし汁	80㎖
A	しょうゆ	大さじ$\frac{1}{2}$
A	日本酒	小さじ1
A	砂糖	小さじ1
B	かたくり粉	小さじ1
B	水	大さじ2
	植物油	小さじ$\frac{1}{2}$

★1200・1400kcalを選択する場合
木綿豆腐の使用量を80gに、鶏ひき肉を10gにします。

作り方

1　干ししいたけはもどし、玉ねぎ、にんじんとともに小さな角切りにする。三つ葉は1～2㎝長さに切る。

2　フライパンに植物油を入れて熱し、鶏ひき肉を木べらでまぜながら強火でポロポロになるまで炒めておく。

3　鍋にAを入れて強火にかけ、煮立ったら三つ葉以外の**1**と**2**を入れて中火で煮る。野菜がしんなりしたら、三つ葉を飾り用に少し残して加え、まぜ合わせたBを回し入れてとろみをつける。

4　木綿豆腐は1～2㎝厚さの正方形に切り、鍋に沸かした熱湯に入れて一煮立ちするまで強火で温める。これを器に盛って**3**の野菜あんをかけ、残しておいた三つ葉を飾る。

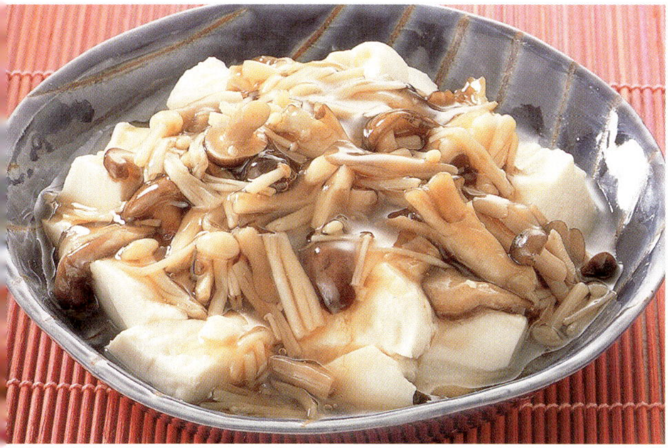

豆腐の野菜あんかけ 3

4種類のきのこを使った口当たりのよさとうまみが魅力

材料（1人分）

1600・1800kcalを選択する場合

- ★絹ごし豆腐……$\frac{1}{2}$丁(150g)
- 生しいたけ……$\frac{1}{2}$個
- しめじ……$\frac{1}{5}$パック(20g)
- まいたけ……$\frac{1}{3}$パック(30g)
- えのきだけ……$\frac{1}{3}$袋(30g)
- A
  - だし汁……$\frac{1}{3}$カップ
  - しょうゆ……小さじ1
  - 日本酒……大さじ1
  - みりん……小さじ1
  - 塩……小さじ$\frac{1}{6}$
- B
  - かたくり粉……小さじ1
  - 水……大さじ1

★1200・1400kcalを選択する場合
絹ごし豆腐の使用量を$\frac{1}{3}$丁(100g)にします。

1600・1800kcalを選択する場合
150kcal
塩分2.0g
糖質10.4g

1200・1400kcalを選択する場合
120kcal
塩分2.0g
糖質9.6g

作り方

きのこは　生しいたけは軸を切り落として薄切りにし、しめじは根元を切り落とし、まいたけとともに小分けにする。えのきだけは根元を切り落とし、3cm長さに切る。

煮る　鍋にAを入れ強火にかけ、煮立ったらきのこを入れて中火で2～3分煮る。ここに、まぜ合わせたBを回し入れてとろみをつけ、火を止める。

豆腐は　鍋に沸かした熱湯で2～3分中火でゆで、ざるに上げる。

盛りつける　豆腐を大きめにくずして器に盛り、上からきのこあんをかける。

豆腐の野菜あんかけ 2

せん切り野菜のたっぷりあんで豆腐を楽しむ

材料（1人分）

1600・1800kcalを選択する場合

- ★絹ごし豆腐……$\frac{2}{3}$丁(200g)
- 絹さや……4枚
- 長ねぎ……$\frac{1}{3}$本(20g)
- にんじん……1cm(10g)
- 生しいたけ……1個
- A
  - だし汁……$\frac{1}{2}$カップ
  - しょうゆ……小さじ2
  - みりん……小さじ$1\frac{1}{2}$
- B
  - かたくり粉……小さじ$\frac{1}{2}$
  - 水……大さじ1

★1200・1400kcalを選択する場合
絹ごし豆腐の使用量を$\frac{1}{2}$丁(150g)にします。

1600・1800kcalを選択する場合
170kcal
塩分1.8g
糖質13.6g

1200・1400kcalを選択する場合
140kcal
塩分1.8g
糖質11.3g

作り方

野菜類は　絹さやは筋をとり、長ねぎとともに細い斜め切りにする。にんじんは細めのせん切りにする。生しいたけは軸を切り落として笠を半分に切り、端から薄く切る。

煮る　鍋にAを入れて強火で煮立て、野菜を中火で煮る。にんじんがしんなりしたら、まぜ合わせたBを回し入れてとろみをつけ、火を止める。

豆腐は　鍋に沸かした熱湯で軽くゆでて温める。

盛りつける　器に水けをきった豆腐を盛り、熱々の野菜あんをかける。

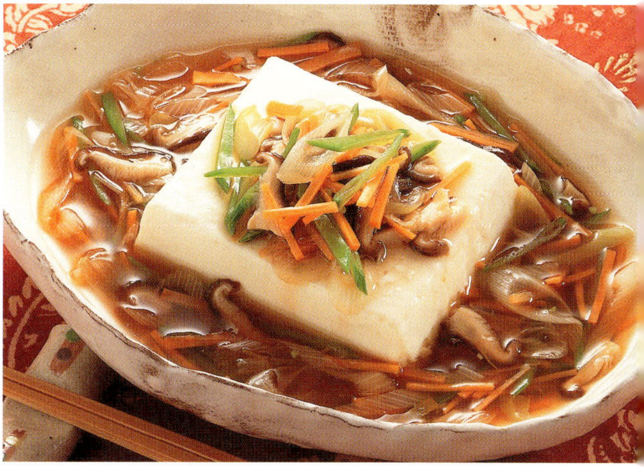

小さく切った具をのせ、ごま油風味のたれで

中華風冷ややっこ

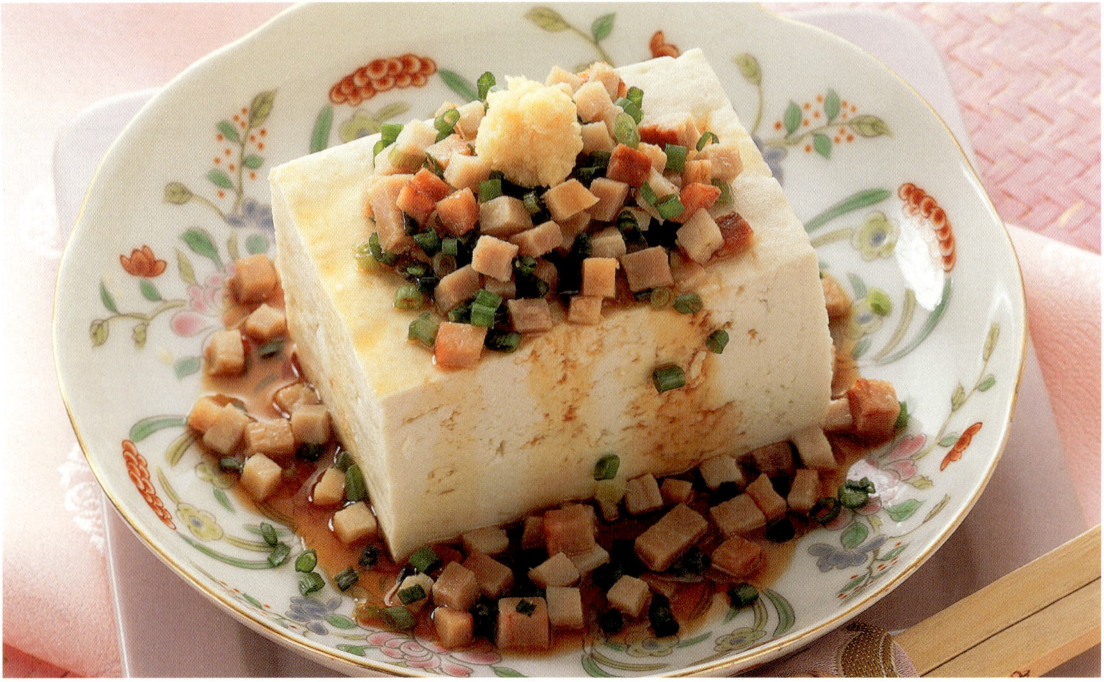

1600・1800kcalを選択する場合	1200・1400kcalを選択する場合
160kcal 塩分1.4g 糖質3.6g	120kcal 塩分1.4g 糖質3.0g

材料（1人分）

1600・1800kcalを選択する場合

- ★木綿豆腐……………… $\frac{1}{2}$丁（150g）
- 焼き豚…………………… 1枚（20g）
- 万能ねぎ………………………… $\frac{1}{2}$本
- A
  - 酢…………………… 小さじ$\frac{1}{2}$
  - しょうゆ………………小さじ1
  - ごま油……………… 小さじ$\frac{1}{4}$
- おろししょうが …………………… 少々

★1200・1400kcalを選択する場合

木綿豆腐の使用量を$\frac{1}{3}$丁（100g）にします。

作り方

1. 焼き豚は小さな角切りにし、万能ねぎは小口切りにする。
2. 小さなボウルにAを入れてよくまぜ、たれを作る。
3. 豆腐を器に盛って、まぜ合わせた**1**をのせる。これに**2**をかけ、おろししょうがをのせる。

アドバイス 口当たりのやわらかさからいえば、絹ごし豆腐のほうが木綿豆腐にまさります。ただし、水分を多く含んでいる分、栄養価は木綿豆腐より落ちます。焼き豚は脂身の少ないものを選びましょう。また、焼き豚のかわりに同量のロースハムを使ってもかまいません。

参考メモ 中華風の風味を出すために、たれにはごま油を使います。家庭でよく使う植物油には、ほかにサラダ油、紅花油、コーン油、オリーブ油などがあって、それぞれ風味が異なりますが、エネルギーはどれも同じです。

粒コーンを散らして味と彩りに変化をつけた

豆腐サラダ

作り方

1　豆腐は1.5㎝角に切り、ボウルに重ねたざるにのせて冷蔵庫に入れ、自然に水きりしながら冷やす。かにかまぼこは長さを半分に切り、手で縦に細く裂く。

2　きゅうりは薄い小口切りにし、わかめは食べやすい長さに切る。

3　グリーンアスパラガスは鍋に沸かした熱湯でしんなりするまで強火でゆで、斜めに3つくらいに切る。

4　小さなボウルにAを入れてよくまぜ、ドレッシングを作る。

5　別のボウルに**1**～**3**、缶汁をきった粒コーンを入れてさっくりと合わせ、器に盛って、**4**を回しかける。

材料（1人分）

1600・1800kcalを選択する場合

★木綿豆腐……………… $\frac{1}{2}$丁（150g）
かにかまぼこ……………………1本
きゅうり……………… $\frac{1}{3}$本（30g）
グリーンアスパラガス…………2本
粒コーン（缶詰）……………大さじ1
わかめ（もどしたもの）……………10g
A　酢……………………小さじ2
A　しょうゆ……………小さじ2
A　こしょう……………………少々
A　★植物油………………小さじ$\frac{2}{3}$
A　ごま油……………………小さじ$\frac{1}{3}$

★1200・1400kcalを選択する場合
木綿豆腐の使用量を$\frac{1}{3}$丁（100g）に、植物油を小さじ$\frac{1}{3}$にします。

ここに注目　わかめと酢が、食後の血糖値の急上昇を抑えるのに役だってくれます。

1600・1800kcalを選択する場合	1200・1400kcalを選択する場合
190kcal　塩分2.1g　糖質7.7g	140kcal　塩分2.1g　糖質7.1g

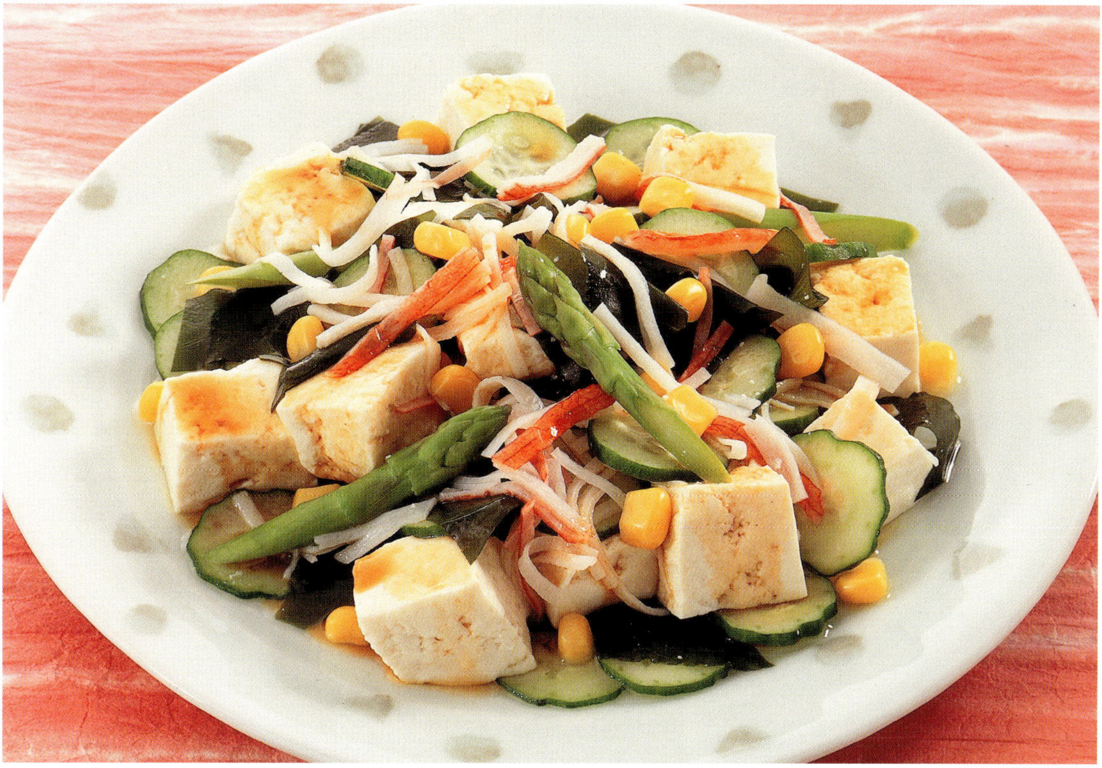

湯豆腐 1

春菊、長ねぎ、しいたけを組み合わせて

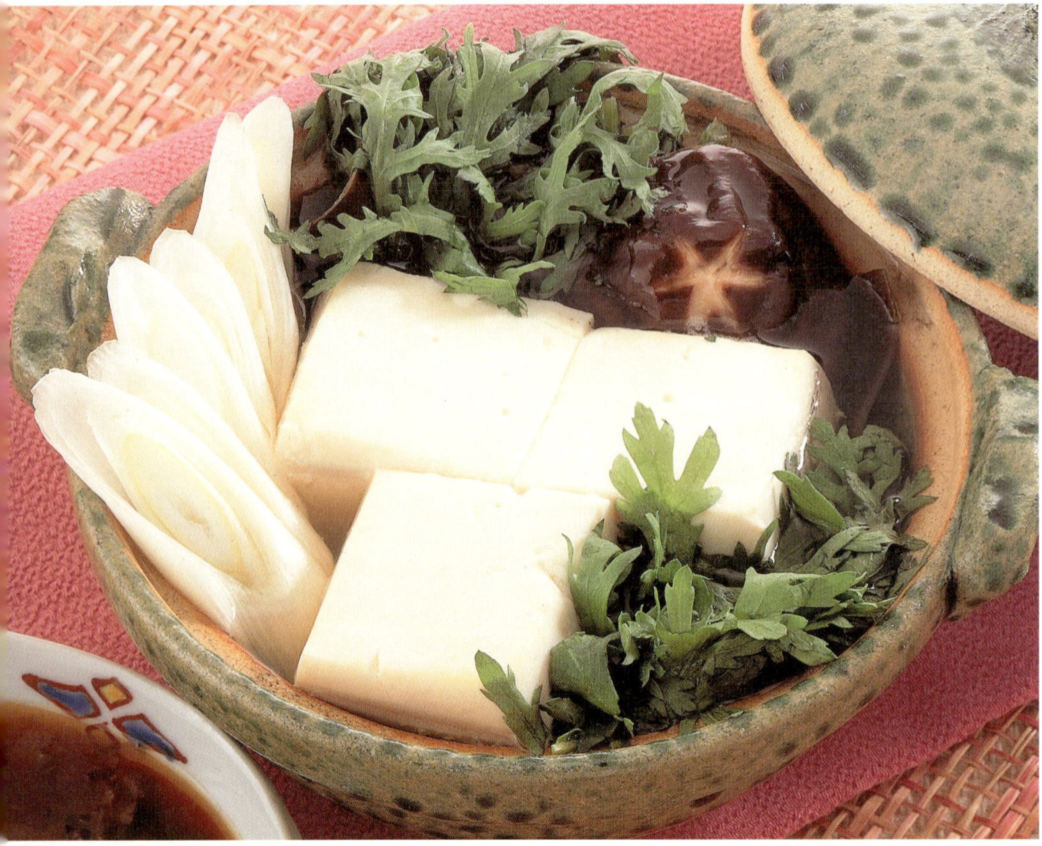

1600・1800kcalを選択する場合	1200・1400kcalを選択する場合
150kcal 塩分1.9g 糖質8.6g	130kcal 塩分1.9g 糖質7.7g

材料（1人分）

1600・1800kcalを選択する場合

- ★絹ごし豆腐…… $\frac{2}{3}$丁（200g）
- 春菊…… 2本（40g）
- 長ねぎ…… $\frac{1}{2}$本（30g）
- 生しいたけ…… 1個
- 昆布…… 5㎝
- A
  - だし汁…… 大さじ$\frac{1}{2}$
  - しょうゆ…… 小さじ2
  - みりん…… 小さじ$\frac{1}{2}$
- 削りがつお…… 少々

★1200・1400kcalを選択する場合
絹ごし豆腐の使用量を$\frac{1}{2}$丁（150g）にします。

作り方

1 小鍋に**A**を入れて強火にかけ、一煮立ちさせて火を止め、つけだれを作る。これを取り鉢に入れる。

2 春菊は根元を切り落として長さを半分に切り、長ねぎは斜めに切る。生しいたけは軸を切り落とし、笠の中心部に包丁で3本の切り目を入れて飾り切りを施す。豆腐は大きめの角切りにする。

3 土鍋に水2カップと、ぬれぶきんで表面の汚れをふきとった昆布、豆腐を入れて強火にかけ、煮立ったら野菜を加えて一煮する。温まった豆腐や火の通った野菜をすくって、削りがつおを薬味にした**1**につけて食べる。

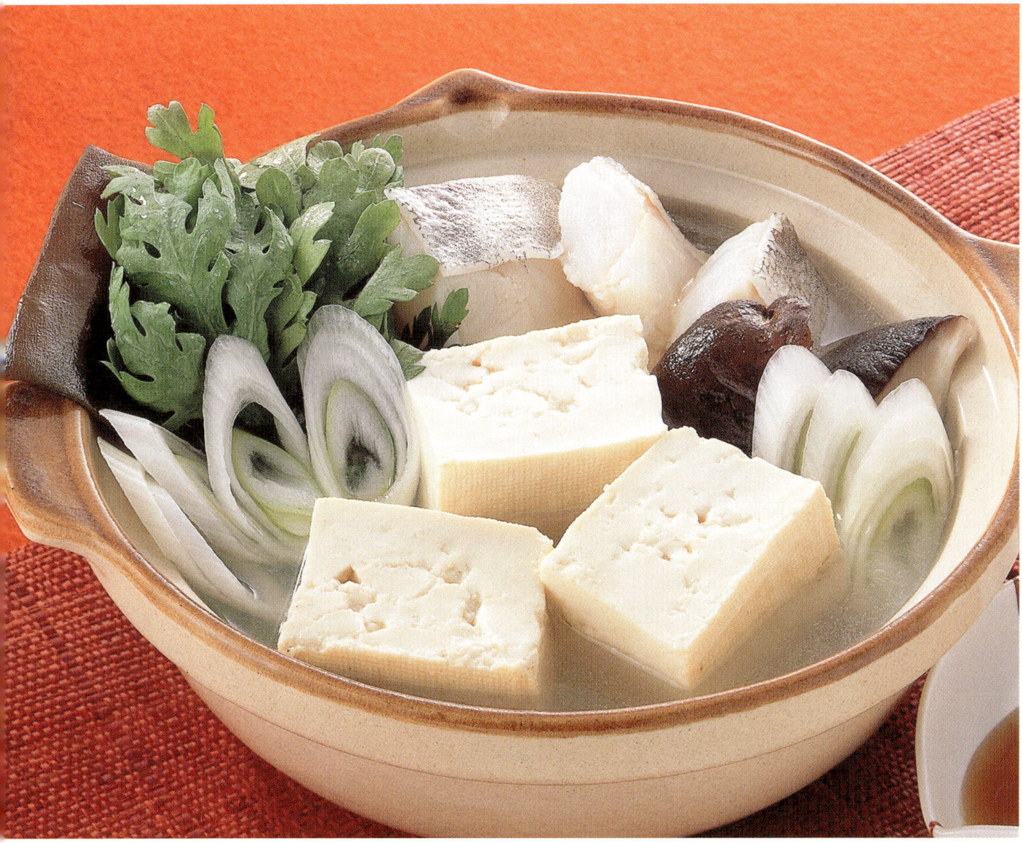

湯豆腐 2

たらを加えてボリュームも味もアップ

1600・1800kcalを選択する場合	1200・1400kcalを選択する場合
180kcal　塩分1.3g　糖質5.2g	140kcal　塩分1.3g　糖質4.6g

材料（1人分）

1600・1800kcalを選択する場合

- ★木綿豆腐……………… $\frac{1}{2}$丁(150g)
- 生だら(切り身)…………………… 50g
- 春菊 ……………………… 2本(40g)
- 長ねぎ…………………… $\frac{1}{3}$本(20g)
- 生しいたけ ……………………… 1個
- 昆布…………………………… 5cm
- A
  - しょうゆ……………小さじ1
  - 酢 ……………………大さじ1
  - すだちのしぼり汁…… 小さじ$\frac{1}{2}$

★1200・1400kcalを選択する場合

木綿豆腐の使用量を$\frac{1}{3}$丁(100g)にします。

作り方

野菜類は　春菊は葉の部分をつみ、長ねぎは薄い斜め切りにする。生しいたけは軸を切り落として斜め半分に切る。

豆腐は　大きめの角切りにする。

生だらは　一口大に切る。

たれを作る　Aを合わせてまぜ、取り鉢に入れる。

火にかける　土鍋に水1$\frac{1}{2}$カップと、ぬれぶきんで表面の汚れをふきとった昆布を入れて強火にかけ、煮立ったらたらと豆腐を入れる。再び煮立ったら野菜を加えて一煮する。温まった豆腐や火の通った野菜をすくって、たれにつけて食べる。

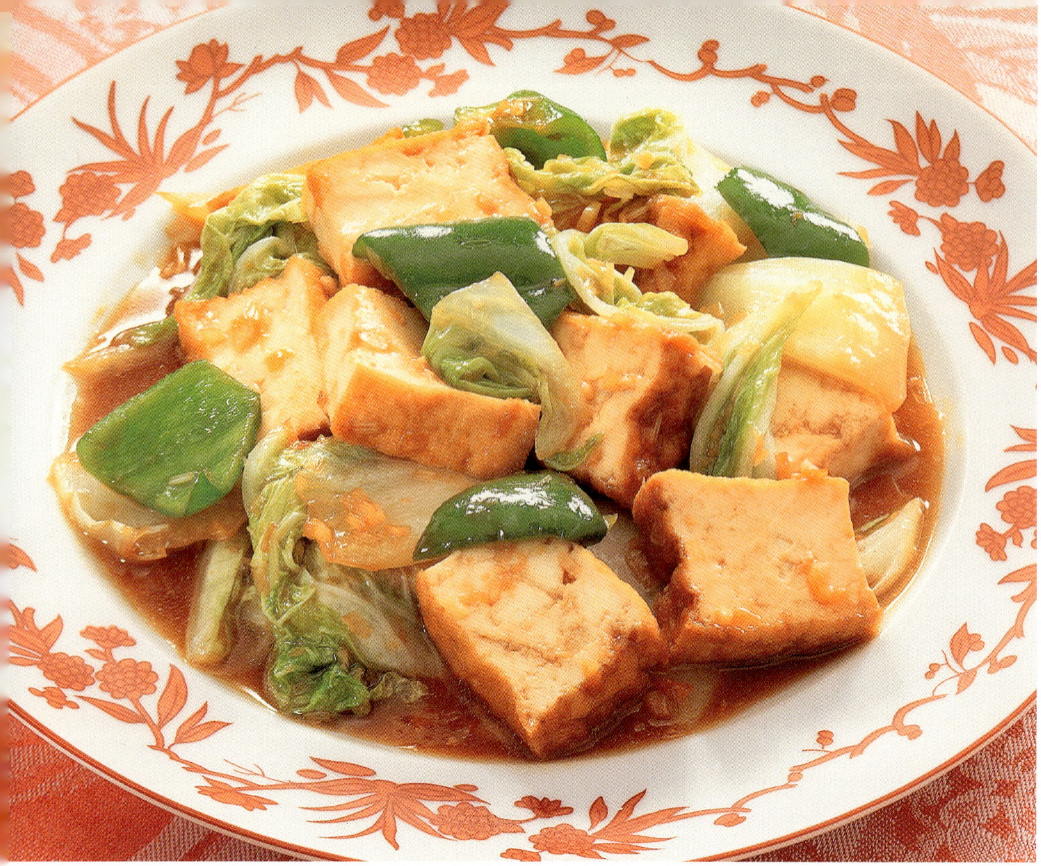

厚揚げの炒め物 1

白菜、ピーマンと炒め、オイスターソースの味つけで

1600・1800kcalを選択する場合	1200・1400kcalを選択する場合
190kcal 塩分1.4g 糖質6.7g	140kcal 塩分1.4g 糖質6.7g

材料（1人分）

1600・1800kcal を選択する場合

- ★厚揚げ…………………… 70g
- 白菜……………… 1枚（100g）
- ピーマン………… $\frac{1}{2}$ 個（20g）
- A
  - 長ねぎ（みじん切り）……………… 大さじ1
  - にんにく（みじん切り）……………… 小さじ1
  - しょうが（みじん切り）……………… 小さじ1
- B
  - 日本酒……… 小さじ2
  - オイスターソース……………… 小さじ2
- ★ごま油…………… 小さじ1

★1200・1400kcal を選択する場合

厚揚げの使用量を50gに、ごま油を小さじ$\frac{1}{2}$にします。

作り方

1 白菜は一口大のそぎ切りにし、茎と葉の部分に分けておく。ピーマンはヘタと種をとり除いて乱切りにする。

2 厚揚げはざるにのせ、熱湯を回しかけて油抜きをする。これを縦半分に切り、さらに7〜8㎜厚さに切る。

3 フライパンにごま油を入れて熱し、Aを弱火で炒め、香りが出てきたら**1**の白菜の茎とピーマンをさっと炒め合わせる。白菜の茎がややしんなりしたところで白菜の葉と**2**を加えて強火で手早く炒め合わせる。

4 **3**にまぜ合わせたBを加えて全体にからめ、火を止める。

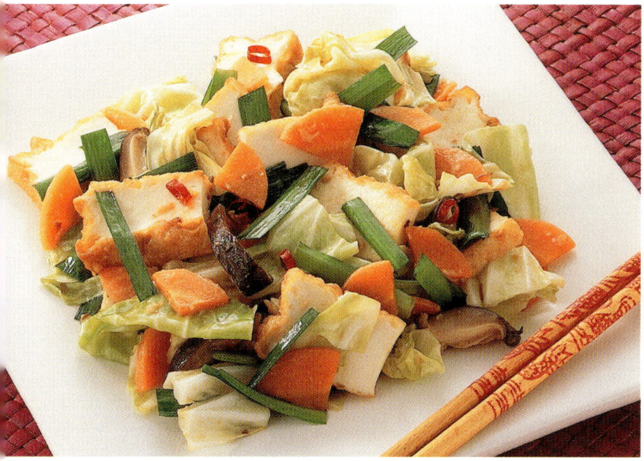

厚揚げの炒め物 3

干ししいたけ、キャベツ、にらなどと炒め合わせ、みそ味で

材料（1人分）

1600・1800kcalを選択する場合

- ★厚揚げ……60g
- 干ししいたけ……$\frac{1}{2}$個
- キャベツ……1枚(60g)
- にんじん……1cm(10g)
- にら……$\frac{1}{10}$束(10g)
- A
  - しょうが(みじん切り)……少々
  - 赤とうがらし(小口切り)……少々
- B
  - みそ……小さじ1
  - しょうゆ……小さじ$\frac{1}{2}$
  - みりん……小さじ$\frac{1}{2}$
- ★ごま油……小さじ1

1600・1800kcal を選択する場合
170kcal
塩分1.1g
糖質6.1g

1200・1400kcal を選択する場合
130kcal
塩分1.1g
糖質6.1g

★1200・1400kcalを選択する場合
厚揚げの使用量を40gに、ごま油を小さじ$\frac{1}{2}$にします。

作り方

野菜類は　干ししいたけはもどし、軸を切り落として薄切りにする。キャベツは2～3cm角に、にんじんは2～3mm厚さのいちょう切りにする。にらは2～3cm長さに切る。

厚揚げは　右ページの作り方2と同様にして油抜きをし、縦半分に切ってから5mm厚さに切る。

炒める　フライパンにごま油とAを入れて弱火で炒める。香りが出てきたら厚揚げと野菜類を入れて強火で手早く炒め合わせ、野菜がしんなりしたところで、まぜ合わせたBを加えて全体にからめ、火を止める。

厚揚げの炒め物 2

キャベツ、ピーマンと、中華甘みそでホイコーロー風に

材料（1人分）

1600・1800kcalを選択する場合

- ★厚揚げ……60g
- キャベツ……$\frac{1}{2}$枚(30g)
- ピーマン……$\frac{1}{2}$個(20g)
- 長ねぎ……$\frac{1}{2}$本(30g)
- にんにく(みじん切り)……小さじ$\frac{1}{2}$
- しょうが(みじん切り)……小さじ$\frac{1}{2}$
- A
  - みそ……小さじ1
  - 日本酒……小さじ1
  - 砂糖……小さじ$\frac{1}{2}$
  - テンメンジャン……小さじ1
  - 豆板醤《トウバンジャン》……小さじ$\frac{1}{3}$
- ★植物油……小さじ1

1600・1800kcal を選択する場合
190kcal
塩分1.5g
糖質9.2g

1200・1400kcal を選択する場合
140kcal
塩分1.5g
糖質9.2g

★1200・1400kcalを選択する場合
厚揚げの使用量を40gに、植物油を小さじ$\frac{1}{2}$にします。

作り方

野菜は　キャベツはざく切りにし、ピーマンは2cm角に切る。長ねぎは1cm幅に切る。

厚揚げは　右ページの作り方2と同様にして油抜きをし、縦半分に切ってから5mm厚さに切る。

炒める　フライパンに植物油とにんにく、しょうがを入れて弱火で炒め、香りが出てきたら厚揚げと野菜を入れて強火でよく炒め合わせる。野菜がしんなりしたらよくまぜ合わせたAを加え、手早く全体にからめて、火を止める。

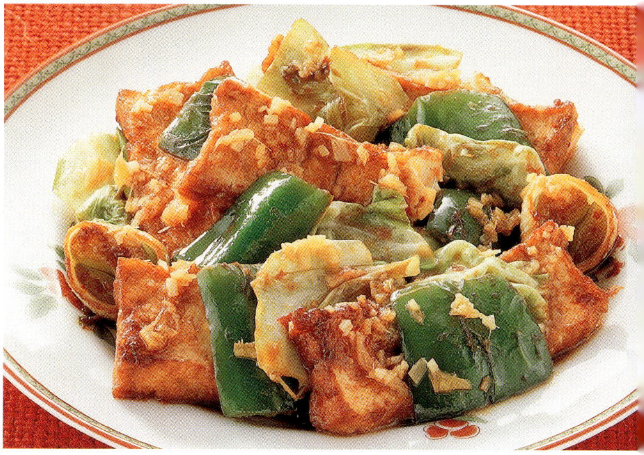

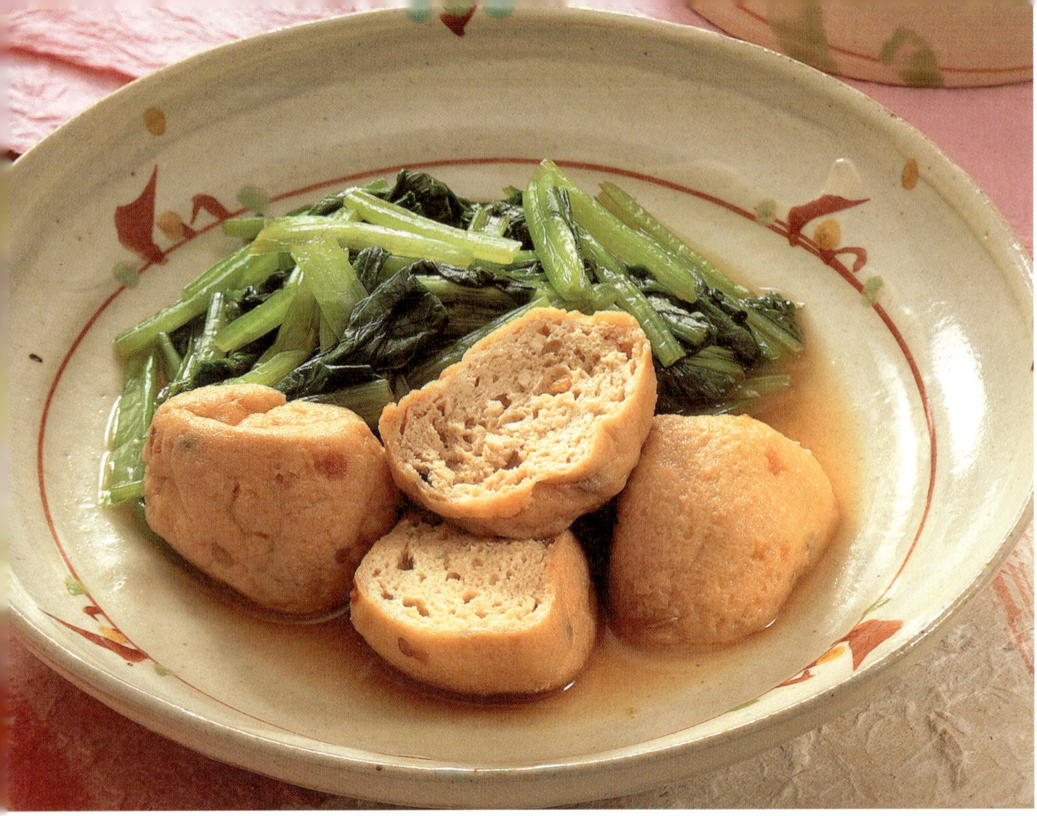

がんもどき・厚揚げの煮物

1 手軽さがうれしい「がんもどきと青菜の煮物」

1600・1800kcalを選択する場合
180kcal　塩分1.7g　糖質5.9g

1200・1400kcalを選択する場合
150kcal　塩分1.6g　糖質5.8g

材料（1人分）

1600・1800kcalを選択する場合

- ★がんもどき……………… 小2個(60g)
- 小松菜…………………………… 100g
- A
  - だし汁………………… $\frac{2}{3}$カップ
  - しょうゆ……………… 大さじ$\frac{1}{2}$
  - みりん………………… 大さじ$\frac{1}{2}$

★1200・1400kcalを選択する場合
がんもどきの使用量を小1$\frac{1}{2}$個(45g)にします。

作り方

1 がんもどきは鍋に沸かした熱湯で1～2分中火でゆでて油抜きをし、ざるに上げて、水けを軽く押ししぼり、1個を半分に切る。

2 小松菜は3㎝長さのざく切りにする。

3 鍋にAを入れて煮立て、**1**を弱めの中火で4～5分煮る。

4 鍋端に**2**を入れ、箸で煮汁に沈めながらしんなりするまで一煮する。

5 器にがんもどきと小松菜を盛り合わせ、煮汁をはる。

アドバイス がんもどきや厚揚げ、油揚げなど油で揚げてある材料を調理する前に、さっとゆでたり熱湯を回しかけたりして、表面についている油分をとり除くことを「油抜き」といいます。こうすると油くささが抜け、味ののりがよくなるだけでなく、余分な油を落とすのでやや低エネルギーになります。

アドバイス がんもどきは、水けをきった豆腐をつぶし、山いもなどをつなぎにしてよくすりまぜ、刻んだ野菜を加えて、油で揚げたもの。見かけより案外高エネルギーです。いろいろな大きさのものが出回っているので、きちんと計量して使いましょう。

がんもどき・厚揚げの煮物 2

葉もムダなく利用「がんもどきとかぶの煮物」

材料（1人分）

1600・1800kcalを選択する場合

- ★がんもどき…………小1$\frac{1}{2}$個(45g)
- かぶ…………$\frac{1}{2}$個(40g)
- かぶの葉…………30g
- A
  - だし汁…………$\frac{1}{2}$カップ
  - 日本酒…………小さじ1
  - みりん…………小さじ2
- しょうゆ…………小さじ2

★1200・1400kcalを選択する場合

がんもどきの使用量を小1個(30g)にします。

1600・1800kcalを選択する場合
160kcal
塩分2.0g
糖質8.6g

1200・1400kcalを選択する場合
130kcal
塩分2.0g
糖質8.6g

作り方

かぶと葉は　かぶは半分に切る。葉は鍋に沸かした熱湯でさっと強火でゆでて水にとり、水けをしぼって3cm長さに切る。

がんもどきは　右ページの作り方1と同様にする。

煮る　鍋にAを入れて煮立て、そこにかぶを入れて弱めの中火で4～5分煮る。かぶに火が通ったらしょうゆを加え、がんもどきも加えてさらに3～4分煮る。鍋端にかぶの葉を入れて一煮し、火を止める。

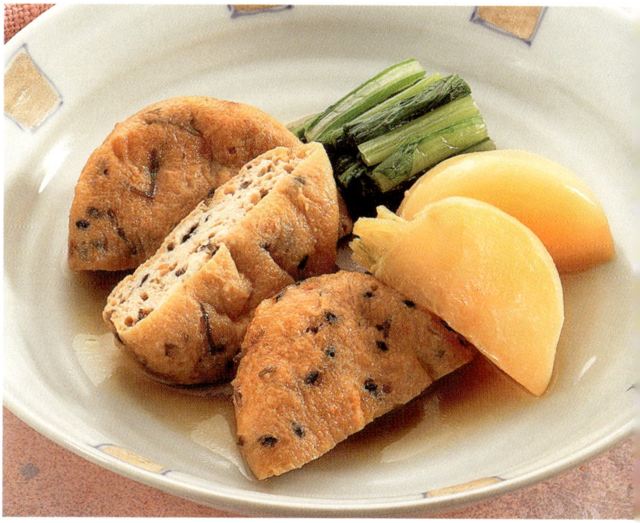

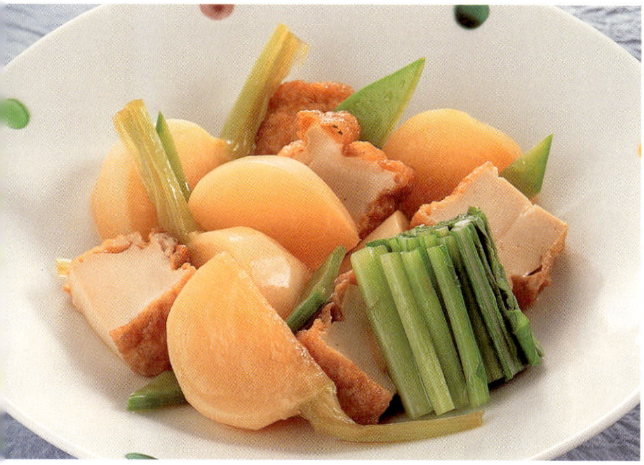

がんもどき・厚揚げの煮物 3

ごま油で風味づけした「厚揚げとかぶの含め煮」

材料（1人分）

1600・1800kcalを選択する場合

- ★厚揚げ…………60g
- かぶ…………1個(80g)
- かぶの葉…………20g
- 絹さや…………2枚
- しょうが(薄切り)…………2枚
- A
  - だし汁…………$\frac{3}{4}$カップ
  - しょうゆ…………小さじ1$\frac{1}{2}$
  - 日本酒…………小さじ1
  - みりん…………小さじ1
- ★ごま油…………小さじ$\frac{1}{2}$

★1200・1400kcalを選択する場合

厚揚げの使用量を50gに、ごま油を小さじ$\frac{1}{4}$にします。

1600・1800kcalを選択する場合
160kcal
塩分1.5g
糖質7.6g

1200・1400kcalを選択する場合
140kcal
塩分1.5g
糖質7.6g

作り方

かぶは　3～4cmほど茎をつけたまま、1個を6～8等分に切る。

かぶの葉と絹さやは　かぶの葉は鍋に沸かした熱湯でさっと強火でゆでて水にとり、水けをしぼって3cm長さに切る。絹さやは筋をとってかぶの葉と同様にゆで、斜め半分に切る。

厚揚げは　ざるにのせ、熱湯を回しかけて油抜きをし、縦半分に切ってから1cm幅に切る。

煮る　鍋にAとしょうがを入れて煮立て、厚揚げとかぶを弱めの中火で煮る。かぶがやわらかくなったら鍋端にかぶの葉を加えて一煮し、最後にごま油を回し入れて火を止める。

盛りつける　器に盛りつけ、絹さやを彩りよくつけ合わせる。

高野豆腐の煮物

1

うまみのきいた煮汁をたっぷり含ませた野菜との炊き合わせ

材料（1人分）

1600・1800kcalを選択する場合

★高野豆腐	1個（16g）
干ししいたけ	1個
にんじん	3㎝（30g）
ゆでたけのこ	50g
絹さや	7枚
だし汁	$\frac{2}{3}$カップ
みりん	大さじ$\frac{1}{2}$
しょうゆ	大さじ$\frac{1}{2}$
塩	少々

★1200・1400kcalを選択する場合

高野豆腐の使用量を$\frac{3}{4}$個（12g）にします。

1600・1800kcalを選択する場合

150kcal　塩分1.8g　糖質10.3g

1200・1400kcalを選択する場合

130kcal　塩分1.7g　糖質10.2g

参考メモ　高野豆腐はもどすと重量が4～4.5倍にふえます。良質のタンパク質と食物繊維が多く含まれている食品です。

作り方

1 高野豆腐はふっくらともどし、水けをしぼって一口大に切る。

2 干ししいたけはもどして軸を切り落とし、4等分に切る。にんじんは5～6㎜厚さの輪切りに。たけのこは5㎜厚さの半月切りにし、穂先は縦半分に切る。

3 絹さやは筋をとり、鍋に沸かした熱湯でさっと強火でゆでておく。

4 鍋にだし汁を入れて煮立て、**1**を並べ入れ、あいている部分に**2**も入れてにんじんがやわらかくなるまで中火で煮る。みりんを加えて5分ほど煮たら、しょうゆと塩を加えて10分ほど煮る。火を止め、そのまましばらくおいて味を含ませる。

5 **4**を器に盛り、**3**を彩りよくあしらう。

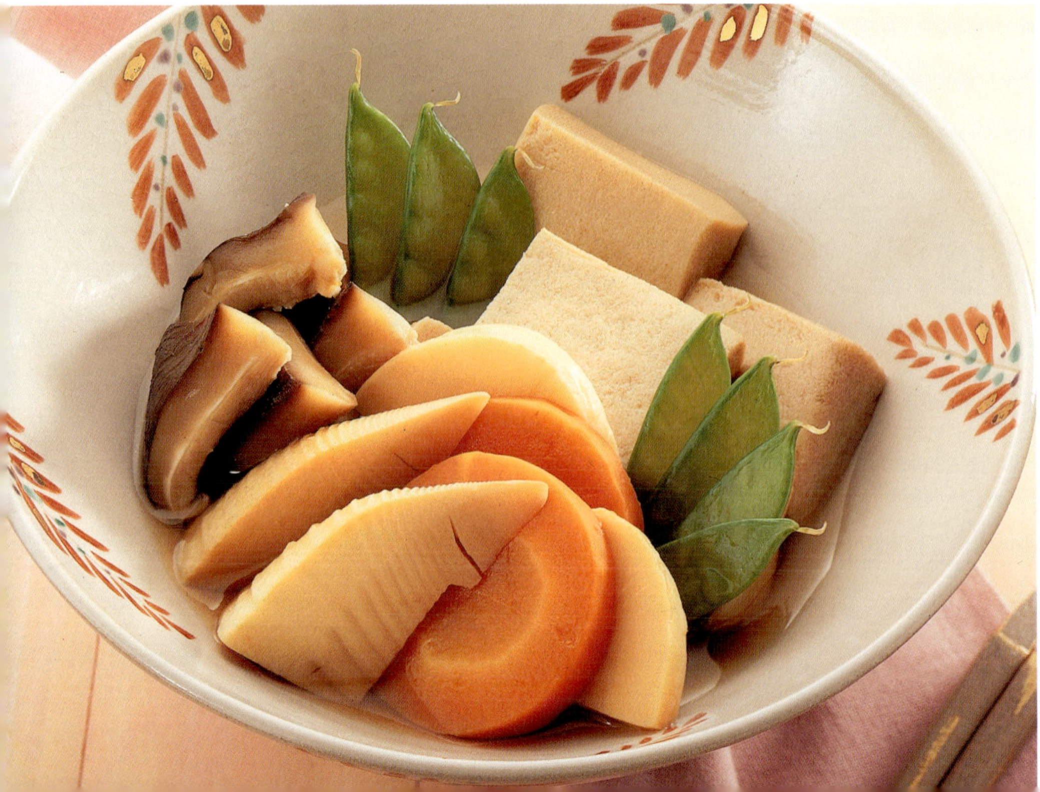

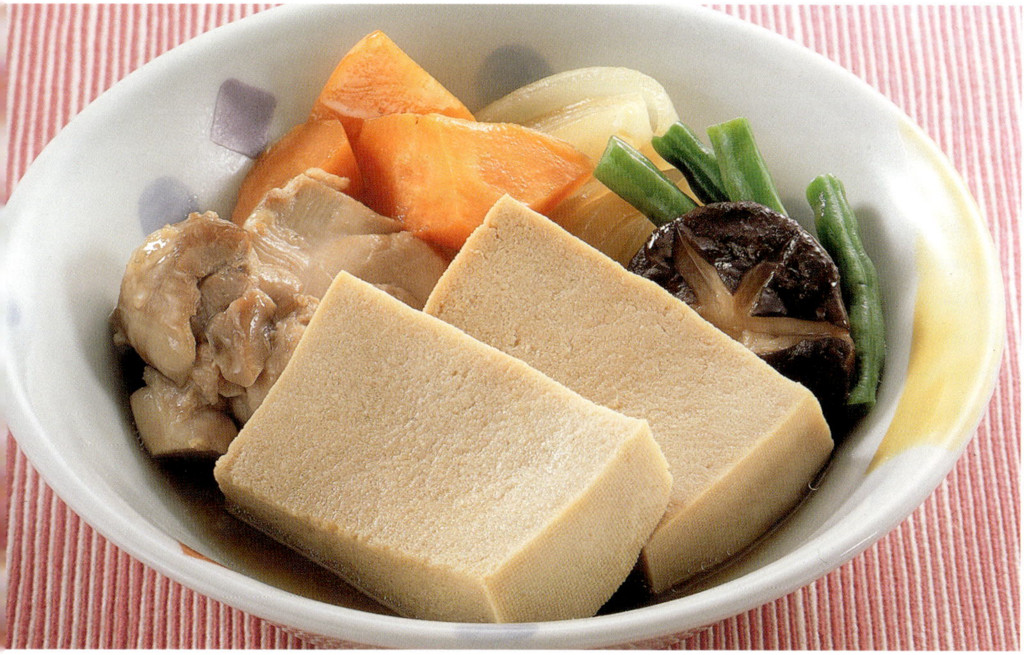

高野豆腐の煮物 2

鶏肉も加えて滋養たっぷりの煮物に

1600・1800kcalを選択する場合	1200・1400kcalを選択する場合
190kcal　塩分1.4g　糖質8.2g	130kcal　塩分1.3g　糖質8.0g

材料（1人分）

1600・1800kcalを選択する場合

- ★高野豆腐……1個(16g)
- ★鶏もも肉(皮つき)……30g
- 生しいたけ……1個
- にんじん……2cm(20g)
- 玉ねぎ……$\frac{1}{4}$個(45g)
- さやいんげん……2本
- だし汁……$\frac{1}{2}$カップ
- A
  - しょうゆ……小さじ1
  - 日本酒……小さじ$\frac{1}{2}$
  - 砂糖……小さじ$\frac{1}{2}$
  - 塩……少々

★1200・1400kcalを選択する場合

高野豆腐の使用量を$\frac{1}{2}$個(8g)に、鶏もも肉(皮つき)を20gにします。

作り方

野菜類は　にんじんは乱切りにして、鍋に沸かした熱湯で中火でかためにゆでておく。玉ねぎはくし形に切る。生しいたけは軸を切り落とし、笠に浅く星形に3本の切り込みを入れる。さやいんげんは筋をとり、鍋に沸かした熱湯でさっと強火でゆでて長さを半分に切る。

高野豆腐は　ふっくらともどし、水けをしぼって半分に切る。

鶏肉は　一口大に切る。

煮る　鍋にだし汁を入れて煮立て、高野豆腐と鶏肉、さやいんげん以外の野菜を入れて強火で煮る。再び煮立ったら、落としぶたをして弱火で15分煮る。Aを加え、煮汁が少なくなるまでさらに弱火で煮含める。

盛りつける　器に盛りつけ、さやいんげんを添える。

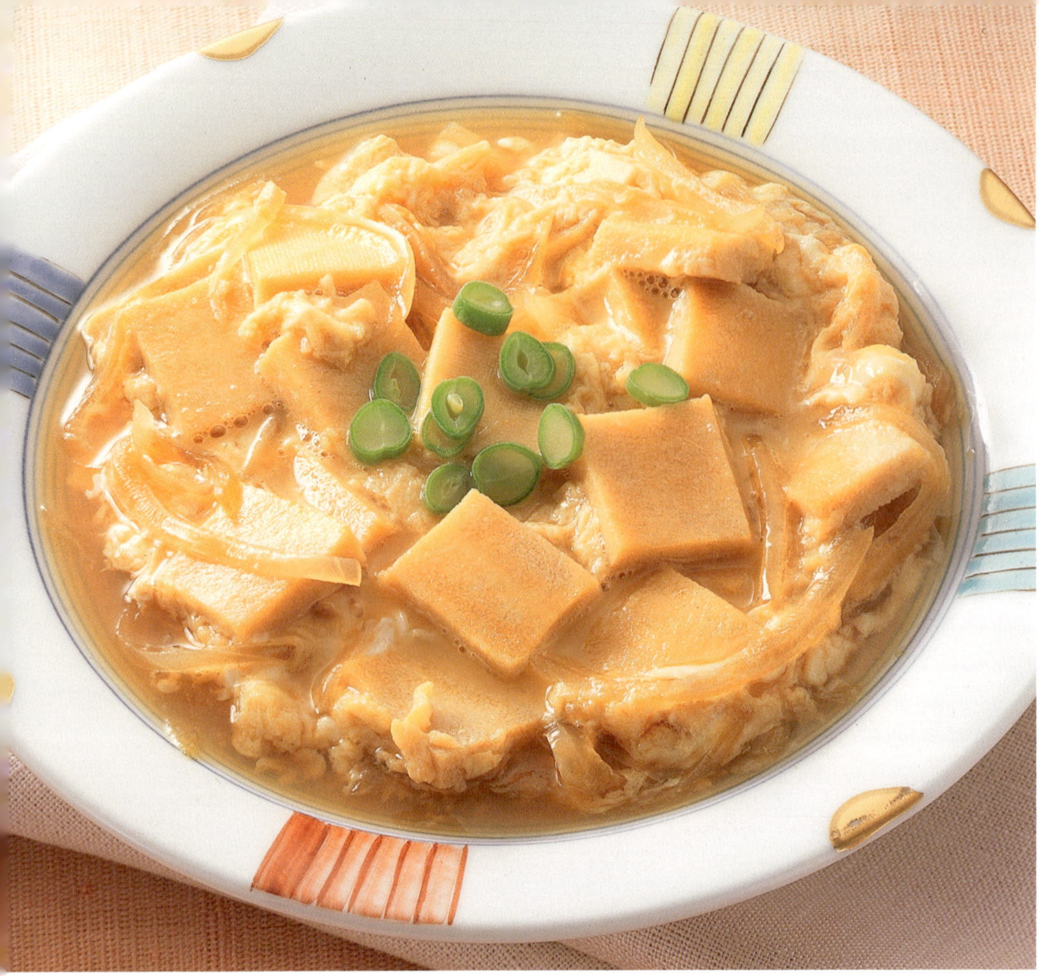

1 高野豆腐・油揚げの卵とじ

高野豆腐と玉ねぎを卵でふんわりととじる

1600・1800kcalを選択する場合	1200・1400kcalを選択する場合
150kcal　塩分1.6g　糖質6.5g	130kcal　塩分1.5g　糖質6.2g

材料（1人分）

1600・1800kcalを選択する場合

- ★高野豆腐……………… $\frac{1}{2}$個(8g)
- 卵(Mサイズ)………… 1個(50g)
- 玉ねぎ……………… $\frac{1}{6}$個(30g)
- さやいんげん ……………… $\frac{1}{2}$本
- A
  - だし汁…………… $\frac{1}{2}$カップ
  - しょうゆ…………小さじ$1\frac{1}{3}$
  - みりん…………小さじ1

★1200・1400kcalを選択する場合

高野豆腐の使用量を$\frac{1}{4}$個（4g）にします。

作り方

1 高野豆腐はふっくらともどし、水けをしぼって5㎜厚さの色紙切りにする。

2 玉ねぎは薄切りにする。

3 さやいんげんは筋をとり、鍋に沸かした熱湯で強火でやわらかくゆで、小口切りにする。

4 卵は小さなボウルに入れてときほぐしておく。

5 平鍋にAを入れて煮立て、**2**を入れて弱火で煮、やわらかくなったら**1**も加えて、さらに2～3分煮る。

6 **5**の火かげんを強火にし、**4**のとき卵を回し入れて半熟状になったら火を止める。

7 **6**を器に盛り、**3**をのせる。

高野豆腐・油揚げの卵とじ 2

高野豆腐、鶏ひき肉、きくらげを半熟状にとじる

材料（1人分）

1600・1800kcalを選択する場合

★高野豆腐……………………$\frac{1}{2}$個（8g）
★鶏ひき肉…………………………20g
卵（Mサイズ）……………1個（50g）
きくらげ（乾燥）…………………2枚
グリンピース（冷凍）………大さじ1
A
- だし汁………………$\frac{1}{3}$カップ
- しょうゆ……………小さじ$\frac{1}{2}$
- 日本酒………………大さじ$\frac{1}{2}$
- みりん………………小さじ1
- 塩…………………………少々

★1200・1400kcalを選択する場合
高野豆腐の使用量を$\frac{1}{4}$個（4g）に、鶏ひき肉を10gにします。

1600・1800kcalを選択する場合	1200・1400kcalを選択する場合
190kcal	150kcal
塩分1.6g	塩分1.5g
糖質5.5g	糖質5.2g

作り方

きくらげは　水につけてもどし、石づきを切り落としてざく切りにする。

グリンピースは　鍋に沸かした熱湯にさっとくぐらせる。

高野豆腐は　ふっくらともどし、水けをしぼって5㎜厚さの短冊切りにする。

卵は　小さなボウルに入れてときほぐしておく。

煮る　鍋にAを入れ強火にかけ、煮立ったら鶏ひき肉と高野豆腐、きくらげを入れて3～4分弱火で煮る。グリンピースを加えて強火で一煮し、とき卵を回し入れて半熟状になったら火を止める。

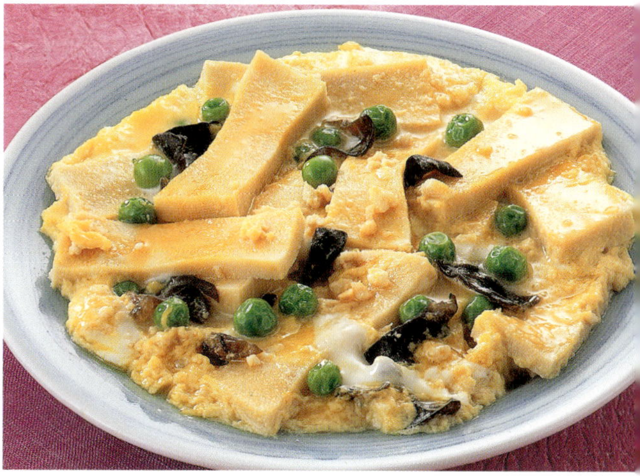

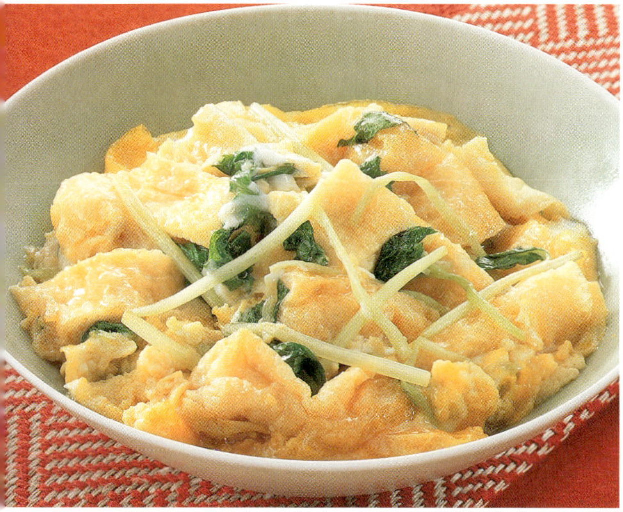

高野豆腐・油揚げの卵とじ 3

油揚げと三つ葉のシンプルな卵とじ

材料（1人分）

1600・1800kcalを選択する場合

★油揚げ……………………1枚（20g）
卵（Mサイズ）……………1個（50g）
三つ葉………………………………20g
A
- だし汁………………$\frac{1}{4}$カップ
- 薄口しょうゆ…………小さじ1
- 日本酒………………大さじ$\frac{1}{2}$
- 塩…………………………少々

★1200・1400kcalを選択する場合
油揚げの使用量を$\frac{1}{2}$枚（10g）にします。

1600・1800kcalを選択する場合	1200・1400kcalを選択する場合
170kcal	130kcal
塩分1.6g	塩分1.6g
糖質1.7g	糖質1.6g

作り方

三つ葉は　ざく切りにする。

油揚げは　ざるにのせ、熱湯を回しかけて油抜きをし、縦半分に切ってから1㎝幅に切る。

卵は　小さなボウルに入れてときほぐしておく。

煮る　鍋にAを入れて強火にかけ、煮立ったら油揚げを入れて煮汁が半量になるまで弱火で煮る。三つ葉を加えて強火で一煮し、とき卵を回し入れて半熟状になったら火を止める。

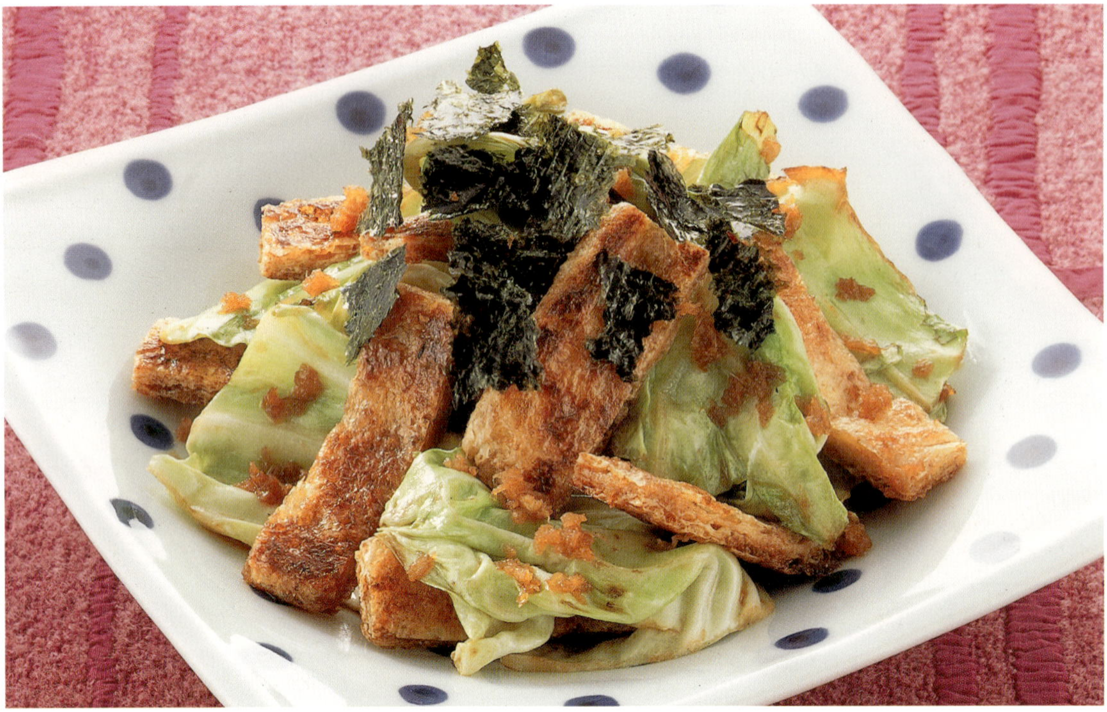

焼いた油揚げとしょうがじょうゆが香ばしい

油揚げとキャベツのしょうが炒め

1600・1800kcalを選択する場合
180kcal　塩分0.9g　糖質5.1g

1200・1400kcalを選択する場合
130kcal　塩分0.9g　糖質4.9g

作り方

1 キャベツはざく切りにする。

2 油揚げは1cm幅の短冊切りにする。

3 フライパンに植物油を入れて熱し、**2**を両面とも中火でこんがりと焼く。油揚げに焼き色がついたら、**1**を加えて強火で炒め合わせる。

4 **3**に、よくまぜ合わせたAを加えて全体にからめ、火を止める。

5 **4**を皿に盛り、その上に焼きのりを手でちぎって散らす。

材料（1人分）

1600・1800kcalを選択する場合

★油揚げ……………………$1\frac{1}{2}$枚（30g）

キャベツ……………………1枚（60g）

A
- しょうゆ………………小さじ1
- 日本酒…………………小さじ1
- 砂糖……………………小さじ$\frac{1}{2}$
- おろししょうが………小さじ$\frac{1}{2}$

★植物油……………………小さじ1

焼きのり……………………少々

★1200・1400kcalを選択する場合

油揚げの使用量を1枚（20g）に、植物油を小さじ$\frac{1}{2}$にします。

ビタミンや食物繊維たっぷりの
野菜中心のおかず

副 菜

1食分はこのように選びます

この「副菜」(150～190ページ)の中から1品選びます。

本書では、主食＋二菜（主菜＋副菜）を1食分の献立の基本にしています。この仕組みに従って好みの料理を選び、組み合わせていきます。主菜を選んだあと、この「副菜」の中から1品選びましょう。

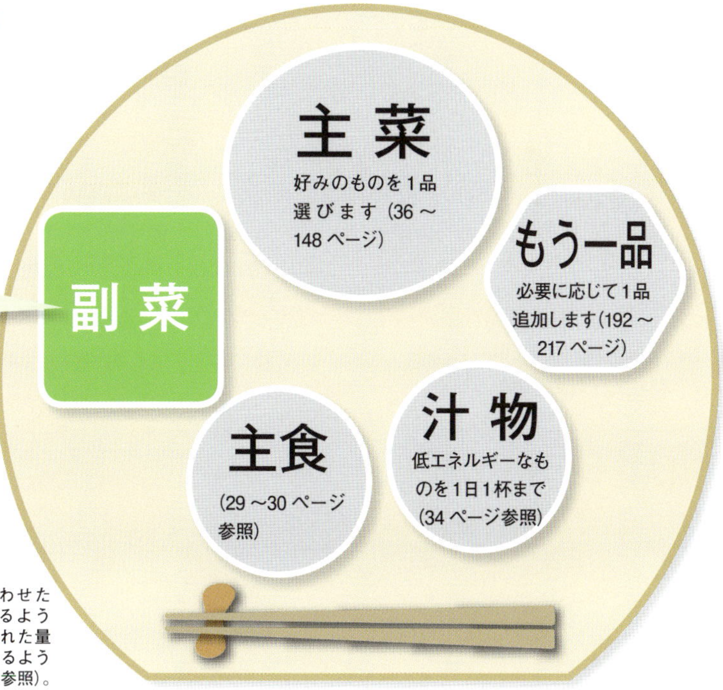

主 菜
好みのものを1品選びます（36～148ページ）
もう一品
必要に応じて1品追加します（192～217ページ）
副 菜
主食
（29～30ページ参照）
汁 物
低エネルギーなものを1日1杯まで（34ページ参照）

※このように組み合わせた献立を1日3食とるようにするほか、決められた量の牛乳・乳製品をとるようにします（33ページ参照）。

■材料の分量表示はすべて1人分です。

■記載のエネルギー量、塩分量、糖質量は、いずれも1人分あたりの目安です。塩分量は、材料に含まれる食塩量（食塩相当量）のことです。エネルギー量は、一の位を四捨五入して10kcal 刻みで示してあります。

■本書では、料理によって、いくつかのバリエーションやアレンジ、応用のレシピを紹介してあります。「副菜」では、そうしたレシピには、料理名の下に薄く三角形の印（　　　）をつけてあります。

●材料の分量は、特に指定がない限り、原則として正味量（野菜ならヘタや皮などを除いた、純粋に食べられる量）で表示してあります。

●材料は、特に指定がない限り、原則として水洗いをすませ、野菜などは皮をむくなどの下ごしらえをしたものを使います。

●家族の分もまとめて作る場合は、材料の分量を人数分だけ掛け算してふやしてください。ただ、そうすると味が濃くなりがちなので、調味料は少なめにすることをおすすめします。

五目おから

昔ながらの定番そうざい

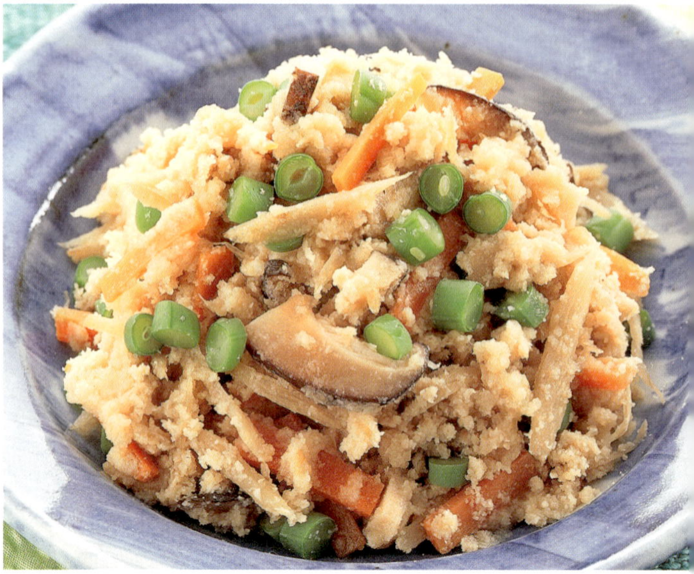

90kcal
塩分1.2g
糖質7.3g

材料（1人分）

おから……30g
干ししいたけ……$\frac{1}{2}$個
にんじん……1cm（10g）
ごぼう……15g
さやいんげん……1本
A ┌ だし汁……$\frac{1}{4}$カップ
　│ 砂糖……小さじ1
　│ 日本酒……小さじ1
　│ しょうゆ……小さじ1
　└ 塩……少々
植物油……小さじ$\frac{1}{2}$

作り方

1 干ししいたけはもどし、軸を切り落として薄切りにする。にんじんは薄い短冊切りにする。
2 ごぼうはささがきにし、水に5分ほどつけてアクを抜き、水けをきる。
3 さやいんげんは筋をとって鍋に沸かした熱湯でしんなりするまで強火でゆで、水にとって冷ます。水けをきって、小口切りにする。
4 鍋に植物油を熱し、**1**と**2**を強火で炒め合わせ、野菜がややしんなりしたらおからを加えて炒め合わせる。全体に油がなじんだら、Aを加え、焦げないようにまぜながら、汁けがなくなるまで弱めの中火でいりつける。
5 **4**を器に盛り、**3**を散らす。

おからのいり煮 ごぼうとにんじんだけでシンプルに

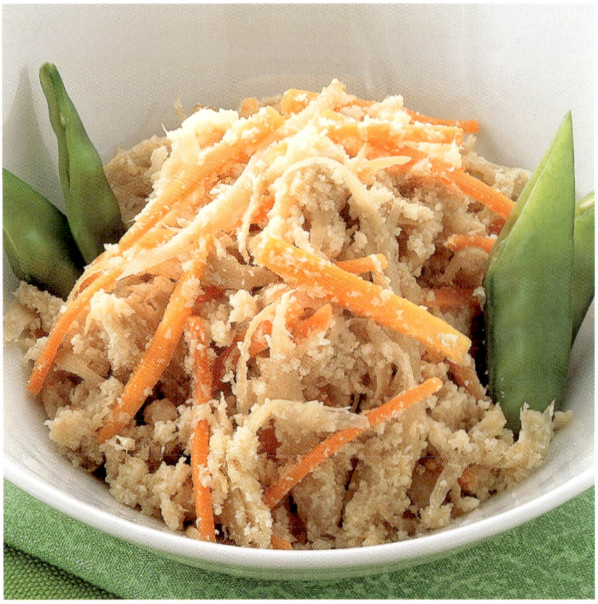

80kcal
塩分0.8g
糖質4.9g

材料（1人分）

おから……30g
ごぼう……10g
にんじん……1cm（10g）
絹さや……2枚
A ┌ だし汁……$\frac{1}{2}$カップ
　│ 砂糖……小さじ$\frac{2}{3}$
　│ 塩……少々
　└ しょうゆ……小さじ$\frac{1}{2}$
植物油……小さじ$\frac{1}{2}$

作り方

野菜は　ごぼうは上段の作り方2と同様にし、にんじんはせん切りにする。絹さやは筋をとって鍋に沸かした熱湯でさっとゆで、斜め半分に切る。
炒める　上段の作り方4と同様に植物油でごぼうとにんじんを炒め、おからを加えて炒め合わせる。Aを加え、汁けがなくなるまで弱めの中火でいりつける。
盛りつける　器に盛り、絹さやを添える。

キャベツと油揚げのいり煮

油揚げのコクで味わう手軽な煮物

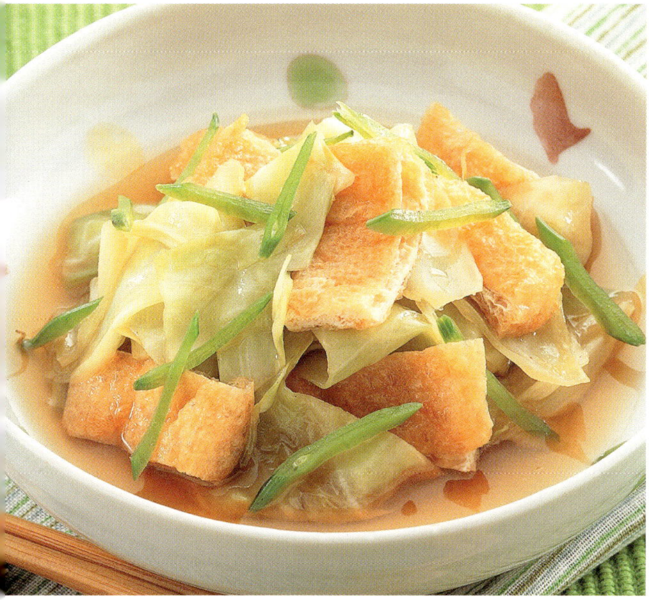

80kcal
塩分0.9g
糖質7.3g

材料（1人分）

キャベツ……………… $1\frac{1}{2}$枚（90g）
絹さや…………………………2枚
油揚げ………………… $\frac{1}{4}$枚（5g）
A
- だし汁……………… $\frac{1}{3}$カップ
- しょうゆ…………… 小さじ$\frac{2}{3}$
- 日本酒 …………… 小さじ$\frac{2}{3}$
- みりん …………… 小さじ$\frac{2}{3}$
- 砂糖 ……………… 小さじ$\frac{1}{2}$
- 塩 ………………………… 少々

植物油………………… 小さじ$\frac{1}{2}$

作り方

1 キャベツはざく切りにする。
2 油揚げは熱湯を回しかけて油抜きをし、1cm幅に切る。
3 絹さやは筋をとって、鍋に沸かした熱湯でさっと強火でゆで、水けをきってせん切りにする。
4 鍋に植物油を入れて熱し、**1**と**2**を強火で炒める。全体に油が回ったらAを加え、弱めの中火で2～3分煮る。
5 **4**を汁ごと器に盛り、**3**を散らす。

ぜんまいと油揚げの炒め煮

油揚げでコクをつけた昔ながらの家庭そうざい

材料（1人分）

ぜんまい（水煮）………………60g
しらたき…………………………30g
油揚げ ………………… $\frac{1}{4}$枚（5g）
A
- だし汁…………… $\frac{1}{4}$カップ
- しょうゆ………… 小さじ1
- 日本酒 ………… 小さじ1
- 砂糖 …………… 小さじ$\frac{1}{2}$

ごま油…………………… 小さじ$\frac{1}{2}$

70kcal
塩分1.0g
糖質2.9g

作り方

ぜんまい・しらたきは　4cm長さに切り、鍋に沸かした熱湯で2～3分（しらたきは1分）強火でゆでてざるに上げる。

油揚げは　上段の作り方2と同様にして油抜きをし、細切りにする。

炒める　鍋にごま油を入れて熱し、ぜんまい、しらたき、油揚げを中火で炒め、油が全体になじんだらAを加える。煮立ったら弱火にし、汁けがほぼなくなるまで煮る。

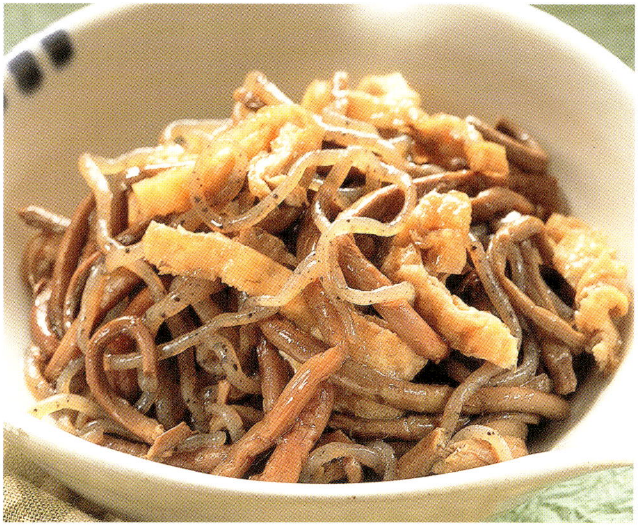

大根とあさりの煮物

あさりのうまみで大根をおいしく

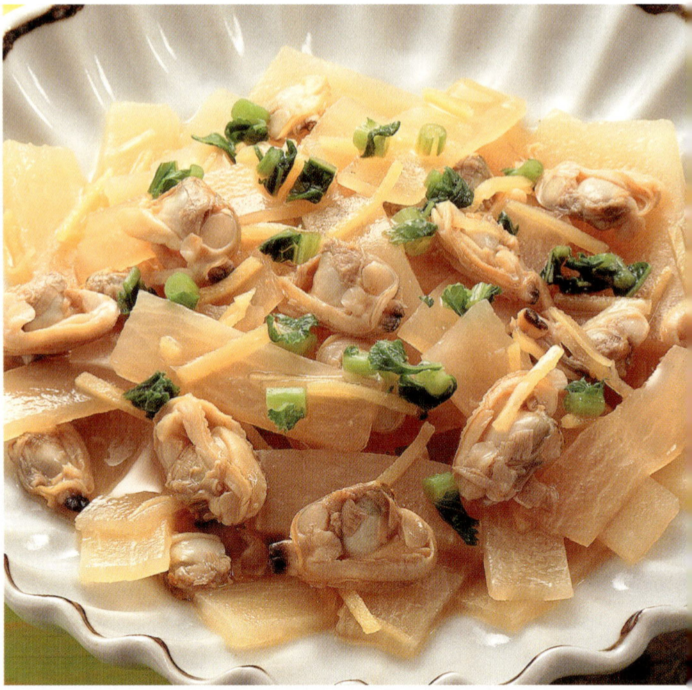

70kcal
塩分2.3g
糖質6.7g

材料（1人分）

大根…………………… 3㎝（100g）
大根の葉……………………… 5g
しょうが（せん切り）… 薄切り3枚分
あさり（むき身）………………80g
A ┌だし汁……………… $\frac{1}{4}$カップ
　 │しょうゆ…………… 小さじ$\frac{1}{2}$
　 │日本酒 …………… 小さじ1
　 └みりん ……………… 小さじ1

作り方

1 大根は3㎝長さの短冊状に切る。
2 大根の葉は鍋に沸かした熱湯でしんなりするまで強火でゆでて小口切りにする。
3 あさりはざるに入れて塩少々（分量外）を加えた水で洗い、水けをきっておく。
4 鍋にAを入れて煮立て、しょうがのせん切りと**3**を入れて強火で煮る。あさりの色が変わったら火を止め、あさりをとり出す。
5 **4**の鍋に**1**を入れ、大根がかぶるくらいの水を足して強火にかけ、煮立ったら火を弱めてアクをとりながら5～6分煮る。
6 **5**にあさりを戻して軽く火を通し、器に盛って**2**を散らす。

大根とほたて貝柱の煮物

あさりのかわりにほたて貝柱を使って

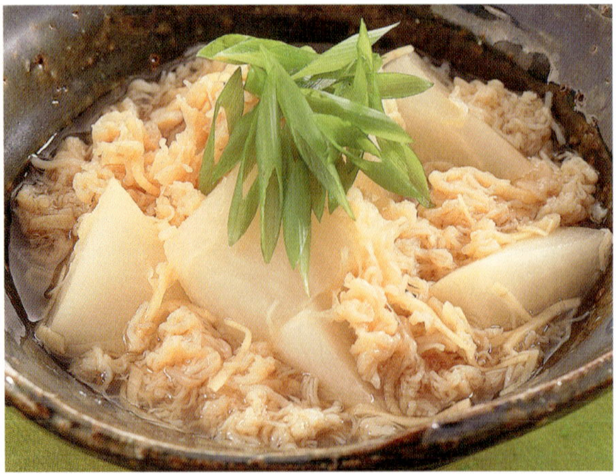

80kcal
塩分1.6g
糖質7.0g

材料（1人分）

大根…………………… 3㎝（100g）
しょうが（せん切り）‥ 薄切り3枚分
万能ねぎ ……………………… 1本
ほたて貝柱（水煮缶詰）‥1缶（45g）
だし汁…………………… $\frac{1}{2}$カップ
A ┌しょうゆ…………… 小さじ$\frac{1}{2}$
　 └みりん ……………… 小さじ1

作り方

大根は　一口大の乱切りにする。
ほたて貝柱は　ほぐして缶汁といっしょにしておく。
煮る　鍋にだし汁と大根を入れて強火にかけ、煮立ったら弱火にして大根がやわらかくなるまで煮る。ほたて貝柱としょうがを加えて強火で一煮し、Aを入れて味つけし、火を止める。
盛りつける　器に盛り、斜め切りにした万能ねぎをのせる。

アドバイス 大根のかわりに同量のかぶを使ってもかまいません。ほたて貝柱の缶汁を加えるのは、ほたての風味を強くするためで、加える分量は、およそ大さじ2～4が適量です。

大根といかの煮物　相性抜群のいかを組み合わせて

60kcal　塩分1.2g　糖質6.4g

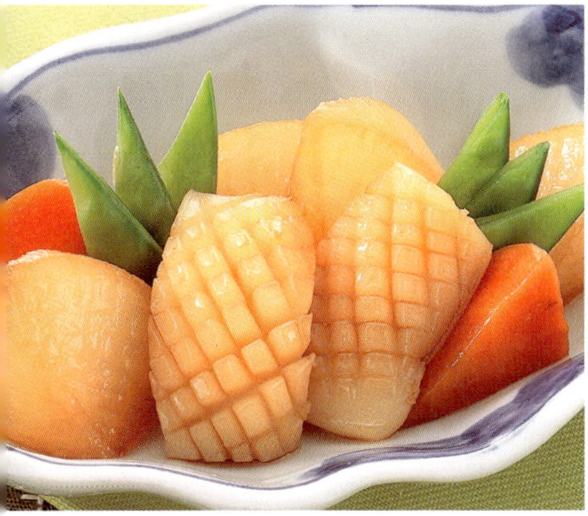

材料（1人分）

- 大根…………1.5cm（50g）
- にんじん………1cm（10g）
- 絹さや…………………3枚
- いか（胴）………………30g
- だし汁…………$\frac{1}{3}$カップ
- A
  - 砂糖………小さじ1
  - 日本酒……小さじ1
  - しょうゆ……小さじ1

作り方

野菜は　大根とにんじんは一口大の乱切りにする。絹さやは筋をとって熱湯でさっとゆで、斜め半分に切る。

いかは　皮をむき、片面に斜め格子に浅く切り目を入れ、大きめの短冊切りにする。

煮る　鍋にだし汁を入れて強火にかけ、煮立ったら大根とにんじんを中火で煮る。野菜がやわらかくなったら強火にしていかを入れ、いかの色が白く変わったらAを加えて汁けがなくなるまで弱火で煮る。

盛りつける　器に盛り、絹さやを彩りよくあしらう。

ふきとあさりの煮物　大根をふきにかえて春の香りを楽しむ

70kcal　塩分1.3g　糖質4.4g

作り方

ふきは　塩少々（分量外）をまぶしてまな板の上で数回ころがし（板ずり）てから、鍋に沸かした熱湯で1～2分強火でゆで、水につけてアクを抜く。皮と筋をむきとって水けをきり、3cm長さに切りそろえる。

煮る　鍋にAを入れて強火で煮立て、ふきとしょうが、あさりを入れて一煮し、火を止める。そのまましばらくおいて味を含ませる。

材料（1人分）

- ふき……………………………80g
- しょうが（せん切り）…薄切り3枚分
- あさり（水煮缶詰）……………40g
- A
  - だし汁……………$\frac{1}{2}$カップ
  - 薄口しょうゆ………小さじ$\frac{1}{2}$
  - 塩…………………………少々
  - みりん……………小さじ$\frac{1}{2}$
  - 日本酒……………小さじ1

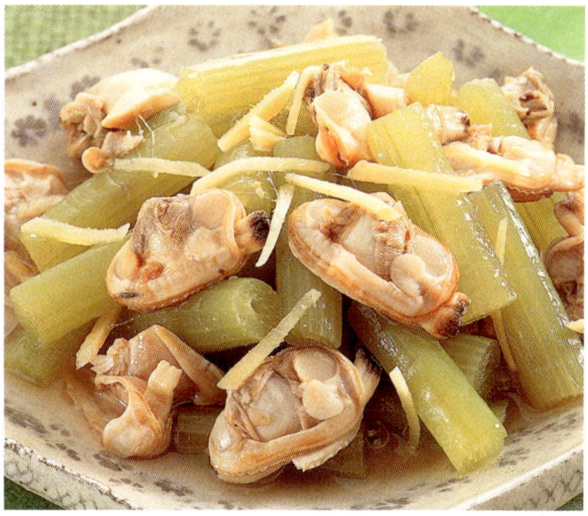

白菜とカキの煮物　冬においしい素材を使ったバリエーション

60kcal　塩分1.6g　糖質6.5g

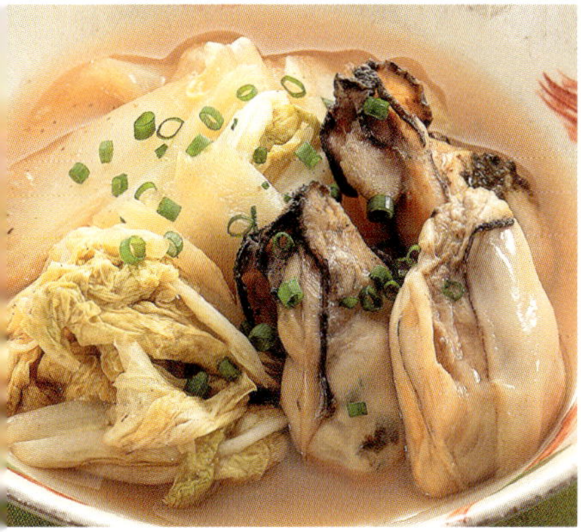

材料（1人分）

- 白菜………………1枚（100g）
- 万能ねぎ（小口切り）…小さじ1
- カキ（むき身）………3個（45g）
- A
  - だし汁…………$\frac{1}{4}$カップ
  - しょうゆ………小さじ$\frac{2}{3}$
  - 日本酒…………小さじ1
  - みりん…………小さじ$\frac{2}{3}$
  - 塩……………………少々

作り方

白菜は　茎と葉に切り分け、茎は一口大のそぎ切りにし、葉は3～4cm幅のざく切りにする。

カキは　ざるに入れ、塩水（水2$\frac{1}{2}$カップに塩大さじ1を加えたもの）の中で軽く振り洗いして汚れを落とす。水けをきり、さらに水でさっと洗う。

煮る　鍋にAを入れて煮立て、白菜の茎を先に入れて強火で一煮し、次に葉を加えて4～5分弱火で煮る。カキを加えて強火にし、カキの色が変わったらすぐ火を止める。

盛りつける　器に盛り、万能ねぎを散らす。

白菜とベーコンのスープ煮

コンソメスープで煮る洋風おかず

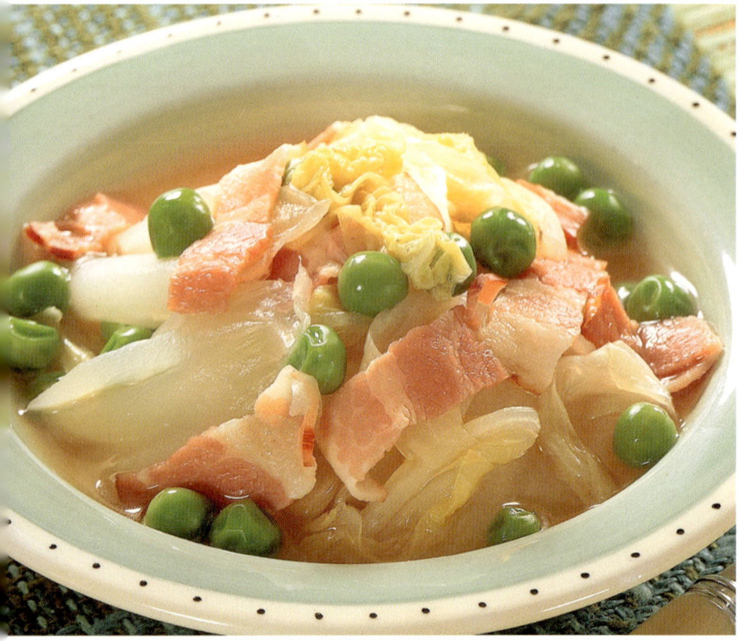

80kcal
塩分1.4g
糖質7.4g

材料（1人分）

白菜…………………… 2枚（200g）
グリンピース…………… 大さじ2
ベーコン……………… $\frac{1}{2}$枚（10g）
A ┌ 水…………………… $\frac{1}{2}$カップ
  │ コンソメスープの素（顆粒）
  └ …………………… 小さじ1
こしょう………………………… 少々

作り方

1 白菜は茎と葉に切り分け、茎は一口大のそぎ切りにし、葉は3～4㎝幅のざく切りにする。
2 ベーコンは1.5㎝幅に切る。
3 鍋にAを入れて煮立て、**1**の茎を先に入れて強火で一煮し、次に葉と**2**を加えて中火で煮る。
4 白菜がしんなりしたらグリンピースを加えて一煮し、最後にこしょうを振り入れて火を止める。

野菜とベーコンのスープ煮 スープ煮のバリエーション

70kcal 塩分0.6g 糖質5.1g

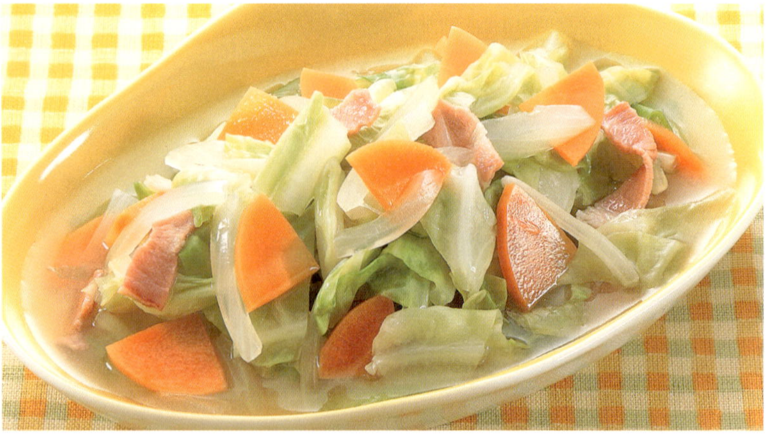

材料（1人分）

キャベツ………………… 1枚（60g）
にんじん………………… 1㎝（10g）
玉ねぎ…………………… $\frac{1}{6}$個（30g）
ベーコン……………… $\frac{1}{2}$枚（10g）
A ┌ 水…………………… $\frac{1}{2}$カップ
  │ コンソメスープの素（顆粒）
  └ …………………… 小さじ$\frac{1}{3}$
こしょう………………………… 少々

作り方

野菜は キャベツはざく切りにし、にんじんは薄いいちょう切りに、玉ねぎは薄切りにする。
ベーコンは 細切りにする。
煮る 鍋にAを入れて煮立て、野菜とベーコンを弱めの中火でしんなりするまで煮る。最後にこしょうを振り入れ、火を止める。

ひじきの煮物

ひじきを使ったおなじみおかず

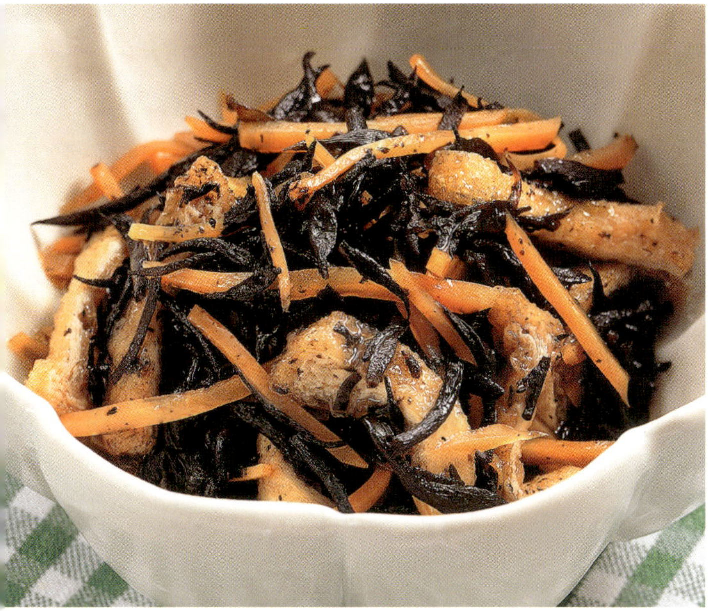

70kcal
塩分0.9g
糖質4.4g

材料（1人分）

ひじき（乾燥）……… 大さじ1（6g）
にんじん ……………… 2cm（20g）
油揚げ ……………… $\frac{1}{4}$枚（5g）

A
- だし汁 …………… $\frac{1}{4}$カップ
- 砂糖 …………… 小さじ$\frac{1}{2}$
- 日本酒 …………… 小さじ1
- しょうゆ ………… 小さじ$\frac{2}{3}$
- しょうが汁 ……………… 少々

ごま油 ………………… 小さじ$\frac{1}{2}$

作り方

1 ひじきは水でもどし、ざるに上げて水けをきり、食べやすい長さに切る。
2 油揚げは熱湯を回しかけて油抜きをし、細切りにする。
3 にんじんは2〜3cm長さの細切りにする。
4 鍋にごま油を入れて熱し、**1**〜**3**を強火で炒める。
5 にんじんがややしんなりしたらAを加え、弱めの中火で汁けがなくなるまで煮る。

ひじきと大豆の煮物　大豆と煮るヘルシーおかず

材料（1人分）

ひじき（乾燥）……… 大さじ1（6g）
大豆（水煮缶詰）………………… 30g

A
- だし汁 …………… $\frac{1}{2}$カップ
- しょうゆ ………… 小さじ1
- 日本酒 …………… 小さじ1
- 砂糖 …………… 小さじ$\frac{1}{2}$
- みりん …………… 小さじ$\frac{1}{2}$

70kcal
塩分1.4g
糖質5.0g

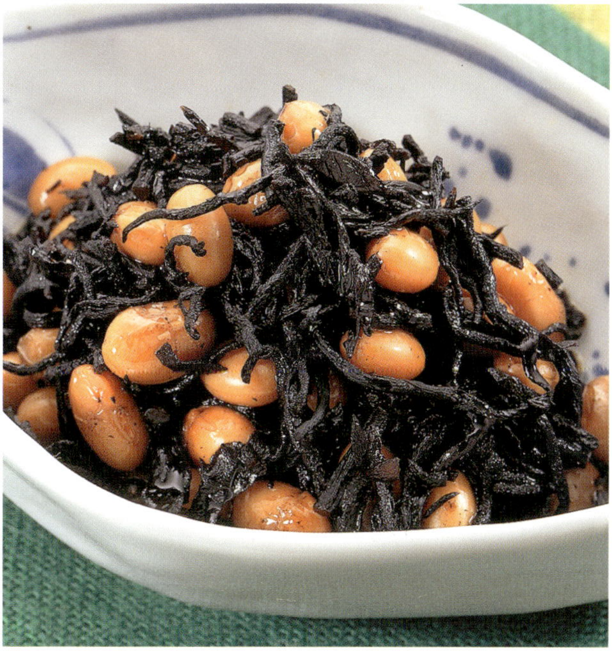

作り方

ひじきは　上段の「ひじきの煮物」の作り方1と同様にする。

煮る　鍋にAとひじき、大豆を入れて強火にかけ、煮立ったらときどきかきまぜながら煮汁がほとんどなくなるまで弱めの中火で煮る。

ほうれんそうと鮭缶の煮びたし

鮭缶の利用で手軽に作れる

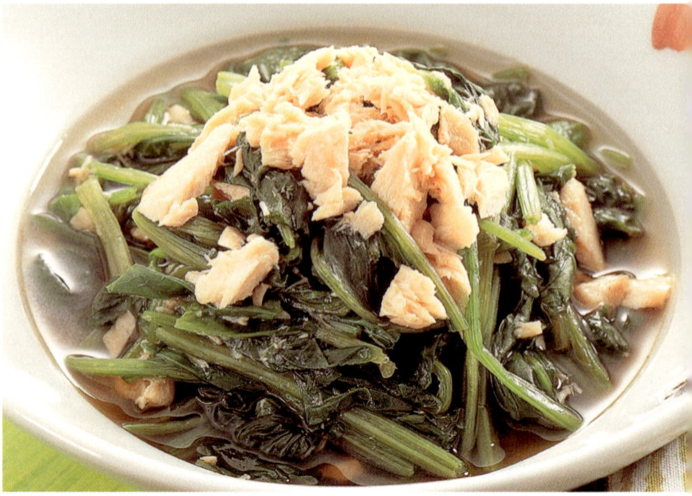

材料（1人分）

80kcal
塩分1.3g
糖質2.3g

ほうれんそう…………… 3株(90g)
鮭(水煮缶詰)…………………… 30g

A
- だし汁……………… $\frac{1}{4}$カップ
- 日本酒 …………… 小さじ1
- しょうゆ…………… 小さじ1
- 砂糖 ……………… 小さじ$\frac{1}{3}$

作り方

1 ほうれんそうは鍋に沸かした熱湯でややしんなりするまで強火でゆで、水にとって冷ます。水けをしぼって根元を切り落とし、3～4㎝長さに切る。

2 鍋にAを入れて煮立て、1と鮭を入れて中火で一煮し、火を止める。

ほうれんそうとツナの煮びたし

ツナ缶にかえたバリエーション

材料（1人分）

50kcal
塩分1.1g
糖質2.6g

ほうれんそう………… 3株(90g)
ツナ(水煮缶詰・フレークタイプ)
……………………………… 20g

A
- だし汁……………… $\frac{1}{4}$カップ
- しょうゆ…………… 小さじ1
- 日本酒 …………… 小さじ1
- みりん …………… 小さじ$\frac{1}{2}$

作り方

ほうれんそうは 「ほうれんそうと鮭缶の煮びたし」の作り方1と同様にし、短めのざく切りにする。

煮る 鍋にAを入れて煮立て、ほうれんそうとツナを入れて中火で一煮し、火を止める。

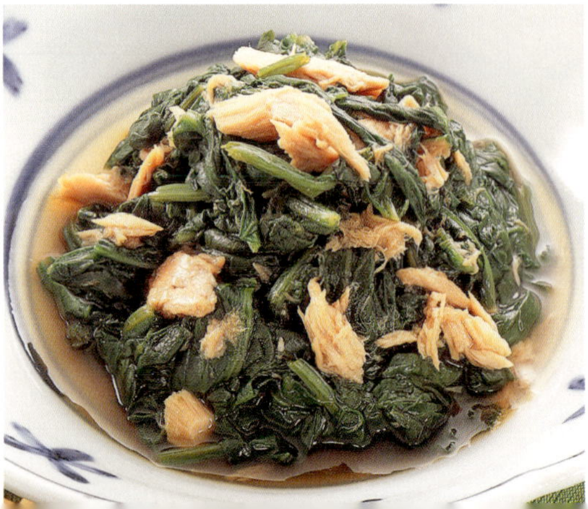

白菜と鮭缶の煮びたし

白菜と組み合わせたバリエーション

材料（1人分）

80kcal
塩分1.7g
糖質5.1g

白菜………………… 1枚(100g)
しょうが(せん切り)… 薄切り3枚分
鮭(水煮缶詰)……………… 30g

A
- だし汁……………… $\frac{2}{3}$カップ
- しょうゆ………… 大さじ$\frac{1}{2}$
- みりん …………… 小さじ$\frac{2}{3}$

作り方

白菜は 茎と葉に切り分け、それぞれ2㎝幅のざく切りにする。

煮る 鍋にAを入れて煮立て、白菜の茎としょうがを先に入れて強火で一煮し、次に葉と身をあらくほぐした鮭を入れて白菜がしんなりするまで弱めの中火で煮る。

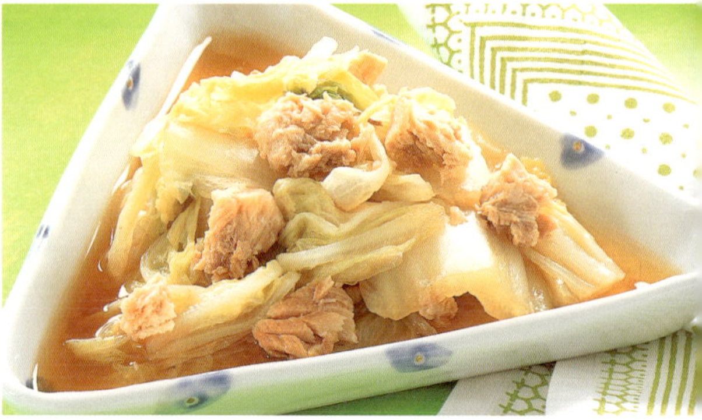

しっとりと薄味に煮含めた　切り干し大根と油揚げの煮物

90kcal
塩分1.1g
糖質10.4g

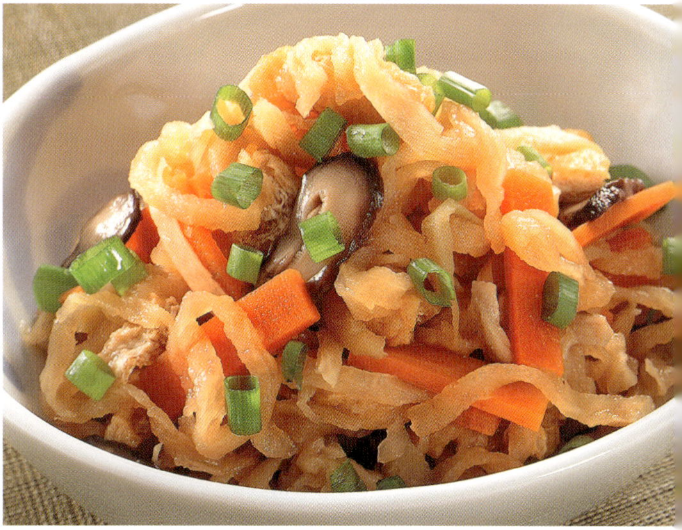

材料（1人分）

切り干し大根（乾燥）……10g
にんじん……1cm（10g）
生しいたけ……$\frac{1}{2}$個
万能ねぎ（小口切り）……少々
油揚げ……$\frac{1}{3}$枚（7g）
A
- だし汁……$\frac{1}{2}$カップ
- 砂糖……小さじ$\frac{1}{2}$
- みりん……小さじ1
- しょうゆ……小さじ1

作り方

1. 切り干し大根はやわらかくもどす。
2. 油揚げは熱湯を回しかけて油抜きをし、細切りにする。
3. にんじんは短冊切り、生しいたけは軸を切り落として薄切りにする。
4. 鍋にAを入れて煮立て、1～3を入れてときどきまぜながら弱火で10分くらい煮る。
5. 4を器に盛り、万能ねぎを散らす。

アドバイス　切り干し大根は洗ったあと、かぶるくらいの水かぬるま湯につけ、10～15分ほどおいて4倍ほどのかさにもどします。もどし汁にはうまみが出ているので、煮汁の一部として使ってもよいでしょう。

出盛りの夏野菜を使って、野菜の水分だけで煮る　ラタトゥイユ

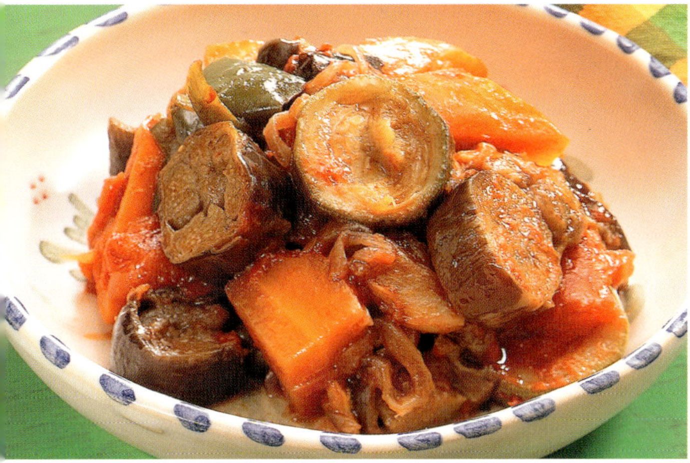

80kcal
塩分1.2g
糖質10.3g

材料（1人分）

なす……$\frac{1}{2}$個（35g）
ズッキーニ……$\frac{1}{4}$本（40g）
にんじん……3cm（30g）
ピーマン……$\frac{1}{2}$個（20g）
玉ねぎ……$\frac{1}{6}$個（30g）
トマト……$\frac{1}{2}$個（80g）
にんにく（薄切り）……$\frac{1}{2}$片分
コンソメスープの素（顆粒）
……小さじ$\frac{1}{2}$
塩、こしょう……各少々
オリーブ油……小さじ$\frac{1}{2}$

作り方

1. なすとズッキーニは7～8㎜厚さの輪切りにし、なすは水に5分ほどつけてアクを抜く。
2. にんじんとピーマンは一口大の乱切りにし、玉ねぎは薄切りにする。トマトは皮を湯むきし、種を除いてざく切りにする。
3. 鍋ににんにくとオリーブ油を入れて弱火で熱し、香りが出てきたら1と2の野菜をかたいものから順に入れて強火で炒め合わせる。コンソメスープの素を振り入れてふたをし、野菜がやわらかくなるまで弱火で蒸し煮にし、塩とこしょうで味つけして火を止める。

かぶと厚揚げの煮びたし

淡泊なかぶに厚揚げを合わせてコクを出す

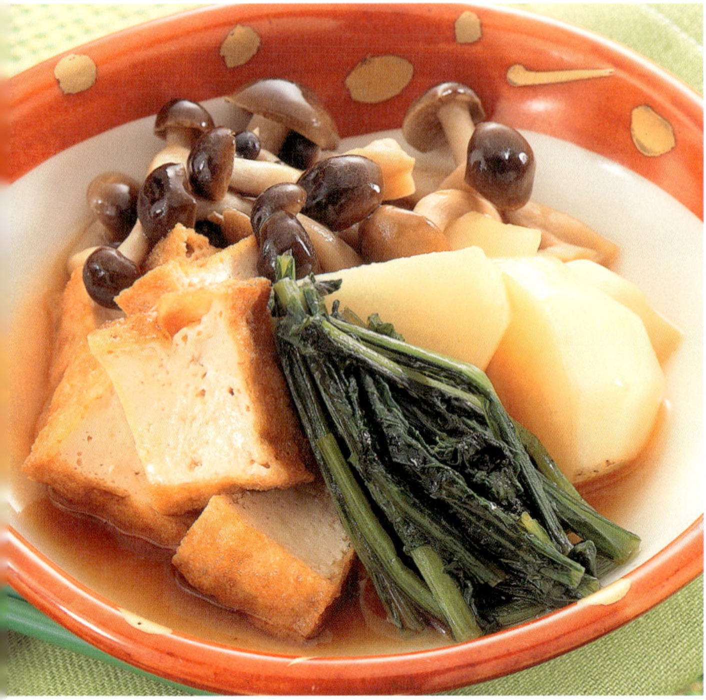

90kcal
塩分1.2g
糖質6.0g

材料（1人分）

かぶ …………………… 1個(80g)
かぶの葉 ……………………… 20g
しめじ …………… $\frac{1}{3}$パック(30g)
厚揚げ ………………………… 30g
A
- だし汁 …………… $\frac{1}{2}$カップ
- しょうゆ ………… 小さじ1
- みりん …………… 小さじ$\frac{2}{3}$
- 塩 ………………………… 少々

作り方

1 かぶは4等分のくし形に切り、葉は3～4cm長さに切る。
2 しめじは根元を切り落として小分けにする。
3 厚揚げはざるに入れ、熱湯を回しかけて油抜きをし、2cm厚さの角切りにする。
4 鍋にAを入れて強火で煮立て、**1**～**3**を入れる。再び煮立ったら弱めの中火にし、落としぶたをして煮汁が少し残る程度まで煮含める。

アドバイス かぶは同量の大根や白菜、ほうれんそうなどにかえてもかまいません。

かぶと油揚げの煮物 油揚げにかえたバリエーション

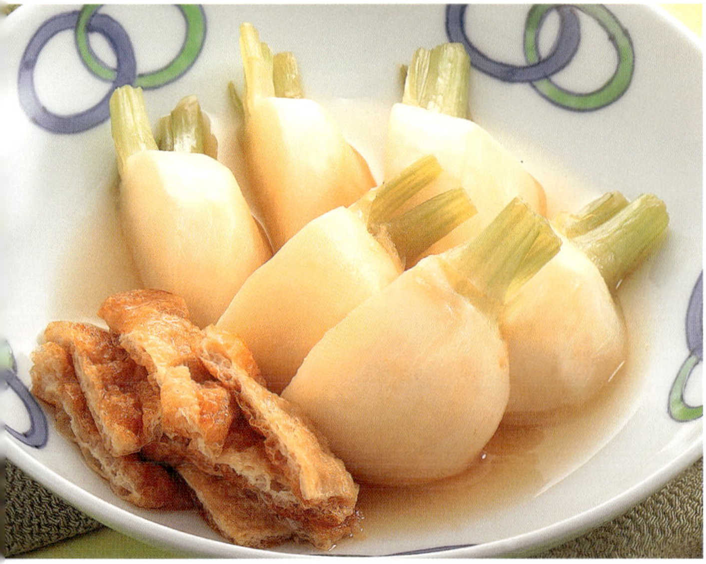

60kcal
塩分1.0g
糖質5.1g

材料（1人分）

かぶ …………………… 1個(80g)
油揚げ ………………… $\frac{1}{3}$枚(7g)
A
- だし汁 …………… $\frac{1}{2}$カップ
- しょうゆ ………… 小さじ$\frac{1}{2}$
- 日本酒 …………… 小さじ1
- 砂糖 ……………… 小さじ$\frac{1}{2}$
- 塩 ………………………… 少々

作り方

かぶは　茎を少し残した状態で皮をむき、1個を6つ～8つに切る。
油揚げは　ざるにのせ、熱湯を回しかけて油抜きをし、大きめの短冊に切る。
煮る　鍋にAを入れて強火で煮立て、かぶを入れて弱めの中火で煮る。かぶに竹串が通るようになったら油揚げを加えて強火で一煮し、火を止める。

小松菜と厚揚げの煮物　小松菜と組み合わせてふっくらと煮上げる

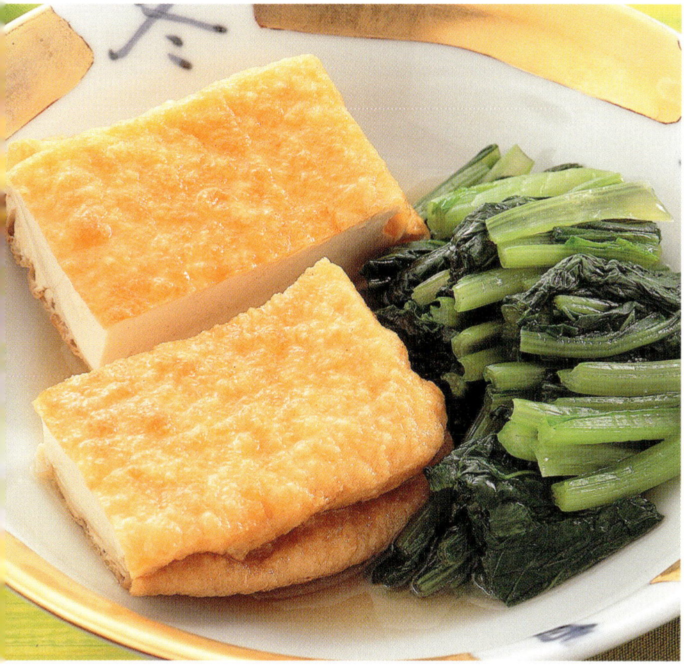

80kcal
塩分0.7g
糖質2.8g

材料（1人分）

	小松菜	2株（60g）
	厚揚げ	40g
A	だし汁	$\frac{1}{2}$カップ
A	しょうゆ	小さじ$\frac{2}{3}$
A	みりん	小さじ$\frac{2}{3}$

作り方

小松菜は　熱湯でしんなりするまでゆで、3㎝長さに切りそろえる。

厚揚げは　右ページの「かぶと厚揚げの煮びたし」の作り方3と同様にして油抜きをし、半分に切る。

煮る　鍋にAを入れて強火で煮立て、厚揚げを入れて弱めの中火で煮る。厚揚げに味がしみたら、鍋端に小松菜を入れて強火で一煮し、火を止める。

水菜と油揚げの煮びたし　水菜のシャキシャキ感を生かしてさっと煮る

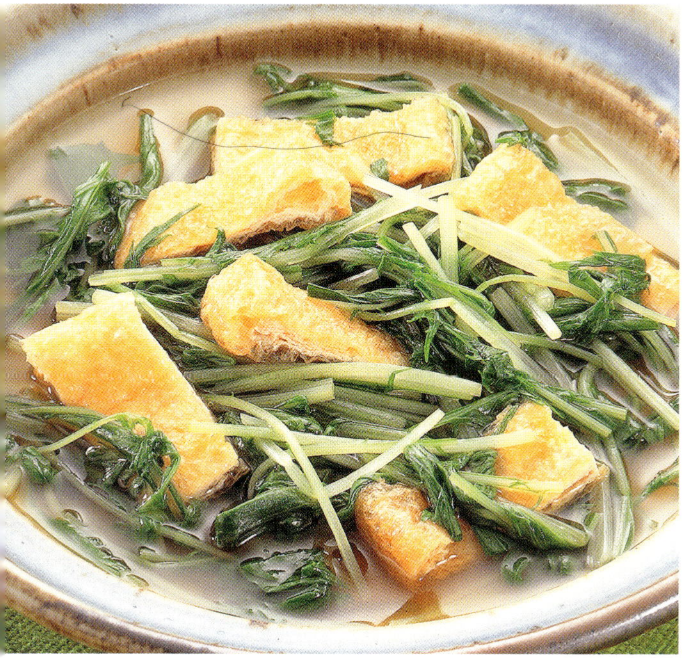

80kcal
塩分1.3g
糖質5.0g

材料（1人分）

	水菜	70g
	油揚げ	$\frac{1}{2}$枚（10g）
A	だし汁	$\frac{1}{3}$カップ
A	しょうゆ	小さじ1
A	日本酒	小さじ$\frac{1}{2}$
A	みりん	小さじ1
A	塩	少々

作り方

水菜は　熱湯でさっとゆで、4㎝長さに切りそろえる。

油揚げは　右ページの「かぶと油揚げの煮物」と同様にして油抜きをし、1㎝幅に切る。

煮る　鍋にAを入れて強火で煮立て、水菜と油揚げを入れて強火でさっと煮る。再び煮立ったら火を止め、そのまま10分ほどおいて味を含める。

アスパラのガーリックソテー

にんにく風味のシンプルな炒め物

材料（1人分）

50kcal
塩分0.8ｇ
糖質3.2ｇ

グリーンアスパラガス… 4本(80g)
にんにく…………………… 1片
塩、こしょう……………… 各少々
植物油………………… 小さじ$\frac{1}{2}$

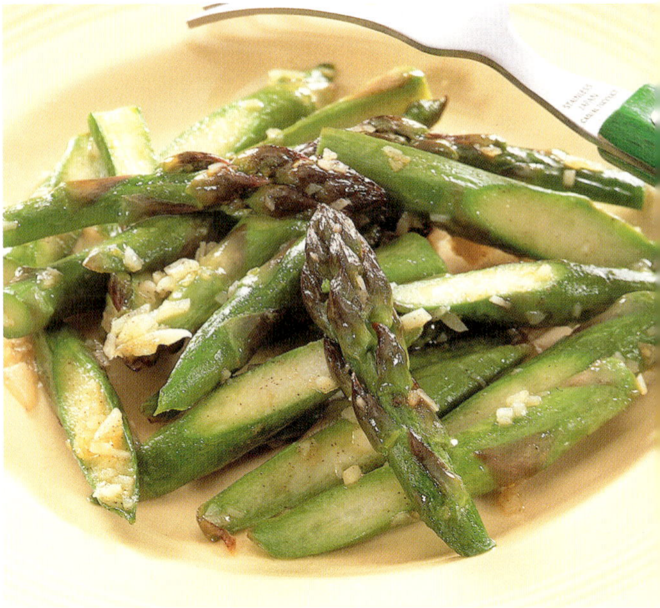

作り方

1 グリーンアスパラガスは根元のかたい部分を切り落とし、太いものは茎の下のほうの皮を薄くむいてから、斜め切りにする。
2 にんにくはみじん切りにする。
3 フライパンに植物油と**2**を入れて弱火で熱し、香りが出てきたら**1**を入れて強火で炒める。
4 アスパラガスがややしんなりしてきたら塩とこしょうで味つけし、火を止める。

アドバイス にんにくなどの香味野菜で風味づけすると、薄味の料理でももの足りなさを感じずにおいしく食べられます。

アスパラとしめじのにんにく炒め しめじを加えたバリエーション

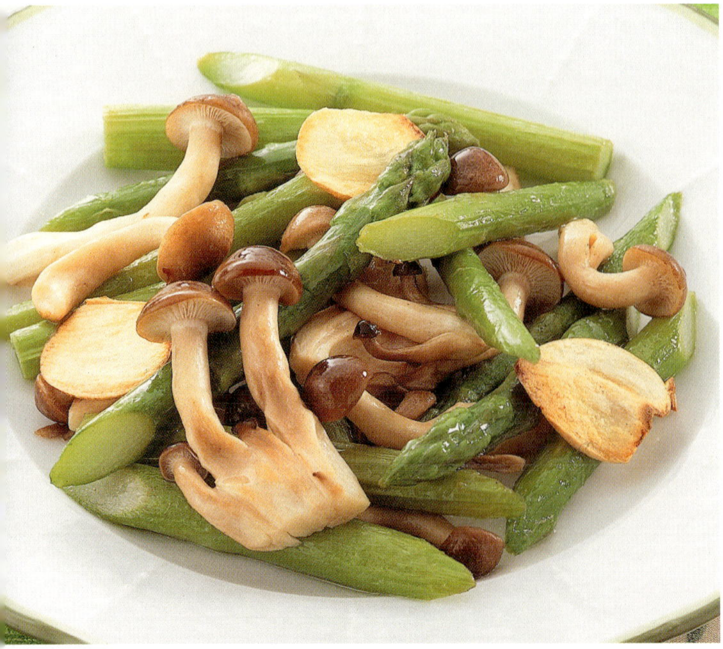

60kcal
塩分1.0ｇ
糖質2.5ｇ

材料（1人分）

グリーンアスパラガス‥ 3本(60g)
しめじ…………… $\frac{1}{2}$パック(50g)
にんにく(薄切り)…………… 3枚
塩……………………… 小さじ$\frac{1}{6}$
こしょう……………………… 少々
オリーブ油…………… 小さじ1

作り方

野菜類は アスパラガスは「アスパラのガーリックソテー」の作り方1と同様に下ごしらえし、1本を2～3等分に斜め切りにする。しめじは根元を切り落とし、小分けにする。
炒める フライパンにオリーブ油とにんにくを入れて弱火で炒め、香りが出てきたらアスパラガスとしめじを入れて強火で手早く炒め合わせる。
味つけ しめじがしんなりしたら塩とこしょうを振って味つけし、火を止める。

アスパラとウインナのバター炒め　ウインナと合わせ、薄味仕上げに

90kcal
塩分0.4g
糖質1.8g

材料（1人分）

グリーンアスパラガス
……………………… 細6本（60g）
ウインナソーセージ …… 1本（20g）
バター……………………… 小さじ$\frac{1}{2}$

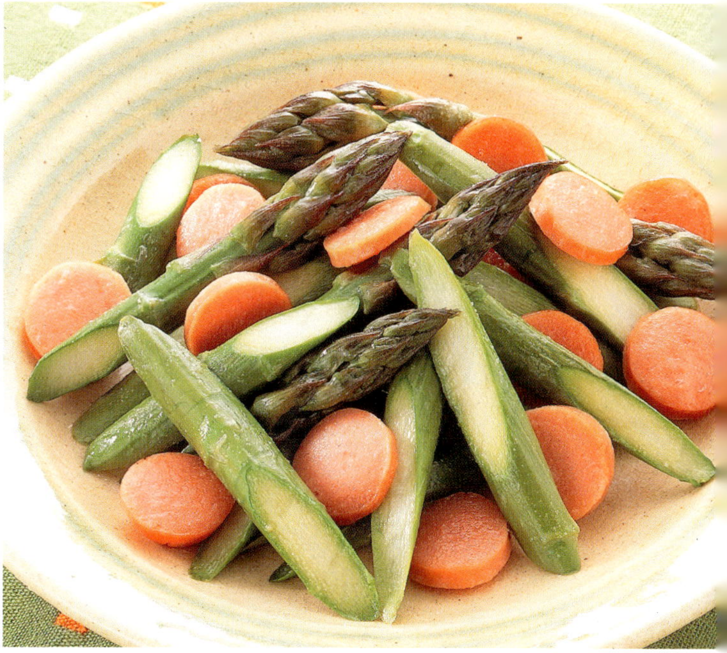

作り方

アスパラガスは　「アスパラのガーリックソテー」の作り方1と同様に下ごしらえし、斜め切りにする。

ウインナは　2～3㎜幅の輪切りにする。

炒める　フライパンにバターを入れて弱火にかけ、バターがとけたらアスパラガスとウインナを入れて強火で炒め合わせ、アスパラガスがややしんなりしたら火を止める。

アスパラと鶏肉のにんにく風味炒め　鶏肉としめじを加えてボリュームアップ

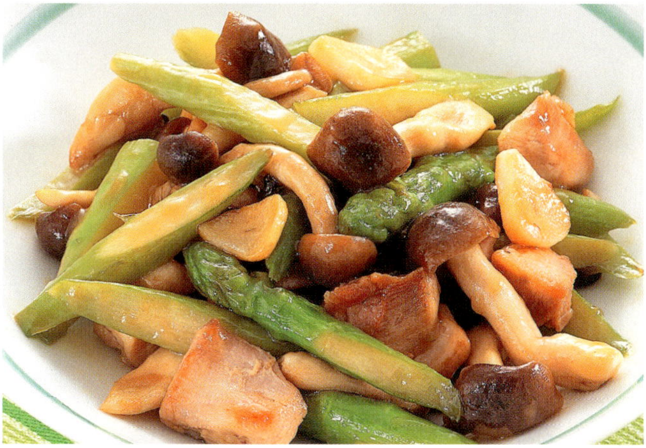

80kcal
塩分0.9g
糖質5.6g

材料（1人分）

グリーンアスパラガス
……………………… 細6本（60g）
しめじ…………… $\frac{1}{2}$パック（50g）
にんにく（薄切り）………… $\frac{1}{2}$片分
鶏もも肉（皮なし）……………20g
しょうゆ………………… 小さじ1
みりん…………………… 小さじ$\frac{1}{2}$
A［かたくり粉………… 小さじ$\frac{1}{2}$
　 水…………………… 大さじ1
植物油…………………… 小さじ$\frac{1}{2}$

作り方

野菜類は　アスパラガスは「アスパラのガーリックソテー」の作り方1と同様に下ごしらえし、斜め切りにする。しめじは根元を切り落とし、小分けにする。

鶏肉は　1.5㎝角に切る。

炒める　フライパンに植物油とにんにくを入れて弱火にかけ、香りが出てきたら、強火にして鶏肉とアスパラガス、しめじを入れて炒め合わせる。

味つけ　アスパラガスがややしんなりしたら、しょうゆとみりんで味つけし、まぜ合わせた**A**を回し入れてとろみをつけ、火を止める。

キャベツのアンチョビーソテー

アンチョビーで味にアクセントをつけて

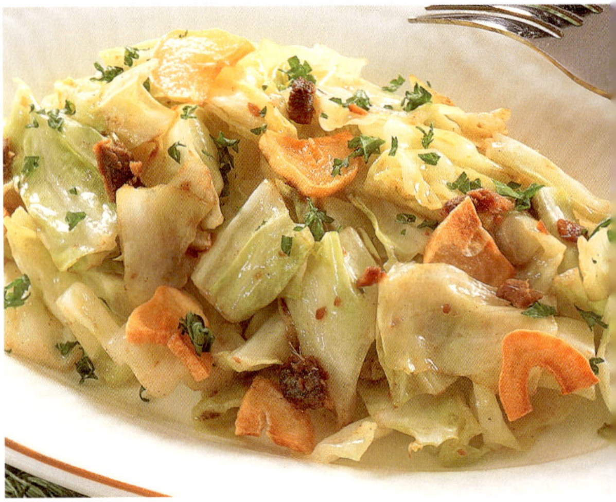

材料（1人分）

80kcal
塩分0.6g
糖質4.8g

キャベツ…………………… 2枚（120g）
にんにく（薄切り）……………… $\frac{1}{2}$片分
パセリ（みじん切り）……………… 少々
アンチョビーフィレ（缶詰）………… 1枚
こしょう………………………… 少々
植物油……………………… 小さじ1

作り方

1 キャベツはかたいしんの部分を除いて3～4㎝角に切る。
2 アンチョビーはみじん切りにする。
3 フライパンに植物油とにんにくを入れて弱火にかけ、香りが出てきたら**2**を加えて軽く炒める。ここに**1**を入れて強火で手早く炒め合わせ、キャベツがしんなりしたらこしょうを振る。
4 **3**を器に盛り、パセリを散らす。

キャベツとコンビーフのソテー

身近な食材にかえたバリエーション

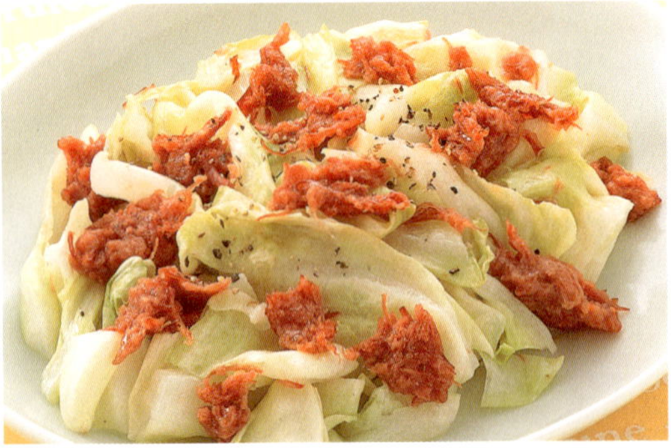

材料（1人分）

70kcal
塩分0.8g
糖質3.4g

キャベツ……… $1\frac{1}{2}$枚（90g）
コンビーフ（缶詰）……… 15g
塩……………………… 少々
黒こしょう……………… 少々
植物油…………… 小さじ$\frac{1}{2}$

作り方

キャベツは　3㎝角に切る。
炒める　フライパンに植物油を入れて熱し、キャベツを強火で炒める。キャベツに油が回ったらコンビーフを加えてほぐすように手早く炒め合わせ、キャベツがややしんなりしたところで塩と黒こしょうを振って火を止める。

モロヘイヤとアンチョビーの塩炒め

モロヘイヤにかえたバリエーション

材料（1人分）

70kcal
塩分0.7g
糖質0.9g

モロヘイヤ…………… $\frac{1}{2}$束（50g）
にんにく…………………… $\frac{1}{2}$片
アンチョビーフィレ（缶詰）…… $\frac{1}{2}$枚
塩、こしょう………………… 各少々
オリーブ油……………… 小さじ1

作り方

野菜類は　モロヘイヤは葉の部分だけをつんで使う。にんにくはみじん切りにする。
アンチョビーは　あらく刻む。
炒める　フライパンにオリーブ油とにんにくを入れて弱火にかけ、香りが出てきたらモロヘイヤとアンチョビーを入れて強火で炒め合わせる。
味つけ　モロヘイヤがしんなりしたら塩とこしょうで味つけし、火を止める。

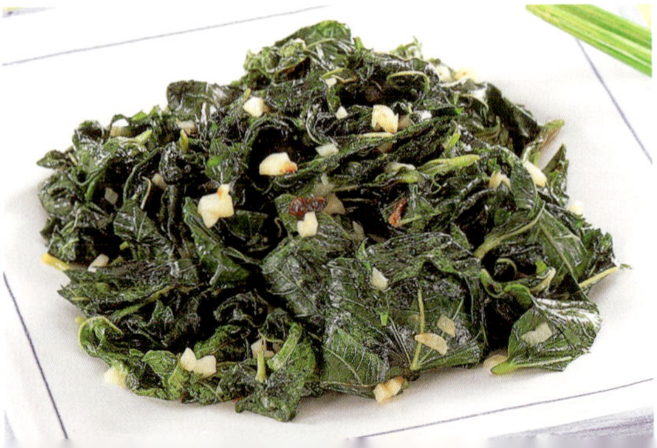

いりつけるだけの手軽な家庭の味　きんぴらごぼう

90kcal
塩分0.9g
糖質10.0g

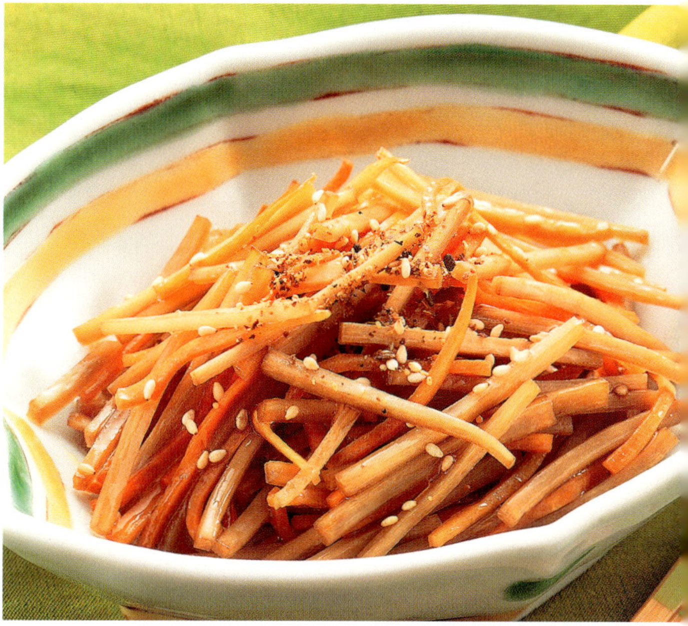

材料（1人分）

ごぼう…………………$\frac{1}{4}$本（40g）
にんじん………………3cm（30g）
A しょうゆ…………小さじ1
A 日本酒……………小さじ2
A 砂糖………………小さじ1
植物油…………………小さじ$\frac{1}{2}$
いり白ごま……………少々
七味とうがらし………少々

作り方

1 ごぼうは皮をこそげ、4cm長さのせん切りにし、水に5分ほどつけてアクを抜く。
2 にんじんもごぼうと同じ長さのせん切りにする。
3 鍋に植物油を入れて熱し、水けをきった**1**を強火で炒める。ごぼうに油が回ったら**2**も加えて一炒めする。
4 **3**に**A**を加えてまぜ、汁けがなくなるまで弱火でいりつける。
5 器に**4**を盛り、いりごまと七味とうがらしを振る。

せん切り野菜を炒めて酢で味つけ　炒めなます

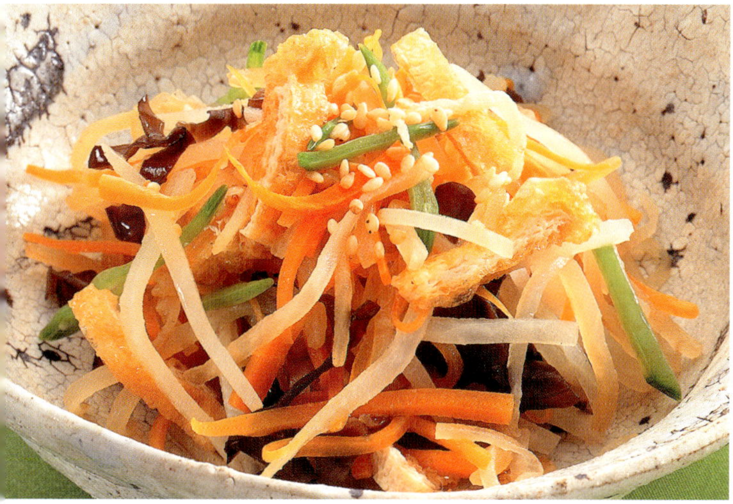

90kcal
塩分1.1g
糖質7.2g

材料（1人分）

大根…………………3cm（100g）
にんじん……………2cm（20g）
絹さや………………3枚
きくらげ（乾燥）……1枚
油揚げ………………$\frac{1}{3}$枚（7g）
A 酢…………………大さじ1
A 砂糖………………小さじ$\frac{1}{2}$
A しょうゆ…………小さじ1
A 塩…………………少々
ごま油………………小さじ$\frac{1}{2}$
いり白ごま…………少々

作り方

1 大根とにんじん、筋をとった絹さやは、せん切りにする。
2 きくらげはもどして石づきを切り落とし、せん切りにする。
3 油揚げは細切りにする。
4 フライパンにごま油を入れて強火で熱し、大根、にんじん、きくらげ、絹さや、油揚げの順に入れて強火でよく炒め合わせる。
5 **4**の野菜がしんなりしたら、まぜ合わせた**A**を加え、弱火で汁けがなくなるまでいりつける。
6 **5**を器に盛り、いりごまを振りかける。

小松菜と桜えびの炒め物

桜えびの香りとうまみで楽しむ青菜炒め

40kcal
塩分0.5g
糖質1.0g

材料（1人分）

小松菜……………… 2株(60g)
干し桜えび……… 大さじ1(3g)
にんにく(みじん切り)……… 少々
A しょうゆ………… 小さじ$\frac{1}{2}$
A 日本酒…………… 小さじ1
A だし汁…………… 小さじ1
ごま油………………… 小さじ$\frac{1}{2}$

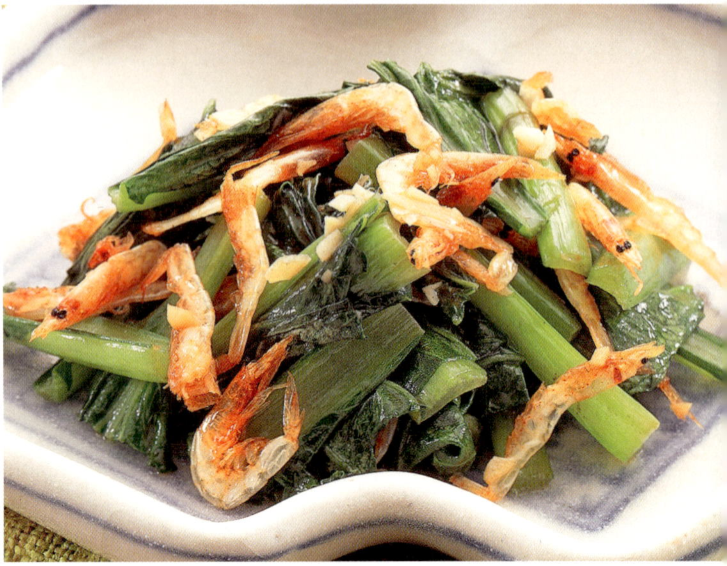

作り方

1 小松菜は茎は3～4㎝長さに、葉はざく切りにする。
2 フライパンにごま油とにんにくを入れて弱火で熱し、香りが出てきたら先に1の茎の部分を強火で炒める。ややしんなりしたところで葉の部分と干し桜えびを加えて炒め合わせる。
3 葉がしんなりしたらAを加えてまぜ、火を止める。

参考メモ ほうれんそうが緑黄色野菜の王様なら、小松菜は冬の青菜の女王。アクがなく、やさしい味わいながらビタミンA、ビタミンB_2、ビタミンC、ビタミンE 、カルシウム、鉄分をたっぷり含んでいます。

小松菜としらすの炒め物

しらすにかえた青菜炒めのバリエーション

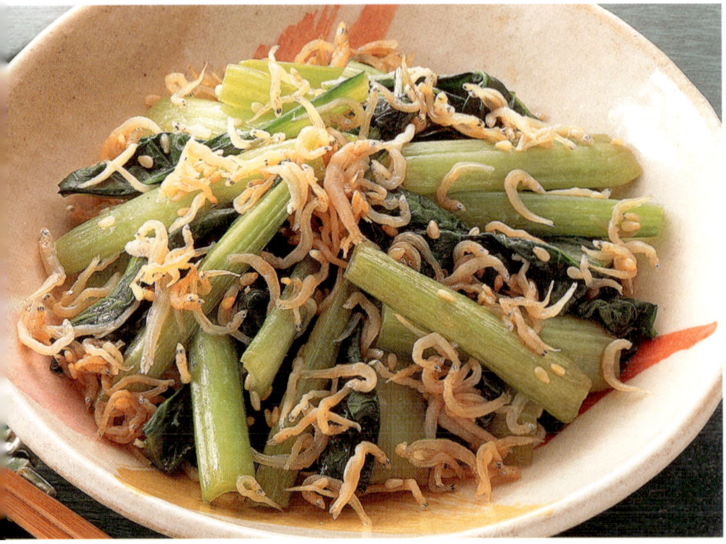

アドバイス 炒めるときに、赤とうがらしの小口切りを少々加えてもよいでしょう。ピリッと辛みがきいて、味がしまります。

50kcal
塩分0.8g
糖質0.7g

材料（1人分）

小松菜……………… 2株(60g)
しらす干し…………… 大さじ2
A しょうゆ………… 小さじ$\frac{1}{3}$
A 日本酒…………… 小さじ$\frac{1}{2}$
植物油………………… 小さじ$\frac{1}{2}$
いり白ごま…………………… 少々

作り方

小松菜は 3～4㎝長さに切り、茎と葉の部分に分けておく。

炒める フライパンに植物油を入れて熱し、しらす干しを中火で炒める。しらす干しがこんがりしてきたら、小松菜の茎の部分を加えて強火で手早く炒め合わせる。ややしんなりしたところで葉の部分も加えて一炒めし、Aで味つけして火を止める。

盛りつける 器に盛り、いりごまを振りかける。

ししとうとじゃこの炒め物　じゃこにかえ、甘辛い味つけの常備菜に

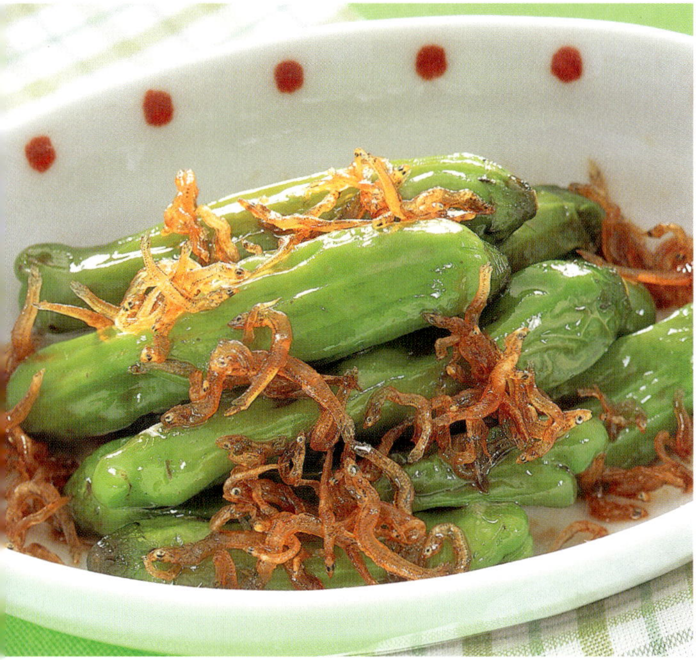

70kcal
塩分0.8g
糖質2.2g

材料（1人分）

ししとうがらし………………8本
ちりめんじゃこ………大さじ1
A［しょうゆ…………小さじ$\frac{1}{2}$
　 みりん……………小さじ$\frac{1}{2}$
植物油…………………小さじ1

作り方

ししとうがらしは　ヘタの先を切り落とし、実の部分は破裂防止のために、竹串などでつついて2～3カ所穴をあけておく。

炒める　フライパンに植物油を入れて熱し、ししとうがらしとちりめんじゃこを強火で炒め合わせる。

味つけ　ししとうがらしに油が回ったらAを加えて全体にからめ、火を止める。

アドバイス　ちりめんじゃこはカルシウムを多く含む食品ですが、塩分もけっこうあるので使用量はほどほどに。

ピーマンとじゃこの炒め物　ピーマンを使ったバリエーション

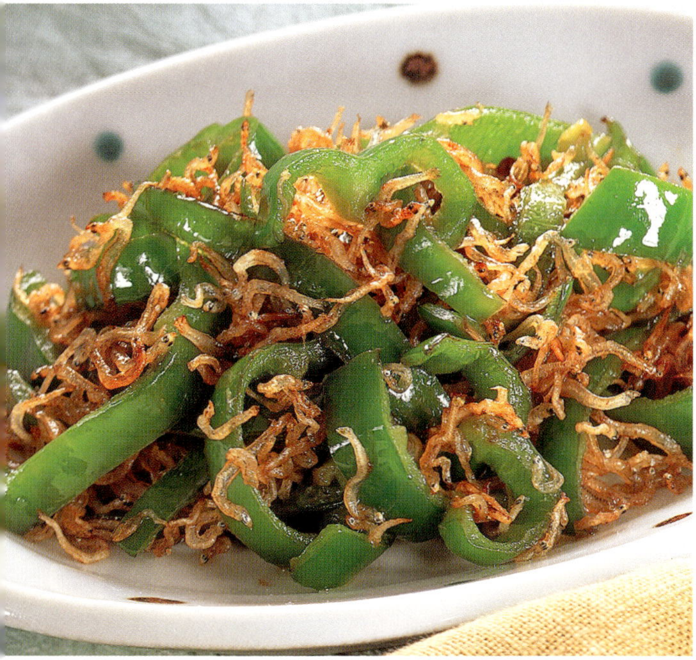

80kcal
塩分1.1g
糖質2.6g

材料（1人分）

ピーマン……………2個（80g）
ちりめんじゃこ………大さじ2
しょうゆ………………小さじ$\frac{1}{3}$
ごま油…………………小さじ1

作り方

ピーマンは　縦半分に切ってヘタと種を除き、横に細切りにする。

炒める　フライパンを熱してごま油を入れ、強火でピーマンを手早く炒める。ピーマンに油が回ったらちりめんじゃこを加えて炒め合わせる。

味つけ　ピーマンがしんなりしたところでしょうゆを加えて手早くからめ、火を止める。

絹さやとしめじのソテー

2つの材料だけで作るスピードおかず

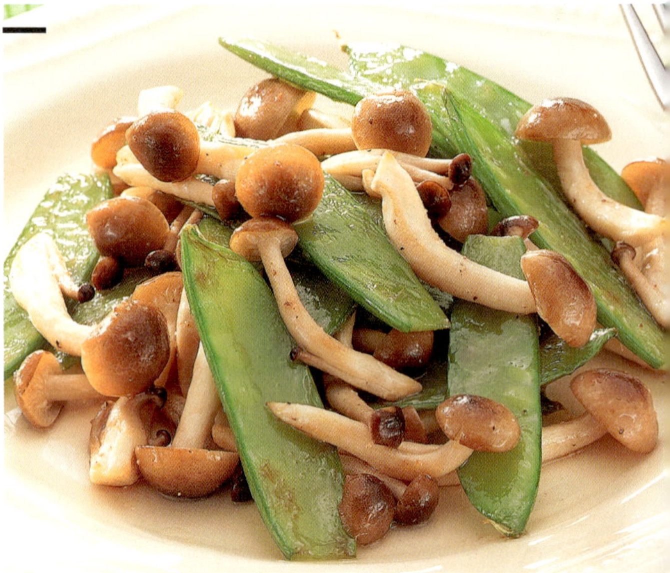

50kcal
塩分0.7g
糖質1.7g

材料（1人分）
絹さや……………………………10枚
しめじ……………$\frac{1}{2}$パック(50g)
塩、こしょう………………… 各少々
植物油…………………… 小さじ1

作り方
1 絹さやは筋をとる。
2 しめじは根元を切り落とし、小分けにする。
3 フライパンに植物油を熱し、**1**と**2**を強火で手早く炒め合わせる。絹さやがしんなりしてきたら塩とこしょうで味つけし、火を止める。

さやいんげんとツナのソテー

冷蔵庫にあるものでできる手軽な炒め物

50kcal
塩分0.9g
糖質1.7g

材料（1人分）
さやいんげん………… 8本(60g)
ツナ(水煮缶詰・フレークタイプ)
…………………………………… 20g
塩、こしょう………………… 各少々
植物油…………………… 小さじ$\frac{1}{2}$

作り方
さやいんげんは　筋をとって熱湯でかために強火でゆで、水にとって冷ます。水けをきって1本を2～3等分に切る。
炒める　フライパンに植物油を入れて熱し、さやいんげんを強火で炒める。さやいんげんに油が回ったら、ツナを加えて手早く炒め合わせる。
味つけ　塩とこしょうを振り、火を止める。

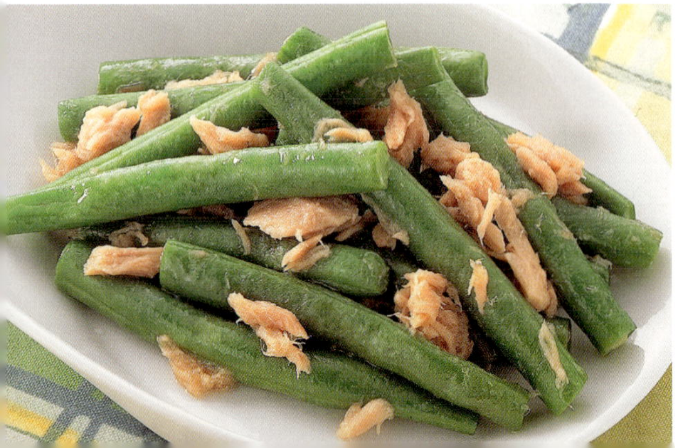

セロリとハムのソテー

セロリの歯ざわりを生かして手早く炒めるのがコツ

50kcal
塩分0.5g
糖質1.0g

材料（1人分）
セロリ……………… $\frac{1}{2}$本(40g)
ロースハム…………… 1枚(15g)
しょうゆ、こしょう………… 各少々
植物油…………………… 小さじ$\frac{1}{2}$

作り方
セロリは　筋をとって、1cm幅の斜め切りにする。
ハムは　短冊切りにする。
炒める　フライパンを熱して植物油を入れ、強火でセロリを炒める。セロリに油が回ったらハムを加えて軽く一炒めする。
味つけ　しょうゆとこしょうで味つけし、火を止める。

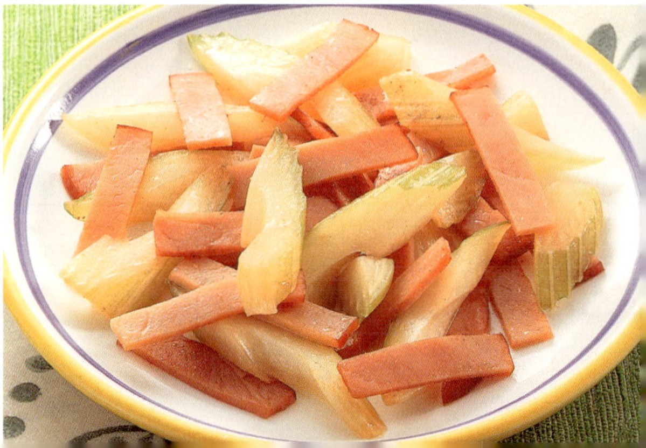

チンゲン菜のオイスターソース炒め

中国野菜で作る手軽なおかず

60kcal
塩分1.2g
糖質3.6g

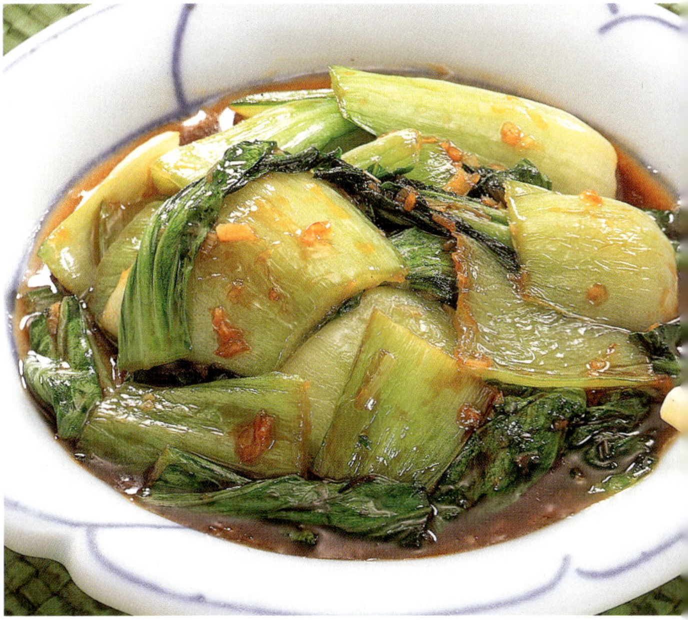

材料（1人分）

チンゲン菜 ……………… 1株（100g）

A
- 長ねぎ（みじん切り）‥ $\frac{1}{6}$ 本分（10g）
- しょうが（みじん切り） …………………… 薄切り3枚分
- にんにく（みじん切り）……… $\frac{1}{2}$ 片分

オイスターソース…………… 小さじ1
しょうゆ……………………… 小さじ $\frac{1}{2}$
ごま油………………………… 小さじ1

作り方

1 チンゲン菜は茎と葉に切り分け、それぞれ3～4cm長さのざく切りにする。

2 フライパンにごま油とAを入れて弱火で炒め、香りが出てきたら**1**を茎、葉の順に入れて強火で手早く炒め合わせる。

3 チンゲン菜がしんなりしたらオイスターソースとしょうゆを回し入れ、ひとまぜして火を止める。

チンゲン菜とまいたけのソテー

きのこと合わせ、塩味であっさりと

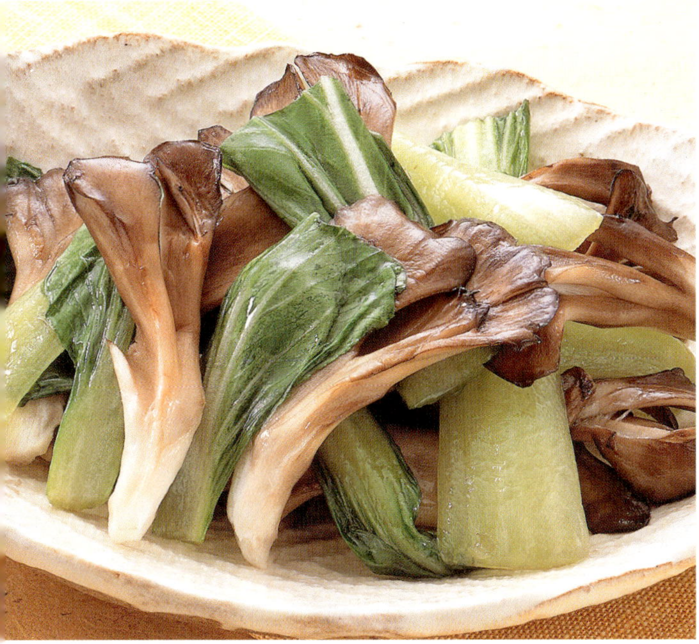

50kcal
塩分0.9g
糖質0.4g

材料（1人分）

チンゲン菜 ………… $\frac{1}{2}$ 株（50g）
まいたけ ………… $\frac{1}{2}$ パック（50g）
塩…………………………… 少々
植物油………………… 小さじ1

作り方

チンゲン菜は　上段の「チンゲン菜のオイスターソース炒め」の作り方1と同様に切る。

まいたけは　小分けにする。

炒める　フライパンに植物油を入れて熱し、チンゲン菜の茎の部分を入れて強火で炒める。茎がややしんなりしてきたら葉とまいたけを加えて炒め合わせ、塩で味つけする。

なすとピーマンのみそ炒め

甘辛味がおいしい夏のスタミナ料理

100kcal 塩分1.5g 糖質9.3g

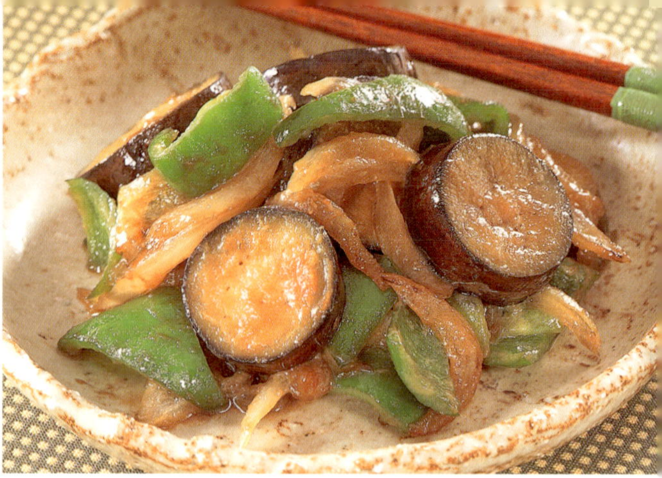

材料（1人分）

なす…………… 1個(70g)
ピーマン……… $\frac{1}{2}$個(20g)
玉ねぎ………………… 20g
A
- みそ………… 大さじ$\frac{1}{2}$
- 砂糖………… 小さじ1
- しょうゆ…… 小さじ$\frac{1}{2}$
- 日本酒……… 小さじ1
- だし汁……… 大さじ1
- しょうが汁‥ 小さじ$\frac{1}{2}$

植物油…………… 小さじ1

作り方

1 なすはヘタを切り落として1㎝厚さくらいの輪切りにする。
2 ピーマンは一口大の乱切りにする。
3 玉ねぎは薄切りにする。
4 ボウルにAを入れてまぜ合わせておく。
5 フライパンに植物油を入れて熱し、水けをふいた1を強火で炒め、なすがややしんなりしたら2と3を加えて炒め合わせる。
6 ピーマンがややしんなりしたら4を加え、手早く全体にからめて火を止める。

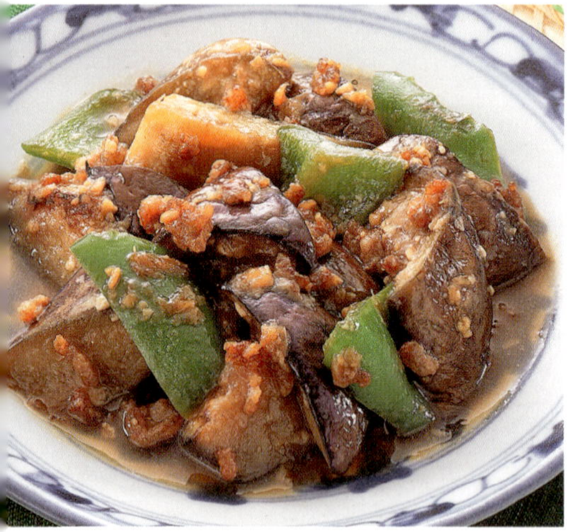

なすとピーマンのみそ炒め風

豚ひき肉を加えて、味にひとひねり

70kcal 塩分1.0g 糖質5.5g

材料（1人分）

なす………… 1個(70g)
ピーマン…… $\frac{1}{2}$個(20g)
豚ひき肉…………… 10g
A
- みそ …… 小さじ1
- 砂糖 …… 小さじ$\frac{1}{2}$
- しょうゆ‥ 小さじ$\frac{1}{3}$
- 日本酒 … 小さじ1
- だし汁 …. 小さじ1

作り方

野菜は なすとピーマンは一口大の乱切りにする。

炒める フライパンを熱し、豚ひき肉を入れて油を使わずにほぐしながら強火で炒める。ひき肉の色が変わったら、水けをふいたなすとピーマンを加えて手早く炒め合わせる。ここに水大さじ1を加えてふたをし、蒸し焼き風にする。

味つけ なすがしんなりしたらまぜ合わせたAを加え、全体にからめて火を止める。

なすとこんにゃくのみそ炒め

こんにゃくを加えてボリュームアップ

80kcal 塩分1.1g 糖質7.9g

材料（1人分）

なす………… 1個(70g)
ピーマン…. $\frac{1}{2}$個(20g)
にんじん….. 2㎝(20g)
板こんにゃく……… 30g
A
- みそ……. 小さじ1
- しょうゆ‥小さじ$\frac{1}{2}$
- みりん…. 小さじ1
- だし汁…. 大さじ2

植物油………小さじ$\frac{1}{2}$

作り方

野菜は なすとピーマンは一口大の乱切りにし、にんじんは縦半分に切ったあと斜め薄切りにする。

こんにゃくは 一口大に手でちぎり、熱湯で1～2分ゆでて水けをきる。

炒める フライパンに植物油を熱し、水けをふいた野菜とこんにゃくを強火で炒める。

味つけ 野菜がややしんなりしたら、まぜ合わせたAを加えて全体にからめ、火を止める。

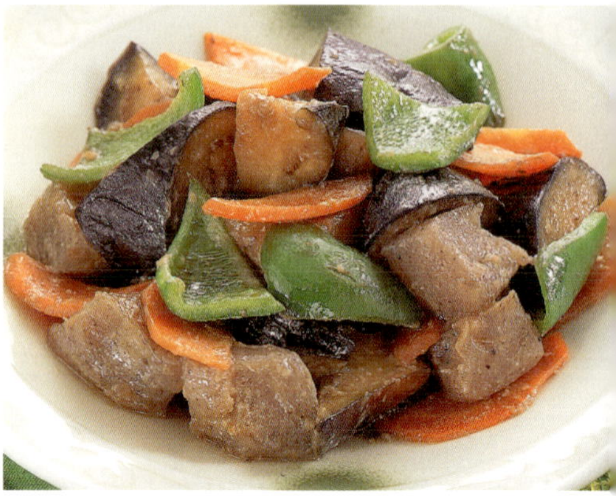

なすの香味炒め

相性のよい油と香味野菜でなすを満喫

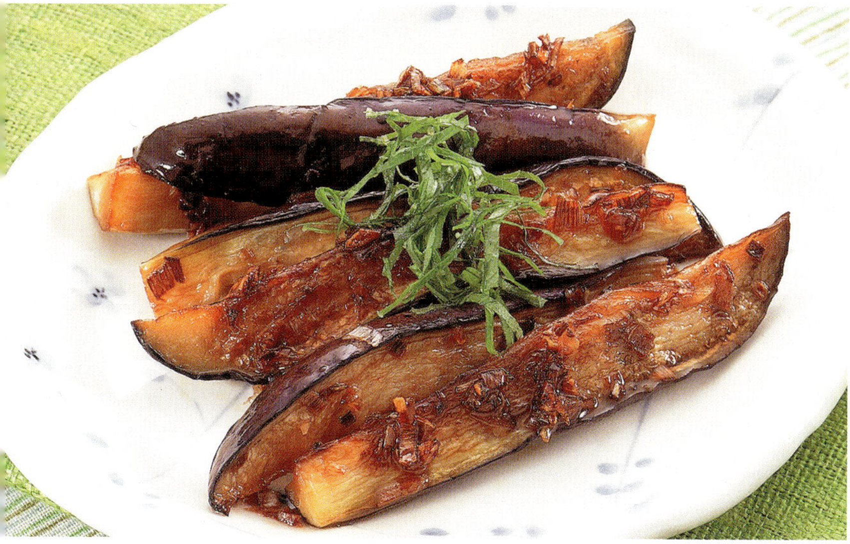

80kcal
塩分1.1g
糖質3.4g

材料（1人分）

なす……………………1個（70g）
青じそ（せん切り）…………2枚分
A
- 長ねぎ（みじん切り）…………………小さじ1
- しょうが（みじん切り）…………………小さじ$\frac{1}{2}$
- にんにく（みじん切り）…………………小さじ$\frac{1}{2}$

B
- しょうゆ…………小さじ1
- 塩…………………………少々

植物油………………小さじ1$\frac{1}{2}$

作り方

1 なすはヘタを切り落として皮つきのまま縦6等分に切る。
2 フライパンに植物油とAを入れて弱火にかけ、香りが出てきたら水けをふいた1を入れて中火で軽く炒め、ふたをして弱火で蒸し焼きにする。
3 なすがしんなりしたら強火にし、Bを加えて味をからめ、火を止める。
4 3を器に盛り、青じそをのせる。

なすの炒め煮　油でコクをつけて、ふっくらとなすを味わう

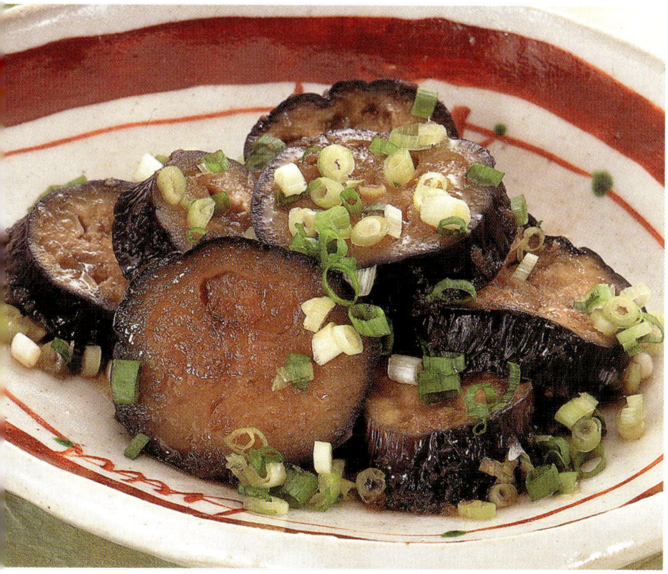

70kcal
塩分0.7g
糖質5.1g

材料（1人分）

なす……………………1個（70g）
おろししょうが………………少々
万能ねぎ（小口切り）……… 1本分
A
- だし汁…………… $\frac{1}{4}$カップ
- しょうゆ…………小さじ$\frac{2}{3}$
- 日本酒……………小さじ1
- 砂糖………………小さじ$\frac{2}{3}$

植物油…………………小さじ1

作り方

なすは　皮つきのまま1㎝厚さの輪切りにする。
炒める　鍋に植物油を入れて強火で熱し、水けをふいたなすを入れて全体に油が回る程度に軽く炒める。Aとおろししょうがを加え、再び煮立ったら弱めの中火にし、なすがやわらかくなるまで煮る。
盛りつける　器に盛り、上から全体に万能ねぎを散らす。

ほうれんそうのソテー

豊富な栄養成分が効率よくとれる洋風おかず

40kcal
塩分0.9g
糖質0.6g

材料（1人分）

ほうれんそう ………… 3株(90g)
しょうゆ………………… 小さじ$\frac{1}{2}$
塩、こしょう……………… 各少々
オリーブ油…………… 小さじ$\frac{1}{2}$

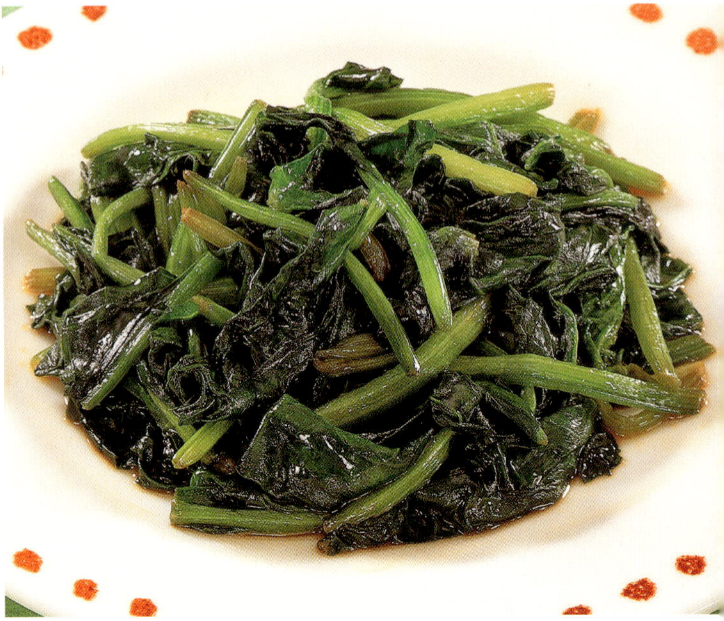

作り方

1 ほうれんそうは、鍋に沸かした熱湯で少しかたさが残る程度に強火でゆでて水にとる。冷めたら、水けをしぼって根元を切り落とし、3cm長さのざく切りにする。

2 フライパンにオリーブ油を熱して**1**を強火で手早く炒め、全体に油が回ったらしょうゆと塩、こしょうで味つけし、火を止める。

ほうれんそうのガーリックソテー

にんにくをきかせてスタミナアップの一品に

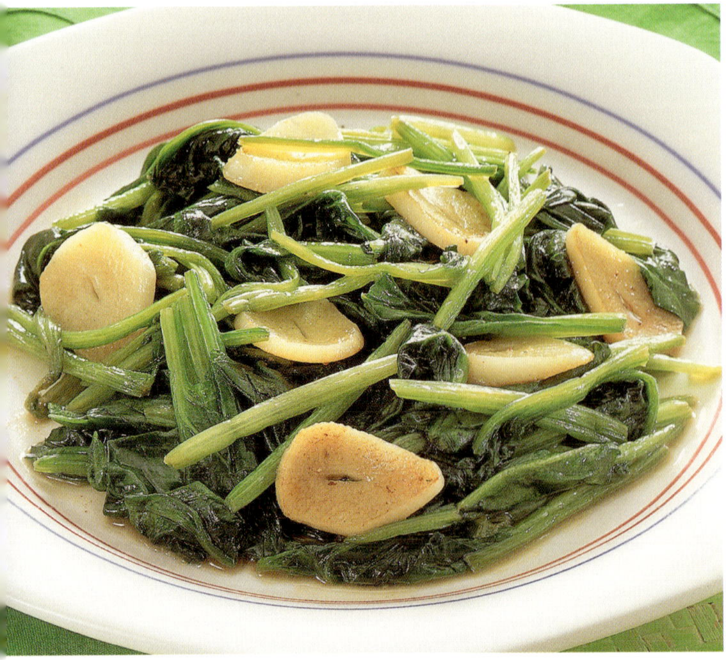

60kcal
塩分0.9g
糖質1.7g

材料（1人分）

ほうれんそう ………… 3株(90g)
にんにく(薄切り) ………… 1片分
塩、こしょう……………… 各少々
バター………………… 小さじ1

作り方

ほうれんそうは 上段の「ほうれんそうのソテー」の作り方1と同様にする。

炒める フライパンにバターとにんにくを入れて弱火にかけ、香りが出てきたらほうれんそうを加えて強火で軽く炒める。

味つけ 全体にバターが回ったら塩とこしょうで味つけし、火を止める。

ほうれんそうとコーンのソテー　コーンを合わせ、バターで炒めたアレンジ版

材料（1人分）

ほうれんそう ………… 3株（90g）
コーン（ホール・缶詰）… 大さじ1
A ┌ しょうゆ ………… 小さじ$\frac{1}{2}$
　 └ 塩、こしょう ………… 各少々
バター ………………… 小さじ$\frac{1}{2}$

50kcal
塩分1.0g
糖質2.6g

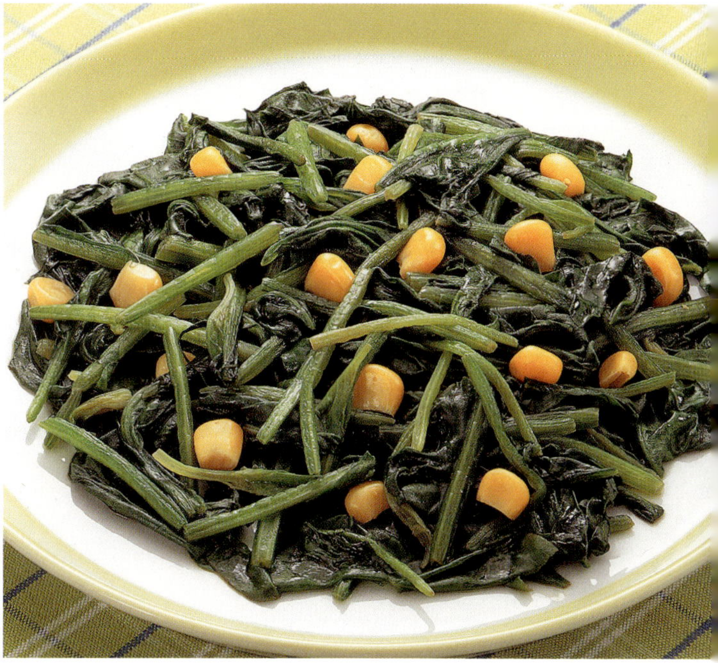

作り方

ほうれんそうは　右ページ「ほうれんそうのソテー」の作り方1と同様にする。

炒める　フライパンにバターを入れて弱火でとかし、ほうれんそうと缶汁をきったコーンを強火で手早く炒め合わせる。

味つけ　全体にバターが回ったらAで味つけし、火を止める。

ほうれんそうとベーコンのソテー　ベーコンとコーンでボリュームアップ

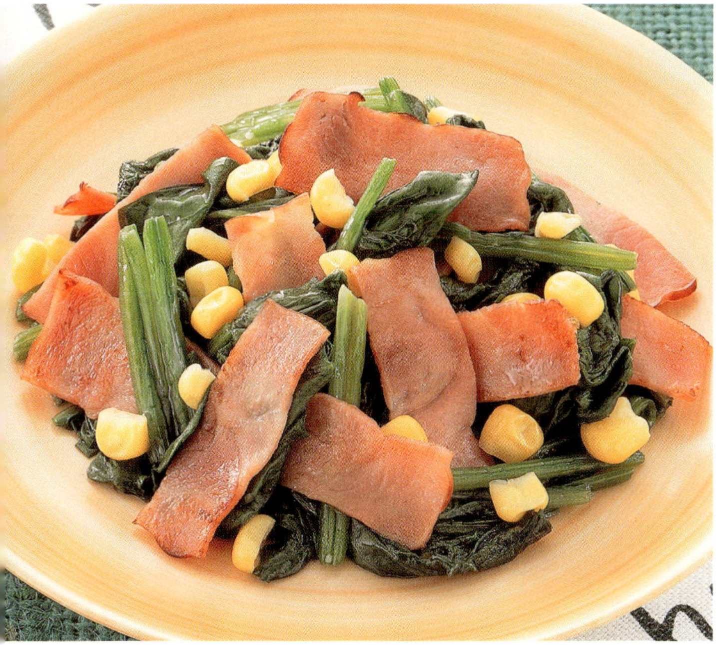

90kcal
塩分0.8g
糖質2.3g

材料（1人分）

ほうれんそう ………… 3株（90g）
コーン（ホール・缶詰）… 大さじ1
ベーコン ……………… $\frac{1}{2}$枚（10g）
塩 …………………………… 少々
植物油 ………………… 小さじ$\frac{1}{2}$

作り方

ほうれんそうは　右ページ「ほうれんそうのソテー」の作り方1と同様にする。

ベーコンは　1cm幅くらいに切る。

炒める　フライパンに植物油を入れて熱し、ベーコンを入れて弱火で炒める。ベーコンから脂が出てカリカリしてきたらほうれんそうと缶汁をきったコーンを加えて強火で手早く炒め合わせる。

味つけ　全体に油が回ったら塩を振って味つけし、火を止める。

ごぼうサラダ

せん切りごぼうをマヨネーズソースで

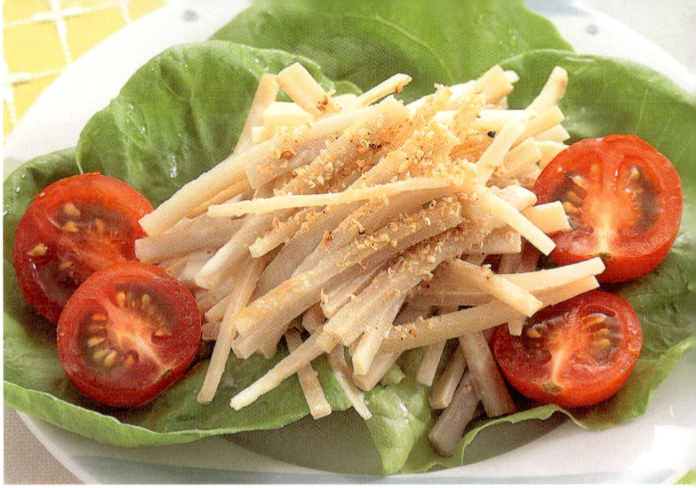

80kcal
塩分0.8g
糖質6.6g

材料(1人分)

ごぼう………………… $\frac{1}{4}$本(40g)
サラダ菜…………………………3枚
ミニトマト………………………2個
A
- マヨネーズ………小さじ1
- しょうゆ…………小さじ$\frac{1}{2}$
- 練りがらし……………少々
- 塩…………………………少々

すり白ごま………………………少々

作り方

1 ごぼうはせん切りにして5分ほど水につけ、アクを抜く。これを鍋に沸かした熱湯で1～2分強火でゆで、ざるに上げて水けをきっておく。
2 ボウルにAを合わせてまぜ、1を入れてあえる。
3 器にサラダ菜を敷き、2を盛って上にすりごまを振り、縦半分に切ったミニトマトを添える。

ごぼうのごまマヨサラダ

人気のごまマヨネーズであえて

90kcal
塩分0.5g
糖質4.6g

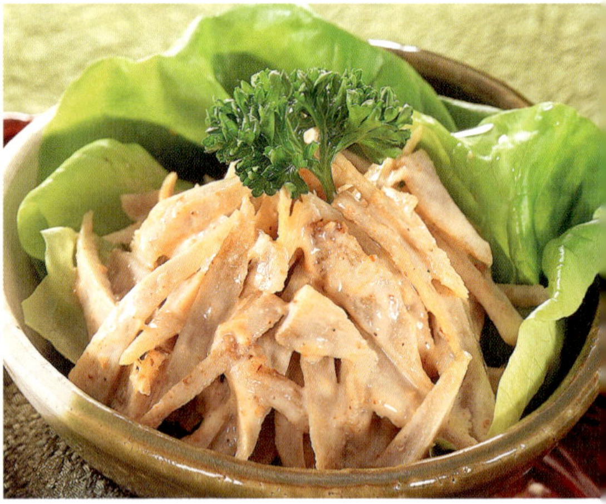

材料(1人分)

ごぼう………………… $\frac{1}{4}$本(40g)
サラダ菜…………………………2枚
パセリ……………………………少々
A
- マヨネーズ………大さじ$\frac{1}{2}$
- しょうゆ…………小さじ$\frac{1}{2}$
- すり白ごま………小さじ$\frac{1}{3}$

作り方

ごぼうは 上段の「ごぼうサラダ」の作り方1と同様にする。
あえる ボウルにAを入れてよくまぜ合わせ、ごぼうをあえる。
盛りつける サラダ菜を敷いた器に盛り、パセリを添える。

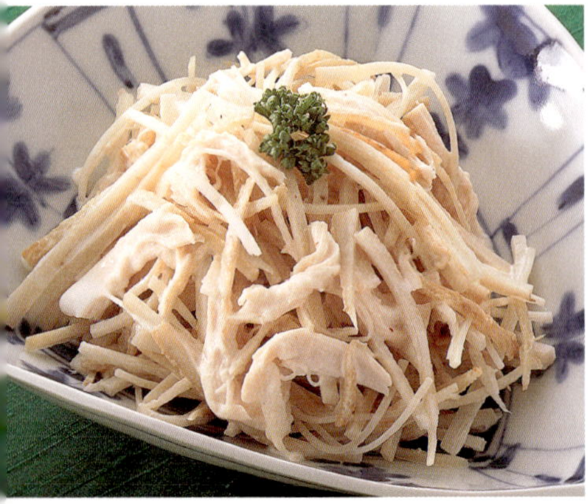

ごぼうとささ身のサラダ

90kcal 塩分0.6g 糖質4.3g

ささ身を加えたバリエーション

材料(1人分)

ごぼう………………… $\frac{1}{4}$本(40g)
パセリ……………………………少々
鶏ささ身…………… $\frac{1}{4}$本(10g)
A
- マヨネーズ………大さじ$\frac{1}{2}$
- 酢…………………小さじ$\frac{1}{2}$
- 塩、こしょう…………各少々

作り方

ごぼうは 「ごぼうサラダ」の作り方1と同様にする。
鶏ささ身は 耐熱皿に入れてラップをかけ、電子レンジで2～3分加熱する。ささ身が冷めたら、手で縦に細く裂く。
あえる ボウルにAを入れてよくまぜ合わせ、ごぼうとささ身をあえる。
盛りつける 器に盛り、パセリをのせる。

キャベツがたっぷり食べられる コールスローサラダ

80kcal
塩分0.9g
糖質4.5g

材料（1人分）

キャベツ……………… 1枚（60g）
きゅうり……………… $\frac{1}{4}$本（25g）
にんじん……………… 2㎝（20g）
A ┌マヨネーズ………… 大さじ$\frac{1}{2}$
　└レモン果汁………… 小さじ1
塩、こしょう………………… 各少々

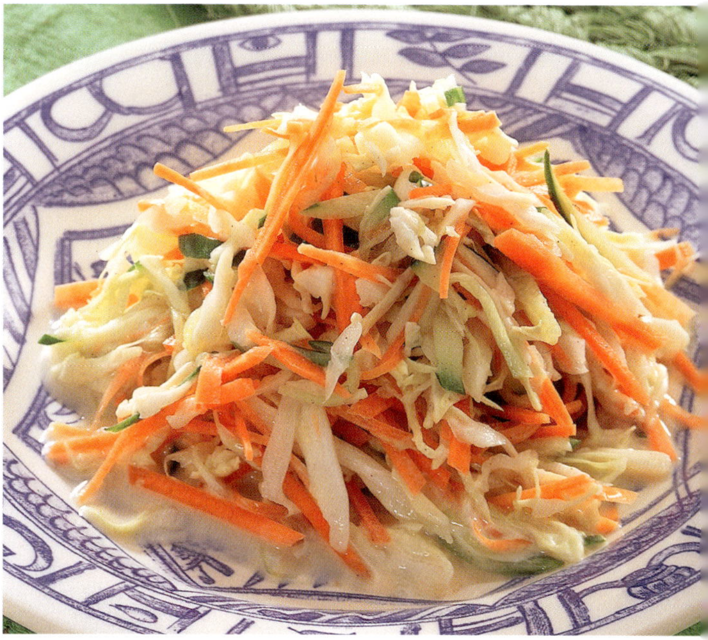

作り方

1 キャベツときゅうり、にんじんはせん切りにする。
2 **1**を氷水に放してパリッとさせ、ざるに上げて水けをよくきる。
3 **2**をボウルに入れ、**A**を加えてよくまぜ、塩とこしょうで味をととのえる。

マーマレードで味に変化をつけた にんじんサラダ

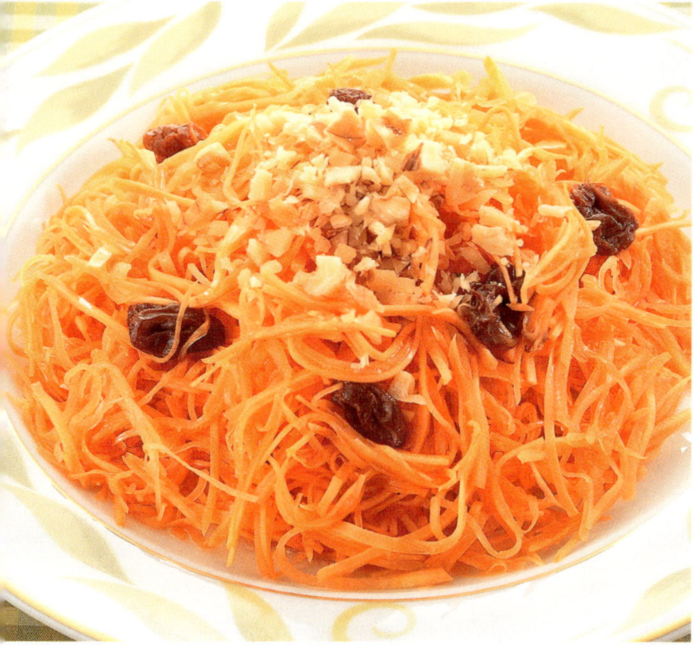

90kcal
塩分0.4g
糖質10.6g

材料（1人分）

にんじん……………… 6㎝（60g）
レーズン……………… 小さじ1
くるみ……………………… $\frac{1}{2}$個
A
┌酢…………………… 大さじ1
│塩…………………………… 少々
│マーマレード（低糖タイプ）
│　………………… 小さじ1
└オリーブ油………… 小さじ$\frac{1}{2}$

作り方

1 にんじんはせん切りにする。
2 レーズンはかぶるくらいのぬるま湯にしばらくつけてやわらかくもどす。
3 くるみは包丁でこまかく刻む。
4 **A**をボウルに合わせてまぜ、**1**と**2**を入れてあえる。
5 **4**を器に盛り、上に**3**を散らす。

大根と貝柱のサラダ

シャキッとした大根をマヨネーズソースで

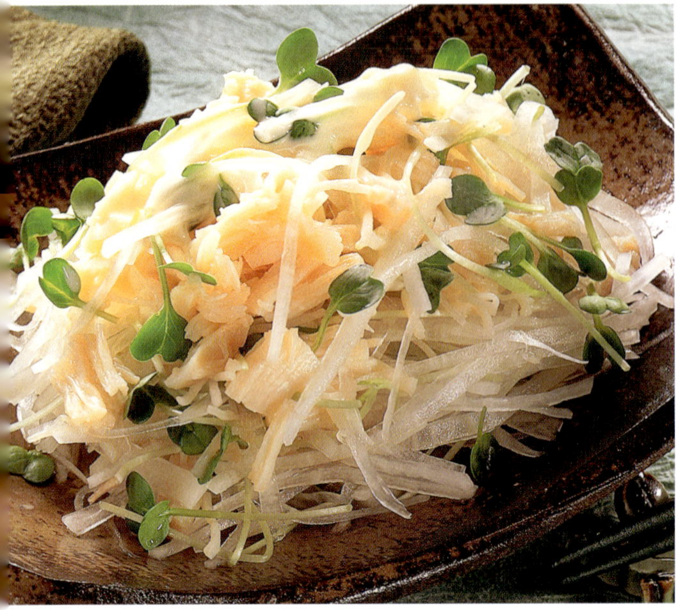

80kcal
塩分0.9g
糖質2.7g

材料（1人分）

大根…………………… 2㎝(60g)
貝割れ菜………… $\frac{1}{4}$ パック(20g)
ほたて貝柱(水煮缶詰)……… 20g

A
- マヨネーズ……… 大さじ $\frac{1}{2}$
- ほたて貝柱の缶汁‥ 大さじ1
- 塩、こしょう………… 各少々

作り方

1 大根はせん切りにし、水につけてシャキッとさせ、ざるに上げて水けをよくきる。貝割れ菜は根元を切り落として長さを半分に切る。

2 小さなボウルにAを入れてまぜ、マヨネーズソースを作る。

3 1とあらくほぐしたほたて貝柱をさっくりと合わせて器に盛り、食べる直前に2をかける。

大根とハムのサラダ ハムを加えたバリエーション

材料（1人分）

大根…………………… 2㎝(60g)
貝割れ菜 ………… $\frac{1}{4}$ パック(20g)
ロースハム…………… 1枚(15g)

A
- マヨネーズ……… 小さじ1
- レモンのしぼり汁‥ 小さじ1
- 塩、こしょう………… 各少々

80kcal
塩分0.9g
糖質2.8g

作り方

野菜は 上段の「大根と貝柱のサラダ」の作り方1と同様にする。

ハムは せん切りにする。

あえる ボウルにAを入れてよくまぜ合わせ、野菜とハムをあえる。

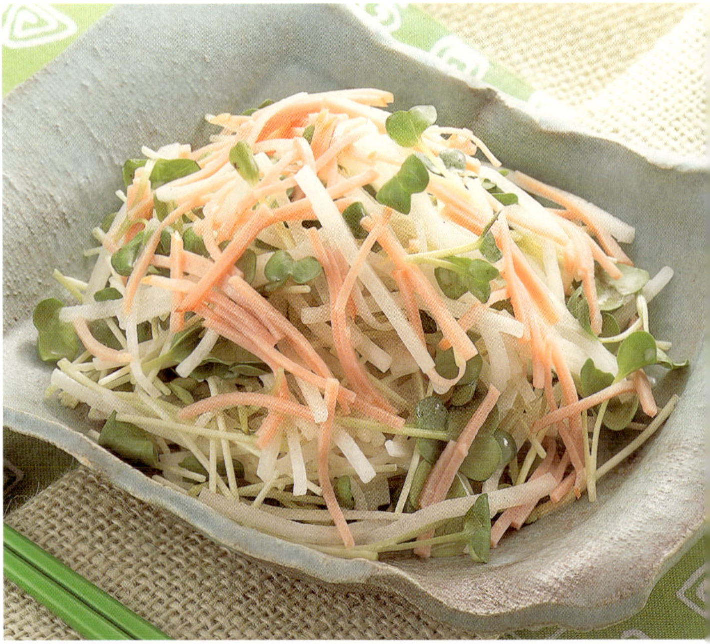

アドバイス ロースハムは、できるだけ塩分や添加物の少ないタイプを使いましょう。ハムのかわりに、同量の鶏ささ身をゆでて使ってもかまいません。縦に細く裂いて大根と合わせます。

大根とトマトのサラダ　トマト、貝割れ菜と合わせ、シンプルに

90kcal　塩分0.7g　糖質4.3g

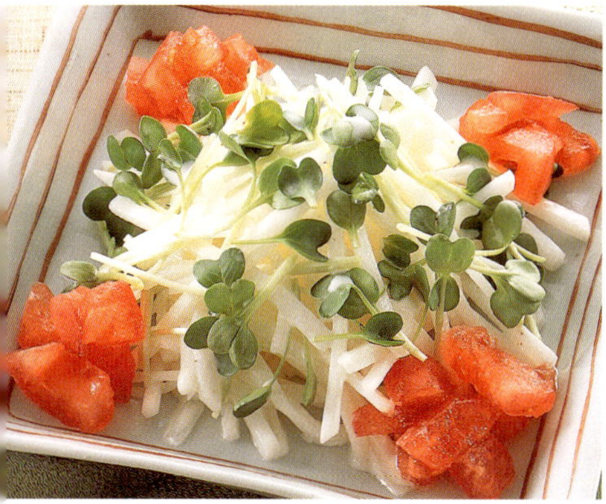

材料（1人分）

大根……………………1.5cm（50g）
トマト…………………$\frac{1}{8}$個（20g）
貝割れ菜……………………少々
A
- マヨネーズ………小さじ2
- 牛乳………………小さじ$\frac{1}{2}$
- 塩、こしょう…………各少々
- 砂糖………………小さじ$\frac{1}{2}$

作り方

野菜は　大根は右ページ「大根と貝柱のサラダ」の作り方1と同様にする。トマトは皮を湯むきして種もとり除き、あらいみじん切りにする。貝割れ菜は根元を切り落とし、長さを2～3等分に切る。

あえる　ボウルにAを入れてよくまぜ合わせ、大根を入れてさっとあえる。

盛りつける　大根を器に盛ってトマトを彩りよく添え、貝割れ菜を散らす。

大根とハムの梅サラダ　梅ドレッシングでさっぱりと味わう

70kcal　塩分1.2g　糖質1.4g

作り方

大根は　右ページ「大根と貝柱のサラダ」の作り方1と同様にする。

ハムは　せん切りにする。

あえる　Aの梅肉は包丁の背でたたいてペースト状にし、ボウルに入れて残りのAとよくまぜ合わせ、梅ドレッシングを作る。ここに大根とハムを入れて、さっくりとあえる。

盛りつける　器に盛り、万能ねぎを散らす。

材料（1人分）

大根……………2cm（60g）
万能ねぎ（小口切り）…1本分
ロースハム………1枚（15g）
A
- 梅肉….小さじ$\frac{1}{2}$（3g）
- だし汁………大さじ2
- 植物油………小さじ$\frac{1}{2}$

※梅肉は、梅干しから種を除いたもの。

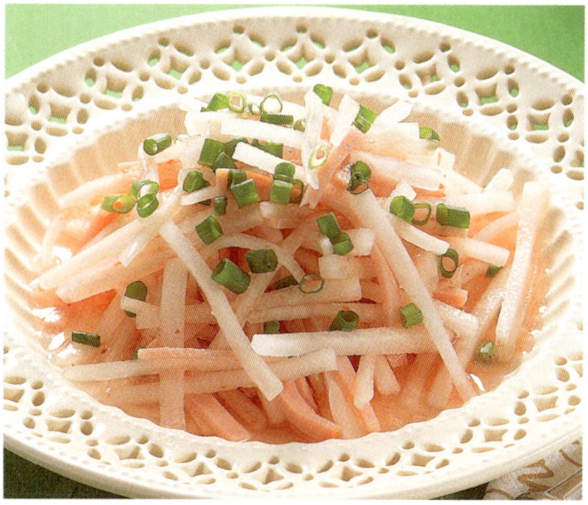

かぶの三色サラダ　大根をかぶにかえたバリエーション

70kcal　塩分1.0g　糖質3.8g

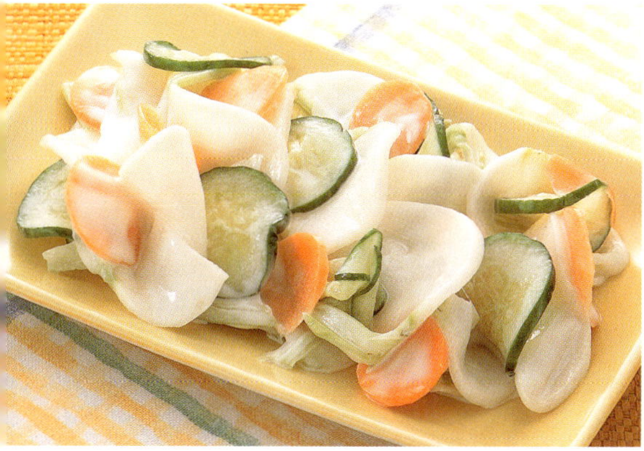

材料（1人分）

かぶ……………1個（80g）
きゅうり…………………10g
にんじん…………1cm（10g）
塩……………………………少々
A
- マヨネーズ….大さじ$\frac{1}{2}$
- こしょう…………少々

作り方

野菜は　かぶは薄い半月切りにし、きゅうりとにんじんは薄い輪切りにする。

あえる　ボウルに野菜を入れ、塩を振ってからませ、しばらくおく。野菜がしんなりしてきたら水洗いし、水けをしぼる。これをまぜ合わせたAであえる。

ツナサラダ

手軽なツナ缶と冷蔵庫にある野菜を使って

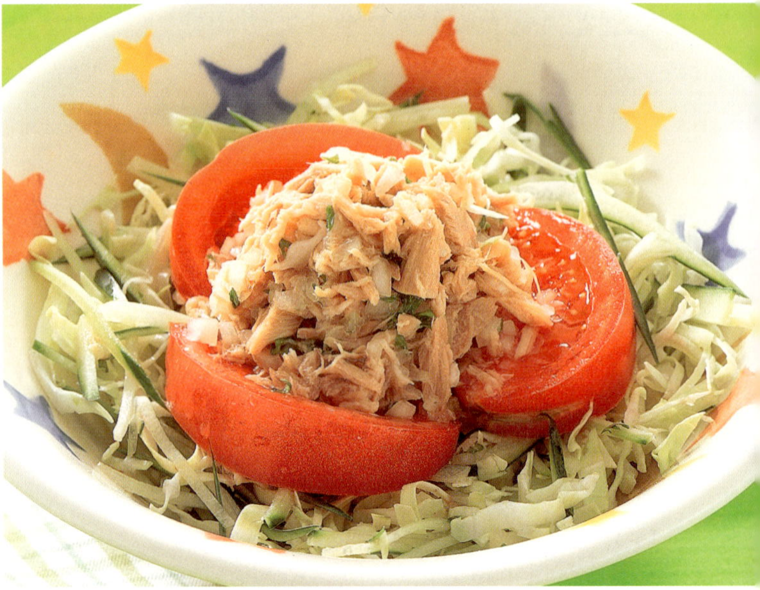

80kcal
塩分1.1g
糖質4.8g

材料(1人分)

ツナ(水煮缶詰・フレークタイプ) ……………………………… 20g
キャベツ …………… $\frac{1}{2}$枚(30g)
きゅうり……………… $\frac{1}{4}$本(25g)
トマト ……………… $\frac{1}{4}$個(40g)
玉ねぎ ……………………… 20g
パセリ(みじん切り)…… 小さじ1

A
- 酢 ………………… 小さじ1
- スープ …………… 大さじ1
- 塩、こしょう ………… 各少々
- 植物油 ………… 小さじ1

※スープは、コンソメスープの素(顆粒)少々を湯大さじ1でといたもの。

作り方

1 キャベツときゅうりは、それぞれせん切りにする。
2 トマトはくし形に切り、玉ねぎはみじん切りにして水につけ、水けをしぼる。
3 ボウルにツナ、**2**の玉ねぎ、パセリを入れてまぜる。
4 別の小さなボウルにAを合わせてよくまぜ、ドレッシングを作る。
5 器に**1**を敷いてトマトをのせ、**3**を盛って、**4**を回しかける。

ツナとレタスのサラダ　ツナ缶を使ったバリエーション

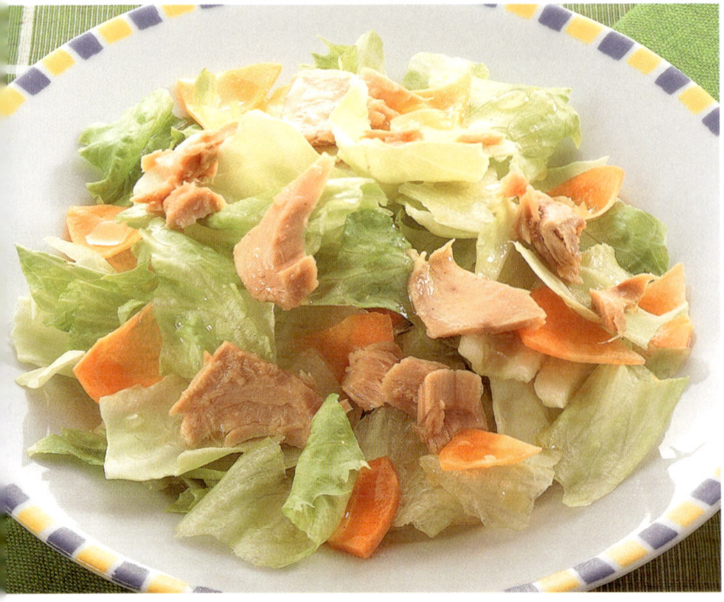

80kcal
塩分0.7g
糖質1.8g

材料(1人分)

ツナ(水煮缶詰・フレークタイプ) ……………………………… 20g
キャベツ …………… $\frac{1}{2}$枚(30g)
レタス……………… $\frac{1}{2}$枚(15g)
にんじん …………………… 5g

A
- 酢 ………………… 小さじ1
- 塩、こしょう ………… 各少々
- オリーブ油……… 小さじ$\frac{1}{2}$

作り方

野菜は　キャベツとレタスは手で食べやすい大きさにちぎり、水につけてシャキッとさせ、ざるに上げて水けをよくきる。にんじんは薄いいちょう切りにする。

あえる　ボウルに野菜とツナを入れて、まぜ合わせたAでさっくりとあえる。

トマトと青じそのサラダ

80kcal　塩分0.9g　糖質6.9g

新鮮な素材のおいしさを味わう

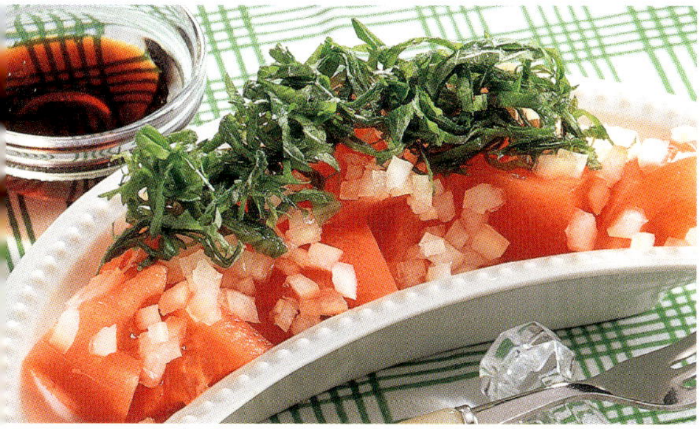

材料（1人分）

トマト……小1個（120g）
青じそ………………5枚
玉ねぎ………………20g

A
- 酢…………小さじ1
- しょうゆ……小さじ1
- 砂糖…………少々
- オリーブ油‥小さじ1

作り方

1. トマトは乱切りにし、青じそはせん切りにする。玉ねぎはみじん切りにして、水につける。
2. 小さなボウルにAの材料を入れてまぜ、ドレッシングを作る。
3. 器にトマトを盛って、水けをしぼった玉ねぎを散らし、青じそをのせる。**2**をかけ、青じそをからめながら食べる。

トマトと青じその和風サラダ　かにかまぼこを加え、レモンドレッシングで

70kcal　塩分1.1g　糖質8.4g

作り方

トマトは　小さめの角切りにする。
かにかまぼこは　縦に細く裂く。
盛りつける　器にトマトを盛って玉ねぎを散らし、かにかまぼこと青じそをのせる。まぜ合わせたAをかけ、全体をからめながら食べる。

材料（1人分）

トマト……小1個（120g）
青じそ（せん切り）…1枚分
玉ねぎ（みじん切り）…20g
かにかまぼこ………1本

A
- レモン果汁‥小さじ2
- しょうゆ……小さじ1
- 植物油……小さじ$\frac{1}{2}$

アドバイス　レモン果汁のかわりにかぼすやすだち、ゆずのしぼり汁を使ってもかまいません。また、仕上げにいりごまや削りがつおを少々振ってもよいでしょう。

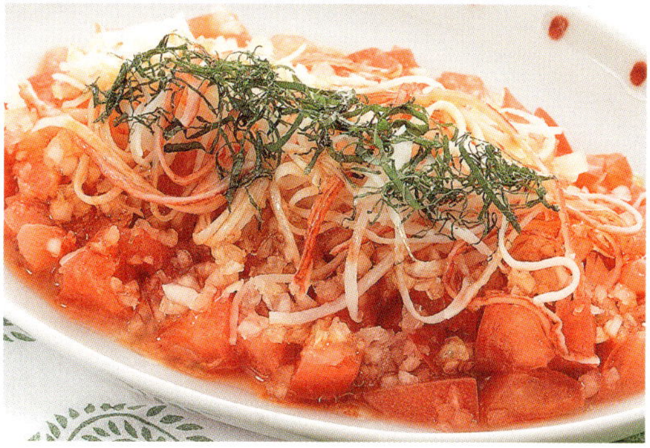

トマトサラダ　シンプルにトマトの甘みと酸味を味わう

60kcal　塩分0.3g　糖質4.6g

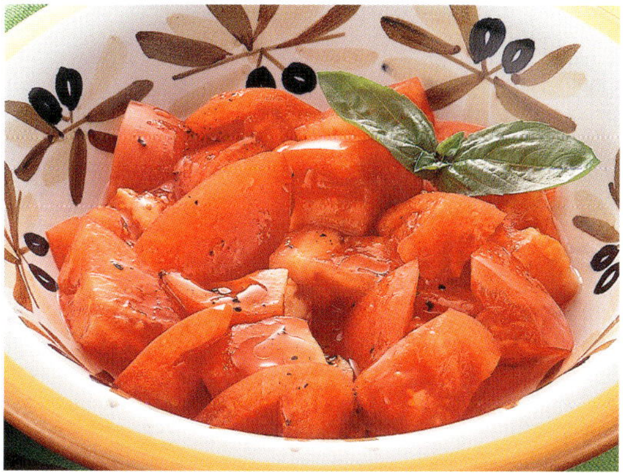

材料（1人分）

トマト……小1個（120g）

A
- りんご酢……大さじ$\frac{1}{2}$
- 塩………………少々
- 黒こしょう……少々
- オリーブ油…小さじ1

作り方

トマトは　食べやすい大きさに乱切りにする。
盛りつける　器にトマトを盛って、まぜ合わせたAを回しかけ、あればバジルの生葉を添える。

アドバイス　オリーブ油のかわりに同量の植物油を使ってもかまいません。

ブロッコリーサラダ

歯ごたえを楽しむ単品サラダ

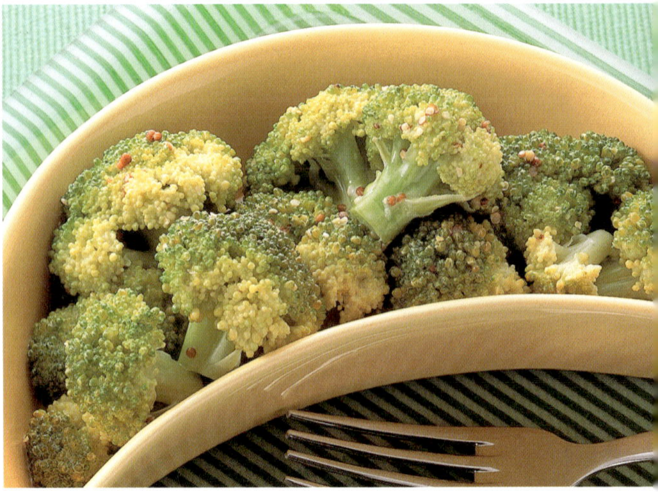

70kcal
塩分0.2g
糖質1.0g

材料（1人分）

ブロッコリー ………… $\frac{1}{2}$株（60g）

A
- マヨネーズ ………… 大さじ$\frac{1}{2}$
- 酢 …………………… 小さじ1
- 粒マスタード ………… 少々

作り方

1 ブロッコリーは小房に切り分け、鍋に沸かした熱湯で好みのかたさに強火でゆで、ざるに上げて水けをきっておく。

2 ボウルにAを入れ、よくまぜ合わせてマヨネーズソースを作る。

3 **2**に**1**を入れ、全体にからめる。

ブロッコリーのごまネーズ

クリーミィなソースで味わう

90kcal 塩分0.8g 糖質1.6g

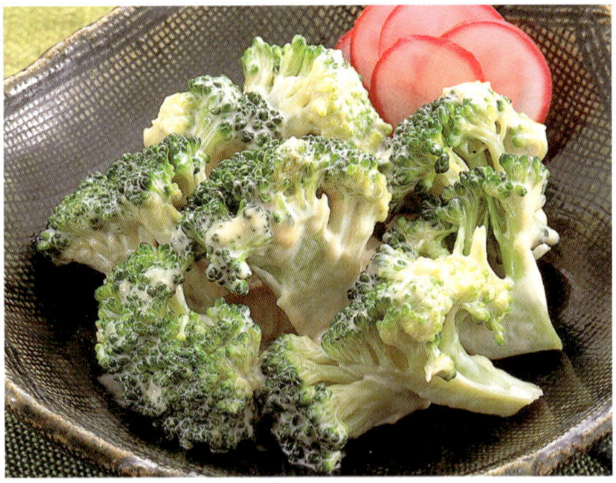

材料（1人分）

ブロッコリー …… $\frac{1}{2}$株（60g）

ラディッシュ ………… $\frac{1}{2}$個

A
- マヨネーズ …… 大さじ$\frac{1}{2}$
- 練り白ごま …… 小さじ$\frac{1}{2}$
- しょうゆ ……… 小さじ$\frac{2}{3}$

作り方

野菜は ブロッコリーは上段の「ブロッコリーサラダ」の作り方1と同様にする。ラディッシュは薄い輪切りにする。

あえる ボウルにAを入れてよくまぜ合わせ、ブロッコリーを入れてあえる。

盛りつける 器に盛り、ラディッシュを添える。

ブロッコリーとカリフラワーの温サラダ

本格ドレッシングでレストランの味わい

100kcal 塩分0.9g 糖質3.4g

作り方

野菜は ブロッコリーとカリフラワーは小房に切り分け、別々の鍋に沸かした熱湯でそれぞれ強火でゆでる。好みのかたさにゆで上がったらざるに上げる。

盛りつける 野菜はゆで汁をきって熱いうちに器に盛り、ゆで卵を散らし、よくまぜ合わせたAを回しかける。

材料（1人分）

ブロッコリー ………… $\frac{1}{4}$株（30g）

カリフラワー ………………… 60g

ゆで卵（みじん切り） ……… $\frac{1}{2}$個分

A
- 酢 ………………… 小さじ1
- 塩、こしょう ………… 各少々
- すりおろし玉ねぎ ‥ 小さじ2
- 粒マスタード ……… 小さじ1
- オリーブ油 ……… 小さじ$\frac{1}{2}$

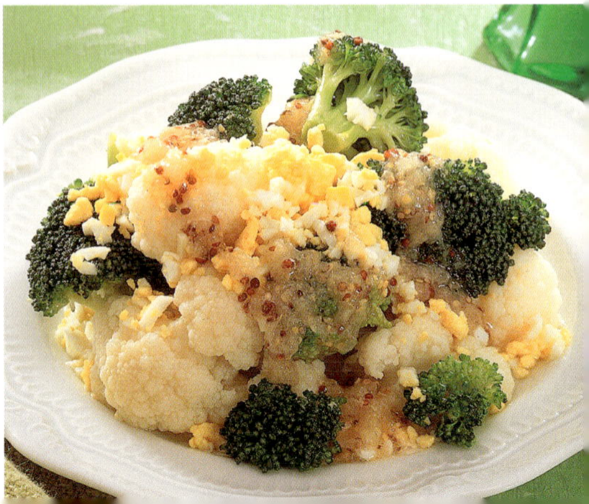

サラダのスタンダード　グリーンサラダ

材料（1人分）

70kcal
塩分0.8g
糖質1.9g

レタス………………… 2枚（60g）
クレソン…………… $\frac{1}{4}$束（10g）
きゅうり…………… $\frac{1}{4}$本（25g）
ピーマン…………… $\frac{1}{4}$個（10g）
A
- 酢………………… 小さじ1
- 塩、こしょう………… 各少々
- オリーブ油……… 小さじ$1\frac{1}{2}$

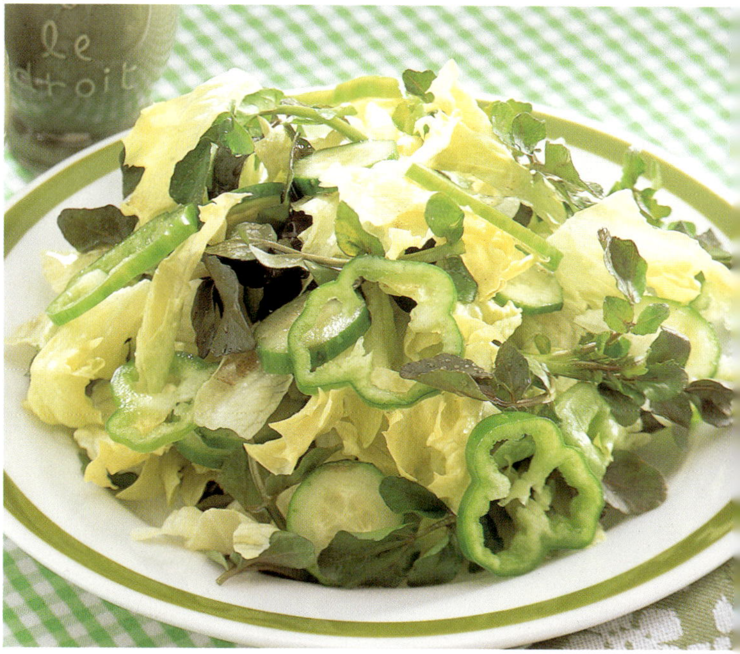

作り方

1 レタスは食べやすい大きさにちぎり、クレソンは葉先をつみとる。いっしょに冷水につけてシャキッとさせ、水けをよくきる。

2 きゅうりは3㎜厚さの輪切りにし、ピーマンも2～3㎜幅の輪切りにする。

3 小さなボウルに**A**を入れてよくまぜ、フレンチドレッシングを作る。

4 **1**と**2**をさっくりと合わせて器に盛り、**3**を回しかける。

焼きのりをのせて和風にアレンジ　レタスとのりのサラダ

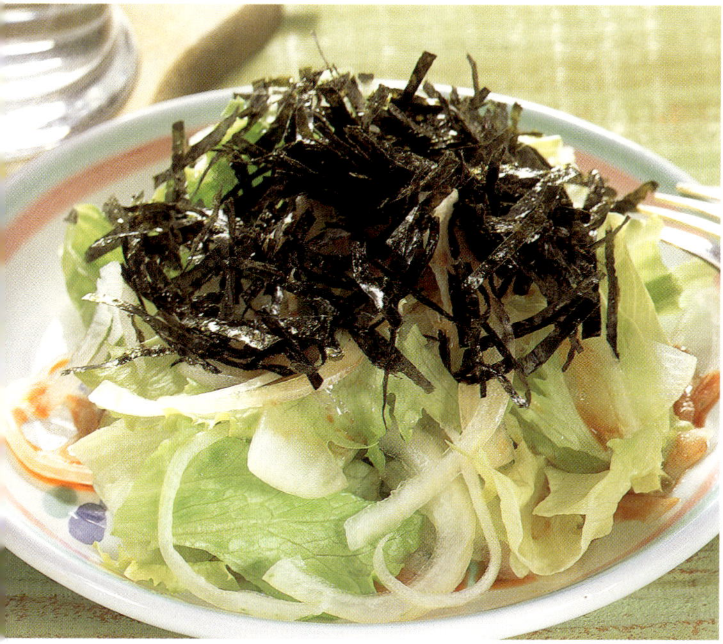

60kcal
塩分0.9g
糖質3.4g

材料（1人分）

レタス………………… 2枚（60g）
玉ねぎ……………………… 20g
焼きのり…………………… 1枚
A
- 酢……………… 小さじ1
- しょうゆ………… 小さじ1
- 植物油………… 小さじ1

作り方

野菜は　レタスは上段の「グリーンサラダ」の作り方1と同様にする。玉ねぎは薄切りにして15分ほど水につけ、キッチンペーパーで水けをとる。

焼きのりは　細切りにする。

盛りつける　野菜をさっくりと合わせて器に盛り、よくまぜ合わせた**A**を回しかけ、焼きのりをのせる。

さやいんげんのピーナッツバターあえ

市販のピーナッツバターでお手軽に

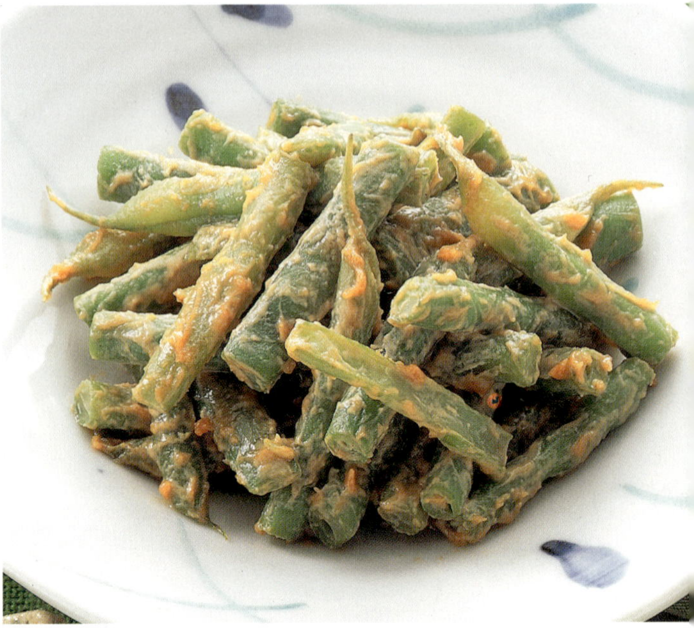

材料（1人分）

さやいんげん………………… 7本

A
- ピーナッツバター（市販品）………………… 小さじ$1\frac{1}{2}$
- 砂糖……………… 小さじ$\frac{1}{2}$
- しょうゆ………… 小さじ$\frac{1}{2}$

70kcal
塩分0.5g
糖質4.3g

作り方

1 さやいんげんは筋をとり、鍋に沸かした熱湯でややしんなりするまで強火でゆでる。水にとって冷まし、水けをきって3～4cm長さに切る。

2 Aをボウルに入れてよくまぜ合わせ、1をあえる。

アドバイス ピーナッツバターは、粒がまじっていないペーストタイプを使っています。ピーナッツバターを、同量の練りごまにかえてもかまいません。

小松菜のピーナッツバターあえ

さやいんげんを小松菜にかえたバリエーション

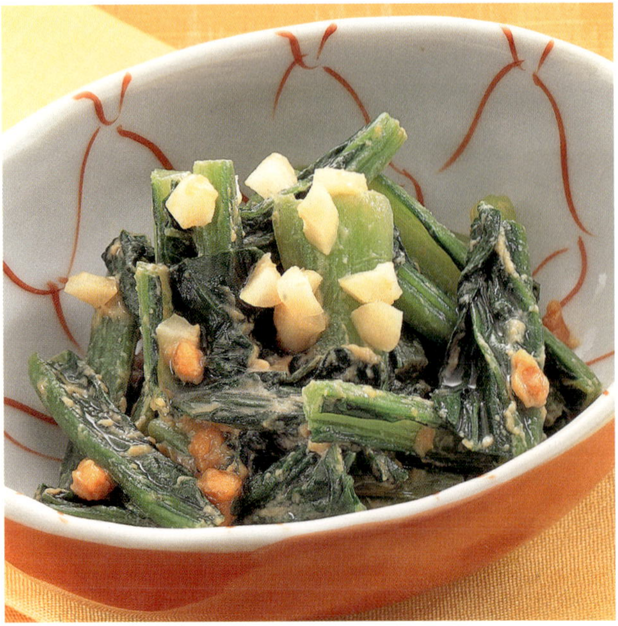

60kcal
塩分0.6g
糖質3.0g

材料（1人分）

小松菜……………… 2株（60g）

落花生（いったもの）………… 1粒

A
- ピーナッツバター（市販品）………………… 小さじ1
- しょうゆ、酢…… 各小さじ$\frac{1}{2}$
- 砂糖……………… 小さじ$\frac{1}{2}$
- 塩……………………… 少々

作り方

小松菜は 根元を切り落とし、鍋に沸かした熱湯でしんなりするまで強火でゆでる。水にとって冷まし、水けをしぼって3cm長さに切る。

落花生は 薄皮をとってあらいみじん切りにする。

あえる ボウルにAを入れてよくまぜ合わせ、ここに小松菜を入れてあえる。

盛りつける 器に盛り、落花生を散らす。

三色ナムル

ピリ辛だれであえる韓国風あえ物

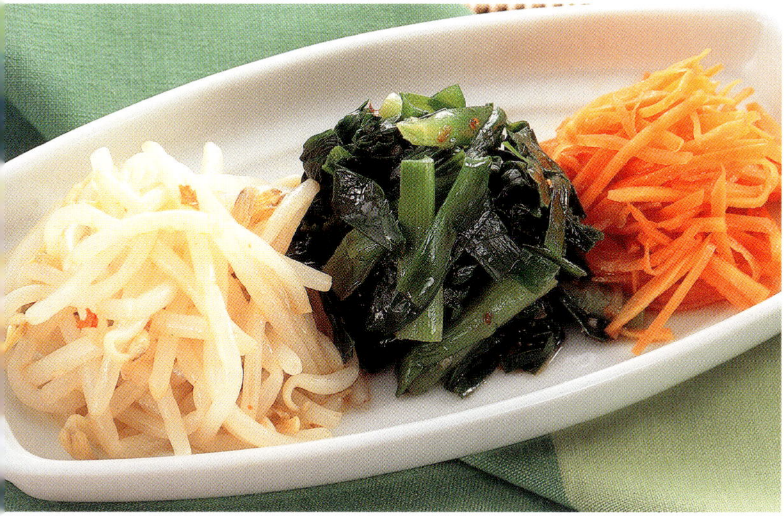

70kcal
塩分1.1g
糖質4.2g

材料（1人分）

にら……………………$\frac{1}{2}$束(50g)
もやし…………………$\frac{1}{5}$袋(50g)
にんじん………………1cm(10g)

A
- しょうゆ…………小さじ1
- 酢、砂糖………各小さじ$\frac{1}{2}$
- 豆板醤《トウバンジャン》…………………少々
- 長ねぎ(みじん切り)….1cm分
- ごま油……………小さじ1

作り方

1 にらは鍋に沸かした熱湯でしんなりするまで強火でゆで、水にとって冷まし、水けをしぼって3cm長さに切る。

2 もやしはひげ根をつみとり、熱湯でさっと強火でゆでてざるに上げ、冷ます。

3 にんじんは細切りにして、熱湯でしんなりするまで強火でゆで、ざるに上げて冷ます。

4 ボウルにAを合わせてまぜ、たれを作る。

5 **4**を3等分にし、**1**と**2**、**3**をそれぞれあえて器に盛り合わせる。

アドバイス にらのかわりに同量の春菊を使ってもかまいません。また、好みで、たれの中におろしにんにく少々を加えてもよいでしょう。

春菊と豆もやしのナムル

野菜をかえ、隠し味をきかせたたれで

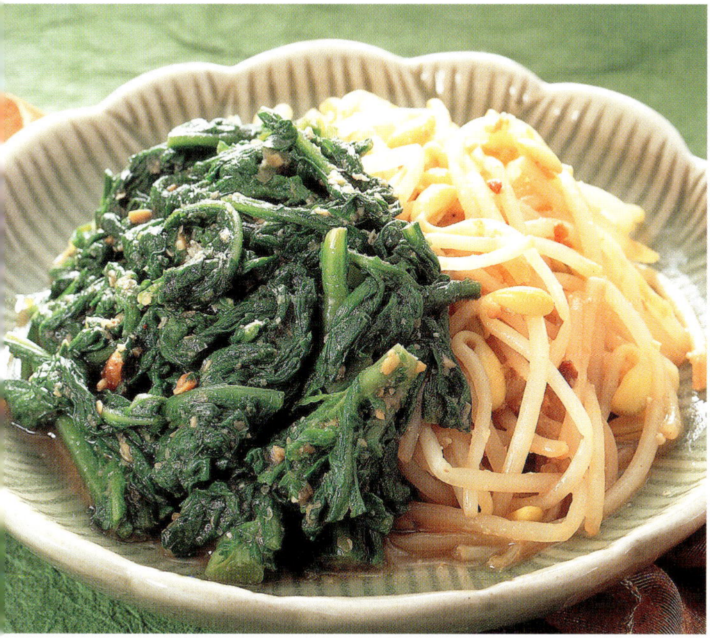

90kcal
塩分1.9g
糖質3.6g

材料（1人分）

春菊…………………$\frac{1}{4}$束(50g)
豆もやし……………………60g

A
- すり白ごま………小さじ1
- みそ………………小さじ1
- しょうゆ…………小さじ1
- 砂糖………………小さじ$\frac{1}{3}$
- おろしにんにく……….少々
- 豆板醤《トウバンジャン》…………………少々

作り方

野菜は　春菊はかたい根元を切り落とし、鍋に沸かした熱湯でしんなりするまで強火でゆで、水にとって冷ます。水けをよくしぼり、4～5cm長さに切る。豆もやしはひげ根をつみとり、鍋に沸かした熱湯でかために強火でゆで、ざるに上げて冷ます。

あえる　ボウルにAを入れてよくまぜ合わせ、2等分にして、春菊と豆もやしをそれぞれあえる。

春菊のごまあえ

香りのよいあえ衣であえる人気の和のおかず

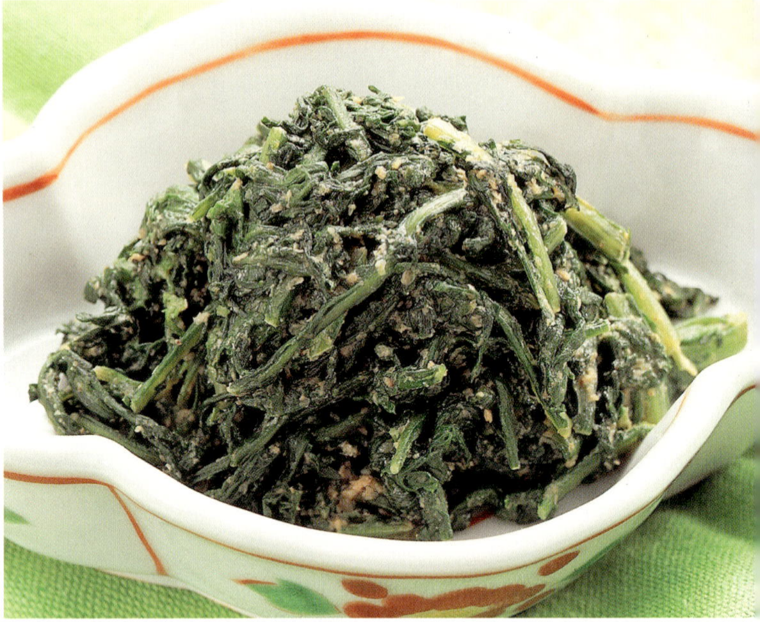

70kcal
塩分0.7g
糖質3.3g

材料（1人分）

春菊…………… $\frac{1}{4}$束（50g）

A
- すり白ごま…. 大さじ$\frac{1}{2}$
- しょうゆ……..小さじ$\frac{2}{3}$
- 砂糖…………小さじ$\frac{2}{3}$

作り方

1 春菊は、鍋に沸かした熱湯で強火でしんなりするまでゆで、水にとって冷ます。水けをよくしぼり、3～4㎝長さに切る。

2 ボウルにAを入れてよくまぜ合わせ、あえ衣を作る。

3 **2**に**1**を入れてあえる。

アドバイス あえ衣に使うごまは、白でも黒でも好みでかまいません。すりごまは、洗いごまをいってすり鉢ですって使うと、既製品にはない格別の味と香りを楽しめます。

ほうれんそうのごまあえ

ほうれんそうを黒ごまで

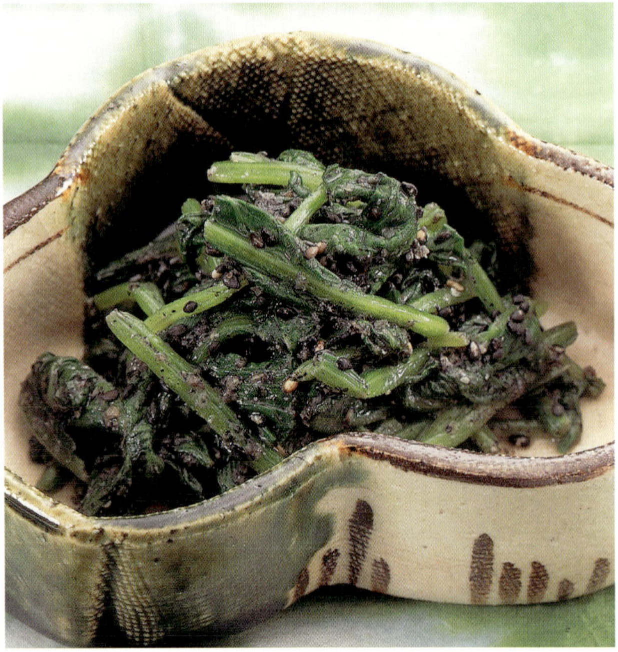

60kcal
塩分0.6g
糖質3.9g

材料（1人分）

ほうれんそう………… 2株（60g）

A
- すり黒ごま………… 小さじ1
- 薄口しょうゆ……… 小さじ$\frac{2}{3}$
- 砂糖………………… 小さじ1

いり黒ごま……………… 小さじ$\frac{1}{3}$

作り方

ほうれんそうは　鍋に沸かした熱湯でしんなりするまで強火でゆで、水にとって冷ます。水けをしぼって、3～4㎝長さに切る。

あえる　ボウルにAを入れてよくまぜ合わせ、ここにほうれんそうを入れてあえる。

盛りつける　器に盛り、いりごまを散らす。

さやいんげんのごまあえ　さやいんげんを白ごまで

70kcal　塩分0.6g　糖質5.3g

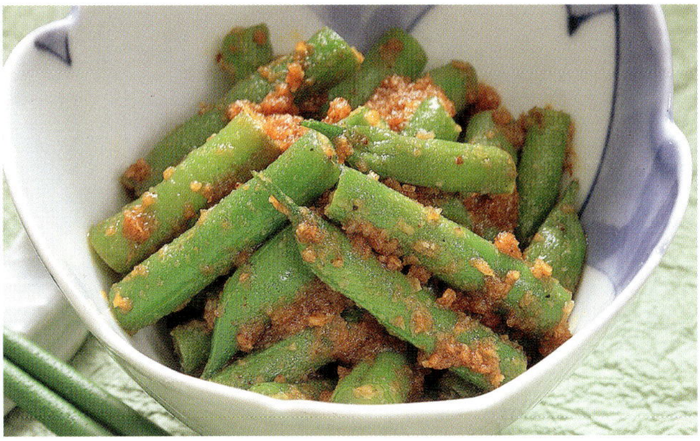

材料（1人分）

さやいんげん…………………… 7本

A
- すり白ごま……… 小さじ$1\frac{1}{2}$
- しょうゆ…………… 小さじ$\frac{2}{3}$
- 砂糖 ……………… 小さじ1

作り方

さやいんげんは　筋をとり、鍋に沸かした熱湯でしんなりするまで強火でゆでる。水にとり、冷ましてざるに上げ、長さを3～4等分に切る。

あえる　ボウルにAを入れてよくまぜ合わせ、ここにさやいんげんを入れてあえる。

クレソンのごまあえ　クレソンを白ごまで

50kcal　塩分0.6g　糖質3.7g

材料（1人分）

クレソン……… 1束（40g）

A
- すり白ごま‥ 小さじ1
- しょうゆ…… 小さじ$\frac{2}{3}$
- 砂糖………… 小さじ1

作り方

クレソンは　根元を切り落とし、鍋に沸かした熱湯でしんなりするまで強火でゆでる。水にとって冷まし、水けをしぼって3cm長さに切る。

あえる　ボウルにAを入れてよくまぜ合わせ、ここにクレソンを入れてあえる。

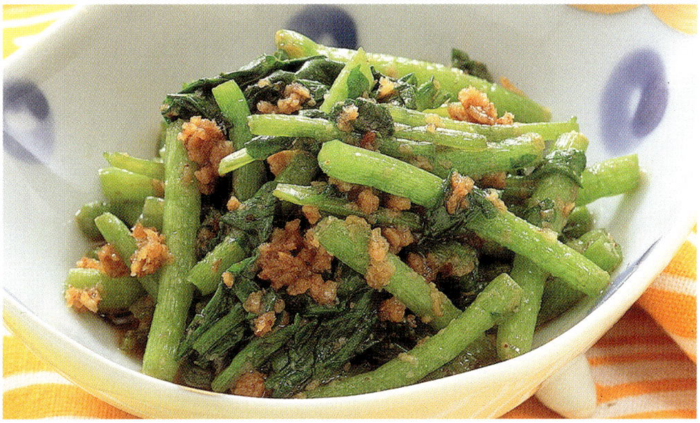

チンゲン菜と鶏肉のごまあえ

70kcal　塩分1.0g　糖質3.1g

鶏肉も加えて中華風のアレンジで

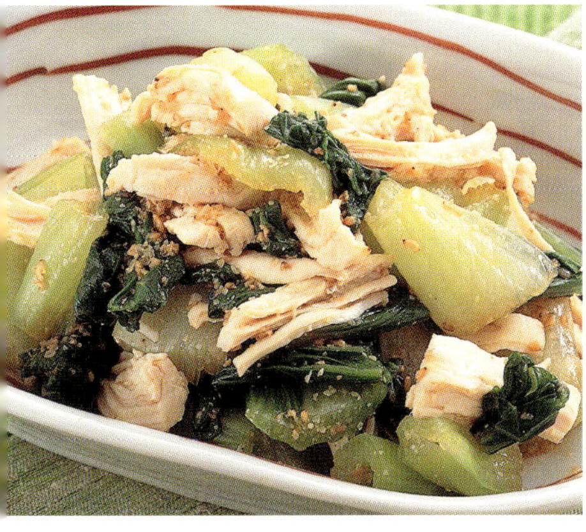

材料（1人分）

チンゲン菜 ……… 1株（100g）

鶏胸肉（皮なし）…………… 30g

A
- すり白ごま……… 小さじ$\frac{2}{3}$
- しょうゆ………… 小さじ1
- 砂糖 …………… 小さじ$\frac{1}{2}$

アドバイス　鶏胸肉（皮なし）は、かわりに同量のもも肉（皮なし）やささ身を使ってもかまいません。また、チンゲン菜も、同量の白菜やほうれんそうにかえてもよいでしょう。

作り方

チンゲン菜は　1枚ずつ葉をはがし、葉と茎の部分に切り分けて、それぞれざく切りにする。鍋に沸かした熱湯に茎の部分を入れて強火で1分ほどゆでたあと、葉の部分も加えてしんなりするまでゆでる。水にとって冷まし、水けをきっておく。

鶏肉は　耐熱皿にのせてラップをかけ、電子レンジで1分ほど加熱する。とり出して少し冷まし、手でこまかく裂く。

あえる　ボウルにAを入れてよくまぜ合わせ、ここにチンゲン菜と鶏肉を入れてあえる。

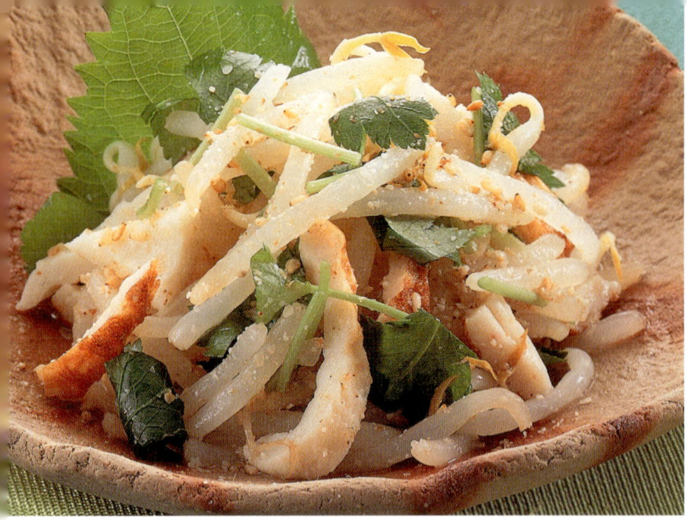

もやしとちくわのごま酢あえ

酢を加えたあえ衣でさっぱりと味わう

60kcal
塩分0.7g
糖質6.6g

材料（1人分）

もやし……………… $\frac{1}{5}$袋（50g）
三つ葉……………………… 3本
青じそ……………………… 1枚
ちくわ…………… 小$\frac{1}{2}$本（15g）
いり白ごま…………… 小さじ1
A 酢……………… 大さじ1
A だし汁…………… 小さじ1
A しょうゆ………… 小さじ$\frac{1}{2}$
A 砂糖……………… 小さじ1

作り方

1 もやしはひげ根をつみとり、鍋に沸かした熱湯でしんなりする程度に強火でさっとゆで、ざるに上げて水けをきる。
2 ちくわは縦半分に切って、端から斜め薄切りにする。
3 三つ葉は2㎝長さに切る。
4 すり鉢にいりごまを入れて軽くすり、Aを加えてよくすりまぜる。
5 4の中に1～3を入れてあえる。
6 器に青じそを敷き、5を盛る。

きゅうりと鶏肉のごま酢あえ

ヘルシーな食材を使ったアレンジ版

70kcal 塩分1.4g 糖質3.4g

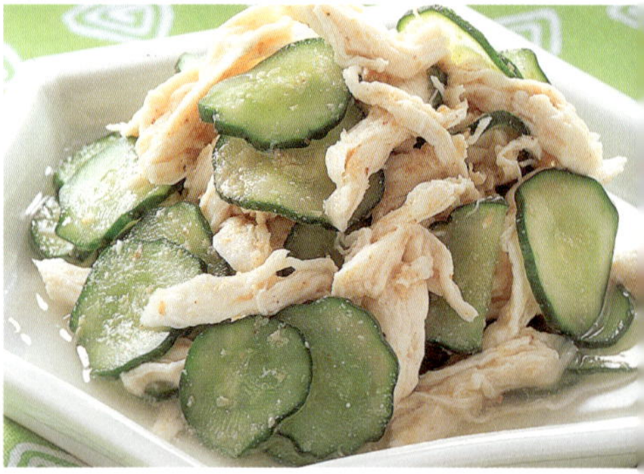

材料（1人分）

きゅうり……… 1本（100g）
鶏ささ身……… $\frac{1}{2}$本（20g）
A すり白ごま… 小さじ1
A 酢…………… 小さじ2
A だし汁……… 大さじ1
A 砂糖………… 小さじ$\frac{1}{3}$
A 塩…………………… 少々

作り方

きゅうりは 薄い輪切りにしてボウルに入れ、塩少々（分量外）を振ってしばらくおく。しんなりしたら水洗いして、軽く水けをしぼる。

鶏ささ身は 切り目を入れて白い筋を包丁でとり除く。これを鍋に沸かした熱湯で色が白く変わるまでゆで、冷めたら手で細く縦に裂く。

あえる ボウルにAを入れてよくまぜ合わせ、ここにきゅうりとささ身を入れてあえる。

白菜とわかめのごま酢あえ

低エネルギーな食材を使ったバリエーション

60kcal 塩分0.3g 糖質5.4g

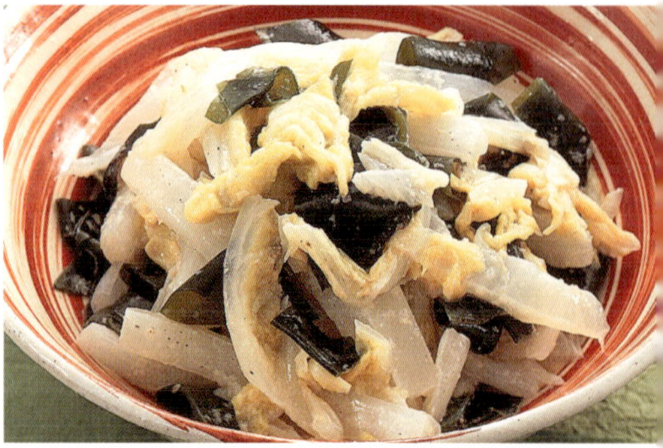

材料（1人分）

白菜………… 1枚（100g）
わかめ（もどしたもの）‥ 20g
A すり白ごま… 小さじ1
A 酢…………… 小さじ2
A 砂糖………… 小さじ1

作り方

白菜は 細切りにし、鍋に沸かした熱湯で歯ごたえが残る程度に強火でゆで、ざるに上げて水けをきっておく。

わかめは ざく切りにする。

あえる ボウルにAを入れてよくまぜ合わせ、ここに白菜とわかめを入れてあえる。

野菜の甘酢あえ

甘みをきかせた合わせ酢でおいしく

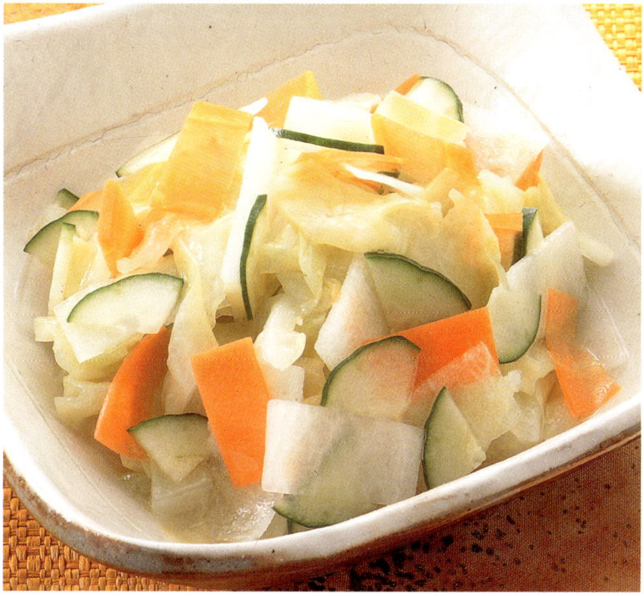

70kcal
塩分0.8g
糖質7.1g

材料（1人分）

キャベツ …………… $\frac{1}{2}$枚（30g）
大根 ………………………… 10g
きゅうり …………… $\frac{1}{5}$本（20g）
にんじん …………… 1㎝（10g）
A
- 酢 ………………… 小さじ2
- 塩 ……………………… 少々
- 砂糖 …………… 大さじ$\frac{1}{2}$
- 植物油 ………… 大さじ$\frac{1}{4}$

作り方

1 キャベツは2㎝角に切り、大根とにんじんは2〜3㎜厚さの短冊切りにする。きゅうりは薄いいちょう切りにする。

2 **1**をボウルに入れて塩少々（分量外）を振り、しばらくおく。しんなりしたら、水けをしぼる。

3 ボウルに**A**を合わせてよくまぜ合わせ、ここに**2**を入れてあえる。

白菜の中華風甘酢あえ　余った白菜で簡単に作れる一品

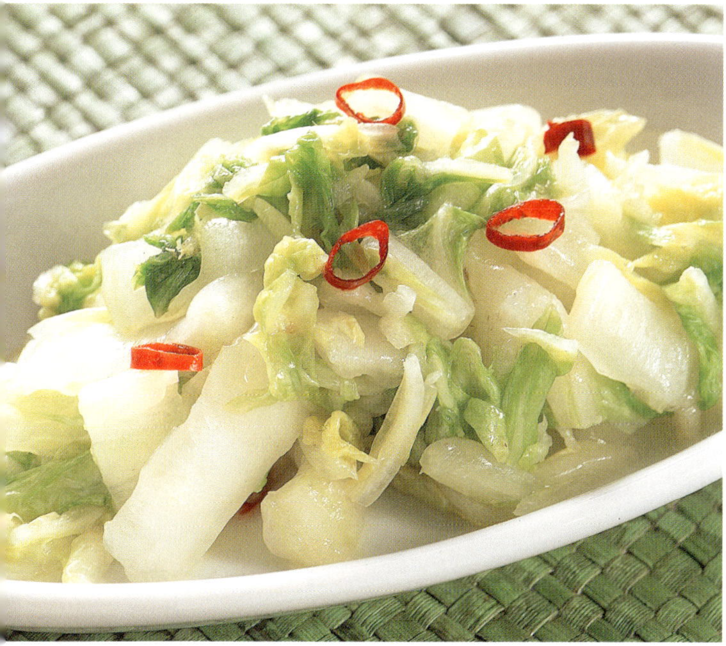

50kcal
塩分1.2g
糖質4.4g

材料（1人分）

白菜 ……………… 1枚（100g）
A
- 酢 ………………… 大さじ1
- 砂糖 …………… 小さじ$\frac{2}{3}$
- 赤とうがらし（小口切り） ……………………… 少々
- ごま油 ………… 小さじ$\frac{1}{2}$

作り方

白菜は　1.5㎝幅のざく切りにし、ボウルに入れる。塩少々（分量外）を振ってしばらくおき、しんなりしたら水けをしぼる。

あえる　ボウルに**A**を入れてよくまぜ合わせ、ここに白菜を入れてあえる。

アドバイス　白菜を**A**に入れて小一時間ほどおくと、おいしさが増します。

きゅうりとたこの酢の物

さっぱりと味わう酢の物の極めつき

70kcal
塩分1.2g
糖質2.6g

材料（1人分）

きゅうり…………… $\frac{1}{2}$本（50g）
わかめ（もどしたもの）……… 10g
ゆでだこ…………………… 50g
A
- 酢………………… 小さじ1
- 砂糖……………… 小さじ$\frac{1}{2}$
- 塩…………………… 少々

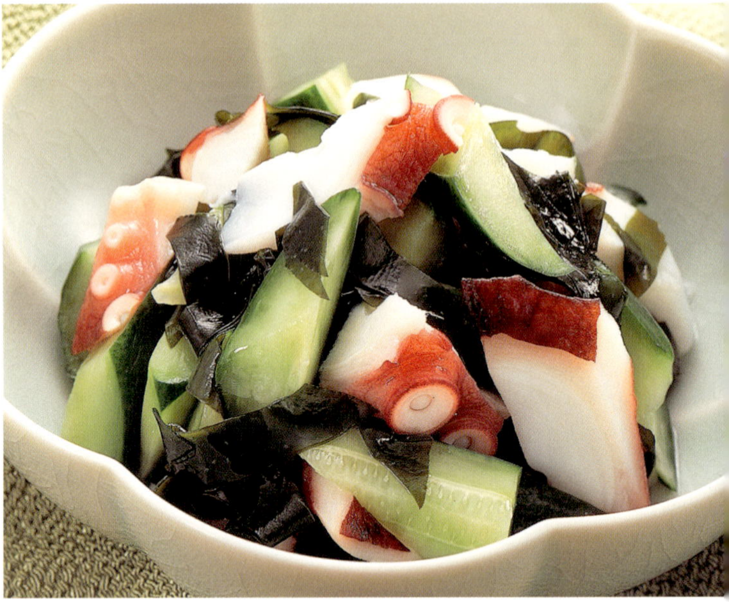

作り方

1 きゅうりは縦半分に切ったあと、斜め薄切りにする。これをボウルに入れて塩少々（分量外）を振ってまぜ、しんなりするまでおく。水洗いして、水けを軽くしぼる。
2 ゆでだこは一口大の乱切りにする。
3 わかめはざく切りにする。
4 ボウルに**A**を入れてまぜ合わせ、**1**～**3**をあえる。

きゅうりとかにの酢の物

たこをかににかえたバリエーション

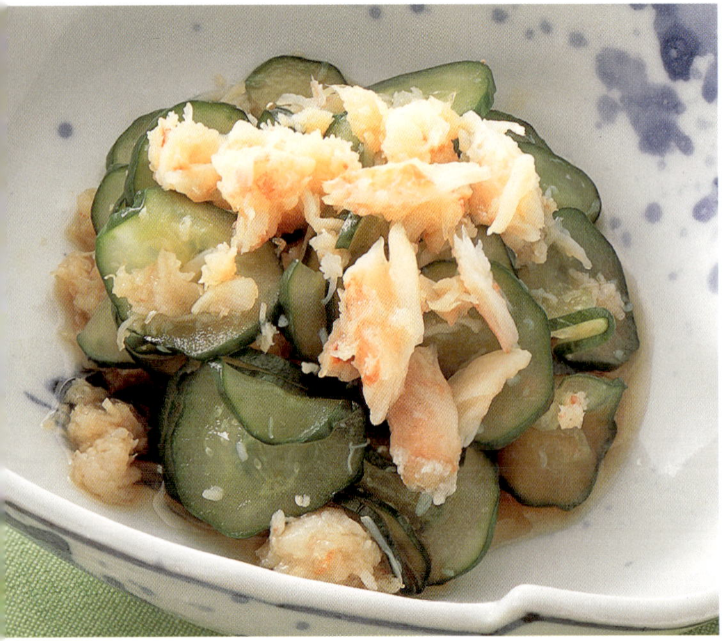

60kcal
塩分1.4g
糖質2.9g

材料（1人分）

きゅうり…………… $\frac{1}{2}$本（50g）
かに（水煮缶詰）…………… 30g
A
- 酢………………… 小さじ1
- 砂糖……………… 小さじ$\frac{1}{2}$
- しょうゆ………… 小さじ$\frac{1}{3}$
- しょうが汁……………… 少々
- ごま油…………… 小さじ$\frac{1}{2}$

作り方

きゅうりは　薄い小口切りにしてボウルに入れ、塩少々（分量外）を振る。しんなりしたら、水洗いして水けをしぼる。
あえる　ボウルに**A**を入れてよくまぜ合わせ、ここにきゅうりとかにを入れてあえる。

きゅうりとたこの中華風酢の物　たれをかえて中華風にアレンジ

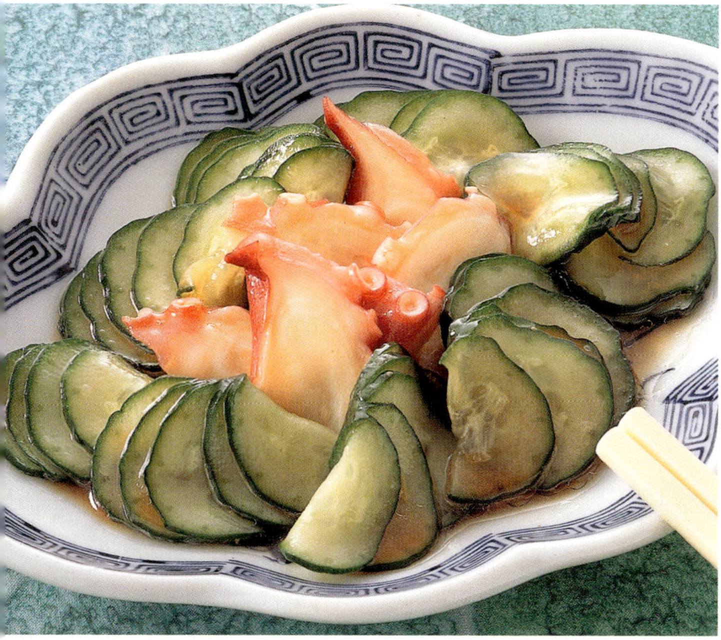

60kcal
塩分0.7g
糖質2.9g

材料（1人分）

きゅうり……………… $\frac{1}{2}$本（50g）
ゆでだこ……………………… 20g

A
- 酢…………………… 小さじ1
- しょうゆ………… 小さじ$\frac{2}{3}$
- 砂糖……………… 小さじ$\frac{1}{2}$
- ごま油…………… 小さじ$\frac{1}{2}$

作り方

きゅうりは　切り落とさない程度に端からこまかく切り目を入れていき、そのあと4～5切れ分ずつ切り離す。

ゆでだこは　薄切りにする。

あえる　ボウルにAを入れてよくまぜ合わせ、ここにきゅうりとゆでだこを入れてあえ、少しおいて味をなじませる。

アドバイス　ゆでだこのかわりに、蒸した同量の鶏胸肉（皮なし）や鶏ささ身を使ってもよいでしょう。

きゅうりとくらげの酢の物　たこをくらげにかえた中華風バリエーション

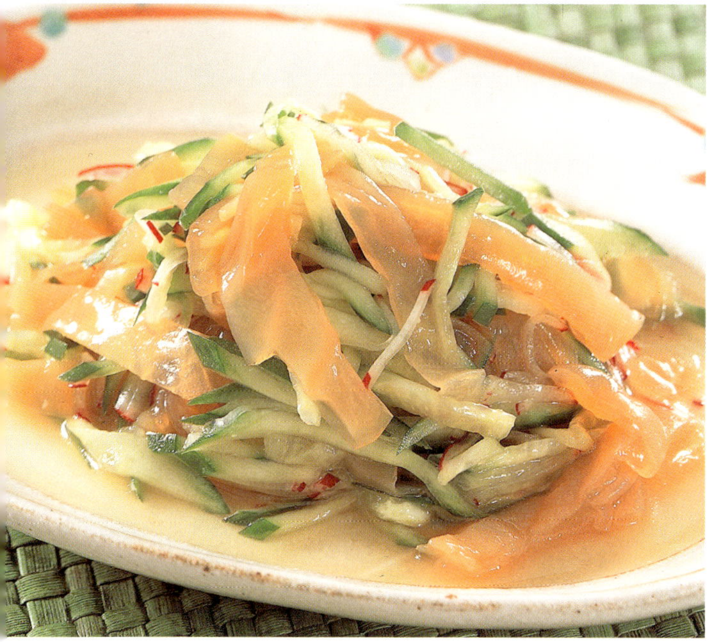

60kcal
塩分1.1g
糖質4.9g

材料（1人分）

きゅうり……………… $\frac{1}{2}$本（50g）
ラディッシュ………………… 1個
くらげ（塩抜きしたもの）……… 40g

A
- 酢…………………… 小さじ2
- しょうゆ………… 小さじ1
- 砂糖……………… 小さじ1
- スープ…………… 小さじ1
- ごま油…………… 小さじ1

※スープは、鶏がらスープの素（顆粒）少々を湯小さじ1でといたもの。

作り方

野菜は　きゅうりは斜め薄切りにし、これをせん切りにする。ラディッシュもせん切りにする。

くらげは　食べやすい長さに切る。

あえる　ボウルにAを入れてよくまぜ合わせ、ここに野菜とくらげを入れてあえ、少しおいて味をなじませる。

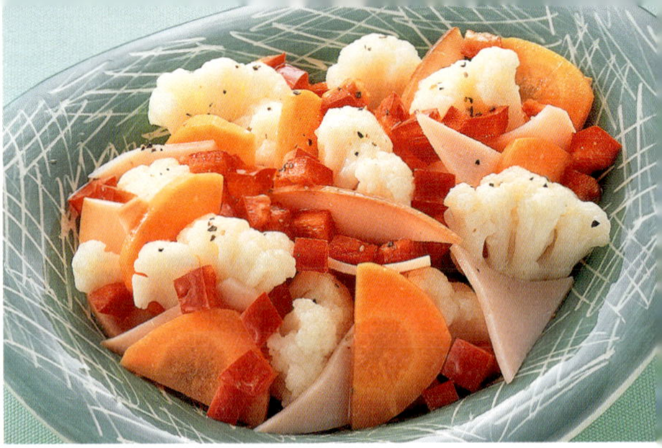

カリフラワーのマリネ

マリネ液に漬け込んでさっぱりと味わう

90kcal　塩分0.7g　糖質2.6g

材料（1人分）

カリフラワー……………50g
にんじん…………1cm(10g)
赤ピーマン……… $\frac{1}{4}$ 個(10g)
ロースハム…………1枚(15g)
A ┌酢……………大さじ $\frac{1}{2}$
　│塩…………………少々
　│黒こしょう…………少々
　└オリーブ油……小さじ1

作り方

1. カリフラワーは小房に切り分け、鍋に沸かした熱湯で中火で7～8分ゆで、ざるに上げて水けをきっておく。
2. にんじんは薄い半月切り、赤ピーマンはあらいみじん切りにする。
3. ロースハムは小さめの三角に切る。
4. ボウルにAを入れてよくまぜ合わせ、フレンチドレッシングを作る。ここに1～3を入れて全体をあえ、そのまま1時間ほどおいて味をなじませる。

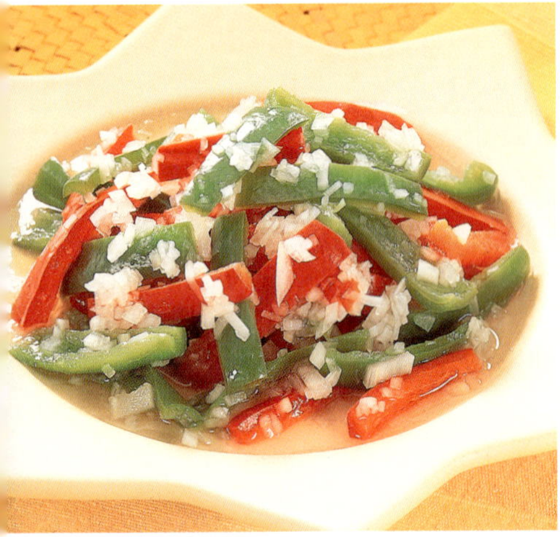

ピーマンと赤ピーマンのマリネ

色鮮やかなピーマンの組み合わせで

50kcal
塩分1.0g
糖質5.4g

材料（1人分）

ピーマン……………1個(40g)
赤ピーマン……………………40g
玉ねぎ……………………20g
セロリ……………………10g
A ┌スープ………… $\frac{1}{4}$ カップ
　│酢…………………小さじ2
　│塩、こしょう…………各少々
　└オリーブ油………小さじ $\frac{1}{2}$

※スープは、コンソメスープの素(顆粒)少々を湯 $\frac{1}{4}$ カップでといたもの。

作り方

野菜は　ピーマンと赤ピーマンは縦半分に切ってヘタと種を除き、鍋に沸かした熱湯で強火でゆでる。しんなりしたらざるに上げて水けをきり、1cm幅に切る。玉ねぎとセロリはそれぞれみじん切りにする。

漬け込む　ボウルにAを入れてよくまぜ合わせ、マリネ液を作る。ここに野菜を入れてあえ、1時間以上漬け込む。

焼きアスパラの和風マリネ

しょうゆ風味のマリネ液に漬けて和風に

70kcal
塩分1.5g
糖質4.8g

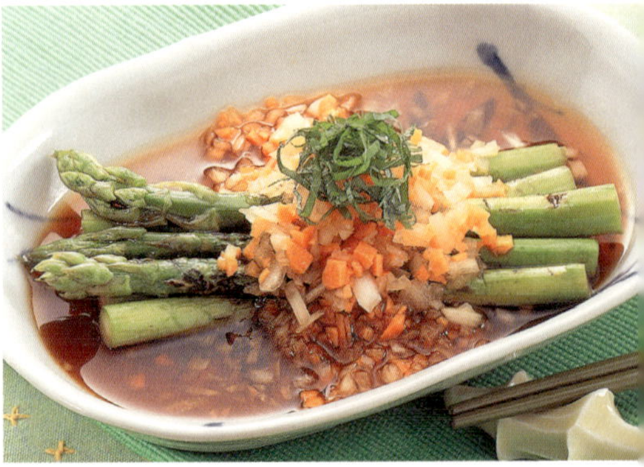

材料（1人分）

グリーンアスパラガス‥ 3本(60g)
玉ねぎ(みじん切り)…… 大さじ2
にんじん(みじん切り)… 大さじ1
青じそ(せん切り)………… 1枚分
A ┌だし汁…………大さじ $1\frac{1}{2}$
　│しょうゆ…………大さじ $\frac{1}{2}$
　│酢…………………小さじ1
　│レモン汁…………小さじ1
　│植物油……………小さじ1
　└塩、こしょう…………各少々

作り方

アスパラガスは　根元のかたい部分を切り落とし、ところどころ皮をむく。十分に熱した焼き網にのせ、中火でときどき回転させながら焦げ目がつくまで焼き、長さを2～3等分に切る。

漬け込む　ボウルにAを入れてよくまぜ合わせ、マリネ液を作る。バットなどに、玉ねぎとにんじん、マリネ液を入れ、アスパラガスを熱いうちに漬け込んで、そのまま1時間ほどおく。

盛りつける　アスパラガスをマリネ液ごと器に盛り、青じそをのせる。

根菜類たっぷりの食べる汁物　けんちん汁

材料（1人分）

大根…………………………… 20g
にんじん……………… 1cm（10g）
ごぼう………………… 5cm（15g）
里いも……………… $\frac{1}{3}$個（20g）
長ねぎ……………… $\frac{1}{6}$本（10g）
木綿豆腐…………… $\frac{1}{6}$丁（50g）
板こんにゃく……………… 30g
だし汁…………………… 1カップ
しょうゆ……………… 小さじ2
植物油……………… 小さじ$\frac{1}{2}$

100kcal
塩分1.9g
糖質7.5g

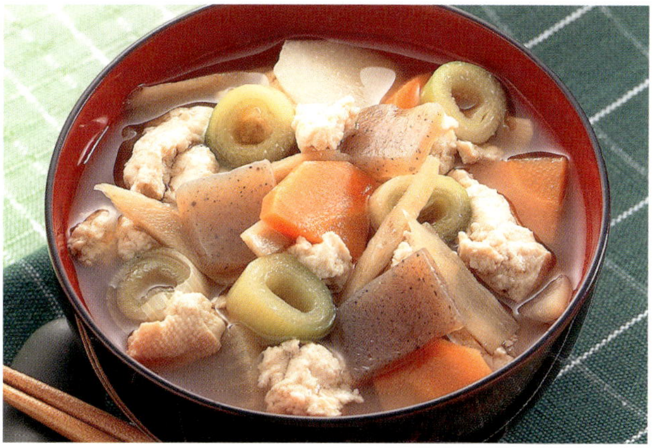

作り方

1 木綿豆腐は、ボウルに重ねたざるにのせて自然に水抜きをしておく。
2 大根とにんじんはいちょう切りにする。ごぼうはささがきにし、水に5分ほどつけてアクを抜く。
3 里いもは輪切りにし、塩少々（分量外）を振ってもんでぬめりを出し、水で洗う。
4 長ねぎは1cm幅に切る。
5 板こんにゃくは鍋に沸かした熱湯で1分ほど強火でゆで、2cm角の薄切りにする。
6 鍋に植物油を入れて強火で熱し、**2**と**3**を軽く炒める。全体に油が回ったら**5**と**4**も加え、**1**を手でくずし入れてざっと炒め合わせる。
7 **6**にだし汁を入れて野菜がやわらかくなるまで弱めの中火で煮、しょうゆを加えて火を止める。

体が温まる具だくさんのおかず汁　のっぺい汁

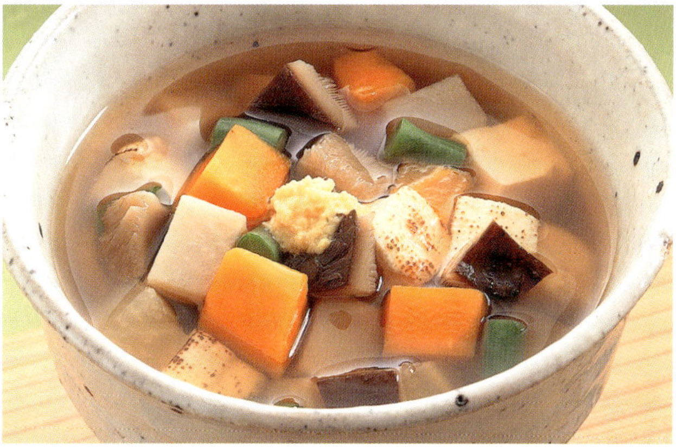

90kcal
塩分1.7g
糖質9.1g

材料（1人分）

里いも……………… $\frac{1}{2}$個（30g）
大根、にんじん……………… 各20g
さやいんげん………………… 1本
干ししいたけ………………… 1個
おろししょうが……………… 少々
焼き豆腐……………………… 40g
だし汁……………… 1$\frac{1}{2}$カップ
A ┌しょうゆ、日本酒… 各小さじ$\frac{2}{3}$
　 └塩……………………… 少々
B ┌かたくり粉………… 小さじ$\frac{1}{2}$
　 └水……………………… 小さじ1

作り方

1 干ししいたけはもどし、軸を切り落として1cm角に切る。
2 里いもと大根、にんじんは1cm角に切り、里いもは塩少々（分量外）を振って軽くもんでぬめりを出し、水で洗う。さやいんげんは筋をとって1cm幅に切る。
3 焼き豆腐も1cm角に切る。
4 鍋にだし汁と**1**、**2**を入れて火にかけ、強火で煮る。煮立ったら弱火にして野菜がやわらかくなったら**3**を加える。
5 **4**に**A**を加えて味つけし、まぜ合わせた**B**を回し入れてとろみをつけ、火を止める。
6 **5**を椀に盛り、おろししょうがをのせる。

アドバイス 焼き豆腐は、同量の木綿豆腐にかえてもかまいません。

豚肉のコクが野菜にじんわりしみた とん汁

100kcal
塩分1.5g
糖質8.9g

材料（1人分）

豚もも薄切り肉……… 1枚(20g)
木綿豆腐…………………… 20g
大根………………………… 20g
にんじん…………… 2cm(20g)
玉ねぎ……………………… 20g
里いも……………… $\frac{1}{2}$個(30g)
だし汁…………………… 1カップ
みそ…………………… 大さじ$\frac{1}{2}$
塩…………………………… 少々

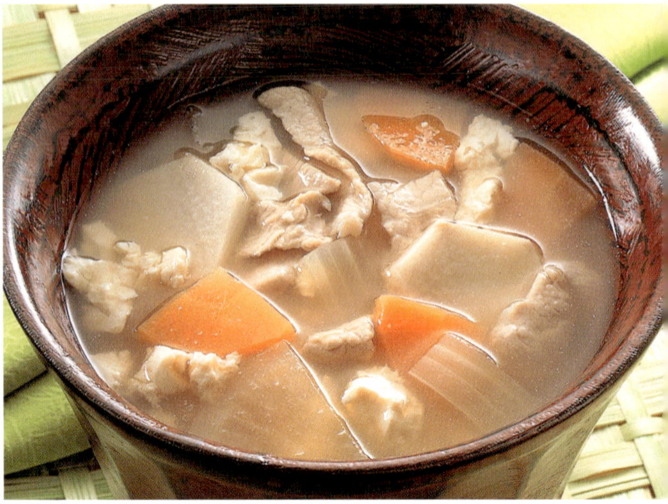

作り方

1 大根とにんじんは、薄いいちょう切りにする。玉ねぎはくし形切りにして長さを半分に切る。
2 里いもは4～5mm厚さの輪切りにし、塩少々（分量外）を振って手でよくもんでぬめりを出し、水で洗う。
3 豚もも肉は1cm幅に切る。
4 鍋にだし汁と**1**、**2**を入れて強火にかけ、煮立ったら弱火にして野菜がやわらかくなるまで煮る。
5 **4**に**3**を加えて強火にし、木綿豆腐も手でくずし入れて一煮する。火を弱めてみそをとき入れ、塩で味をととのえて火を止める。

野菜それぞれのうまみがおいしいだしに 具だくさんのみそ汁風

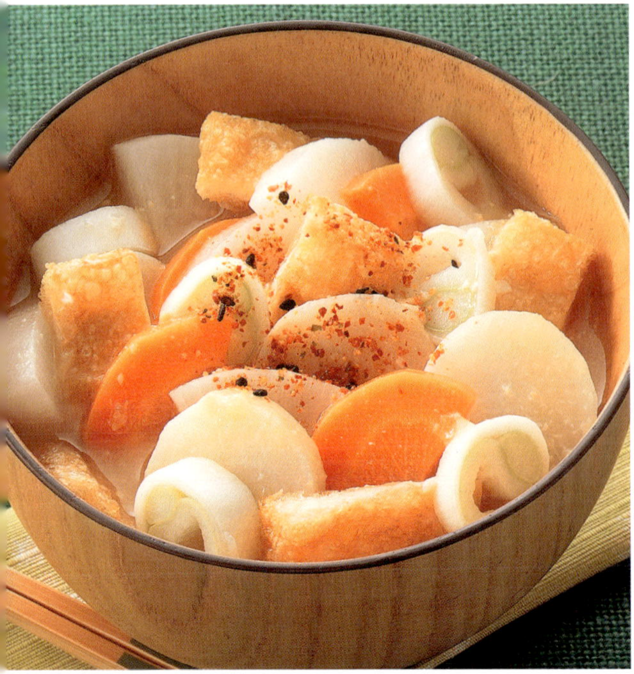

80kcal
塩分1.2g
糖質6.2g

材料（1人分）

大根………………………… 30g
にんじん…………… 1cm(10g)
里いも……………… $\frac{1}{3}$個(20g)
長ねぎ……………… $\frac{1}{6}$本(10g)
油揚げ……………… $\frac{1}{2}$枚(10g)
だし汁…………………… $\frac{1}{2}$カップ
みそ…………………… 大さじ$\frac{1}{2}$
七味とうがらし……………… 少々

作り方

1 大根は3～4mm厚さのいちょう切り、にんじんは同じ厚さの半月切りにする。
2 里いもは2～3mm厚さの輪切りにし、鍋に沸かした熱湯で1～2分ゆで、水にとってぬめりを洗い流し、ざるに上げる。
3 長ねぎは小口切りにする。
4 油揚げは熱湯をかけて油抜きをし、短冊切りにする。
5 鍋にだし汁と**1**と**2**を入れて強火にかけ、煮立ったら弱めの中火にして野菜がやわらかくなるまで煮、**4**を加える。
6 **5**にみそをとき入れ、**3**を加えて強火で一煮し、火を止める。
7 **6**を椀に盛り、七味とうがらしを振る。

野菜類の量が足りないときに
追加する小さなおかず

もう一品

この「もう一品」（192～217ページ）の中から1品追加します。

本書では、1食分の献立を、主食に、主菜と副菜の2品のおかずをつける形で構成します。ただし、選んだ主菜料理に「野菜追加マーク」がついていたり、主菜料理のつけ合わせを省いたり、あるいは主菜と副菜だけではもの足りなかったりするときは、この「もう一品」の中から1品追加しましょう。

1食分はこのように選びます

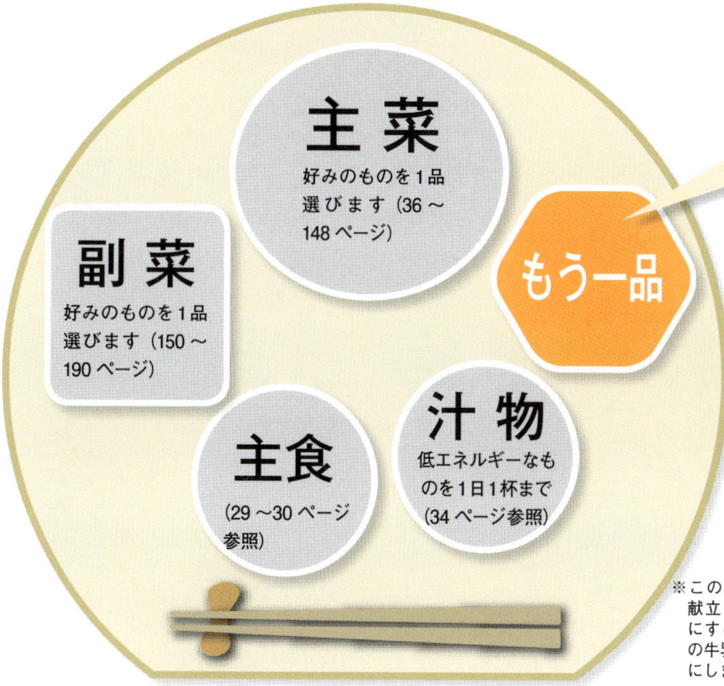

主菜
好みのものを1品選びます（36～148ページ）
副菜
好みのものを1品選びます（150～190ページ）
もう一品
主食
（29～30ページ参照）
汁物
低エネルギーなものを1日1杯まで（34ページ参照）

※このように組み合わせた献立を1日3食とるようにするほか、決められた量の牛乳・乳製品をとるようにします（33ページ参照）。

■材料の分量表示はすべて1人分です。
■記載のエネルギー量、塩分量、糖質量は、いずれも1人分あたりの目安です。塩分量は、材料に含まれる食塩量（食塩相当量）のことです。エネルギー量は、一の位を四捨五入して10kcal刻みで示してあります。
■本書では、料理によって、いくつかのバリエーションやアレンジ、応用のレシピを紹介してあります。「もう一品」では、そうしたレシピには、料理名の下に薄く三角形の印（　　）をつけてあります。

●材料の分量は、特に指定がない限り、原則として正味量（野菜ならヘタや皮などを除いた、純粋に食べられる量）で表示してあります。
●材料は、特に指定がない限り、原則として水洗いをすませ、野菜などは皮をむくなどの下ごしらえをしたものを使います。
●家族の分もまとめて作る場合は、材料の分量を人数分だけ掛け算してふやしてください。ただ、そうすると味が濃くなりがちなので、調味料は少なめにすることをおすすめします。

ほうれんそうのおひたし

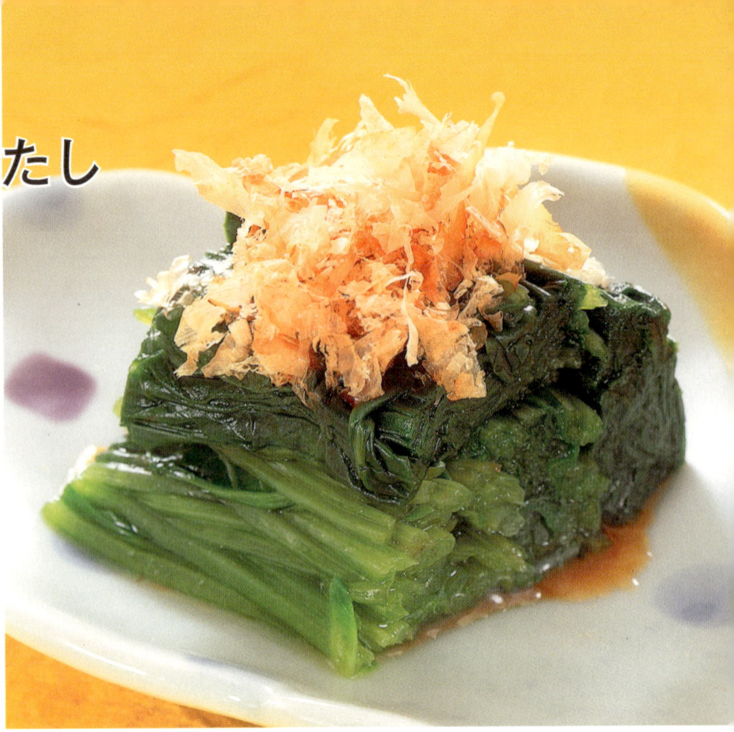

材料（1人分）

ほうれんそう ………… 2株（60g）
削りがつお …………… ひとつまみ
A ┌ だし汁 …………… 小さじ2
　 └ しょうゆ ………… 小さじ$\frac{1}{2}$

20kcal
塩分0.4g
糖質0.5g

作り方

1 ほうれんそうは鍋に沸かした熱湯でしんなりするまで強火でゆで、水にとって冷まし、水けをしぼって3〜4㎝長さに切る。
2 1を器に盛って削りがつおをのせ、まぜ合わせたAをかける。

アドバイス ほうれんそうのほかに、同量のつまみ菜、貝割れ菜、小松菜などの緑黄色野菜でも応用できます。

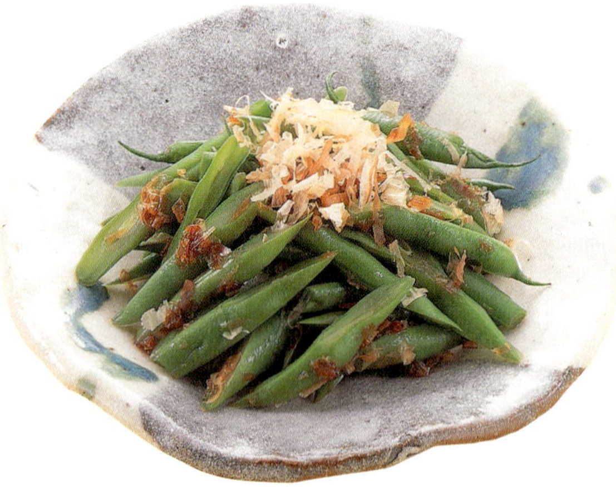

さやいんげんのおひたし

材料（1人分）

さやいんげん ………… 7本（50g）
しょうゆ ……………… 小さじ$\frac{1}{2}$
削りがつお ………… ひとつまみ

20kcal
塩分0.4g
糖質1.7g

作り方

1 さやいんげんは筋をとり、鍋に沸かした熱湯でややしんなりするまで強火でゆでる。水にとって冷まし、水けをきって斜め切りにする。
2 ボウルに1を入れ、しょうゆと削りがつおの半量を加えてまぜる。
3 2を器に盛り、削りがつおの残りをのせる。

ほうれんそうとまいたけのおひたし

材料（1人分）

ほうれんそう ………… 2株（60g）
まいたけ ………… $\frac{1}{3}$パック（30g）
しょうゆ ………………… 小さじ1

20kcal
塩分0.9g
糖質0.8g

作り方

1 ほうれんそうは上段の作り方1と同様にする。
2 まいたけは小分けにし、鍋に沸かした熱湯でしんなりするまで強火でゆでてざるに上げ、冷ましておく。
3 ボウルに1と2を入れ、しょうゆも加えてよくまぜ、器に盛る。

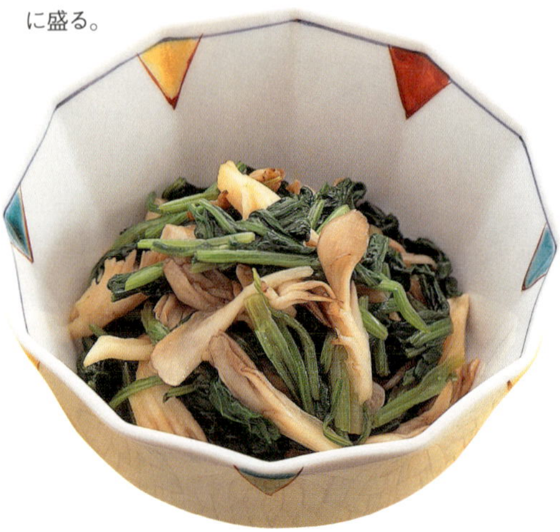

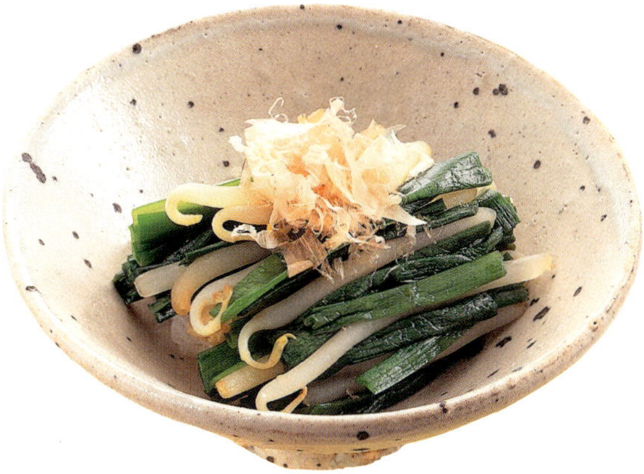

小松菜としめじのおひたし

材料（1人分）

小松菜……………………………40g
しめじ……………… $\frac{1}{3}$ パック（30g）
A［だし汁…………… 小さじ1
　 しょうゆ…………… 小さじ $\frac{2}{3}$
いり白ごま…………………… 少々

20kcal
塩分0.6g
糖質1.1g

作り方

1　小松菜は鍋に沸かしたたっぷりの熱湯でしんなりするまで強火でゆで、水にとって冷まし、水けをしぼって3cm長さに切る。
2　しめじは根元を切り落として小分けにし、鍋に沸かした熱湯に入れ、再沸騰してしんなりしたらざるに上げて水けをきる。
3　**1**と**2**を合わせて器に盛り、まぜ合わせた**A**をかけ、いりごまを散らす。

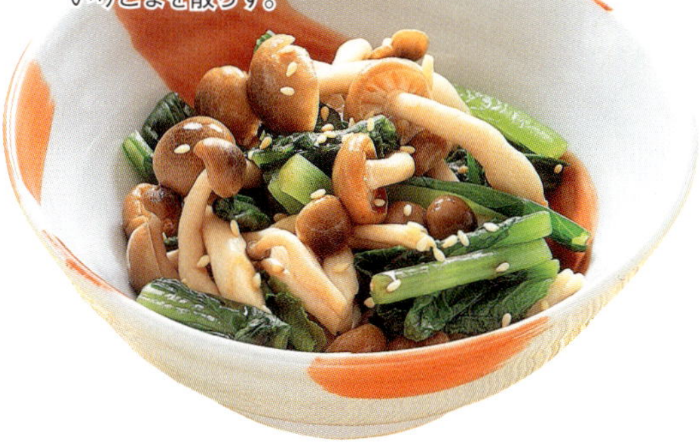

にらともやしのおひたし

材料（1人分）

にら…………………… $\frac{1}{3}$ 束（30g）
もやし……………………………20g
しょうゆ……………… 小さじ $\frac{1}{2}$
削りがつお…………… ひとつまみ

20kcal
塩分0.4g
糖質0.9g

作り方

1　にらは、鍋に沸かした熱湯で強火で20秒ほどゆでる。水にとって冷まし、水けをしぼって3cm長さに切る。
2　もやしはひげ根をつみとり、鍋に沸かした熱湯でさっと強火でゆで、ざるに上げて冷ます。
3　**1**と**2**を合わせて器に盛り、しょうゆをかけて、削りがつおをのせる。

根三つ葉としめじのおひたし

材料（1人分）

根三つ葉……………… $\frac{1}{4}$ 束（50g）
しめじ……………… $\frac{1}{4}$ パック（25g）
しょうゆ……………… 小さじ $\frac{2}{3}$
削りがつお…………… ひとつまみ

20kcal
塩分0.6g
糖質1.4g

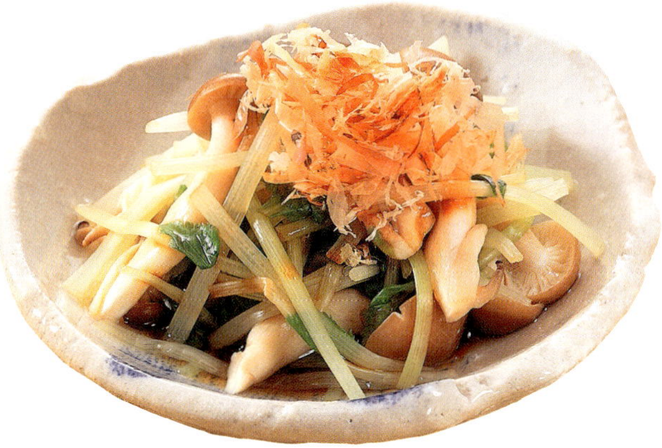

作り方

1　根三つ葉は根元を切り落とし、鍋に沸かした熱湯に根元から入れ、ひと呼吸おいて葉先まで沈め、再沸騰してから強火で20秒ほどゆでる。しんなりしたら水にとって冷まし、水けをしぼって3～4cm長さに切る。
2　しめじは根元を切り落として小分けにし、鍋に沸かした熱湯に入れて強火でゆで、再沸騰してしんなりしたら、ざるに上げて水けをきる。
3　ボウルに**1**と**2**を入れてざっとまぜ、器に盛って削りがつおをのせる。食べる直前にしょうゆをかける。

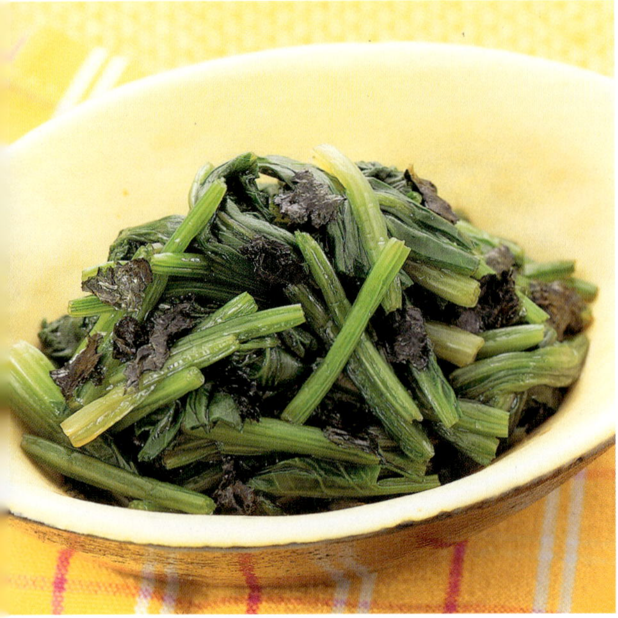

ほうれんそうののりあえ

材料（1人分）

ほうれんそう………… 2株（60g）
A ┌しょうゆ………… 小さじ$\frac{1}{2}$
A └だし汁……………… 小さじ1
焼きのり……………………… $\frac{1}{3}$枚

20kcal
塩分0.4g
糖質0.5g

作り方

1 ほうれんそうは鍋に沸かした熱湯に茎のほうから先に入れ、しんなりするまで強火でゆでる。水にとって冷まし、水けをしぼって3～4cm長さに切る。
2 ボウルにAを合わせてまぜ、**1**を入れてあえる。
3 **2**に焼きのりを手で小さくちぎって加え、軽くまぜて器に盛る。

アドバイス ほうれんそうのかわりに、同量の小松菜やチンゲン菜、貝割れ菜、菜の花などの野菜を使ってもかまいません。焼きのりの分量は、好みでふやすことができます。ただし、味つけのりには塩分が含まれているので、焼きのりを使うようにしましょう。

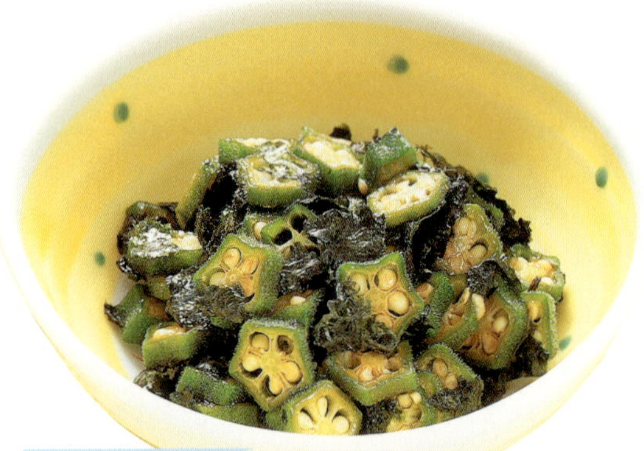

オクラのもみのりあえ

材料（1人分）

オクラ……………………………… 5本
A ┌しょうゆ…………… 小さじ$\frac{2}{3}$
A └だし汁……………… 小さじ1
焼きのり……………………… $\frac{1}{3}$枚

20kcal
塩分0.6g
糖質1.2g

作り方

1 オクラはさっと水で洗い、塩少々（分量外）を振って、手で軽くこすってうぶ毛をとる。
2 鍋に沸かした熱湯に**1**を入れて1～2分強火でゆで、水にとって冷ます。ヘタを切り落とし、3mm幅の小口切りにする。
3 **2**をボウルに入れてAを加え、焼きのりを手で小さくちぎって入れて全体にあえる。

三つ葉としめじの磯あえ

材料（1人分）

糸三つ葉……………………… 50g
しめじ………………………… 10g
A ┌しょうゆ…………… 小さじ$\frac{1}{2}$
A └酢……………………… 小さじ$\frac{1}{2}$
焼きのり……………………… $\frac{1}{3}$枚

10kcal
塩分0.4g
糖質0.8g

作り方

1 糸三つ葉は鍋に沸かした熱湯で強火でさっとゆで、しんなりしたら水にとって冷ます。水けをしぼり、3cm長さに切る。
2 しめじは根元を切り落として小分けにし、熱湯でしんなりするまで強火でゆでてざるに上げ、水けをきっておく。
3 ボウルにAを合わせてまぜ、**1**と**2**を入れてあえる。器に盛る直前に焼きのりを手で小さくちぎって加え、全体にあえて器に盛る。

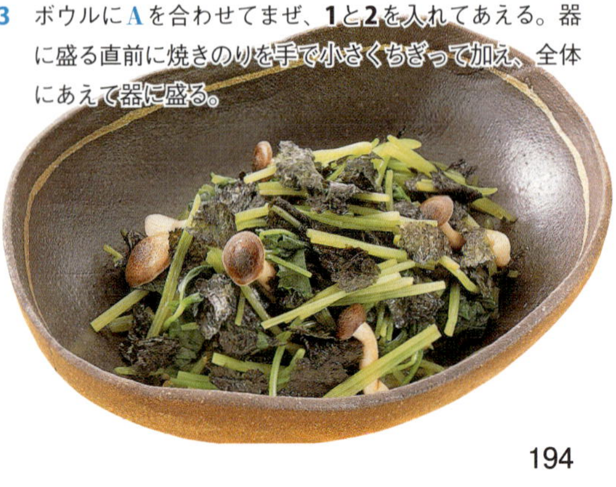

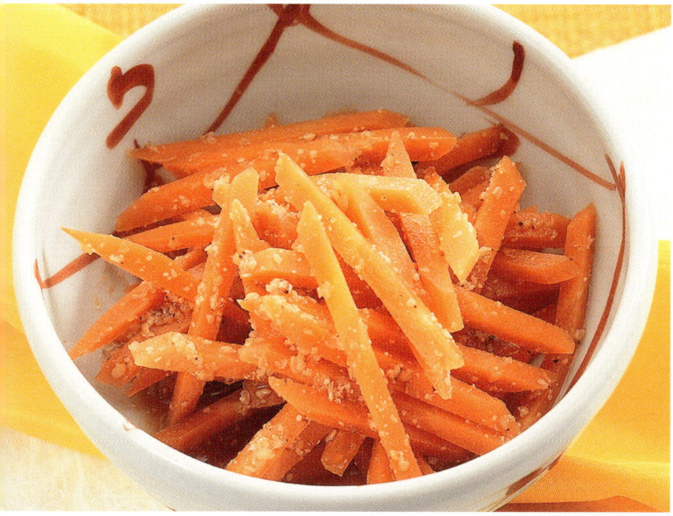

にんじんのごまあえ

材料（1人分）

30kcal
塩分0.4g
糖質4.5g

にんじん………………… 4㎝（40g）

A
- すり白ごま………… 小さじ$\frac{1}{3}$
- しょうゆ…………… 小さじ$\frac{1}{2}$
- 砂糖………………… 小さじ$\frac{1}{2}$
- だし汁……………… 小さじ1

作り方

1 にんじんはせん切りにし、鍋に沸かした熱湯でややしんなりするまで強火でゆで、ざるに上げて水けをきっておく。

2 ボウルに**A**を入れてよくまぜ合わせ、**1**を入れてあえる。

アスパラのごまみそあえ

材料（1人分）

30kcal
塩分0.4g
糖質2.9g

グリーンアスパラガス
……………………… 2本（40g）

A
- すり白ごま………… 小さじ$\frac{1}{3}$
- 白みそ……………… 小さじ$\frac{1}{3}$
- 薄口しょうゆ……… 小さじ$\frac{1}{3}$
- 砂糖………………… 小さじ$\frac{1}{3}$

いり白ごま…………………… 少々

作り方

1 グリーンアスパラガスは根元を切り落とし、茎のかたい部分は皮をむいて斜め薄切りにする。これを鍋に沸かした熱湯でしんなりするまで強火でゆで、ざるに上げて冷ましておく。

2 ボウルに**A**を入れてよくまぜ合わせ、**1**を入れてあえる。

3 **2**を器に盛り、いりごまを振りかける。

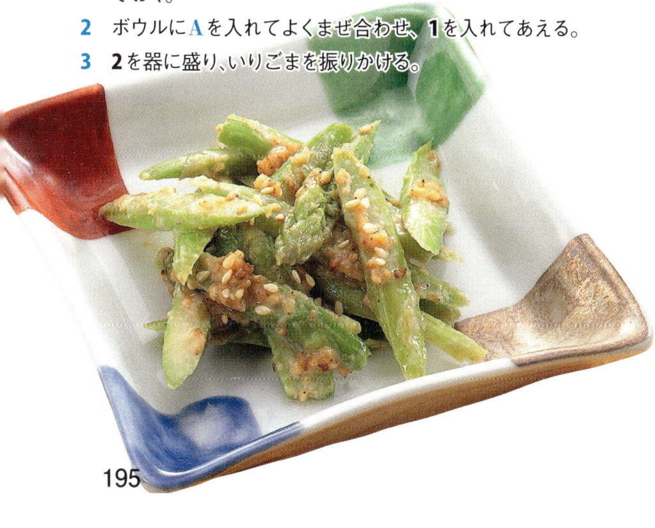

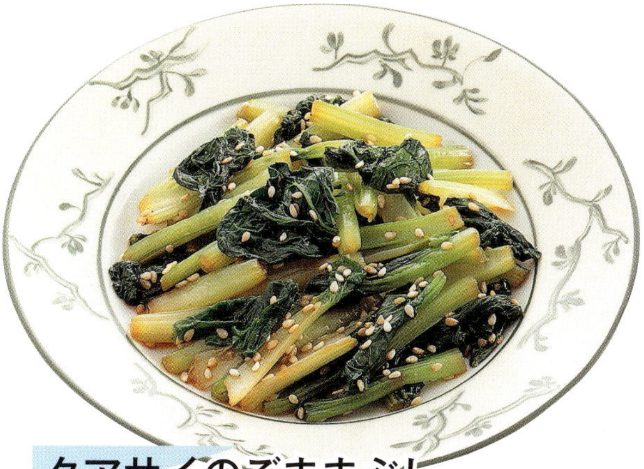

タアサイのごままぶし

材料（1人分）

20kcal
塩分0.5g
糖質0.6g

タアサイ……………………… 60g

A
- しょうゆ…………… 小さじ$\frac{1}{2}$
- ごま油……………… 小さじ$\frac{1}{4}$

いり白ごま…………………… 少々

作り方

1 タアサイは根元を切り落とし、鍋に沸かしたたっぷりの熱湯に茎のほうから入れて強火でゆで、ややしんなりしたら葉も沈めて2分ほどゆでる。水にとって冷まし、水けをしぼって3〜4㎝長さに切る。

2 ボウルに**A**を合わせてまぜ、**1**を入れてあえる。

3 **2**を器に盛り、いりごまを散らす。

アドバイス タアサイが手に入らない場合は、同量のチンゲン菜や小松菜で代用してもかまいません。

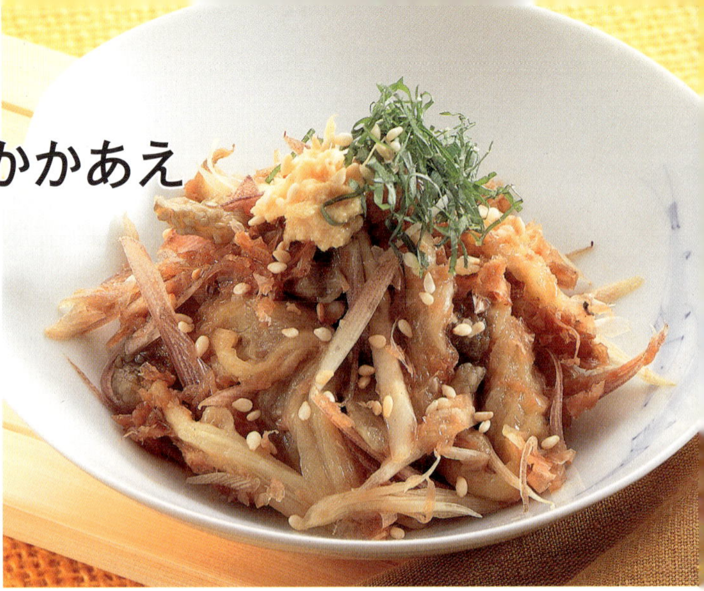

なすとみょうがのおかかあえ

20kcal
塩分0.4g
糖質2.6g

材料（1人分）

なす……………………… 1個（70g）
みょうが（せん切り）……… $\frac{1}{2}$個分
青じそ（せん切り）………… 1枚分
おろししょうが………………… 少々
削りがつお …………… ひとつまみ
しょうゆ………………… 小さじ$\frac{1}{2}$
いり白ごま…………………… 少々

作り方

1 なすは皮のところどころにフォークなどで穴をあけ、焼き網にのせて、強めの中火で焼き始める。皮が黒く焦げてきたらなすを回転させ、皮全体がまんべんなく焦げてしんなりするまで焼く。
2 **1**のヘタを切り落とし、皮をむいて、縦に裂く。
3 ボウルに**2**とみょうが、削りがつおを入れ、しょうゆを加えてあえる。
4 **3**を器に盛り、青じそとおろししょうがをのせ、いりごまを散らす。

オクラのおかかあえ

20kcal
塩分0.4g
糖質0.9g

材料（1人分）

オクラ………………………… 4本
削りがつお …………… ひとつまみ
A ┌しょうゆ…………… 小さじ$\frac{1}{2}$
　 └だし汁…………… 小さじ1

作り方

1 オクラはさっと水で洗い、塩少々（分量外）を振って、手で軽くこすってうぶ毛をとる。
2 鍋に沸かした熱湯に**1**を入れて1～2分強火でゆで、水にとって冷ます。ヘタを切り落とし、3㎜幅の小口切りにする。
3 **2**をボウルに入れ、削りがつおとAを加えてあえる。

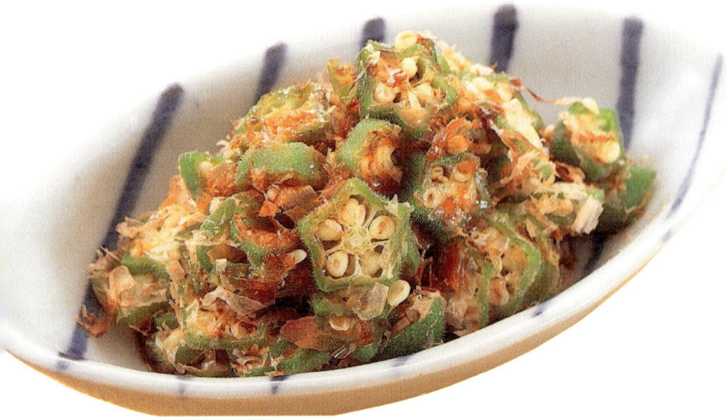

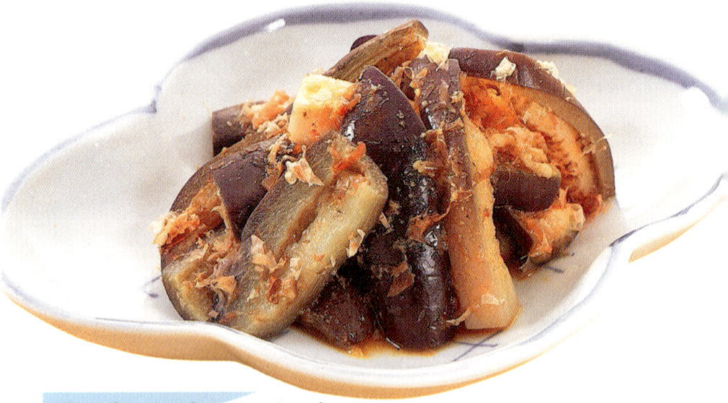

なすのおかかあえ

20kcal
塩分0.6g
糖質2.8g

材料（1人分）

なす……………………… 1個（70g）
削りがつお …………… ひとつまみ
A ┌しょうゆ…………… 小さじ$\frac{2}{3}$
　 │だし汁…………… 小さじ2
　 └粉わさび ………………… 少々

作り方

1 なすはヘタを切り落として1個の長さを半分に切り、皮つきのまま縦7～8㎜幅に切って水につける。
2 **1**を鍋に沸かした熱湯で2分ほど強火でゆでてざるに上げ、広げて冷ます。
3 **2**の水けをよくしぼってボウルに入れ、削りがつおとAを加えてあえる。

菜の花のからしじょうゆあえ

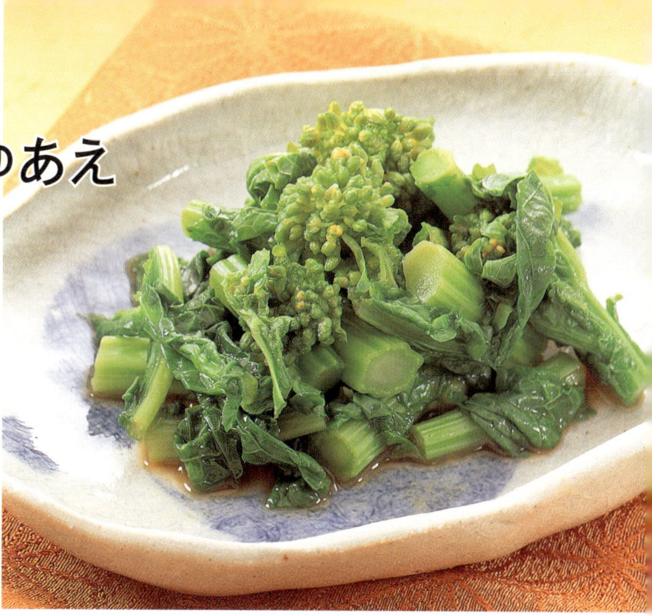

材料（1人分）

菜の花……………………$\frac{1}{4}$束（50g）

A
- しょうゆ…………… 小さじ$\frac{1}{2}$
- だし汁 …………… 小さじ1
- 練りがらし……………… 少々

20kcal
塩分0.4g
糖質1.3g

作り方

1 菜の花は根元を切り落とし、鍋に沸かしたたっぷりの熱湯に、茎のかたい部分から入れて強火でゆでる。再沸騰して10秒ほどしたらざるに上げ、広げて冷ます。水けをしぼり、2～3㎝くらいの食べやすい長さに切る。

2 ボウルにAを入れてよくまぜ合わせ、1を入れてあえる。

昆布とせん切り野菜のからしじょうゆあえ

材料（1人分）

昆布…………………………… 3㎝
大根……………………………30g
にんじん ……………… 1㎝（10g）
ピーマン ……………… $\frac{1}{2}$個（20g）

A
- しょうゆ…………… 小さじ$\frac{1}{2}$
- 酢…………………… 小さじ1
- 砂糖 ……………… 小さじ$\frac{1}{3}$
- 練りがらし……………… 少々

20kcal
塩分0.6g
糖質4.0g

作り方

1 鍋に沸かした熱湯に昆布を入れ、やわらかくなるまで強火でゆでて冷まし、細切りにする。

2 大根とにんじん、ピーマンは、長さと太さをそろえたせん切りにし、鍋に沸かした熱湯でさっと強火でゆでてざるに上げる。

3 ボウルにAを入れてよくまぜ合わせ、1と水けをきった2を入れて全体をあえる。

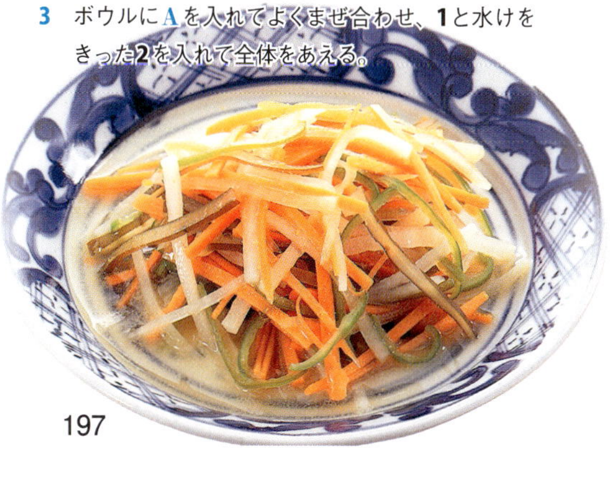

キャベツと桜えびのからしじょうゆあえ

材料（1人分）

キャベツ ……………… 1枚（60g）
干し桜えび ……… 大さじ1（3g）

A
- しょうゆ…………… 小さじ$\frac{1}{2}$
- だし汁 …………… 小さじ1
- ときがらし ……………… 少々

30kcal
塩分0.6g
糖質2.7g

作り方

1 キャベツは2～3㎝角に切り、鍋に沸かした熱湯でしんなりするまで強火でゆで、水にとって冷ます。

2 ボウルにAを入れてよくまぜ合わせ、ここに干し桜えびと水けをしぼった1を入れてあえる。

アドバイス 干し桜えびのかわりに同量のしらす干し、またからしじょうゆのかわりにレモンじょうゆにしてもかまいません。

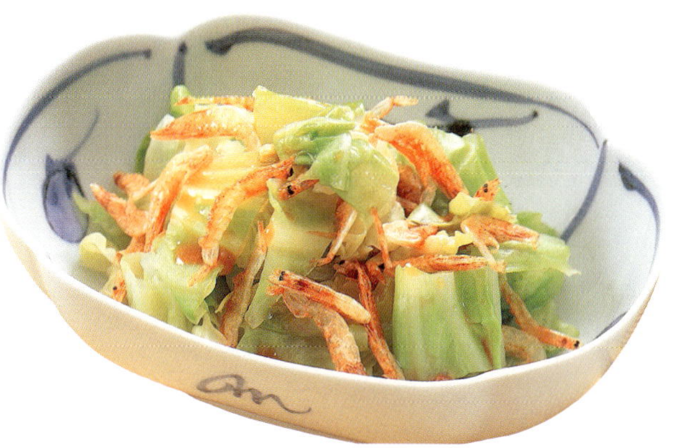

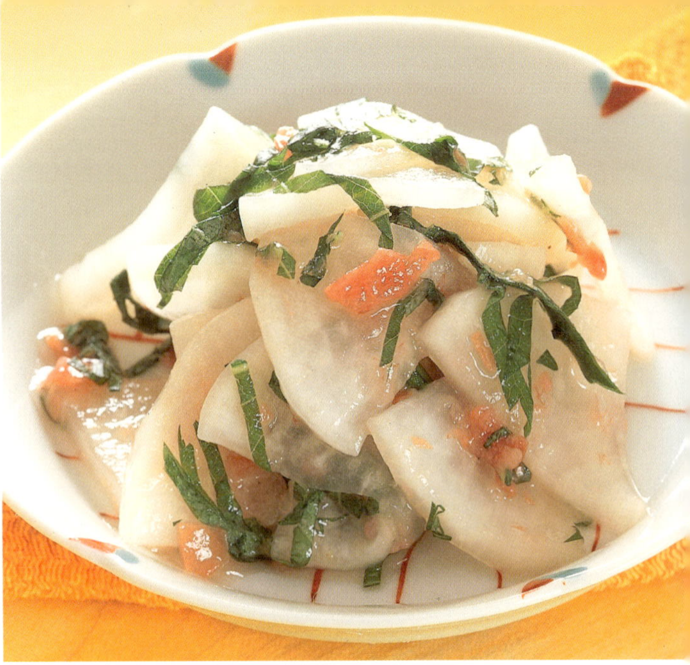

大根の梅あえ

材料（1人分）

10kcal
塩分0.7g
糖質1.5g

大根……………………………50g
青じそ（せん切り）………… 1枚分
梅肉…………………… $\frac{1}{5}$ 個分（2g）
だし汁…………………… 小さじ1

※梅肉は、梅干しから種を除いたもの。

作り方

1 大根は2〜3mm厚さのいちょう切りにし、ボウルに入れる。これに塩（分量外）を振ってしんなりさせ、水洗いして軽くしぼる。
2 梅肉は、包丁であらくたたいておく。
3 ボウルにだし汁と**2**を合わせてまぜ、**1**と青じそを入れてあえる。

にがうりの梅あえ

材料（1人分）

20kcal
塩分1.0g
糖質2.5g

にがうり……………… $\frac{1}{4}$ 本（50g）
梅肉…………………… $\frac{1}{3}$ 個分（3g）
A しょうゆ…………… 小さじ $\frac{1}{3}$
A みりん……………… 小さじ $\frac{1}{2}$
A 日本酒……………… 小さじ $\frac{1}{2}$

※梅肉は、梅干しから種を除いたもの。

作り方

1 にがうりは縦半分に切り、わたと種をスプーンでかきとったものを用意する。端から薄切りにして、鍋に沸かした熱湯でさっと強火でゆで、ざるに上げて冷ましておく。
2 梅肉は、包丁でこまかくたたいてペースト状にする。
3 ボウルに**A**と**2**を入れてよくまぜ合わせ、**1**を入れてあえる。

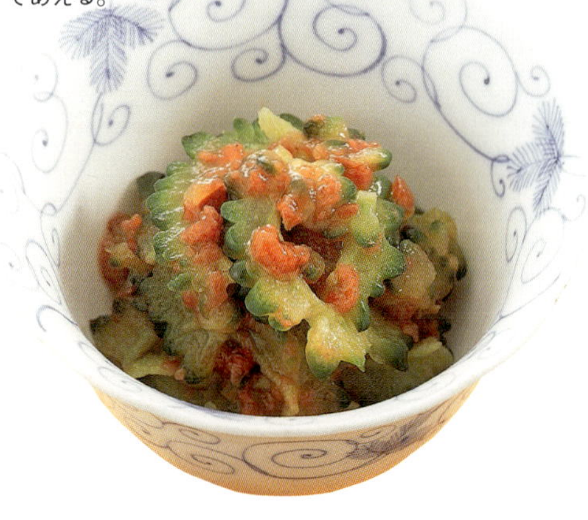

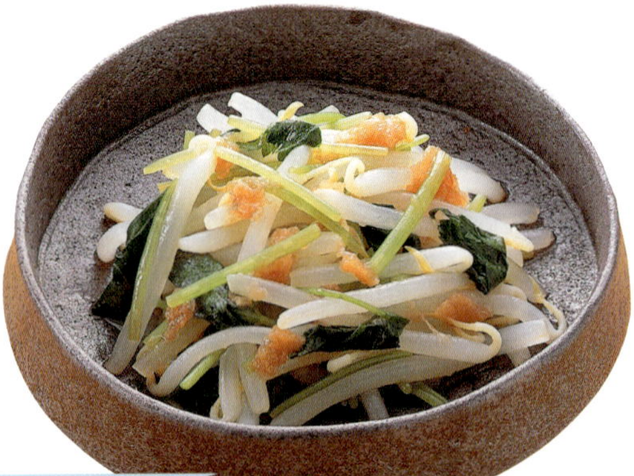

もやしと三つ葉の梅あえ

材料（1人分）

10kcal
塩分0.9g
糖質1.7g

もやし………………… $\frac{1}{5}$ 袋（50g）
三つ葉…………………………10g
梅肉…………………… $\frac{1}{3}$ 個分（3g）
A しょうゆ…………… 小さじ $\frac{1}{4}$
A だし汁……………… 小さじ1
A みりん……………… 小さじ $\frac{1}{4}$

※梅肉は、梅干しから種を除いたもの。

作り方

1 もやしはひげ根をつみとり、鍋に沸かした熱湯でさっと強火でゆでて水にとり、ざるに上げて水けをきっておく。
2 三つ葉も熱湯でさっと強火でゆで、水にとって冷まし、水けをしぼって3cm長さに切る。
3 すり鉢に梅肉を入れてすりこ木で軽くすりつぶし、**A**を加えてよくすりまぜる。
4 **3**に、**1**と**2**を入れてあえる。

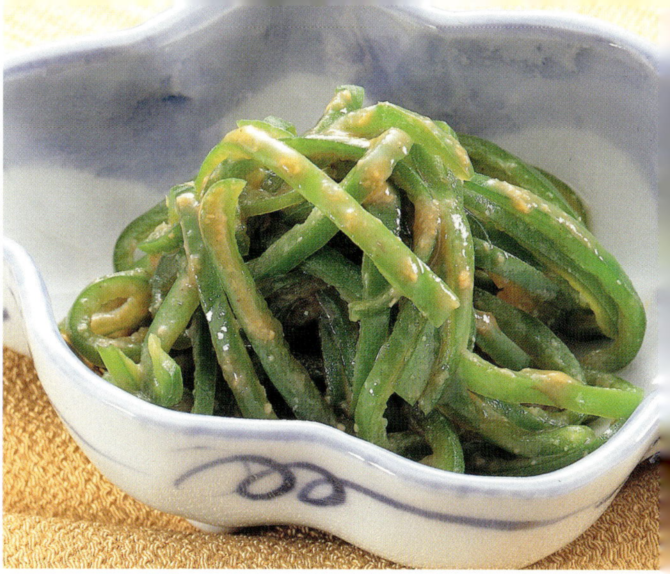

ピーマンの酢みそあえ

材料（1人分）

ピーマン……………… 1個（40g）

A
- みそ………………… 小さじ$\frac{1}{3}$
- 酢…………………… 小さじ$\frac{2}{3}$
- 砂糖………………… 小さじ$\frac{1}{3}$

20kcal
塩分0.2g
糖質2.5g

作り方

1　ピーマンは縦半分に切ってヘタと種を除き、細切りにする。これを鍋に沸かした熱湯でしんなりするまで強火でゆで、水にとって冷まし、水けをきる。

2　ボウルに**A**を入れてよくまぜ合わせ、**1**を入れてあえる。

うどのからし酢みそあえ

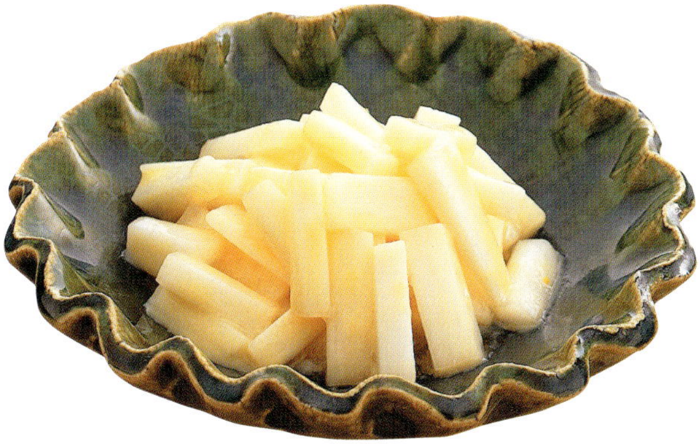

材料（1人分）

うど…………………………… 40g

A
- 白みそ…………… 大さじ$\frac{1}{2}$
- 酢………………… 小さじ$\frac{1}{2}$
- 砂糖……………… 小さじ$\frac{1}{4}$
- ときがらし……………… 少々

30kcal
塩分0.5g
糖質5.0g

作り方

1　うどは2～3㎝長さに切って皮を厚くくるりとむき、拍子木に切って酢少々（分量外）を加えた水に15分ほどつける。

2　ボウルに**A**を入れてよくまぜ合わせ、からし酢みそを作る。

3　**2**に、水けをきった**1**を入れてあえる。

かぶの酢みそがけ

材料（1人分）

かぶ…………………… $\frac{1}{2}$個（40g）

かぶの葉……………………… 10g

A
- みそ（甘口）……… 小さじ$\frac{2}{3}$
- 酢………………… 小さじ$\frac{2}{3}$
- みりん…………… 小さじ$\frac{1}{3}$

30kcal
塩分0.2g
糖質3.7g

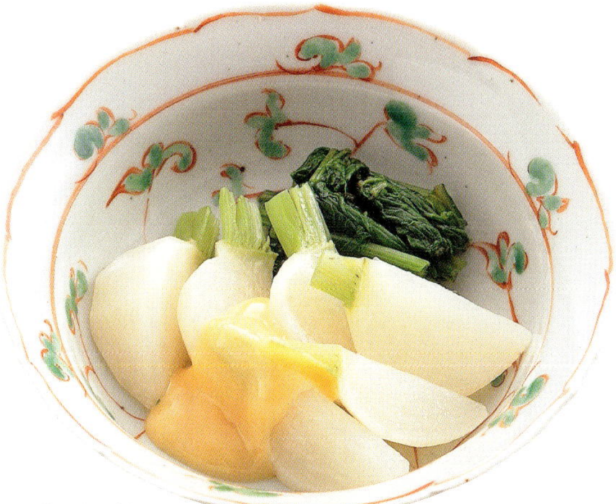

作り方

1　かぶの葉は鍋に沸かした熱湯でさっと強火でゆで、水にとって冷ます。水けをしぼって、3～4㎝長さに切る。

2　かぶは茎を少し残して皮をむき、4～6等分のくし形に切る。これを、鍋に沸かした熱湯で竹串が通るまで強火でゆでる。

3　小さなボウルに**A**を入れて、みそがなめらかになるまでよくまぜ合わせる。

4　**1**と**2**を器に盛りつけ、**3**をかける。

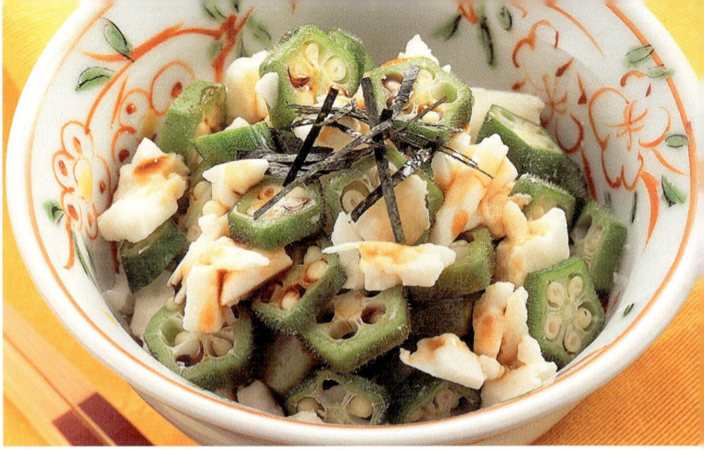

オクラの長いもあえ

材料(1人分)

オクラ……………………… 3本
長いも………………………20g
刻みのり…………………… 少々
しょうゆ………………… 小さじ$\frac{2}{3}$

30kcal
塩分0.6g
糖質3.5g

作り方

1 オクラはさっと水で洗い、塩少々(分量外)を振って、手で軽くこすってうぶ毛をとる。これを鍋に沸かした熱湯で1〜2分強火でゆで、水にとって冷ます。ヘタを切り落とし、2〜3㎜幅の小口切りにする。
2 長いもはラップに包み、すりこ木で軽くたたいてあらくくずす。
3 ボウルに**1**と**2**を入れてよくまぜ合わせ、器に盛る。食べる直前にしょうゆをかけ、刻みのりをのせる。

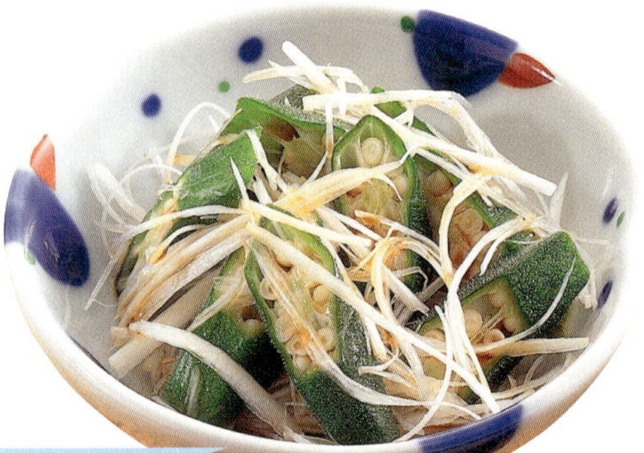

オクラと長ねぎのポン酢かけ

材料(1人分)

オクラ……………………… 3本
長ねぎ(白い部分)…………… 3㎝
A ┌しょうゆ…………… 小さじ$\frac{1}{2}$
　 │レモンまたはゆずのしぼり汁
　 └…………………… 小さじ$\frac{1}{2}$

10kcal
塩分0.4g
糖質1.4g

作り方

1 オクラは「オクラの長いもあえ」の作り方1と同様にしてゆでたあと、斜め切りにする。
2 長ねぎは縦に切り目を入れてしんを除き、白い部分だけをせん切りにして水につけ、シャキッとさせて水けをきっておく。
3 Aを小さなボウルに合わせてまぜ、ポン酢しょうゆを作る。
4 **1**と**2**をさっくりとまぜて器に盛り、**3**を回しかける。

アドバイス レモンまたはゆずのしぼり汁は、かぼすのしぼり汁または酢にかえてもかまいません。

オクラとモロヘイヤのあえ物

材料(1人分)

オクラ………………… 1本(10g)
モロヘイヤ……………………40g
しょうが(せん切り)………… 少々
A ┌だし汁…………… 小さじ1
　 └しょうゆ………… 小さじ$\frac{1}{2}$

20kcal
塩分0.4g
糖質0.7g

作り方

1 オクラは「オクラの長いもあえ」の作り方1と同様にする。
2 モロヘイヤは鍋に沸かした熱湯で強火でゆで、茎がしんなりしたら水にとって冷ます。水けをしぼり、1㎝幅くらいに刻む。
3 Aをボウルに合わせてまぜ、**1**と**2**を入れてあえる。
4 **3**を器に盛り、上にしょうがをのせる。

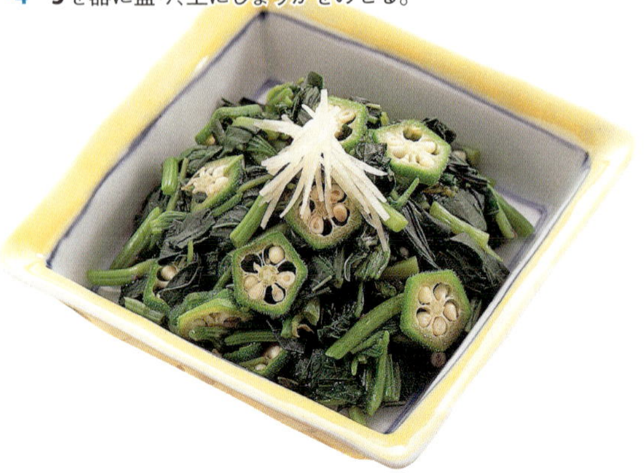

もやしのカレー風味

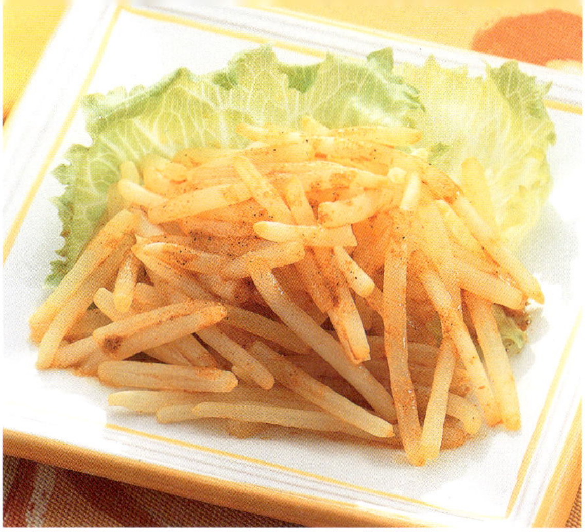

材料（1人分）

20kcal
塩分0.6g
糖質2.6g

もやし……………………………60g
A
- カレー粉…………… 小さじ$\frac{1}{3}$
- 酢…………………… 小さじ1
- 砂糖………………… 小さじ$\frac{1}{2}$
- 塩、こしょう………… 各少々

作り方

1 もやしはひげ根をつみとって鍋に沸かしたたっぷりの熱湯に入れ、強火でさっとゆでてざるに上げ、水けをきる。
2 ボウルにAを入れてよくまぜ合わせ、1を入れてあえる。
3 あれば皿にレタスをちぎってのせ、2を盛りつける。

ここに注目 カレー粉の辛みと香りを生かすことで味に変化がつき、塩分を控えてもおいしくいただけます。

もやしと青じそのおかかじょうゆ

材料（1人分）

20kcal
塩分0.6g
糖質1.1g

もやし…………………… $\frac{1}{5}$袋（50g）
青じそ（せん切り）………… 2枚分
削りがつお…………………… 適量
A
- しょうゆ…………… 小さじ$\frac{2}{3}$
- だし汁……………… 小さじ1

作り方

1 もやしは「もやしのカレー風味」の作り方1と同様にする。
2 ボウルに1と青じそ、削りがつおを入れてさっくりまぜ、Aであえる。

アドバイス もやしは火が通りやすいので、シャキッとした歯ごたえを残すためには、煮すぎないように気をつけましょう。強火の火かげんで、一煮立ち（ほぼ5〜6秒）で火が通ります。

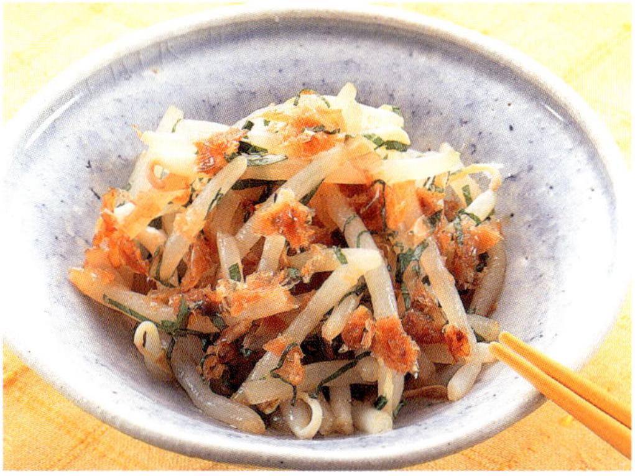

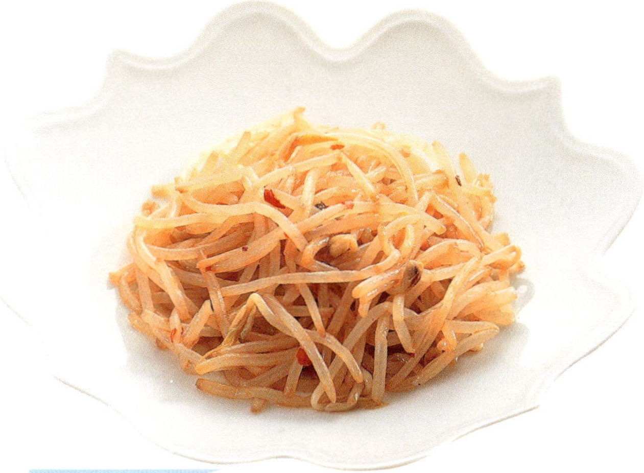

もやしのナムル

材料（1人分）

20kcal
塩分0.8g
糖質1.3g

もやし…………………………60g
A
- しょうゆ………… 小さじ$\frac{2}{3}$
- 豆板醤《トウバンジャン》…………………… 少々
- ごま油…………… 小さじ$\frac{1}{4}$

作り方

1 もやしは「もやしのカレー風味」の作り方1と同様にする。
2 ボウルにAを入れてよくまぜ合わせ、1を入れてあえる。

アドバイス もやしのかわりに、せん切りにしたきゅうり50gや、ゆでてざく切りにしたほうれんそう80gをAであえてもおいしく食べられます。

ブロッコリーの酢じょうゆあえ

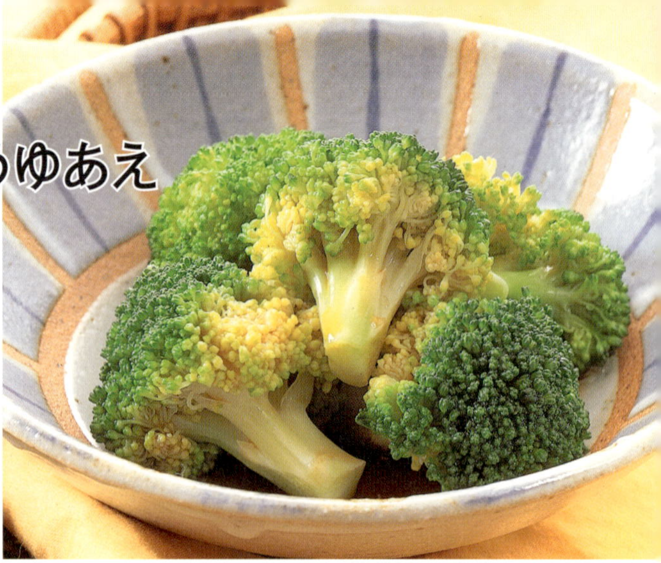

材料（1人分）

20kcal	
塩分0.5g	
糖質0.9g	

ブロッコリー …………… $\frac{1}{2}$株（60g）

A
- 酢 …………………… 小さじ$\frac{1}{2}$
- しょうゆ ……………… 小さじ$\frac{1}{2}$
- だし汁 ……………… 小さじ1

作り方

1 ブロッコリーは小房に切り分け、鍋に沸かした熱湯で好みのかたさに強火でゆでてざるに上げ、広げて冷ます。

2 ボウルにAを入れ、よくまぜ合わせる。

3 **2**に**1**を入れてあえ、器に盛る。

参考メモ ブロッコリーにはビタミンCが非常に多く、いちごの2倍、みかんの4倍も含み、ブロッコリーを2～3房食べると、1日に必要なビタミンCがとれます。ほかにカロテンも豊富で、鉄分やカルシウム、カリウム、リンなどの栄養素はほかの野菜とけた違いに多く含まれます。積極的に食卓にのせてほしい、栄養価にすぐれた緑黄色野菜のひとつです。

クレソンのレモンじょうゆあえ

材料（1人分）

10kcal	
塩分0.4g	
糖質0.6g	

クレソン ……………… 4本（40g）

A
- しょうゆ ……………… 小さじ$\frac{1}{2}$
- レモンのしぼり汁 ……… 少々

レモンの皮（せん切り）……… 少々

作り方

1 クレソンは、茎はざく切りにし、葉はつみとる。鍋に沸かした熱湯に茎の部分を先に入れ、一呼吸おいて葉も加え、強火でさっとゆでる。すぐ水にとって冷まし、水けをよくしぼる。

2 ボウルにAを合わせてまぜ、**1**を入れてあえる。

3 **2**を器に盛り、レモンの皮を散らす。

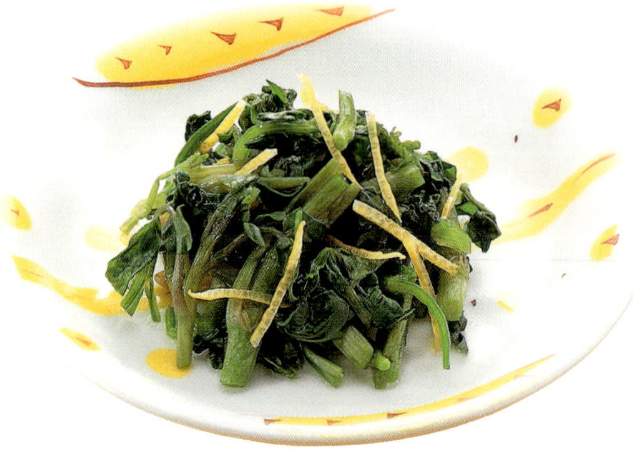

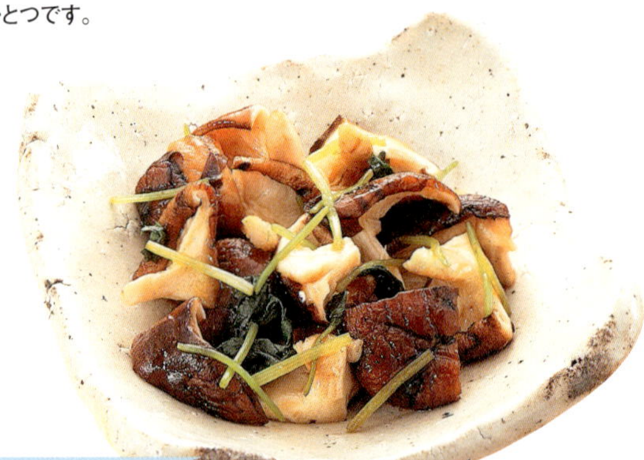

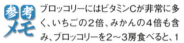

焼きしいたけと三つ葉の酢じょうゆ

材料（1人分）

10kcal	
塩分0.4g	
糖質1.0g	

生しいたけ …………………… 3個

三つ葉 ……………………… 3本

A
- しょうゆ ……………… 小さじ$\frac{1}{2}$
- 酢 …………………… 小さじ$\frac{1}{2}$

作り方

1 生しいたけは石づきを切り落とし、軸も長いものは半分くらい切り落とす。

2 焼き網を強火にかけてよく熱し、**1**をひだがあるほうを下にしてのせ、焼き色がつくまで弱めの火かげんで焼く。裏返して笠側も同様に焼き、1個を4等分に切る。

3 三つ葉は根を切り落として鍋に沸かした熱湯でさっと強火でゆで、水にとって冷まし、水けをしぼって3cm長さに切る。

4 ボウルにAを合わせてまぜ、**2**と**3**を入れてあえる。

きゅうりとわかめの酢の物

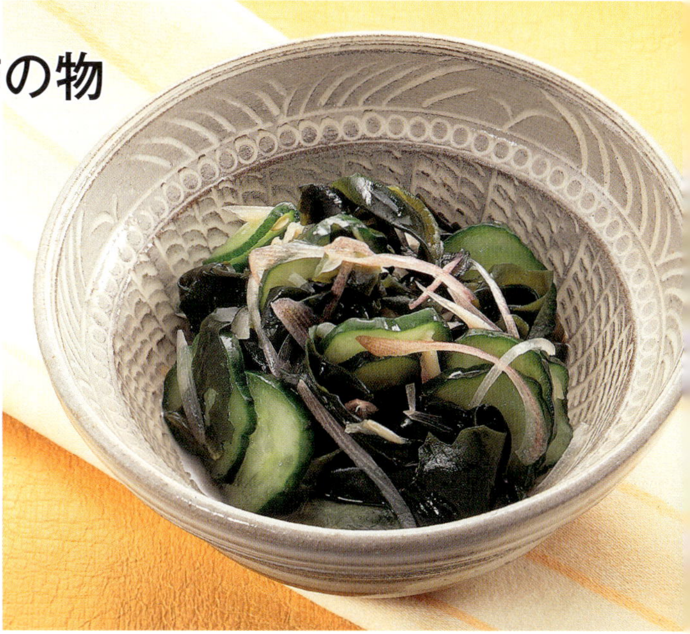

材料（1人分）

20kcal
塩分0.7g
糖質2.3g

きゅうり………………$\frac{1}{3}$本（30g）
みょうが（せん切り）………$\frac{1}{2}$個分
カットわかめ……ひとつまみ（1g）
塩…………………………少々
A
- 酢…………………小さじ2
- 砂糖………………小さじ$\frac{1}{2}$
- 塩…………………少々

作り方

1 きゅうりは薄い輪切りにし、塩を振って軽くもみ、しんなりさせる。
2 カットわかめはもどし、水けをきっておく。
3 ボウルにAを入れてよくまぜ、合わせ酢を作る。ここに軽く水けをきった**1**と**2**を入れてあえる。
4 **3**を器に盛り、みょうがを散らす。

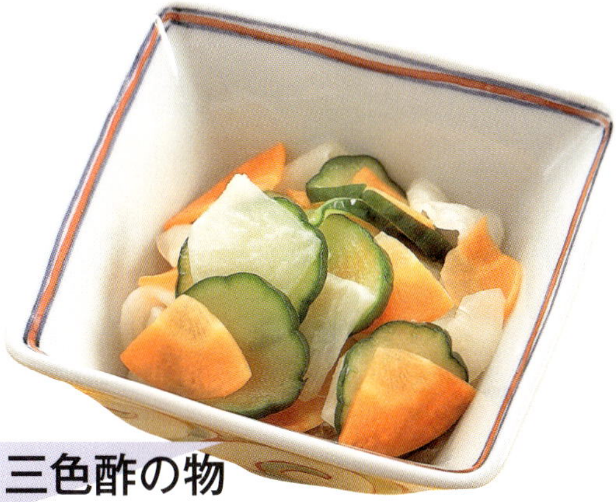

三色酢の物

材料（1人分）

20kcal
塩分0.5g
糖質3.7g

かぶ………………小$\frac{1}{2}$個（30g）
きゅうり……………………10g
にんじん……………………5g
塩…………………………少々
A
- 酢…………………小さじ1
- 砂糖………………小さじ$\frac{2}{3}$

作り方

1 かぶとにんじんは2～3㎜厚さのいちょう切りにする。
2 きゅうりは薄い輪切りにする。
3 ボウルに**1**と**2**を入れて塩を振り、手でもんで、出てきた水けをしぼる。
4 別のボウルにAを合わせてまぜ、**3**を入れてあえる。

わかめとじゃこの酢の物

材料（1人分）

20kcal
塩分0.9g
糖質1.8g

わかめ（もどしたもの）…………20g
ちりめんじゃこ……大さじ1（6g）
しょうが（せん切り）…薄切り2枚分
A
- 酢…………………小さじ1
- 砂糖………………小さじ$\frac{1}{2}$
- 塩…………………少々
- だし汁……………大さじ1

作り方

1 わかめはざく切りにする。
2 ボウルにAを入れてまぜ合わせ、**1**とちりめんじゃこを入れてあえる。
3 **2**を器に盛り、上にしょうがをのせる。

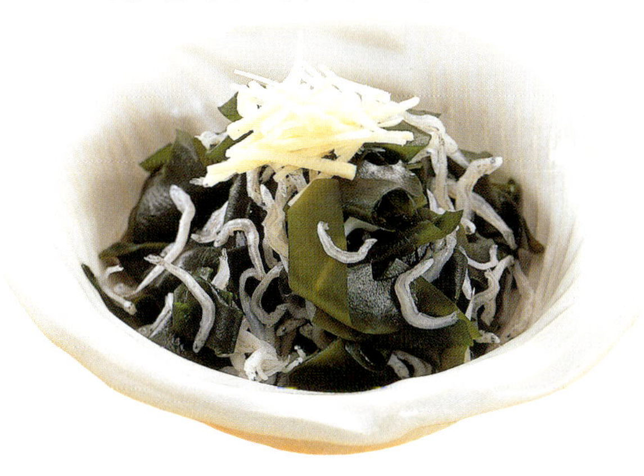

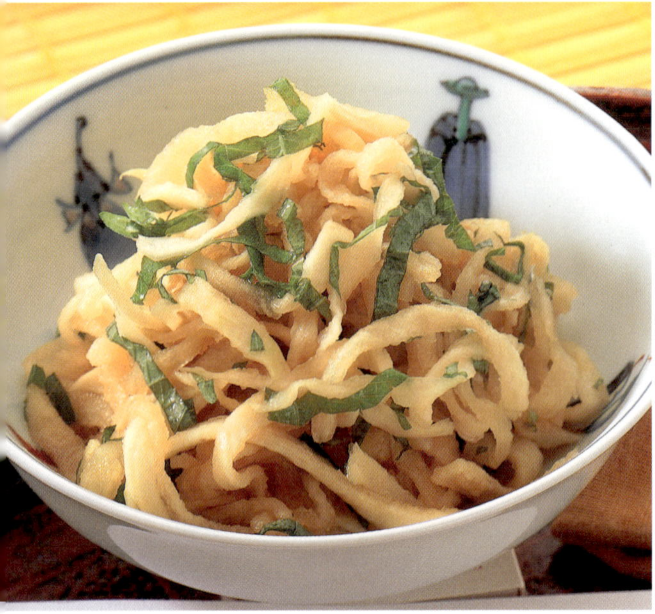

切り干し大根の三杯酢

材料（1人分）

30kcal
塩分0.7g
糖質5.3g

切り干し大根（乾燥）…………… 8g
青じそ（せん切り）………… 1枚分
A 酢………………… 大さじ$\frac{1}{2}$
A しょうゆ………… 小さじ$\frac{2}{3}$
A 砂糖……………… 小さじ$\frac{1}{3}$
A だし汁…………… 大さじ$\frac{1}{2}$

作り方

1 切り干し大根はやわらかくもどす。
2 ボウルにAを入れてよくまぜ合わせ、水けをしぼった**1**を入れて、15～20分ほどおく。
3 **2**に青じそを加えてまぜ、器に盛る。

ここに注目 切り干し大根は、酢の物やサラダにすると煮物より塩分が控えられ、目先も変わるので、おすすめの料理法です。

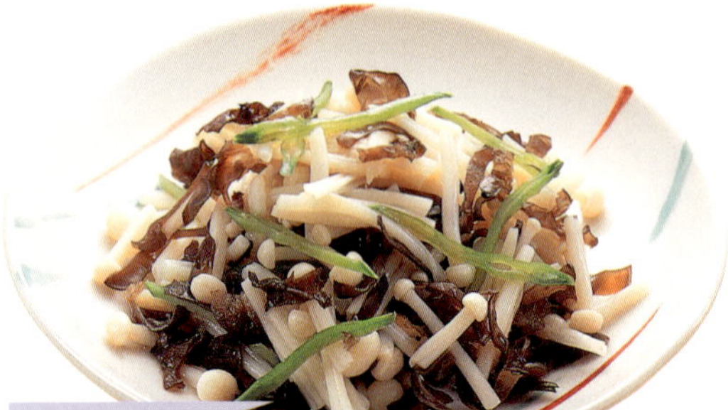

えのきときくらげの三杯酢

材料（1人分）

30kcal
塩分0.6g
糖質4.3g

えのきだけ……………$\frac{1}{2}$袋（50g）
きくらげ（乾燥）……………… 2枚
絹さや……………………… 2枚
A 酢………………… 小さじ1
A しょうゆ………… 小さじ$\frac{1}{2}$
A 砂糖……………… 小さじ$\frac{1}{2}$
A だし汁…………… 小さじ1

作り方

1 えのきだけは根元を切り落とし、鍋に沸かした熱湯でさっと強火でゆでる。しんなりしたらざるに上げて冷まし、長さを3等分に切る。
2 きくらげはもどし、石づきを切り落としてせん切りにする。
3 絹さやは筋をとり、強火にかけた熱湯でさっと強火でゆでて、せん切りにする。
4 ボウルにAを入れてよくまぜ合わせ、**1**～**3**を入れてあえる。

かぶと昆布の三杯酢

材料（1人分）

30kcal
塩分1.0g
糖質5.2g

かぶ…………………… 1個（80g）
昆布…………………………… 3cm
A 酢………………… 小さじ1
A しょうゆ………… 小さじ1
A 砂糖……………… 小さじ$\frac{1}{2}$
A だし汁…………… 小さじ1

作り方

1 かぶは茎を1.5cmほど残して葉を切り落とし、縦半分に切ったあと端から薄切りにする。
2 昆布は水につけて、しんなりしたら引き上げてごく細く切る。
3 ボウルにAを合わせてよくまぜ、**1**と**2**を入れて全体によくからませて30分ほどおく。かぶがややしんなりしたところで器に盛る。

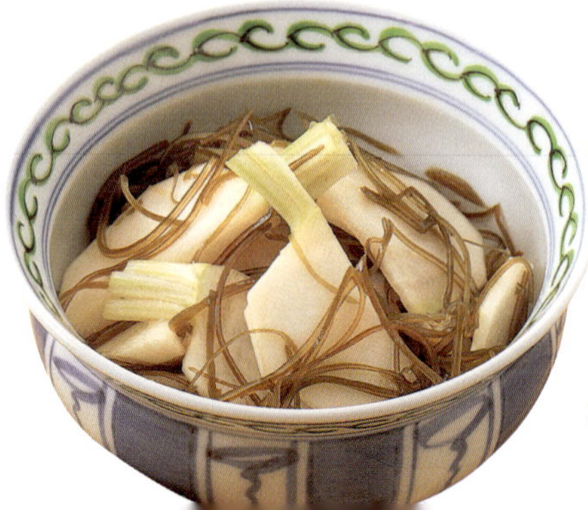

カリフラワーとにんじんのピクルス

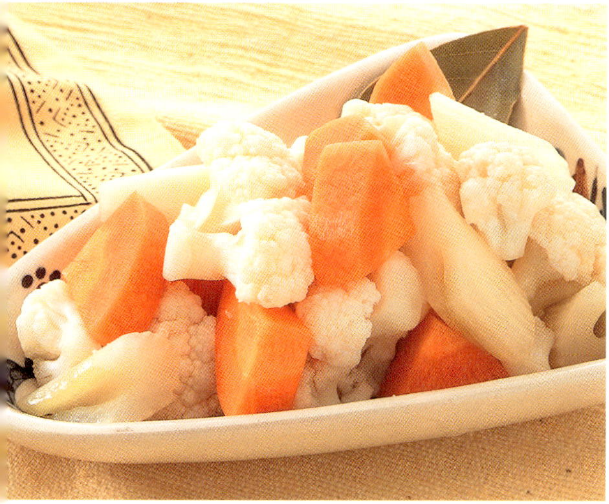

材料（1人分）

カリフラワー……………………40g
セロリ……………………………10g
にんじん……………… 2㎝（20g）
ローリエ……………………… $\frac{1}{2}$ 枚
A
- 酢……………………… 大さじ1 $\frac{1}{2}$
- 砂糖……………………… 小さじ $\frac{2}{3}$
- 塩、こしょう………… 各少々
- 水……………………… 大さじ2

30kcal
塩分0.7g
糖質4.8g

作り方

1. カリフラワーは小房に分けて水に10分ほどつけ、水けをきる。
2. セロリは筋をとって1.5㎝幅くらいの斜め切りにする。
3. にんじんは1㎝厚さのいちょう切りにする。
4. 鍋にAとローリエを入れて強火で煮立て、砂糖がとけたら火を止める。
5. **1**～**3**をボウルに入れ、熱々の**4**を回しかけ、全体になじませて1時間ほどおく。

アドバイス ピクルスは冷蔵庫で1週間くらい保存できるので、多めに作っておくと野菜補給のための常備菜として便利です。

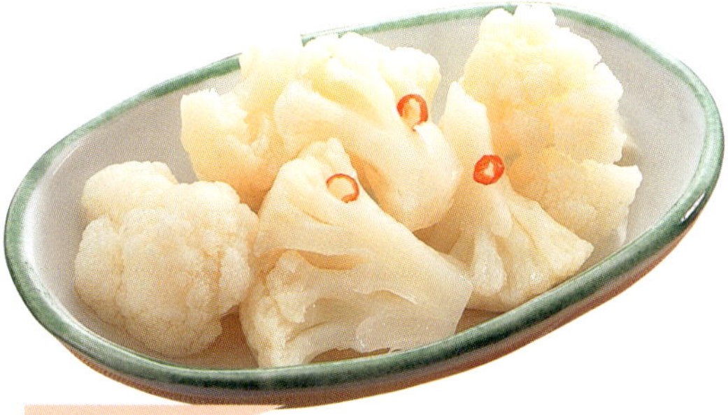

カリフラワーのピクルス

材料（1人分）

カリフラワー……………………50g
A
- 酢……………………… 大さじ1
- 砂糖……………………… 小さじ1
- 塩……………………………… 少々
- 赤とうがらし（小口切り）‥ 少々

30kcal
塩分0.5g
糖質4.6g

作り方

1. ボウルにAを入れて、よくまぜ合わせておく。
2. カリフラワーは小房に分け、塩少々（分量外）を入れた熱湯で強火でやわらかくゆで、ざるに上げる。
3. **2**が熱いうちに**1**に漬け込み、全体に味がなじむまでしばらくおく。

カリフラワーのカレーピクルス

材料（1人分）

カリフラワー……………………50g
A
- 酢……………………… 大さじ1
- 砂糖……………………… 小さじ1
- 塩……………………………… 少々
- カレー粉……………………… 少々
- 水……………………… 大さじ2

30kcal
塩分0.5g
糖質4.6g

作り方

1. カリフラワーは「カリフラワーとにんじんのピクルス」の作り方1と同様にする。
2. 鍋にAを入れて強火で煮立て、砂糖と塩がとけたら火を止める。
3. **1**をボウルに入れ、熱々の**2**を回しかけ、半日ほどおいて味を含ませる。

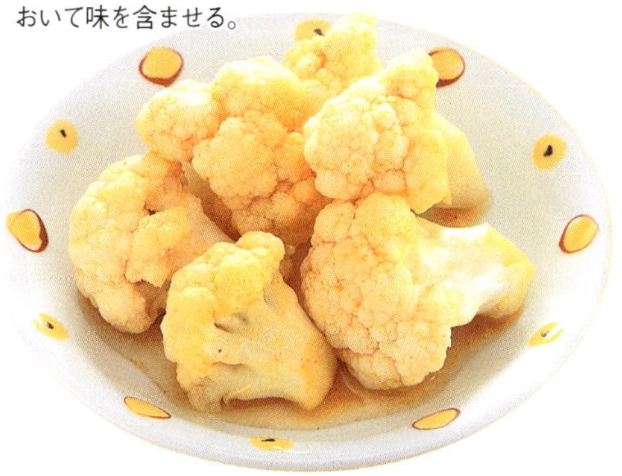

キャベツの甘酢漬け

材料（1人分）

キャベツ……………… 1枚（60g）

A
- だし汁…………… 大さじ1
- 酢………………… 小さじ2
- 砂糖……………… 小さじ$\frac{1}{2}$
- 塩……………………… 少々

20kcal
塩分0.5g
糖質3.7g

作り方

1 キャベツは食べやすい大きさのざく切りにする。
2 鍋にAを合わせて火にかけ、一煮立ちして砂糖がとけたら火を止める。
3 **1**をボウルに入れ、熱々の**2**をかけてしばらくおく。
4 キャベツがややしんなりしたら、漬け汁を軽くしぼって器に盛る。

ここに注目 和・洋・中のどんな主菜にも合う、サラダ感覚のさっぱりとした一品です。巻きがゆるくて葉のやわらかい春キャベツで作るとおいしくできます。

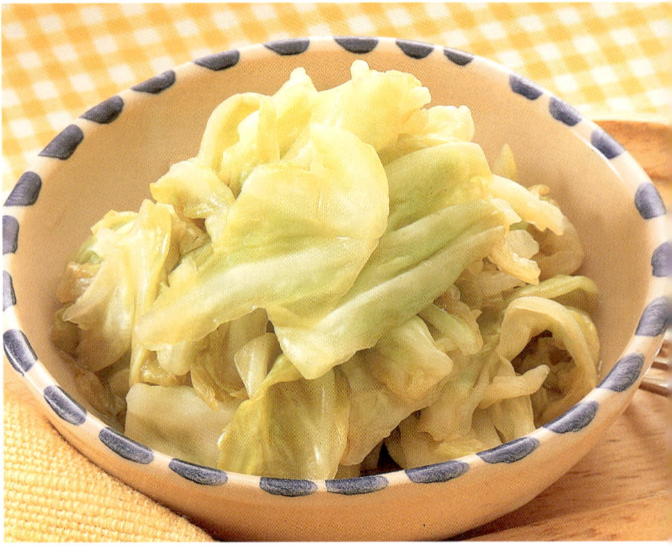

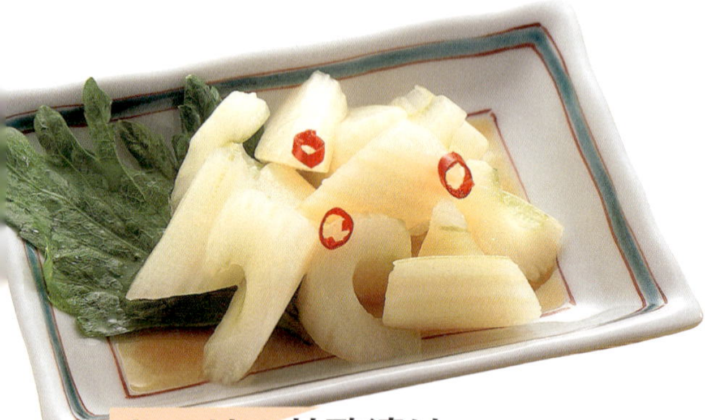

セロリの甘酢漬け

材料（1人分）

セロリ………… $\frac{1}{2}$本（40g）
赤とうがらし（小口切り）‥少々
セロリの葉……………… 少々

A
- 酢…………… 小さじ2
- 砂糖………… 小さじ1
- 塩…………………… 少々

20kcal
塩分0.2g
糖質4.0g

作り方

1 セロリは筋をとって、一口大の乱切りにする。
2 ボウルにAを入れて砂糖と塩がとけるまでよくまぜ、**1**と赤とうがらしを加えて20～30分ほど漬け込む。
3 器にセロリの葉を敷き、**2**を盛る。

きゅうりの甘酢漬け

材料（1人分）

きゅうり……………… $\frac{1}{2}$本（50g）

A
- 酢………………… 小さじ2
- 砂糖……………… 小さじ1
- 塩……………………… 少々

20kcal
塩分0.5g
糖質4.1g

作り方

1 きゅうりは3㎝長さに切ってから、縦4等分にする。
2 ボウルにAを合わせて砂糖と塩がとけるまでよくまぜ、**1**を入れて30分ほど漬け込む。

アドバイス きゅうりのかわりに、同量のかぶや大根を使ってもよいでしょう。甘酢に漬けたまま冷蔵庫で保存すると、2～3日は食べられます。

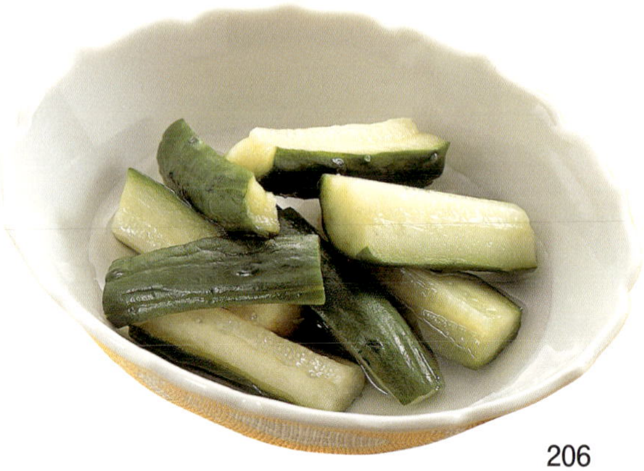

たたききゅうりの中華風

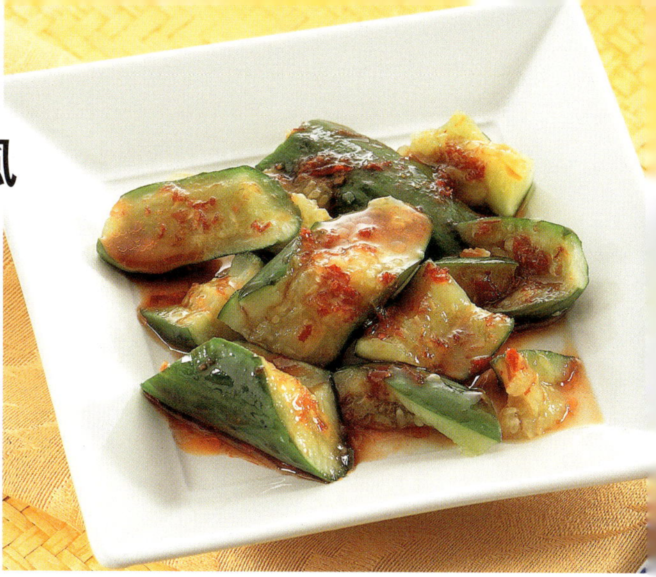

材料（1人分）

きゅうり……………… $\frac{1}{2}$本（50g）
塩…………………………… 少々
A
- しょうゆ………… 小さじ$\frac{1}{2}$
- 酢…………………… 小さじ$\frac{1}{2}$
- 豆板醤《トウバンジャン》………………… 少々
- ごま油…………… 小さじ$\frac{1}{3}$

20kcal
塩分0.8g
糖質1.4g

作り方

1　きゅうりは洗ってまな板にのせ、すりこ木などでたたいて、ひび割れを入れる。これを乱切りにし、塩を振っておく。
2　ボウルにAを入れ、よくまぜ合わせる。
3　1の水けをふいて2に入れ、味がなじむまで30分以上おく。

アドバイス　豆板醤は好みで分量をふやしてもかまいません。また、辛いのが苦手な人は、入れる必要はありません。

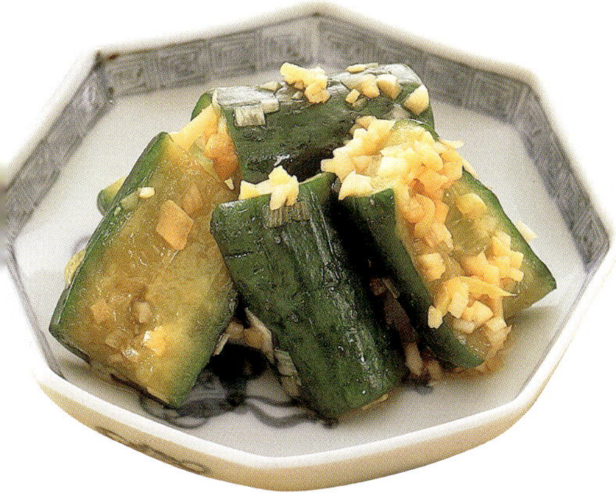

たたききゅうり

20kcal　塩分0.7g　糖質2.5g

材料（1人分）

きゅうり……………… $\frac{2}{3}$本（60g）
長ねぎ（みじん切り）…… 小さじ1
しょうが（みじん切り）…. 小さじ$\frac{1}{2}$
にんにく（みじん切り）…. 小さじ$\frac{1}{2}$
A
- 酢…………………… 小さじ$\frac{1}{2}$
- 砂糖……………………… 少々
- 鶏がらスープの素……… 少々
- 水………………… 小さじ2

作り方

1　きゅうりは「たたききゅうりの中華風」の作り方1と同様にしてひび割れを入れ、これを3cm長さに切ってから縦二つ割りにする。
2　鍋にAを入れて一煮立ちさせ、砂糖がとけたら火を止めて冷ます。
3　ボウルに長ねぎ、しょうが、にんにくと2を入れてまぜ、1を加えてしんなりするまでおく。

きゅうりのもみ漬け

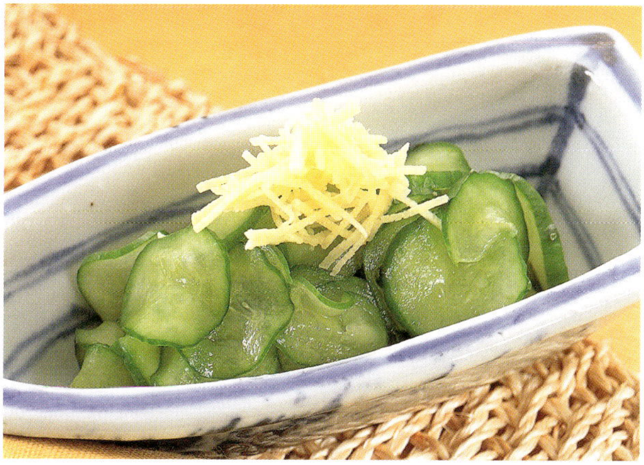

材料（1人分）

きゅうり……………… $\frac{2}{3}$本（60g）
しょうが（せん切り）‥ 薄切り2枚分
塩…………………………… 少々

10kcal
塩分0.7g
糖質1.3g

作り方

1　きゅうりは1〜1.5mm厚さの薄い輪切りにする。
2　1をボウルに入れて塩を振り、軽くもみながらまぜて全体に塩をからめる。
3　きゅうりがしんなりしたら水けをしぼって器に盛り、しょうがをのせる。

キャベツときゅうりの即席漬け

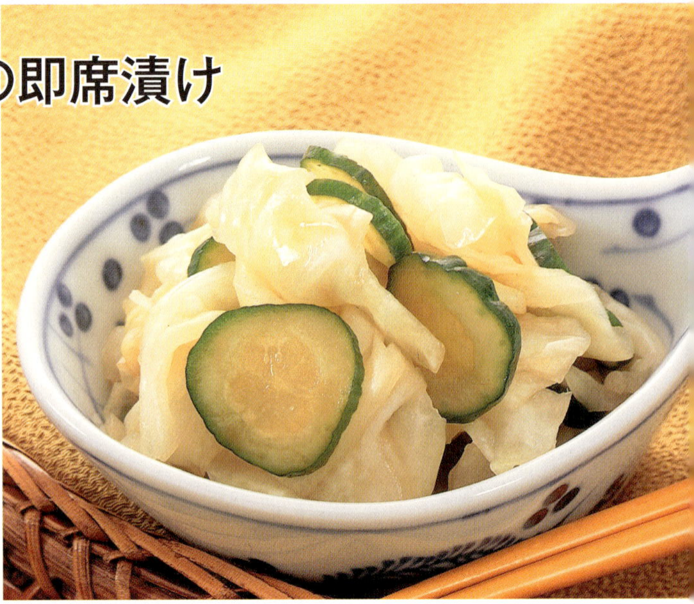

材料（1人分）

30kcal	
塩分1.9g	
糖質4.8g	

キャベツ……………… 1枚(60g)
きゅうり……………… $\frac{1}{5}$本(20g)
おろししょうが……………… 少々
A 薄口しょうゆ……… 小さじ2
酢…………………… 小さじ$\frac{1}{2}$
みりん…………… 小さじ$\frac{1}{2}$
水………………… 大さじ2

作り方

1 キャベツは1.5～2㎝角に切り、きゅうりは薄い輪切りにする。
2 小さなボウルにAとおろししょうがを入れ、よくまぜ合わせる。
3 ビニール袋に1と2を入れて手で少しもみ込み、そのまましばらくおく。
4 野菜がしんなりしたら、漬け汁を軽くしぼって器に盛る。

ここに注目 この漬け物は重しもいらず、ご飯が炊けるまでにできてしまうほど簡単なのが魅力です。

キャベツのゆず香漬け

材料（1人分）

20kcal	
塩分0.8g	
糖質2.9g	

キャベツ……………… 1枚(60g)
きゅうり……………… $\frac{1}{5}$本(20g)
ゆずのしぼり汁……… 小さじ1
ゆずの皮(せん切り)……… 少々
塩…………………………… 少々

作り方

1 キャベツは1㎝幅の短冊切りにし、きゅうりは2～3㎜厚さのいちょう切りにする。
2 ボウルに1を入れ、塩を加えて軽くもみ、しんなりするまで30分ほどおく。
3 2を水で軽く洗って水けをしぼり、ボウルに入れてゆずのしぼり汁を加えてまぜる。
4 3を器に盛り、上にゆずの皮をのせる。

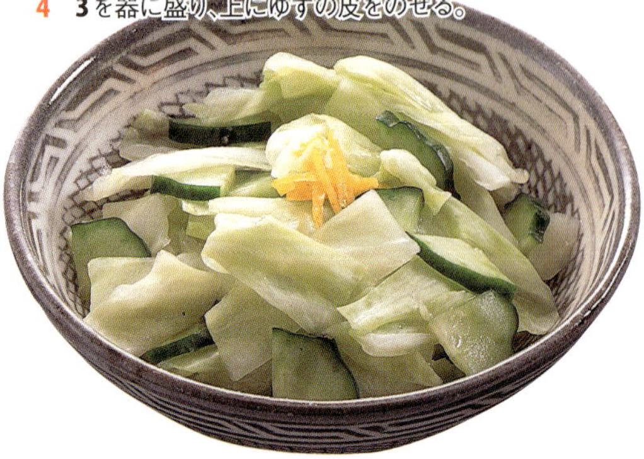

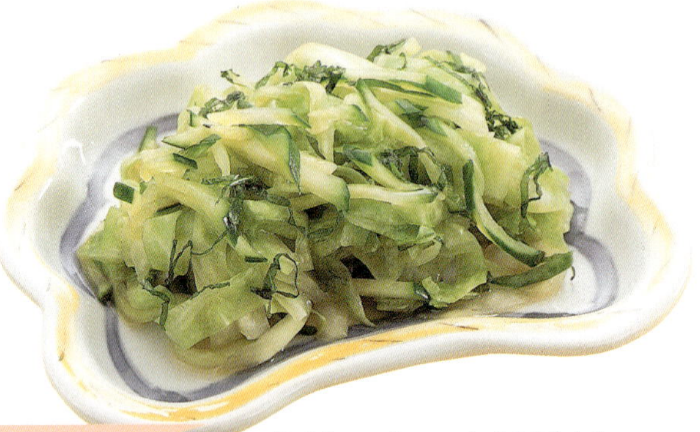

キャベツときゅうりのあっさり漬け

材料（1人分）

20kcal	
塩分0.8g	
糖質2.6g	

キャベツ……………… 1枚(60g)
きゅうり……………… $\frac{1}{5}$本(20g)
青じそ(せん切り)………… 1枚分
塩…………………………… 少々
しょうゆ………………… 小さじ$\frac{1}{4}$

作り方

1 キャベツは太めのせん切りにする。
2 きゅうりは斜め薄切りにしたあと、せん切りにする。
3 ボウルに1と2を入れ、塩をまぶしておく。
4 3の水けをしぼり、青じそをまぜる。
5 4をしょうゆであえてしばらくおき、器に盛る。

白菜の即席漬け

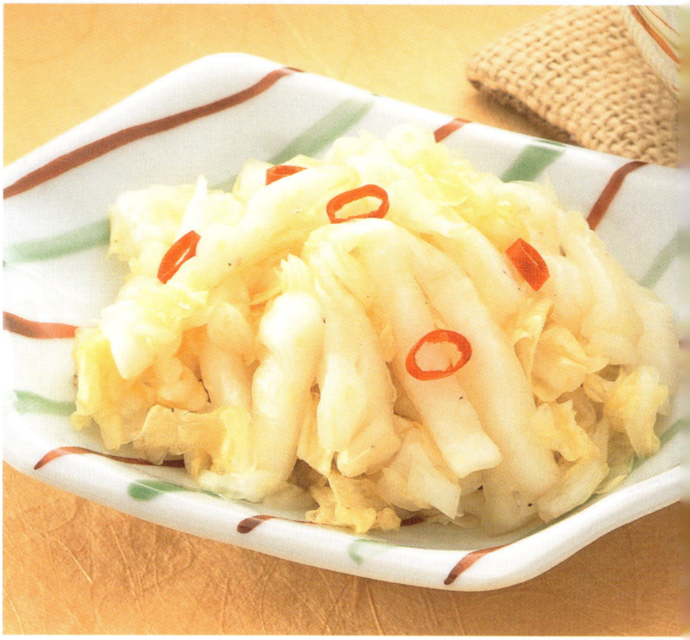

材料（1人分）

白菜……………………$\frac{1}{2}$枚（50g）
赤とうがらし（小口切り）……… 少々
塩……………………………… 少々

10kcal
塩分0.6g
糖質1.0g

作り方

1 白菜は1㎝幅に切る。
2 ボウルに**1**と赤とうがらしを入れ塩を振って全体にからめ、しんなりするまでしばらくおく。
3 **2**の水けをしぼって器に盛る。

ここに注目　漬け物に赤とうがらしを加えると、ピリッと味がしまります。辛いのが苦手という人は省いてかまいません。また分量も、好みに応じてかげんしてください。赤い外皮部分より種のほうが辛いので、種は除いて使います。乾燥したものに包丁を入れると粉々になってしまうので、水につけてもどしてから切るようにします。

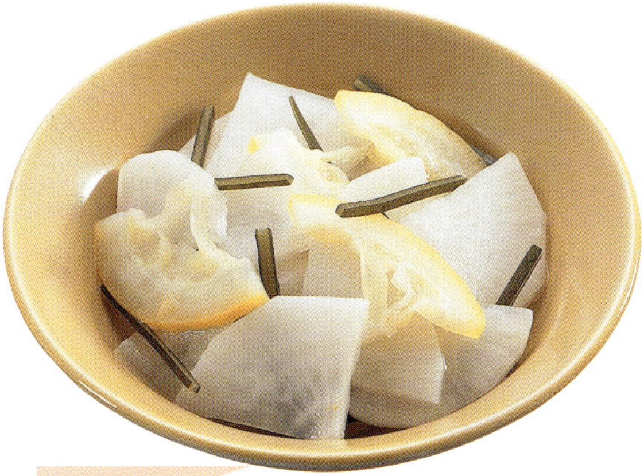

大根のレモン漬け

材料（1人分）

大根…………………… 1.5㎝（50g）
レモン（輪切り）………………… 1枚
昆布……………… 約5㎝角（2g）
塩……………………………… 少々

20kcal
塩分0.5g
糖質3.3g

作り方

1 大根は薄いいちょう切りにし、ボウルに入れて塩を振り、全体にからめる。
2 レモンは十字に包丁を入れて、いちょう形に切る。
3 昆布はキッチンばさみを使って細切りにする。
4 **1**に**2**と**3**を加えてよくまぜ、大根がしんなりしたら器に盛る。

大根のもみ漬け

材料（1人分）

大根…………………… 1.5㎝（50g）
大根の茎……………………… 少々
しょうが（せん切り）………… 少々
塩……………………………… 少々

10kcal
塩分0.4g
糖質1.6g

作り方

1 大根は薄い短冊切りにし、大根の茎は小口切りにする。
2 ボウルに**1**を入れ、塩を振って全体にからめ、水分が出たら軽くしぼる。
3 **2**にしょうがをまぜ、器に盛る。

アドバイス　大根のかわりに、同量のかぶを使ってもかまいません。

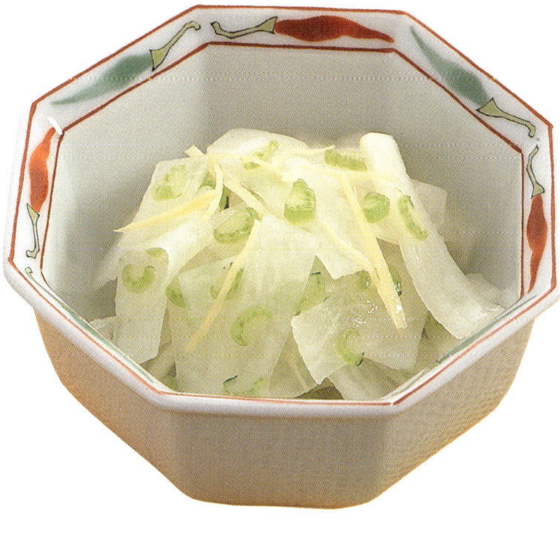

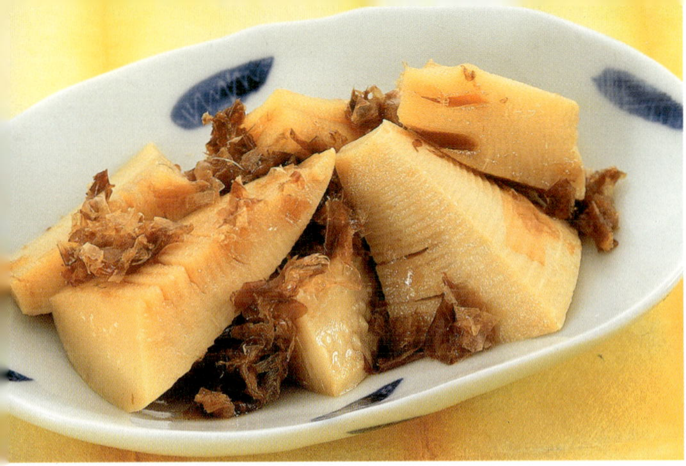

たけのこのおかか煮

材料（1人分）

ゆでたけのこ……………………50g
削りがつお……………ひとつまみ
A
- だし汁……………… $\frac{1}{4}$ カップ
- しょうゆ…………… 小さじ $\frac{2}{3}$
- 日本酒…………… 小さじ $\frac{1}{2}$
- みりん……………… 小さじ $\frac{1}{3}$

30kcal
塩分0.7g
糖質2.7g

参考メモ　ゆでたけのこを一度熱湯でさっとゆでるのは、くせを除くとともに余分な水分も除いて、煮物をおいしくするためです。

作り方

1 たけのこは根元は半月切りに、穂先はくし形切りにし、鍋に沸かした熱湯で強火で軽くゆでてくせを除き、ざるに上げる。

2 鍋にAと削りがつお、**1**を入れて強火にかけ、煮立ったら火を弱め、汁けがほぼなくなるまで煮含める。

こんにゃくのおかか煮

20kcal 塩分0.9g 糖質2.6g

材料（1人分）

板こんにゃく……………………80g
A
- 水……………………… $\frac{1}{4}$ カップ
- 砂糖………………… 小さじ $\frac{2}{3}$
- しょうゆ…………… 小さじ1
- 削りがつお……… ひとつまみ

作り方

1 こんにゃくは手で一口大にちぎり、鍋に沸かした熱湯で1分ほど強火でゆで、ざるに上げる。

2 鍋にAを入れて強火で煮立て、**1**を入れる。再び煮立ったら弱めの中火にし、煮汁がなくなるまでコトコト煮る。

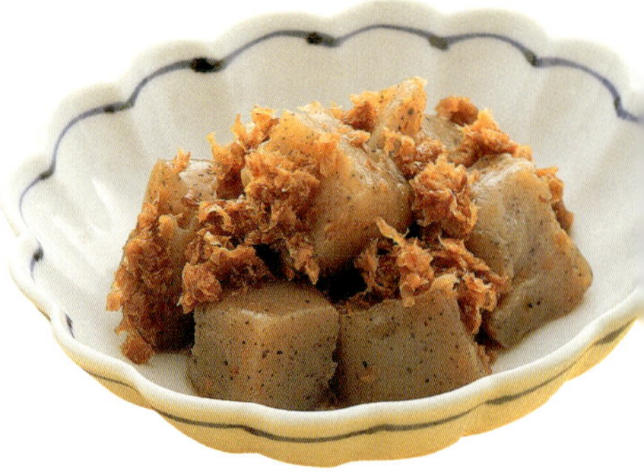

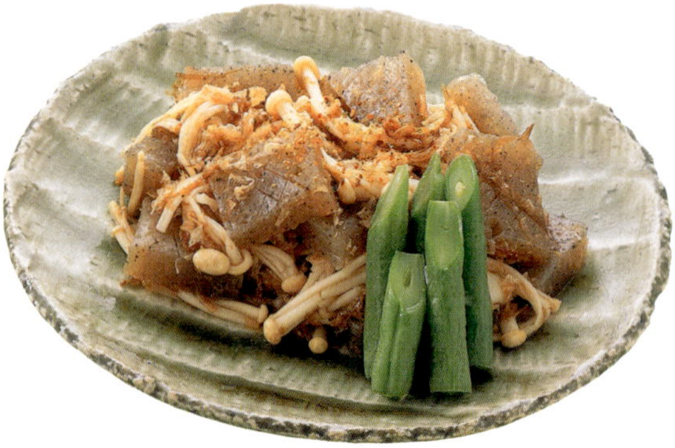

えのきとこんにゃくのおかか煮

材料（1人分）

えのきだけ……………………30g
さやいんげん…………………1本
黒板こんにゃく………………50g
A
- だし汁……………… $\frac{1}{3}$ カップ
- しょうゆ…………… 小さじ1
- 一味とうがらし………… 少々
- 削りがつお……… ひとつまみ

20kcal
塩分1.0g
糖質2.3g

作り方

1 こんにゃくは表面に浅く斜め格子の切り目を入れ、5㎜厚さの角形に切る。これを「こんにゃくのおかか煮」の作り方1と同様に下ゆでする。

2 えのきだけは根元を切り落とし、3㎝長さに切って小分けにする。

3 さやいんげんは筋をとり、鍋に沸かした熱湯で強火でゆでる。しんなりしたら水にとって冷まし、斜め切りにする。

4 鍋にAを入れて強火で煮立て、**1**を入れる。再び煮立ったら弱めの中火にして煮汁が少なくなるまで煮、**2**を加えて煮汁がなくなるまでさらにコトコト煮る。

5 **4**を器に盛り、**3**を添える。

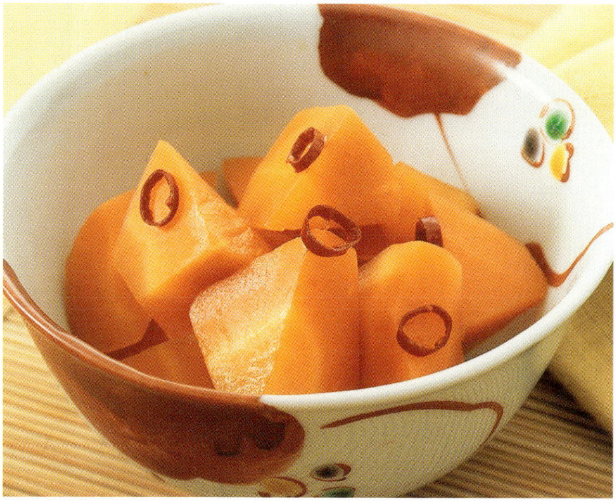

にんじんのピリ煮

材料（1人分）

にんじん……………… 5㎝（50g）
赤とうがらし（小口切り）……… 少々
A ┌ だし汁……………… $\frac{1}{4}$カップ
　├ しょうゆ…………… 小さじ$\frac{1}{2}$
　└ みりん……………… 小さじ$\frac{1}{2}$

30kcal
塩分0.6g
糖質5.1g

作り方

1　にんじんは一口大の乱切りにする。
2　鍋にAを入れて強火で煮立て、**1**と赤とうがらしを入れる。再び煮立ったら弱火にし、にんじんがやわらかくなるまで煮る。

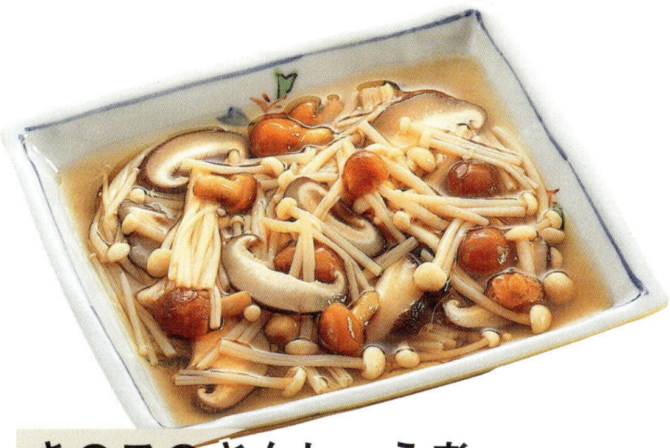

きのこのさんしょう煮

材料（1人分）

えのきだけ……………… $\frac{1}{3}$袋（30g）
生しいたけ……………………… 1個
なめこ…………………………15g
A ┌ だし汁……………… $\frac{1}{3}$カップ
　├ しょうゆ…………… 小さじ$\frac{2}{3}$
　├ 日本酒 …………… 小さじ$\frac{1}{2}$
　└ みりん …………… 小さじ$\frac{1}{3}$
粉ざんしょう ………………… 少々

30kcal
塩分0.7g
糖質3.6g

作り方

1　えのきだけは根元を切り落とし、長さを2等分に切る。
2　生しいたけは軸を切り落として薄切りにする。
3　鍋にAを入れて強火で煮立て、**1**と**2**、なめこを入れる、再び煮立ったら弱火にして4～5分煮、仕上げに粉ざんしょうを加えてまぜ、火を止める。

アドバイス　粉ざんしょうのかわりに、七味とうがらしやラー油、おろししょうがを加えてもよいでしょう。

しらたきのピリ煮

材料（1人分）

しらたき…………………………70g
赤とうがらし（小口切り）…… $\frac{1}{2}$本分
A ┌ だし汁…………… 大さじ1
　├ しょうゆ………… 小さじ1
　└ 砂糖 …………… 小さじ$\frac{1}{2}$

20kcal
塩分0.9g
糖質2.3g

作り方

1　しらたきは鍋に沸かした熱湯で1分ほど強火でゆで、ざるに上げて水けをきり、食べやすい長さに切る。
2　鍋に**1**と赤とうがらしを入れ、Aを加えて、箸でまぜながら汁けがなくなるまで中火でいりつける。

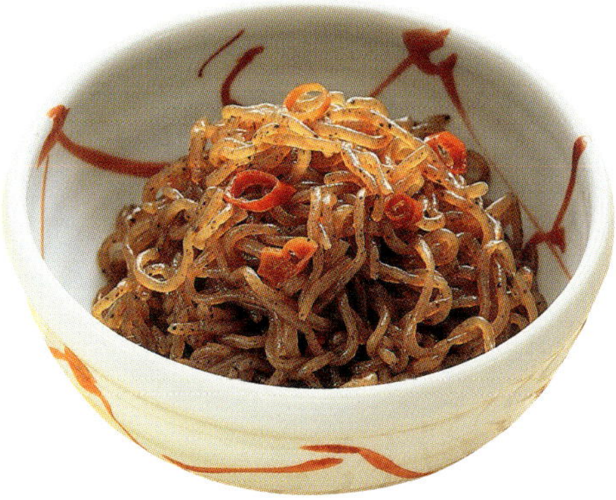

参考メモ　しらたきなどこんにゃく類は調理する前の下ゆでが欠かせませんが、これは製造過程で使用した石灰分の特有のにおいやアクをとり、さらには余分な水分を除くためです。

キャベツのスープ煮

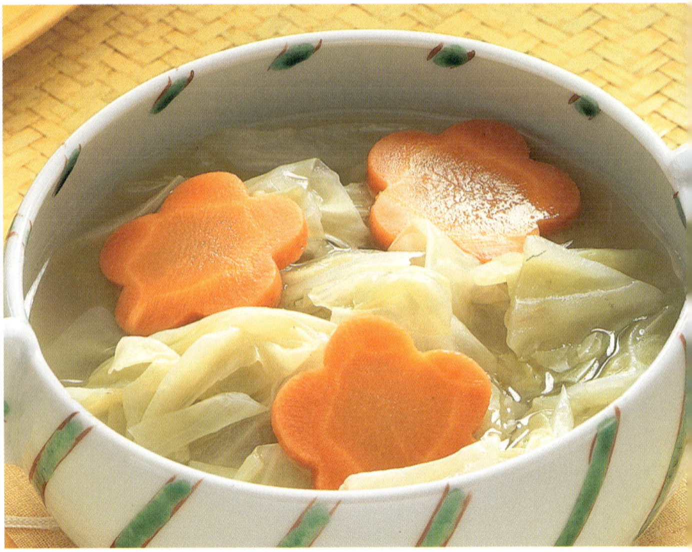

材料（1人分）

20kcal
塩分1.0g
糖質3.8g

キャベツ……………… 1枚（60g）
にんじん……………… 2㎝（20g）

A
- 水…………………… 1カップ
- コンソメスープの素（顆粒）…………………… 小さじ$\frac{1}{2}$
- 塩、こしょう………… 各少々

作り方

1. キャベツは3～4㎝角に切る。
2. にんじんは薄切りにしたあと、梅形に切るか、好みの型で抜く。
3. 鍋にAを入れて強火で煮立て、**1**と**2**を入れる。再び煮立ったら弱火にし、やわらかくなるまで煮る。

ねぎのスープ煮

材料（1人分）

20kcal
塩分0.6g
糖質3.4g

長ねぎ……………………… 1本
コンソメスープの素（顆粒）……………………… 小さじ$\frac{1}{3}$
塩…………………………… 少々
あらびき黒こしょう………… 少々

作り方

1. 長ねぎは3～4㎝長さに切りそろえる。
2. 鍋に**1**を入れ、かぶるくらいの水を注いで強火にかける。煮立ったら火を弱め、コンソメスープの素を加えてねぎがやわらかくなるまで煮る。仕上げに、塩とこしょうで味をととのえ火を止める。

参考メモ　長ねぎの旬は冬で、この時期は甘みも太さも増してグンとおいしくなります。

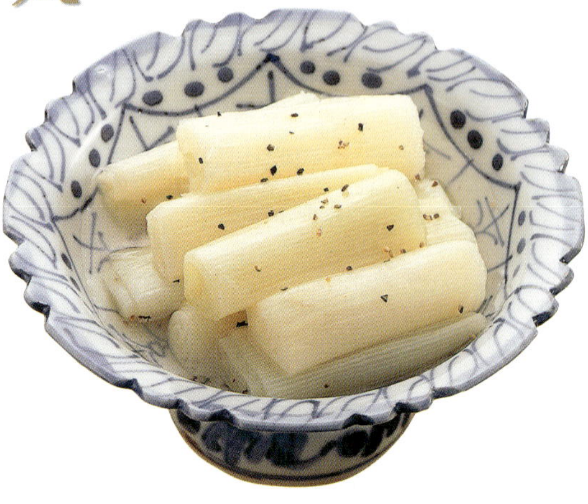

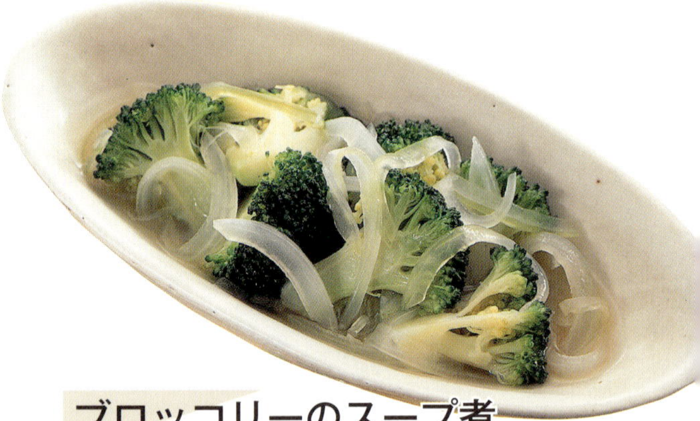

ブロッコリーのスープ煮

材料（1人分）

30kcal
塩分0.7g
糖質2.5g

ブロッコリー………… $\frac{1}{2}$株（60g）
玉ねぎ……………………… 20g
スープ………………… $\frac{1}{2}$カップ
こしょう…………………… 少々

※スープは、コンソメスープの素（顆粒）小さじ$\frac{1}{2}$を湯$\frac{1}{2}$カップでといたもの。

作り方

1. ブロッコリーは小房に切り分け、大きいものは半分に切る。
2. 玉ねぎは薄切りにする。
3. 鍋にスープを入れて強火にかけ、煮立ったら**1**と**2**を入れる、再び煮立ったら弱火にしてしばらく煮る。
4. **3**の野菜がしんなりしたら、こしょうを加えて味をととのえ、火を止める。

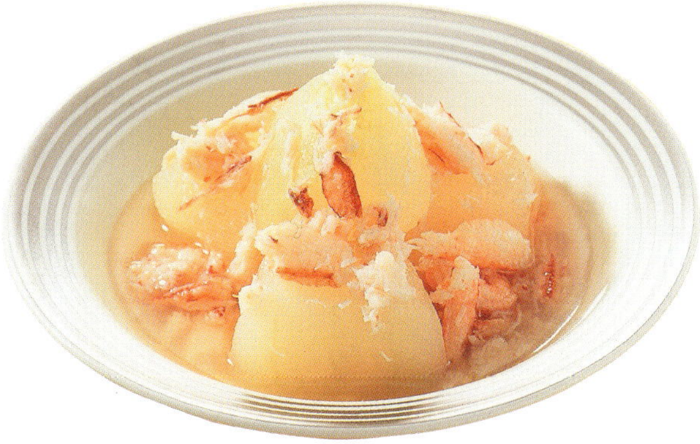

とうがんとかに缶のスープ煮

材料（1人分）

とうがん……………………………80g
ずわいがに（缶詰）…………………20g
A ┌水…………………… 1カップ
　 │コンソメスープの素（顆粒）
　 └…………………… 小さじ$\frac{2}{3}$
塩、こしょう……………… 各少々

30kcal
塩分1.4g
糖質2.8g

作り方

1 とうがんは種とわたを除いて一口大に切り、皮をむいて面取り（切り口の角を細くむきとる）する（この状態のものを80g使う）。
2 ずわいがには軟骨をとり除き、身をあらくほぐす。
3 鍋にAを入れて強火で煮立て、1を入れる。再び煮立ったら弱火にして10分ほど煮る。とうがんに竹串を刺してみて、ややかたいものの竹串が通るようになったら2を加え、さらにとうがんがやわらかくなるまで弱火で煮る。
4 塩とこしょうで味つけし、火を止める。

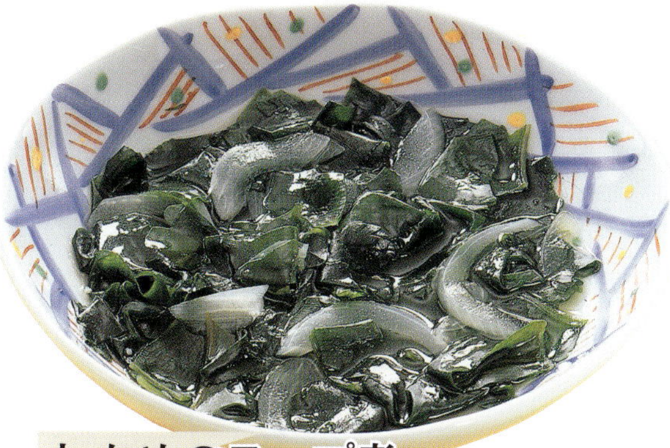

わかめのスープ煮

材料（1人分）

わかめ（もどしたもの）…………40g
玉ねぎ……………………………15g
A ┌水…………………… 1カップ
　 │コンソメスープの素（顆粒）
　 │…………………… 小さじ$\frac{1}{3}$
　 └おろしにんにく………… 少々
塩、こしょう……………… 各少々

20kcal
塩分1.1g
糖質2.6g

作り方

1 わかめは食べやすい長さに切る。
2 玉ねぎは薄切りにする。
3 鍋にAを入れて強火で煮立て、2を入れる。再び煮立ったら中火にしてしばらく煮る。玉ねぎがしんなりしたところで1を加えて強火で一煮し、塩とこしょうで調味して火を止める。

セロリのスープ煮

材料（1人分）

セロリ………………… $\frac{1}{2}$本（40g）
A ┌水…………………… $\frac{1}{2}$カップ
　 │コンソメスープの素（顆粒）
　 └…………………… 小さじ$\frac{1}{2}$
こしょう……………………… 少々

10kcal
塩分0.6g
糖質1.2g

作り方

1 セロリは筋をとって、2㎝幅くらいの斜め切りにする。
2 鍋にAを入れて強火で煮立て、1を入れる。再び煮立ったら弱めの中火にし、セロリがやわらかくなるまで煮る。火を止める直前にこしょうを振り入れ、火を止めたら鍋に入れたまま冷まし、味を含ませる。

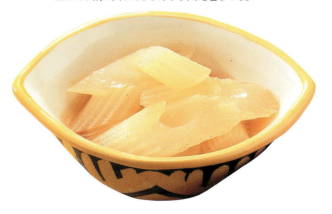

春菊ときのこの煮びたし

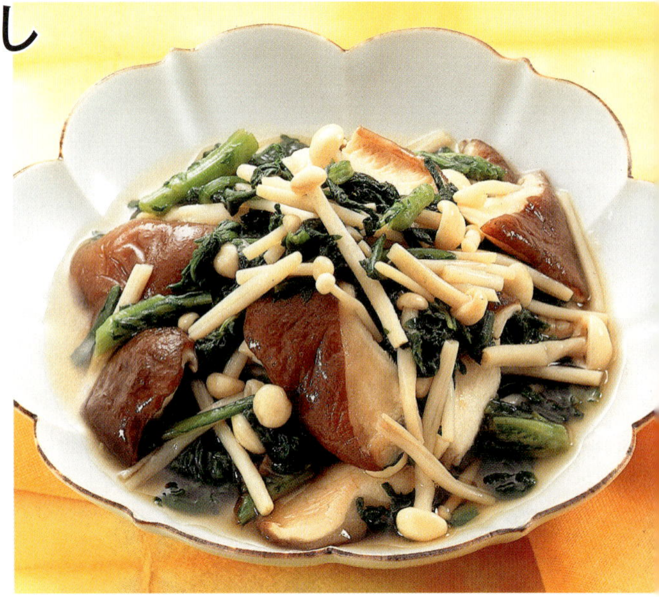

材料（1人分）

春菊……………………2本（40g）
生しいたけ……………………2個
えのきだけ…………$\frac{1}{5}$袋（20g）

A
- だし汁……………$\frac{1}{4}$カップ
- しょうゆ…………小さじ$\frac{2}{3}$
- みりん……………小さじ$\frac{2}{3}$

30kcal
塩分0.8g
糖質3.6g

作り方

1 春菊は根元を切り落とし、鍋に沸かした熱湯でしんなりするまで強火でゆで、水にとって冷まし、水けをしぼって食べやすい長さに切る。
2 生しいたけは軸を切り落として薄切りにし、えのきだけは根元を切り落とし3cm長さに切ってほぐしておく。
3 鍋にAを入れて強火で煮立て、**1**と**2**を入れる。再び煮立ったら弱火にし、きのこがしんなりするまで煮る。

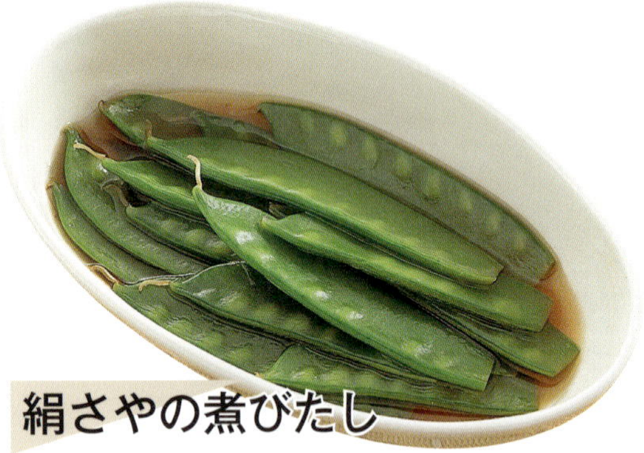

絹さやの煮びたし

材料（1人分）

絹さや………………15枚（35g）

A
- だし汁……………$\frac{1}{4}$カップ
- 日本酒……………小さじ1
- しょうゆ…………小さじ$\frac{1}{2}$

20kcal
塩分0.5g
糖質2.2g

作り方

1 絹さやは筋をとる。
2 鍋にAを入れて強火にかけ、煮立ったら**1**を入れる。再び煮立ったら弱めの中火にし、ややしんなりする程度にさっと煮る。
3 **2**を火からおろし、煮汁ごと冷まして味をしみ込ませる。

アドバイス 絹さやは、同量のさやいんげんやピーマン、アスパラガスを使ってもかまいません。煮汁ごと冷ますのは、味をよくしみ込ませるためです。夏場は冷蔵庫に入れ、冷たくして食べてもおいしく味わえます。

わかめとじゃこの煮びたし

材料（1人分）

わかめ（もどしたもの）…………15g
ちりめんじゃこ…………大さじ$\frac{1}{2}$

A
- だし汁……………$\frac{1}{4}$カップ
- しょうゆ…………小さじ$\frac{1}{3}$
- みりん……………小さじ$\frac{1}{2}$

20kcal
塩分0.8g
糖質1.7g

作り方

1 わかめは食べやすい長さに切る。
2 鍋にAを入れて強火で煮立て、**1**とちりめんじゃこを入れる。再び煮立ったら弱めの中火にして一煮し、火を止める。

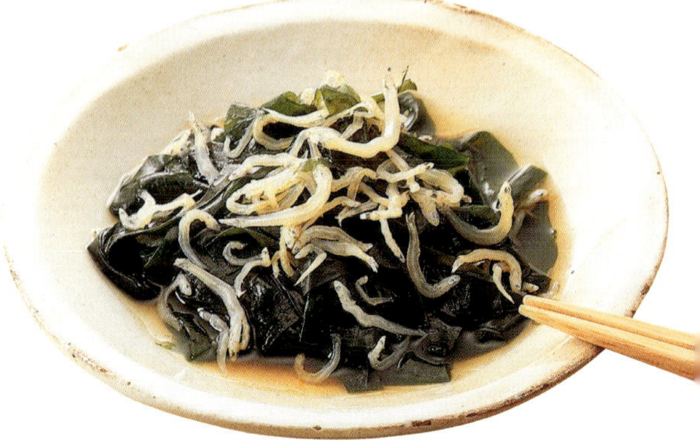

トマトのアンチョビーサラダ

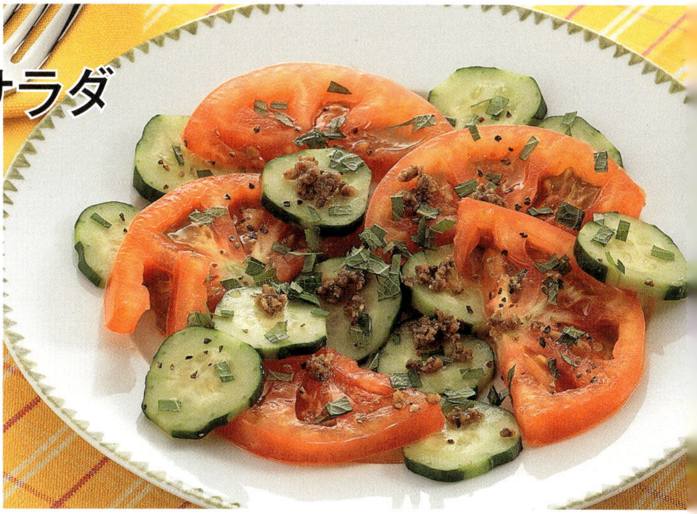

材料（1人分）

トマト……………… 約$\frac{1}{3}$個（60g）
アンチョビーフィレ（缶詰）
……………………… 1枚（4g）
きゅうり……………… $\frac{1}{5}$本（20g）
青じそ……………………… $\frac{1}{2}$枚
塩、こしょう……………… 各少々

20kcal
塩分0.9g
糖質2.6g

作り方

1 トマトは5㎜厚さの薄切りにする。きゅうりは皮を縦に縞目にむいて、2～3㎜厚さの輪切りにする。
2 アンチョビーと青じそはみじん切りにする。
3 ボウルに**1**と**2**を入れ、塩とこしょうを振ってさっくりまぜ、器に盛る。

アドバイス アンチョビーは塩分を多く含むので、調味料のひとつと考えて、調味用の塩は控えましょう。

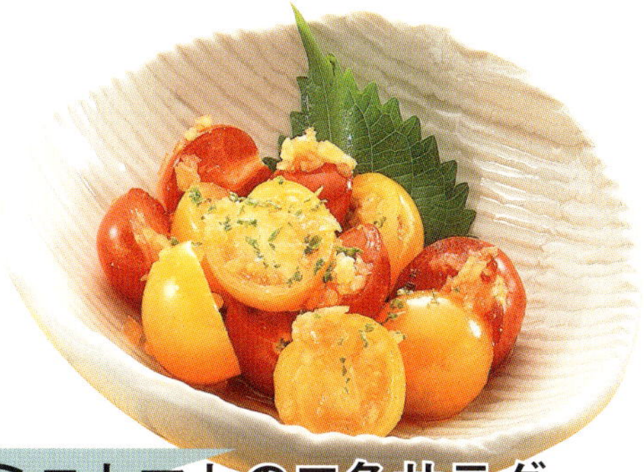

ミニトマトの二色サラダ

材料（1人分）

ミニトマト（赤）…… 2～3個（30g）
ミニトマト（黄）…… 2～3個（30g）
玉ねぎ（みじん切り）…… 小さじ1
青じそ……………………… 1枚
パセリ（みじん切り）………… 少々
A
酢………………… 小さじ1
しょうゆ………… 小さじ$\frac{1}{3}$
砂糖……………… 小さじ$\frac{1}{3}$
塩、こしょう………… 各少々

20kcal
塩分0.5g
糖質5.2g

作り方

1 ミニトマトの赤と黄はいずれもヘタをとり、半分に切る。
2 玉ねぎは水につけ、水けをよくしぼっておく。
3 小さなボウルに**A**を入れてまぜ合わせ、**2**も加えてノンオイルドレッシングを作る。
4 器に青じそを敷いて**1**を盛り、**3**を回しかけて、パセリを散らす。

トマトサラダ

材料（1人分）

トマト………………… $\frac{1}{2}$個（80g）
青じそ（せん切り）………… $\frac{1}{2}$枚分
A
酢………………… 小さじ$\frac{1}{2}$
塩……………………… 少々
砂糖……………… 小さじ$\frac{1}{3}$
オリーブ油……… 小さじ$\frac{1}{4}$

30kcal
塩分0.2g
糖質4.1g

作り方

1 トマトは8等分のくし形に切る。
2 小さなボウルに**A**を入れてよくまぜ、ドレッシングを作る。
3 器に**1**を盛って**2**をかけ、青じそをのせる。

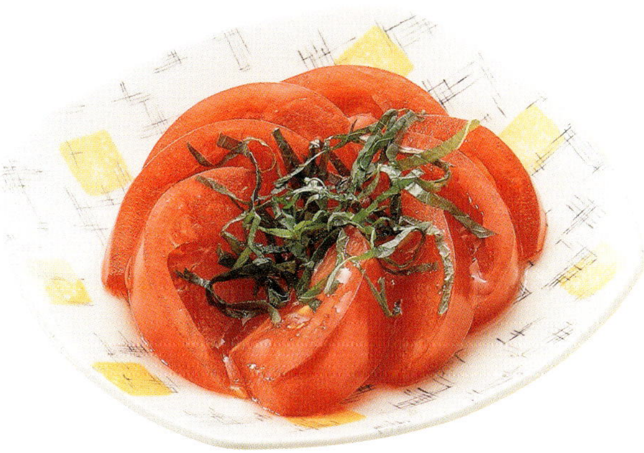

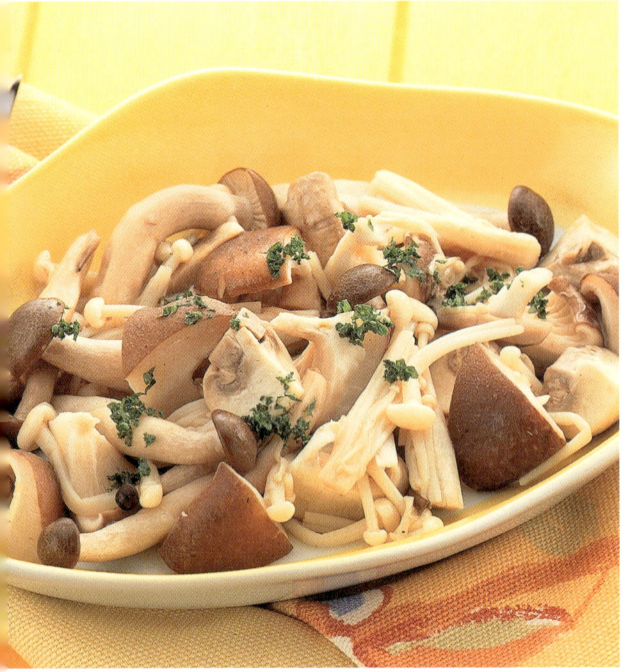

きのこの酒蒸し

材料（1人分）

30kcal
塩分0.5g
糖質1.5g

生しいたけ……………………… 1個
えのきだけ…………………………15g
しめじ………………………………15g
マッシュルーム ……………… 1個
パセリ（みじん切り）…………… 少々
日本酒………………………… 大さじ1
塩、こしょう………………… 各少々

作り方

1 生しいたけは軸を切り落として6等分に切る。
2 えのきだけとしめじは根元を切り落とし、えのきだけは長さを2等分に、しめじは小分けにする。
3 マッシュルームは石づきを切り落とし、1個を4等分に切る。
4 鍋に**1**〜**3**を入れて弱火にかけ、すぐ日本酒を振りかけてひとまぜし、ふたをして蒸し煮にする。
5 きのこがしんなりしたら塩とこしょうで味つけし火を止める。
6 **5**を器に盛り、パセリを散らす。

しめじのゆず蒸し

材料（1人分）

10kcal
塩分0.5g
糖質0.8g

しめじ…………… $\frac{1}{3}$パック（30g）
ゆずのしぼり汁 ……………… 少々
塩…………………………………… 少々
しょうゆ……………………… 小さじ$\frac{1}{3}$

作り方

1 しめじは根元を切り落とし、小分けにする。
2 耐熱性の器に**1**を入れ、塩とゆずのしぼり汁を振り入れてラップをかけ、電子レンジで2分ほど加熱する。
3 **2**を器に盛り、食べる直前にしょうゆをかける。

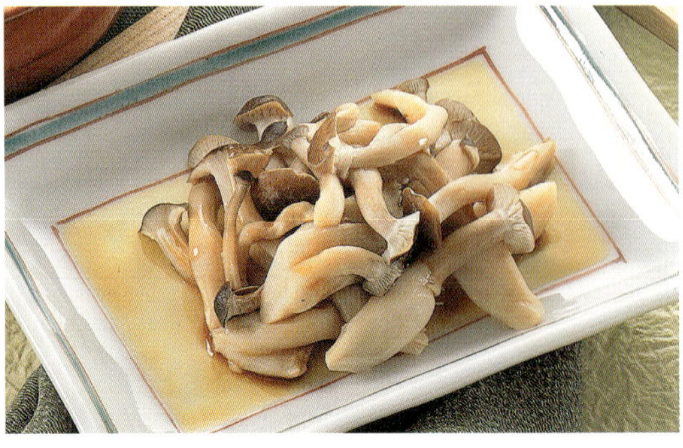

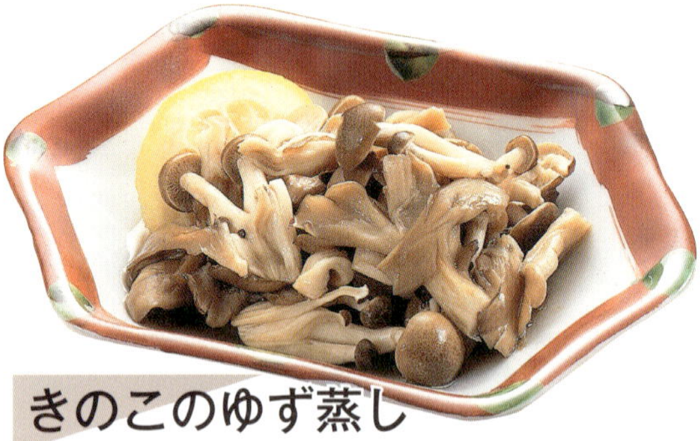

きのこのゆず蒸し

材料（1人分）

20kcal
塩分0.6g
糖質1.3g

しめじ…………… $\frac{1}{4}$パック（25g）
まいたけ………… $\frac{1}{4}$パック（25g）
ゆず（輪切り）………………… 1枚
塩…………………………………… 少々
日本酒……………………… 小さじ1
しょうゆ…………………… 小さじ$\frac{1}{2}$

作り方

1 しめじは根元を切り落とし、小分けにする。
2 まいたけは手で食べやすい大きさに裂いておく。
3 耐熱性の器に**1**と**2**を入れ、塩と日本酒を振り入れてゆずをのせる。これを蒸気の上がった蒸し器に入れ、強火で5分蒸す。
4 蒸し器からとり出し、食べる直前にしょうゆをかける。

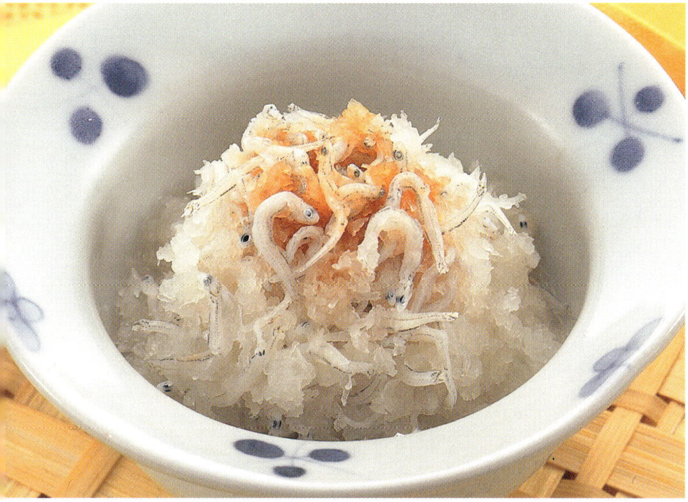

しらすおろし

材料（1人分）

大根……………………………80g
しらす干し……………… 大さじ1
しょうゆ……………………… 少々

20kcal
塩分0.3g
糖質2.4g

作り方

1 しらす干しはざるに入れ、熱湯をさっと回しかけて、水けをきっておく。
2 大根をすりおろし、目のこまかいざるにあけて軽く水けをきる。
3 **2**を器に盛って**1**をのせ、しょうゆをかける。

なめこのおろしあえ

材料（1人分）

なめこ………………… $\frac{1}{4}$袋（25g）
大根………………… 1.5cm（50g）
しょうゆ……………… 小さじ$\frac{1}{3}$

10kcal
塩分0.3g
糖質2.1g

作り方

1 なめこはざるに入れて熱湯を回しかけたあと、流水に当てながら軽くぬめりをとる。
2 大根はすりおろし、目のこまかいざるに入れて自然に水けをきる。
3 ボウルに**1**と**2**を入れてあえ、器に盛って、しょうゆをかける。

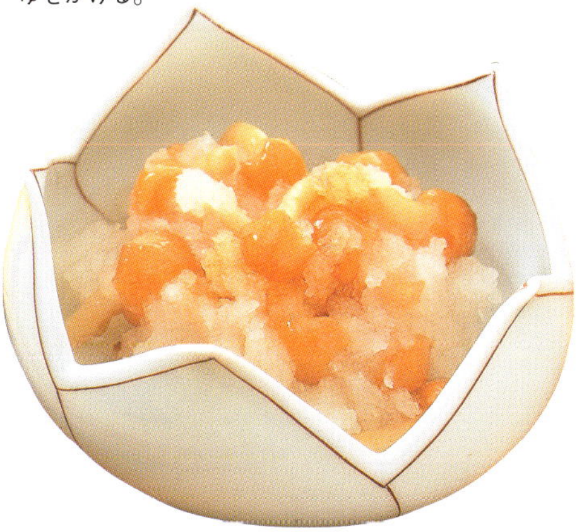

アドバイス 袋に入ったなめこは、さっと洗うか、湯通ししてから使います。缶詰の場合は、ざるに入れて振り洗いし、缶ぐささを除いてから使うとよいでしょう。

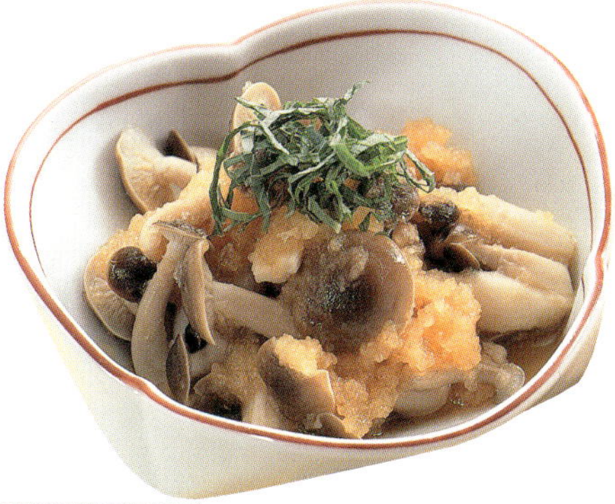

しめじのおろしあえ

材料（1人分）

しめじ…………… $\frac{1}{2}$パック（50g）
大根………………… 1.5cm（50g）
青じそ（せん切り）………… $\frac{1}{2}$枚分
A ┌しょうゆ………… 小さじ$\frac{1}{2}$
　 └酢……………… 小さじ$\frac{1}{2}$

20kcal
塩分0.4g
糖質2.4g

作り方

1 しめじは根元を切り落として小分けにし、鍋に沸かした熱湯でしんなりするまで強火でゆで、ざるに上げて水けをきっておく。
2 大根はボウルにすりおろし、**A**を加えてまぜる。ここに**1**を入れてよくあえる。
3 **2**を器に盛り、青じそをのせる。

アドバイス ここでは、しょうゆと酢を使っていますが、かわりに市販のポン酢を使ってもかまいません。その場合は小さじ1が適量です。

豆腐の野菜あんかけ❸ …… 135
鶏肉の治部煮 …… 72
鶏肉の照り焼き❶ …… 62
肉野菜炒め❸ …… 49
豚肉とキャベツのみそ炒め❸ …… 51
きのこの酒蒸し …… 216
きのこのゆず蒸し …… 216
小松菜としめじのおひたし …… 193
しめじのおろしあえ …… 217
しめじのゆず蒸し …… 216
根三つ葉としめじのおひたし …… 193
三つ葉としめじの磯あえ …… 194

なめこ
きのこのさんしょう煮 …… 211
なめこのおろしあえ …… 217

まいたけ
チンゲン菜とまいたけのソテー …… 167
牛肉ときのこのトマト煮 …… 46
スクランブルエッグ❹ …… 115
豆腐の野菜あんかけ❸ …… 135
きのこのゆず蒸し …… 216
ほうれんそうとまいたけのおひたし …… 192

マッシュルーム
蒸し鶏のマリネ❷ …… 77
きのこの酒蒸し …… 216

海藻

昆布
かぶと昆布の三杯酢 …… 204
昆布とせん切り野菜のからしじょうゆあえ …… 197
大根のレモン漬け …… 209

のり
レタスとのりのサラダ …… 179
オクラの長いもあえ …… 200
オクラのもみのりあえ …… 194
ほうれんそうののりあえ …… 194
三つ葉としめじの磯あえ …… 194

ひじき
ひじきと大豆の煮物 …… 155
ひじきの煮物 …… 155

わかめ
白菜とわかめのごま酢あえ …… 184
きゅうりとたこの酢の物 …… 186
スクランブルエッグ❹ …… 115
豆腐サラダ …… 137
わかめとじゃこの酢の物 …… 203
わかめとじゃこの煮びたし …… 214
わかめのスープ煮 …… 213

わかめ・カットわかめ
刺し身❸ たい …… 81
きゅうりとわかめの酢の物 …… 203

いも

さつまいも
さつまいものレモン煮 …… 32

里いも
具だくさんのみそ汁風 …… 190
けんちん汁 …… 189
里いもの煮ころがし …… 31
のっぺい汁 …… 189
豚肉と根菜の煮物 …… 60
とん汁 …… 190

じゃがいも
ポテトサラダ …… 31
肉じゃが …… 45
オムレツ❷ …… 117
魚のかす煮❶ 鮭 …… 96
たこのスペイン風煮物 …… 109

長いも
オクラの長いもあえ …… 200

やまといも
とろろ汁 …… 32

こんにゃく

板こんにゃく
けんちん汁 …… 189
なすとこんにゃくのみそ炒め …… 168
いり鶏 …… 71
魚のかす煮❶ 鮭 …… 96
えのきとこんにゃくのおかか煮 …… 210
こんにゃくのおかか煮 …… 210

しらたき
ぜんまいと油揚げの炒め煮 …… 151
いり豆腐❸ …… 123
いり鶏 …… 71
すき焼き風煮物 …… 44
しらたきのピリ煮 …… 211

漬け物

白菜キムチ
豚肉のキムチ炒め …… 52

梅肉
大根とハムの梅サラダ …… 175
ささ身の梅しそ巻き …… 64
豚肉の冷しゃぶサラダ❸ …… 57
大根の梅あえ …… 198
にがうりの梅あえ …… 198
もやしと三つ葉の梅あえ …… 198

牛乳・乳製品

牛乳
ほたて貝柱とチンゲン菜のクリーム煮 …… 110

プレーンヨーグルト
かぼちゃのヨーグルトサラダ …… 32
落とし卵❷ …… 121
簡単タンドリーチキン …… 68

ハーブ

タイムの生葉
魚のハーブ焼き❶ すずき …… 84
魚のハーブ焼き❷ ぶり …… 85

バジルの生葉
魚のハーブ焼き❸ めかじき …… 85
魚のホイル焼き❸ 鮭 …… 87

ローズマリーの生葉
魚のハーブ焼き❶ すずき …… 84
魚のハーブ焼き❷ ぶり …… 85
魚のハーブ焼き❸ めかじき …… 85

その他

ごま・いりごま
炒めなます …… 163
きんぴらごぼう …… 163
小松菜としらすの炒め物 …… 164
ほうれんそうのごまあえ …… 182
もやしとちくわのごま酢あえ …… 184
刺し身❸ たい …… 81
牛肉と大根の韓国風煮込み …… 47
魚の照り焼き❷ めかじき …… 89
魚の照り焼き❸ さわら …… 89
アスパラのごまみそあえ …… 195
小松菜としめじのおひたし …… 193
タアサイのごままぶし …… 195
なすとみょうがのおかかあえ …… 196

ごま・すりごま
きゅうりと鶏肉のごま酢あえ …… 184
クレソンのごまあえ …… 183
ごぼうサラダ …… 172
ごぼうのごまマヨサラダ …… 172
さやいんげんのごまあえ …… 183
春菊と豆もやしのナムル …… 181
春菊のごまあえ …… 182
チンゲン菜と鶏肉のごまあえ …… 183
白菜とわかめのごま酢あえ …… 184
ほうれんそうのごまあえ …… 182
豚肉の南部蒸し …… 55
蒸し鶏❷ …… 75
アスパラのごまみそあえ …… 195
にんじんのごまあえ …… 195

ごま・練りごま
ブロッコリーのごまネーズ …… 178
豚肉の冷しゃぶサラダ❶ …… 56
蒸し鶏❶ …… 74
ゆで豚❶ …… 58

酒かす
魚のかす煮❶ 鮭 …… 96
魚のかす煮❷ ぶり …… 97

ピーナッツバター
小松菜のピーナッツバターあえ …… 180
さやいんげんのピーナッツバターあえ …… 180

レーズン
かぼちゃのヨーグルトサラダ …… 32
にんじんサラダ …… 173

調味料

オイスターソース
チンゲン菜のオイスターソース炒め …… 167
厚揚げの炒め物❶ …… 140
牛肉とピーマンの細切り炒め …… 38
牛肉のオイスターソース炒め❶ …… 36
牛肉のオイスターソース炒め❷ …… 37
牛肉のオイスターソース炒め❸ …… 37

カレー粉
いかとしめじのカレーマリネ …… 104
簡単タンドリーチキン …… 68
豆腐とトマトの炒め物❶ …… 126
カリフラワーのカレーピクルス …… 205
もやしのカレー風味 …… 201

コチュジャン
牛肉と大根の韓国風煮込み …… 47
豆腐と肉の炒め物❸ …… 129

粒マスタード
ブロッコリーサラダ …… 178
ブロッコリーとカリフラワーの温サラダ …… 178
牛肉のマリネ焼き …… 39
牛肉の野菜巻き❷ …… 41

甜麺醤（テンメンジャン）
厚揚げの炒め物❷ …… 141
豚肉とキャベツのみそ炒め❶ …… 50

豆板醤（トウバンジャン）
三色ナムル …… 181
春菊と豆もやしのナムル …… 181
厚揚げの炒め物❷ …… 141
えびのチリソース炒め …… 106
魚の蒸し物❶ さんま …… 100
豆腐とトマトの炒め物❷ …… 127
豆腐と肉の炒め物❶ …… 128
豆腐と肉の炒め物❷ …… 129
肉野菜炒め❸ …… 49
豚肉の冷しゃぶサラダ❷ …… 57
蒸し鶏❶ …… 74
蒸し鶏❸ …… 75
たたききゅうりの中華風 …… 207
もやしのナムル …… 201

トマトケチャップ
落とし卵❷ …… 121
オムレツ❷ …… 117
スクランブルエッグ❶ …… 114

●…主菜の主材料　●…副菜の主材料　●…もう一品の主材料
●…主菜の副材料や調味料　●…副菜の副材料や調味料　●…もう一品の副材料や調味料

豚肉の冷しゃぶサラダ❸ …… 57
蒸し鶏のマリネ❶ …… 76
ゆで豚❷ …… 59
カリフラワーとにんじんのピクルス …… 205
三色酢の物 …… 203
にんじんのごまあえ …… 195
にんじんのピリ煮 …… 211
キャベツのスープ煮 …… 212
昆布とせん切り野菜のからしじょうゆあえ …… 197

にんにくの芽
カキの中華炒め …… 112
豆腐とトマトの炒め物❷ …… 127
肉野菜炒め❸ …… 49

白菜
白菜とカキの煮物 …… 153
白菜と鮭缶の煮びたし …… 156
白菜とベーコンのスープ煮 …… 154
白菜とわかめのごま酢あえ …… 184
白菜の中華風甘酢あえ …… 185
厚揚げの炒め物❶ …… 140
海鮮炒め …… 107
たらちり鍋 …… 102
白菜の即席漬け …… 209

万能ねぎ
大根とハムの梅サラダ …… 175
大根とほたて貝柱の煮物 …… 152
なすの炒め煮 …… 169
白菜とカキの煮物 …… 153
牛肉の野菜巻き❶ …… 40
魚のたたき❸ かつお …… 79
中華風冷ややっこ …… 136
鶏肉の照り焼き❷ …… 63
和風ハンバーグ❶ …… 66
和風ハンバーグ❸ …… 67

ピーマン
なすとピーマンのみそ炒め …… 168
なすとピーマンのみそ炒め風 …… 168
ピーマンと赤ピーマンのマリネ …… 188
ピーマンとじゃこの炒め物 …… 165
グリーンサラダ …… 179
なすとこんにゃくのみそ炒め …… 168
ラタトゥイユ …… 157
牛肉とピーマンの細切り炒め …… 38
厚揚げの炒め物❶ …… 140
厚揚げの炒め物❷ …… 141
牛肉のマリネ焼き …… 39
魚の南蛮漬け❸ わかさぎ …… 99
スクランブルエッグ❷ …… 114
豆腐とトマトの炒め物❶ …… 126
豆腐と肉の炒め物❸ …… 129
豚肉とキャベツのみそ炒め❷ …… 51
ピーマンの酢みそあえ …… 199
昆布とせん切り野菜のからしじょうゆあえ …… 197

ピーマン・赤ピーマン
ピーマンと赤ピーマンのマリネ …… 188
カリフラワーのマリネ …… 188
オムレツ❷ …… 117
カキの中華炒め …… 112
牛肉のオイスターソース炒め❶ …… 36
牛肉のマリネ焼き …… 39
魚のハーブ焼き❶ すずき …… 84
豚肉のメキシカン風 …… 54

ピーマン・黄ピーマン
牛肉のマリネ焼き …… 39

ふき
ふきとあさりの煮物 …… 153

ブロッコリー
ブロッコリーサラダ …… 178
ブロッコリーとカリフラワーの温サラダ …… 178
ブロッコリーのごまネーズ …… 178
ほたて貝柱とブロッコリーの炒め物 …… 111
豆腐のあんかけ料理❷ …… 133
鶏肉のトマト煮 …… 73
ゆで豚❸ …… 59
ブロッコリーのスープ煮 …… 212
ブロッコリーの酢じょうゆあえ …… 202

ほうれんそう
ほうれんそうとコーンのソテー …… 171
ほうれんそうと鮭缶の煮びたし …… 156
ほうれんそうとツナの煮びたし …… 156
ほうれんそうとベーコンのソテー …… 171
ほうれんそうのガーリックソテー …… 170
ほうれんそうのごまあえ …… 182
ほうれんそうのソテー …… 170
常夜鍋 …… 61
鶏肉の治部煮 …… 72
鶏肉の照り焼き❶ …… 62
豚肉の南部蒸し …… 55
和風ハンバーグ❶ …… 66
ほうれんそうとまいたけのおひたし …… 192
ほうれんそうのおひたし …… 192
ほうれんそうののりあえ …… 194

ほうれんそう・サラダ用ほうれんそう
落とし卵❷ …… 121

水菜
水菜と油揚げの煮びたし …… 159

三つ葉
もやしとちくわのごま酢あえ …… 184
親子煮 …… 70
牛肉の柳川風 …… 43
高野豆腐・油揚げの卵とじ❸ …… 147
魚の南蛮漬け❶ 鮭 …… 98
卵とじ❶ …… 118
三つ葉としめじの磯あえ …… 194
もやしと三つ葉の梅あえ …… 198
焼きしいたけと三つ葉の酢じょうゆ …… 202

三つ葉・根三つ葉
根三つ葉としめじのおひたし …… 193

もやし
三色ナムル …… 181
もやしとちくわのごま酢あえ …… 184
魚の野菜あんかけ❶ めかじき …… 90
チャンプルー❶ …… 124
チャンプルー❷ …… 125
チャンプルー❸ …… 125
肉野菜炒め❶ …… 48
豚肉のキムチ炒め …… 52
豚肉の冷しゃぶサラダ❷ …… 57
ゆで豚❷ …… 59
にらともやしのおひたし …… 193
もやしと青じそのおかかじょうゆ …… 201
もやしと三つ葉の梅あえ …… 198
もやしのカレー風味 …… 201
もやしのナムル …… 201

もやし・豆もやし
春菊と豆もやしのナムル …… 181

モロヘイヤ
モロヘイヤとアンチョビーの塩炒め …… 162
オクラとモロヘイヤのあえ物 …… 200

ラディッシュ
きゅうりとくらげの酢の物 …… 187
ブロッコリーのごまネーズ …… 178
刺し身❸ たい …… 81
豚肉の冷しゃぶサラダ❷ …… 57

レタス
グリーンサラダ …… 179
ツナとレタスのサラダ …… 176
レタスとのりのサラダ …… 179
牛肉のオイスターソース炒め❷ …… 37
牛肉のオイスターソース炒め❸ …… 37
豆腐と肉の炒め物❷ …… 129
鶏肉のから揚げ …… 69
和風ハンバーグ❷ …… 67

レタス・サニーレタス
牛肉の野菜巻き❷ …… 41
刺し身❸ たい …… 81
スクランブルエッグ❷ …… 114
鶏肉の照り焼き❷ …… 63

れんこん
いり鶏 …… 71
豚肉と根菜の煮物 …… 60

きのこ

えのきだけ
魚のホイル焼き❶ 鮭 …… 86
豆腐の野菜あんかけ❸ …… 135
えのきときくらげの三杯酢 …… 204
えのきとこんにゃくのおかか煮 …… 210
きのこの酒蒸し …… 216
きのこのさんしょう煮 …… 211
春菊ときのこの煮びたし …… 214

きくらげ（乾燥）
炒めなます …… 163
海鮮炒め …… 107
高野豆腐・油揚げの卵とじ❷ …… 147
チャンプルー❶ …… 124
肉野菜炒め❶ …… 48
豚肉のキムチ炒め …… 52
えのきときくらげの三杯酢 …… 204

しいたけ・生しいたけ
切り干し大根と油揚げの煮物 …… 157
牛肉の野菜巻き❶ …… 40
高野豆腐の煮物❷ …… 145
魚のかす煮❷ ぶり …… 97
魚の南蛮漬け❷ 鮭 …… 99
魚のホイル焼き❶ 鮭 …… 86
魚の蒸し物❷ あじ …… 101
魚の野菜あんかけ❸ きんめだい …… 91
卵とじ❸ …… 119
たらちり鍋 …… 102
チャンプルー❶ …… 124
豆腐の野菜あんかけ❷ …… 135
豆腐の野菜あんかけ❸ …… 135
鶏肉の五目みそ炒め …… 65
湯豆腐❶ …… 138
湯豆腐❷ …… 139
きのこの酒蒸し …… 216
きのこのさんしょう煮 …… 211
春菊ときのこの煮びたし …… 214
焼きしいたけと三つ葉の酢じょうゆ …… 202

しいたけ・干ししいたけ
五目おから …… 150
のっぺい汁 …… 189
厚揚げの炒め物❸ …… 141
いり鶏 …… 71
高野豆腐の煮物❶ …… 144
魚の野菜あんかけ❷ かれい …… 91
豆腐と肉の炒め物❶ …… 128
豆腐の野菜あんかけ❶ …… 134
豚肉と根菜の煮物 …… 60

しめじ
アスパラとしめじのにんにく炒め …… 160
絹さやとしめじのソテー …… 166
アスパラと鶏肉のにんにく風味炒め …… 161
かぶと厚揚げの煮びたし …… 158
いかとしめじのカレーマリネ …… 104
いわしのつみれ鍋 …… 103
牛肉ときのこのトマト煮 …… 46
魚の煮つけ❷ きんめだい …… 93
魚のホイル焼き❶ 鮭 …… 86
魚の野菜あんかけ❶ めかじき …… 90
魚の野菜あんかけ❸ きんめだい …… 91
卵とじ❶ …… 118
卵とじ❸ …… 119
豆腐ステーキ❶ …… 130

ささ身の梅しそ巻き……64
刺し身❸ たい……81
豆腐ステーキ❶……130
豚肉の冷しゃぶサラダ❸……57
ゆで豚❶……58
昆布とせん切り野菜のからしじょうゆあえ……197
しめじのおろしあえ……217
しらすおろし……217
大根の梅あえ……198
大根のもみ漬け……209
大根のレモン漬け……209
なめこのおろしあえ……217
大根・切り干し大根
切り干し大根と油揚げの煮物……157
切り干し大根の三杯酢……204
たけのこ
いり鶏……71
かに玉……113
牛肉とピーマンの細切り炒め……38
高野豆腐の煮物❶……144
魚の野菜あんかけ❷ かれい……91
魚の野菜あんかけ❸ きんめだい……91
鶏肉の五目みそ炒め……65
たけのこのおかか煮……210
玉ねぎ
ツナサラダ……176
トマトと青じそのサラダ……177
トマトと青じその和風サラダ……177
とん汁……190
なすとピーマンのみそ炒め……168
ピーマンと赤ピーマンのマリネ……188
ポテトサラダ……31
焼きアスパラの和風マリネ……188
野菜とベーコンのスープ煮……154
ラタトゥイユ……157
レタスとのりのサラダ……179
いかとしめじのカレーマリネ……104
いり豆腐❷……123
落とし卵❶……120
オムレツ❶……116
オムレツ❷……117
親子煮……70
牛肉ときのこのトマト煮……46
牛肉のオイスターソース炒め❷……37
牛肉のマリネ焼き……39
高野豆腐・油揚げの卵とじ❶……146
高野豆腐の煮物❷……145
魚の南蛮漬け❶ 鮭……98
魚の南蛮漬け❸ わかさぎ……99
魚のホイル焼き❶ 鮭……86
魚のホイル焼き❷ たら……87
魚のホイル焼き❸ 鮭……87
魚の蒸し物❸ 銀だら……101
魚の野菜あんかけ❷ かれい……91
たこのスペイン風煮物……109
たこのやわらか煮……108
豆腐ステーキ❷……131
豆腐とトマトの炒め物❶……126
豆腐の野菜あんかけ❶……134
鶏肉のトマト煮……73
肉じゃが……45
豚肉のしょうが焼き……53
豚肉のメキシカン風……54
蒸し鶏のマリネ❶……76
和風ハンバーグ❷……67
ブロッコリーのスープ煮……212
わかめのスープ煮……213
玉ねぎ・小玉ねぎ
蒸し鶏のマリネ❷……77
チンゲン菜
チンゲン菜と鶏肉のごまあえ……183
チンゲン菜とまいたけのソテー……167
チンゲン菜のオイスターソース炒め……167
ほたて貝柱とチンゲン菜のクリーム煮……110
えびのチリソース炒め……106
牛肉のオイスターソース炒め❶……36
とうがん
とうがんとかに缶のスープ煮……213
トマト
大根とトマトのサラダ……175
トマトサラダ……177
トマトと青じそのサラダ……177
トマトと青じその和風サラダ……177
ラタトゥイユ……157
ツナサラダ……176
豆腐とトマトの炒め物❶……126
豆腐とトマトの炒め物❷……127
オムレツ❶……116
魚のホイル焼き❸ 鮭……87
刺し身❸ たい……81
スクランブルエッグ❷……114
蒸し鶏❶……74
蒸し鶏❷……75
蒸し鶏❸……75
蒸し鶏のマリネ❷……77
トマトのアンチョビーサラダ……215
トマトサラダ……215
トマト・ミニトマト
ごぼうサラダ……172
魚のハーブ焼き❸ めかじき……85
スクランブルエッグ❶……114
豚肉のしょうが焼き……53
和風ハンバーグ❷……67
ミニトマトの二色サラダ……215
トマト・水煮缶詰
牛肉ときのこのトマト煮……46
たこのスペイン風煮物……109
長ねぎ
具だくさんのみそ汁風……190
けんちん汁……189
厚揚げの炒め物❷……141
いわしのつみれ鍋……103
オムレツ❸……117
海鮮炒め……107
かに玉……113
魚のかす煮❷ ぶり……97
魚の照り焼き❷ めかじき……89
魚の蒸し物❶ さんま……100
魚の蒸し物❷ あじ……101
魚の野菜あんかけ❸ きんめだい……91
すき焼き風煮物……44
スクランブルエッグ❹……115
たらちり鍋……102
豆腐と肉の炒め物❶……128
豆腐のあんかけ料理❸……133
豆腐の野菜あんかけ❷……135
豚肉とキャベツのみそ炒め❶……50
豚肉とキャベツのみそ炒め❷……51
湯豆腐❶……138
湯豆腐❷……139
オクラと長ねぎのポン酢かけ……200
ねぎのスープ煮……212
なす
なすとこんにゃくのみそ炒め……168
なすとピーマンのみそ炒め……168
なすとピーマンのみそ炒め風……168
なすの炒め煮……169
なすの香味炒め……169
ラタトゥイユ……157
なすとみょうがのおかかあえ……196
なすのおかかあえ……196
菜の花
菜の花のからしじょうゆあえ……197
にがうり
チャンプルー❶……124
にがうりの梅あえ……198
にら
三色ナムル……181
厚揚げの炒め物❸……141
オムレツ❸……117
卵とじ❷……119
チャンプルー❸……125
肉野菜炒め❶……48
肉野菜炒め❷……49
豚肉のキムチ炒め……52
にらともやしのおひたし……193
にんじん
炒めなます……163
きんぴらごぼう……163
具だくさんのみそ汁風……190
三色ナムル……181
とん汁……190
にんじんサラダ……173
のっぺい汁……189
おからのいり煮……150
かぶの三色サラダ……175
カリフラワーのマリネ……188
切り干し大根と油揚げの煮物……157
けんちん汁……189
コールスローサラダ……173
五目おから……150
大根といかの煮物……153
なすとこんにゃくのみそ炒め……168
ひじきの煮物……155
ポテトサラダ……31
焼きアスパラの和風マリネ……188
野菜とベーコンのスープ煮……154
野菜の甘酢あえ……185
ラタトゥイユ……157
厚揚げの炒め物❸……141
いかと野菜の煮物……105
いり豆腐❶……122
いり豆腐❷……123
いり豆腐❸……123
いり鶏……71
いわしのつみれ鍋……103
落とし卵❶……120
牛肉のオイスターソース炒め❷……37
牛肉の野菜巻き❶……40
牛肉の野菜巻き❷……41
牛肉の野菜巻き❸……41
高野豆腐の煮物❶……144
高野豆腐の煮物❷……145
魚のかす煮❷ ぶり……97
魚の南蛮漬け❶ 鮭……98
魚の南蛮漬け❸ わかさぎ……99
魚のホイル焼き❶ 鮭……86
魚のホイル焼き❷ たら……87
魚の蒸し物❶ さんま……100
魚の蒸し物❷ あじ……101
魚の野菜あんかけ❶ めかじき……90
魚の野菜あんかけ❷ かれい……91
魚の野菜あんかけ❸ きんめだい……91
チャンプルー❶……124
チャンプルー❷……125
豆腐の野菜あんかけ❶……134
豆腐の野菜あんかけ❷……135
鶏肉の五目みそ炒め……65
鶏肉の治部煮……72
鶏肉のトマト煮……73
肉じゃが……45
肉野菜炒め❶……48
豚肉とキャベツのみそ炒め❶……50
豚肉とキャベツのみそ炒め❸……51
豚肉のキムチ炒め……52
豚肉の冷しゃぶサラダ❶……56

…主菜の主材料
…主菜の副材料や調味料
…副菜の主材料
…副菜の副材料や調味料
…もう一品の主材料
…もう一品の副材料や調味料

- がんもどき・厚揚げの煮物❸……143
- かぶの酢みそがけ……199

かぼちゃ
- かぼちゃの含め煮……32
- かぼちゃのヨーグルトサラダ……32

カリフラワー
- カリフラワーのマリネ……188
- ブロッコリーとカリフラワーの温サラダ……178
- 鶏肉のトマト煮……73
- 蒸し鶏のマリネ❷……77
- カリフラワーとにんじんのピクルス…205
- カリフラワーのカレーピクルス……205
- カリフラワーのピクルス……205

絹さや
- 絹さやとしめじのソテー……166
- 炒めなます……163
- おからのいり煮……150
- キャベツと油揚げのいり煮……151
- 大根といかの煮物……153
- いり鶏……71
- 落とし卵❶……120
- がんもどき・厚揚げの煮物❸……143
- 高野豆腐の煮物❶……144
- 魚の蒸し物❶ さんま……100
- 魚の野菜あんかけ❷ かれい……91
- さばのみそ煮……94
- スクランブルエッグ❸……115
- たこのやわらか煮……108
- チャンプルー❷……125
- 豆腐の野菜あんかけ❷……135
- 豚肉と根菜の煮物……60
- 絹さやの煮びたし……214
- えのきときくらげの三杯酢……204

キャベツ
- キャベツと油揚げのいり煮……151
- キャベツとコンビーフのソテー……162
- キャベツのアンチョビーソテー……162
- コールスローサラダ……173
- 野菜とベーコンのスープ煮……154
- 野菜の甘酢あえ……185
- ツナサラダ……176
- ツナとレタスのサラダ……176
- 油揚げとキャベツのしょうが炒め…148
- 豚肉とキャベツのみそ炒め❶……50
- 豚肉とキャベツのみそ炒め❷……51
- 豚肉とキャベツのみそ炒め❸……51
- 厚揚げの炒め物❷……141
- 厚揚げの炒め物❸……141
- いり豆腐❶……122
- チャンプルー❶……124
- 肉野菜炒め❶……48
- 豚肉のキムチ炒め……52
- 豚肉のしょうが焼き……53
- 豚肉の冷しゃぶサラダ❶……56
- キャベツときゅうりのあっさり漬け……208
- キャベツときゅうりの即席漬け……208
- キャベツと桜えびのからしじょうゆあえ……197
- キャベツの甘酢漬け……206
- キャベツのスープ煮……212
- キャベツのゆず香漬け……208

きゅうり
- きゅうりとかにの酢の物……186
- きゅうりとくらげの酢の物……187
- きゅうりとたこの酢の物……186
- きゅうりとたこの中華風酢の物……187
- きゅうりと鶏肉のごま酢あえ……184
- 野菜の甘酢あえ……185
- かぶの三色サラダ……175
- グリーンサラダ……179
- コールスローサラダ……173
- ツナサラダ……176
- ポテトサラダ……31
- 簡単タンドリーチキン……68
- 魚の照り焼き❶ ぶり……88
- 刺し身❸ たい……81
- 豆腐サラダ……137
- 豚肉の冷しゃぶサラダ❶……56
- 豚肉の冷しゃぶサラダ❷……57
- 豚肉の冷しゃぶサラダ❸……57
- 蒸し鶏❶……74
- 蒸し鶏❸……75
- 蒸し鶏のマリネ❷……77
- ゆで豚❶……58
- キャベツときゅうりのあっさり漬け……208
- キャベツときゅうりの即席漬け……208
- きゅうりとわかめの酢の物……203
- きゅうりの甘酢漬け……206
- きゅうりのもみ漬け……207
- 三色酢の物……203
- たたききゅうり……207
- たたききゅうりの中華風……207
- キャベツのゆず香漬け……208
- トマトのアンチョビーサラダ……215

グリーンアスパラガス
- アスパラとウインナのバター炒め…161
- アスパラとしめじのにんにく炒め…160
- アスパラと鶏肉のにんにく風味炒め……161
- アスパラのガーリックソテー……160
- 焼きアスパラの和風マリネ……188
- スクランブルエッグ❶……114
- 豆腐サラダ……137
- アスパラのごまみそあえ……195

グリンピース
- 白菜とベーコンのスープ煮……154
- いり豆腐❷……123
- かに玉……113
- 高野豆腐・油揚げの卵とじ❷……147
- 豆腐のあんかけ料理❶……132

クレソン
- クレソンのごまあえ……183
- グリーンサラダ……179
- 魚のハーブ焼き❶ すずき……84
- 魚の蒸し物❸ 銀だら……101
- クレソンのレモンじょうゆあえ……202

コーン（缶詰）
- ほうれんそうとコーンのソテー……171
- ほうれんそうとベーコンのソテー……171
- 豆腐サラダ……137

ごぼう
- きんぴらごぼう……163
- ごぼうサラダ……172
- ごぼうとささ身のサラダ……172
- ごぼうのごまマヨサラダ……172
- おからのいり煮……150
- けんちん汁……189
- 五目おから……150
- 牛肉とごぼうのいり煮……42
- 牛肉の柳川風……43
- いり鶏……71
- 牛肉の野菜巻き❸……41
- 豚肉と根菜の煮物……60

小松菜
- 小松菜と厚揚げの煮物……159
- 小松菜と桜えびの炒め物……164
- 小松菜としらすの炒め物……164
- 小松菜のピーナッツバターあえ……180
- がんもどき・厚揚げの煮物❶……142
- 魚の照り焼き❷ めかじき……89
- 魚の煮つけ❶ かれい……92
- 小松菜としめじのおひたし……193

さやいんげん
- さやいんげんとツナのソテー……166
- さやいんげんのごまあえ……183
- さやいんげんのピーナッツバターあえ……180
- のっぺい汁……189
- いかと野菜の煮物……105
- いり豆腐❸……123
- 牛肉の野菜巻き❷……41
- 牛肉の野菜巻き❸……41
- 高野豆腐・油揚げの卵とじ❶……146
- 高野豆腐の煮物❷……145
- 魚のかす煮❶ 鮭……96
- 魚のホイル焼き❷ たら……87
- 魚の野菜あんかけ❶ めかじき……90
- 鶏肉の五目みそ炒め……65
- 肉じゃが……45
- 蒸し鶏❷……75
- ゆで豚❷……59
- さやいんげんのおひたし……192
- えのきとこんにゃくのおかか煮……210

サラダ菜
- ごぼうサラダ……172
- ごぼうのごまマヨサラダ……172
- いかとしめじのカレーマリネ……104
- オムレツ❶……116
- 卵とじ❸……119
- 蒸し鶏❶……74

ししとうがらし
- ししとうとじゃこの炒め物……165
- 魚の照り焼き❸ さわら……89
- 豚肉のメキシカン風……54

春菊
- 春菊と豆もやしのナムル……181
- 春菊のごまあえ……182
- すき焼き風煮物……44
- たらちり鍋……102
- 湯豆腐❶……138
- 湯豆腐❷……139
- 春菊ときのこの煮びたし……214

ズッキーニ
- ラタトゥイユ……157
- 魚のホイル焼き❸ 鮭……87

セロリ
- セロリとハムのソテー……166
- ピーマンと赤ピーマンのマリネ……188
- 落とし卵❷……121
- カキの中華炒め……112
- 鶏肉の五目みそ炒め……65
- セロリの甘酢漬け……206
- セロリのスープ煮……213
- カリフラワーとにんじんのピクルス……205

ぜんまい
- ぜんまいと油揚げの炒め煮……151

タアサイ
- タアサイのごままぶし……195

大根
- 炒めなます……163
- 具だくさんのみそ汁風……190
- けんちん汁……189
- 大根とあさりの煮物……152
- 大根といかの煮物……153
- 大根と貝柱のサラダ……174
- 大根とトマトのサラダ……175
- 大根とハムの梅サラダ……175
- 大根とハムのサラダ……174
- 大根とほたて貝柱の煮物……152
- とん汁……190
- のっぺい汁……189
- 野菜の甘酢あえ……185
- 牛肉と大根の韓国風煮込み……47
- ぶり大根……95
- いかと野菜の煮物……105
- いわしのつみれ鍋……103
- 魚のかす煮❷ ぶり……97
- 魚のたたき❸ かつお……79
- 魚の照り焼き❶ ぶり……88

ほたて貝柱とチンゲン菜のクリーム煮……110
ほたて貝柱とブロッコリーの炒め物……111
まぐろ（赤身）
刺し身❶ 盛り合わせ……80
刺し身❷ まぐろ……81
まぐろ＜中トロ＞
刺し身❶ 盛り合わせ……80
まぐろ＜大トロ＞
刺し身❶ 盛り合わせ……80
めかじき
魚の照り焼き❷……89
魚のハーブ焼き❸……85
魚の野菜あんかけ❶……90
わかさぎ
魚の南蛮漬け❸……99

魚介の加工品

缶詰

アンチョビー（缶詰）
キャベツのアンチョビーソテー……162
モロヘイヤとアンチョビーの塩炒め……162
トマトのアンチョビーサラダ……215
かに（缶詰）
かに玉……113
豆腐のあんかけ料理❸……133
きゅうりとかにの酢の物……186
とうがんとかに缶のスープ煮……213
鮭・水煮缶詰
白菜と鮭缶の煮びたし……156
ほうれんそうと鮭缶の煮びたし……156
ツナ・油漬け缶詰
スクランブルエッグ❷……114
ツナ・水煮缶詰
さやいんげんとツナのソテー……166
ツナサラダ……176
ツナとレタスのサラダ……176
ほうれんそうとツナの煮びたし……156
ほたて貝柱・水煮缶詰
大根と貝柱のサラダ……174
大根とほたて貝柱の煮物……152

その他

かにかまぼこ
豆腐サラダ……137
トマトと青じその和風サラダ……177
くらげ
きゅうりとくらげの酢の物……187
しらす干し
小松菜としらすの炒め物……164
しらすおろし……217
ちくわ
いり豆腐❸……123
卵とじ❶……118
もやしとちくわのごま酢あえ……184
ちりめんじゃこ
卵とじ❷……119
ししとうとじゃこの炒め物……165
ピーマンとじゃこの炒め物……165
わかめとじゃこの酢の物……203
わかめとじゃこの煮びたし……214
干し桜えび
小松菜と桜えびの炒め物……164
キャベツと桜えびのからしじょうゆあえ……197

卵

落とし卵❶……120
落とし卵❷……121
オムレツ❶……116
オムレツ❷……117
オムレツ❸……117
親子煮……70
かに玉……113
牛肉の柳川風……43
高野豆腐・油揚げの卵とじ❶……146
高野豆腐・油揚げの卵とじ❷……147
高野豆腐・油揚げの卵とじ❸……147
スクランブルエッグ❶……114
スクランブルエッグ❷……114
スクランブルエッグ❸……115
スクランブルエッグ❹……115
卵とじ❶……118
卵とじ❷……119
卵とじ❸……119
いり豆腐❷……123
ブロッコリーとカリフラワーの温サラダ……178

豆腐・大豆製品

厚揚げ
厚揚げの炒め物❶……140
厚揚げの炒め物❷……141
厚揚げの炒め物❸……141
がんもどき・厚揚げの煮物❸……143
かぶと厚揚げの煮びたし……158
小松菜と厚揚げの煮物……159
油揚げ
油揚げとキャベツのしょうが炒め……148
高野豆腐・油揚げの卵とじ❸……147
かぶと油揚げの煮物……158
キャベツと油揚げのいり煮……151
切り干し大根と油揚げの煮物……157
ぜんまいと油揚げの炒め煮……151
水菜と油揚げの煮びたし……159
炒めなます……163
具だくさんのみそ汁風……190
ひじきの煮物……155
おから
おからのいり煮……150
五目おから……150
がんもどき
がんもどき・厚揚げの煮物❶……142
がんもどき・厚揚げの煮物❷……143
高野豆腐
高野豆腐・油揚げの卵とじ❶……146
高野豆腐・油揚げの卵とじ❷……147
高野豆腐の煮物❶……144
高野豆腐の煮物❷……145
豆腐・絹ごし豆腐
豆腐とトマトの炒め物❶……126
豆腐とトマトの炒め物❷……127
豆腐と肉の炒め物❷……129
豆腐のあんかけ料理❷……133
豆腐の野菜あんかけ❷……135
豆腐の野菜あんかけ❸……135
湯豆腐❶……138
豆腐・木綿豆腐
いり豆腐❶……122
いり豆腐❷……123
いり豆腐❸……123
チャンプルー❶……124
チャンプルー❷……125
チャンプルー❸……125
中華風冷ややっこ……136
豆腐サラダ……137
豆腐ステーキ❶……130
豆腐ステーキ❷……131
豆腐と肉の炒め物❶……128
豆腐と肉の炒め物❸……129
豆腐のあんかけ料理❶……132
豆腐のあんかけ料理❸……133
豆腐の野菜あんかけ❶……134
湯豆腐❷……139
和風ハンバーグ❶……66
和風ハンバーグ❷……67
和風ハンバーグ❸……67
たらちり鍋……102
けんちん汁……189
とん汁……190
豆腐・焼き豆腐
すき焼き風煮物……44
魚のかす煮❷ ぶり……97
のっぺい汁……189

豆

大豆（水煮缶詰）
ひじきと大豆の煮物……155

野菜

青じそ
トマトと青じそのサラダ……177
トマトと青じその和風サラダ……177
なすの香味炒め……169
もやしとちくわのごま酢あえ……184
焼きアスパラの和風マリネ……188
魚のたたき❸ かつお……79
ささ身の梅しそ巻き……64
豚肉の冷しゃぶサラダ❸……57
和風ハンバーグ❶……66
和風ハンバーグ❸……67
キャベツときゅうりのあっさり漬け……208
切り干し大根の三杯酢……204
大根の梅あえ……198
なすとみょうがのおかかあえ……196
ミニトマトの二色サラダ……215
もやしと青じそのおかかじょうゆ……201
あさつき
刺し身❷ まぐろ……81
うど
うどのからし酢みそあえ……199
枝豆
豆腐のあんかけ料理❸……133
オクラ
簡単タンドリーチキン……68
オクラと長ねぎのポン酢かけ……200
オクラとモロヘイヤのあえ物……200
オクラのおかかあえ……196
オクラの長いもあえ……200
オクラのもみのりあえ……194
貝割れ菜
大根と貝柱のサラダ……174
大根とハムのサラダ……174
牛肉の野菜巻き❸……41
魚の煮つけ❸ 銀だら……93
刺し身❷ まぐろ……81
豆腐ステーキ❶……130
鶏肉のから揚げ……69
和風ハンバーグ❸……67
かぶ
魚のかす煮❶ 鮭……96
がんもどき・厚揚げの煮物❷……143
がんもどき・厚揚げの煮物❸……143
たこのやわらか煮……108
かぶと厚揚げの煮びたし……158
かぶと油揚げの煮物……158
かぶの三色サラダ……175
かぶの酢みそがけ……199
かぶと昆布の三杯酢……204
三色酢の物……203
かぶの葉
かぶと厚揚げの煮びたし……158
がんもどき・厚揚げの煮物❷……143

材料別料理索引

●…主菜の主材料　●…副菜の主材料　●…もう一品の主材料
●…主菜の副材料や調味料　●…副菜の副材料や調味料　●…もう一品の副材料や調味料

主材料からだけでなく、副材料や調味料からも引けます。食材の使いまわしや使いきりのために、お役立てください。

肉

牛肉

牛もも薄切り肉（赤身）
●牛肉とごぼうのいり煮……42
●牛肉とピーマンの細切り炒め……38
●牛肉のオイスターソース炒め❶……36
●牛肉のオイスターソース炒め❷……37
●牛肉のオイスターソース炒め❸……37
●牛肉のマリネ焼き……39
●牛肉の野菜巻き❶……40
●牛肉の野菜巻き❷……41
●牛肉の野菜巻き❸……41
●牛肉の柳川風……43
●すき焼き風煮物……44
●豆腐と肉の炒め物❸……129
●肉じゃが……45

牛ヒレ肉
●牛肉ときのこのトマト煮……46
●牛肉と大根の韓国風煮込み……47

牛ひき肉
●豆腐と肉の炒め物❷……129

豚肉

豚もも薄切り肉（赤身）
●肉野菜炒め❸……49
●豚肉とキャベツのみそ炒め❶……50
●豚肉とキャベツのみそ炒め❷……51
●豚肉とキャベツのみそ炒め❸……51
●豚肉と根菜の煮物……60
●豚肉のキムチ炒め……52
●豚肉のしょうが焼き……53
●豚肉の南部蒸し……55
●豚肉の冷しゃぶサラダ❶……56
●豚肉の冷しゃぶサラダ❷……57
●チャンプルー❶……124
●とん汁……190

豚もも肉（赤身・しゃぶしゃぶ用）
●豚肉の冷しゃぶサラダ❸……57

豚ももかたまり肉（赤身）
●ゆで豚❶……58
●ゆで豚❷……59
●ゆで豚❸……59

豚ヒレ肉
●豚肉のメキシカン風……54

豚ロース薄切り肉
●常夜鍋……61
●肉野菜炒め❶……48
●肉野菜炒め❷……49

豚ひき肉
●豆腐と肉の炒め物❶……128
●なすとピーマンのみそ炒め風……168

鶏肉

鶏ささ身
●ささ身の梅しそ巻き……64
●蒸し鶏のマリネ❷……77
●きゅうりと鶏肉のごま酢あえ……184
●ごぼうとささ身のサラダ……172

鶏もも肉（皮なし）
●親子煮……70
●鶏肉のから揚げ……69
●鶏肉の照り焼き❶……62
●蒸し鶏❷……75
●アスパラと鶏肉のにんにく風味炒め……161

鶏もも肉（皮つき）
●いり鶏……71
●簡単タンドリーチキン……68
●鶏肉の治部煮……72
●鶏肉の照り焼き❷……63
●鶏肉のトマト煮……73
●蒸し鶏のマリネ❶……76
●高野豆腐の煮物❷……145

鶏胸肉（皮なし）
●蒸し鶏❶……74
●蒸し鶏❸……75
●チンゲン菜と鶏肉のごまあえ……183

鶏胸肉（皮つき）
●鶏肉の五目みそ炒め……65

鶏ひき肉
●和風ハンバーグ❶……66
●和風ハンバーグ❷……67
●和風ハンバーグ❸……67
●いり豆腐❶……122
●高野豆腐・油揚げの卵とじ❷……147
●豆腐の野菜あんかけ❶……134

肉の加工品

ウインナソーセージ
●アスパラとウインナのバター炒め……161

コンビーフ（缶詰）
●キャベツとコンビーフのソテー……162

ハム
●落とし卵❷……121
●セロリとハムのソテー……166
●大根とハムの梅サラダ……175
●大根とハムのサラダ……174
●カリフラワーのマリネ……188

ベーコン
●オムレツ❷……117
●白菜とベーコンのスープ煮……154
●ほうれんそうとベーコンのソテー……171
●野菜とベーコンのスープ煮……154

焼き豚
●中華風冷ややっこ……136

魚介

赤貝
●刺し身❶ 盛り合わせ……80

あさり
●大根とあさりの煮物……152
●ふきとあさりの煮物……153

あじ
●魚の塩焼き……82
●魚のたたき❶……78
●魚のたたき❷……79
●魚の蒸し物❷……101
●刺し身❶ 盛り合わせ……80

あゆ
●魚の塩焼き……82

いか
●いかとしめじのカレーマリネ……104
●いかと野菜の煮物……105
●海鮮炒め……107
●刺し身❶ 盛り合わせ……80
●大根といかの煮物……152

いさき
●魚の塩焼き……82

いわし
●いわしのつみれ鍋……103

えび
●えびのチリソース炒め……106
●海鮮炒め……107
●刺し身❶ 盛り合わせ＜甘えび＞……80
●豆腐のあんかけ料理❶……132
●豆腐のあんかけ料理❷……133

カキ
●カキの中華炒め……112
●白菜とカキの煮物……153

かつお
●魚のたたき❸……79
●刺し身❶ 盛り合わせ……80

かます
●魚の塩焼き……82

かれい
●魚の煮つけ❶……92
●魚の野菜あんかけ❷……91

銀だら
●魚の煮つけ❸……93
●魚の蒸し物❸……101

きんめだい
●魚の煮つけ❷……93
●魚の野菜あんかけ❸……91

鮭・甘塩鮭
●魚のかす煮❶……96

鮭・生鮭
●魚の塩焼き……82
●魚の南蛮漬け❶……98
●魚の南蛮漬け❷……99
●魚のホイル焼き❶……86
●魚のホイル焼き❸……87

さば
●魚の塩焼き……82
●さばのみそ煮……94

さわら
●魚の照り焼き❸……89

さんま
●魚の塩焼き……82
●魚の蒸し物❶……100

すずき
●魚のハーブ焼き❶……84
●刺し身❶ 盛り合わせ……80

たい
●魚の塩焼き……82
●刺し身❶ 盛り合わせ……80
●刺し身❸ たい……81

たこ（ゆで）
●刺し身❶ 盛り合わせ……80
●たこのスペイン風煮物……109
●たこのやわらか煮……108
●きゅうりとたこの酢の物……186
●きゅうりとたこの中華風酢の物……187

たちうお
●魚の塩焼き……82

たら・生だら
●魚のホイル焼き❷……87
●たらちり鍋……102
●湯豆腐❷……139

はまち
●刺し身❶ 盛り合わせ……80

ひらめ
●刺し身❶ 盛り合わせ……80

ぶり
●魚のかす煮❷……97
●魚の塩焼き……82
●魚の照り焼き❶……88
●魚のハーブ焼き❷……85
●ぶり大根……95

ほたて貝
●海鮮炒め……107

ほたて貝柱
●刺し身❶ 盛り合わせ……80

■ **指導・監修者紹介**

吉田美香（よしだ みか）

管理栄養士。日本糖尿病療養指導士。1996年、服部栄養専門学校卒業後、食材の宅配会社に勤務し、メニュー開発や糖尿病食の献立作成に従事。その後、医療・健康情報の提供や医療施設での栄養指導に携わるなど多方面で活躍中。

料理／赤堀永子　田川朝恵　増井洋子　三浦孝子　落合貴子
栄養計算／吉田美香
撮影／赤坂光雄　主婦の友社写真課　山田洋二（表紙）
スタイリスト／塩畑美由喜　吉澤輝枝　安保美由紀（表紙）
表紙デザイン／大藪胤美（フレーズ）
本文デザイン／ＨＢスタジオ
イラスト／荒井孝昌
編集／八丹陽子
編集デスク／田川哲史（主婦の友社）

よくわかる　糖尿病《とうにょうびょう》の人のための
おいしい食事《しょくじ》

編　者　主婦の友社
発行者　矢﨑謙三
発行所　株式会社主婦の友社
〒101-8911　東京都千代田区神田駿河台2-9
電話（編集）03-5280-7537
（販売）03-5280-7551
印刷所　大日本印刷株式会社

●本書の内容に関するお問い合わせ、また、印刷・製本など製造上の不良がございましたら、主婦の友社（03-5280-7537）にご連絡ください。
●主婦の友社が発行する書籍・ムックのご注文は、お近くの書店か主婦の友社コールセンター（☎0120-916-892）まで。
＊お問い合わせ受付時間　月～金（祝日を除く）　9:30～17:30
●主婦の友社ホームページ
http://www.shufunotomo.co.jp/

ISBN978-4-07-415095-3

て-052009

本書は「最新決定版　糖尿病の人のためのおいしい食事自由自在」（2011年刊）の内容を見直し、最新情報を加えて装いも新たにしたものです。